斯多廷
麻醉与并存疾病手册

Handbook for
Stoelting's Anesthesia and Co-Existing Disease

（第4版）

U0197361

斯多廷
麻醉与并存疾病手册

Handbook for
Stoelting's Anesthesia and Co-Existing Disease

（第4版）

原著主编　Roberta L. Hines
　　　　　Katherine E. Marschall

主　　译　冯　艺

北京大学医学出版社

SIDUOTING MAZUI YU BINGCUN JIBING SHOUCE（DI 4 BAN）
图书在版编目（CIP）数据

斯多廷麻醉与并存疾病手册：第 4 版/（美）罗伯尔
特·L. 海恩斯（Roberta L. Hines），（美）凯瑟琳·E.
马绍尔（Katherine E. Marschall）原著；冯艺主译. —北京：
北京大学医学出版社，2018. 11
　书名原文：Handbook for Stoelting's Anesthesia
and Co-existing Disease
　ISBN 978-7-5659-1875-9

　Ⅰ. ①斯… Ⅱ. ①罗… ②凯… ③冯… Ⅲ. ①麻醉学
—手册 Ⅳ. ①R614-62

中国版本图书馆 CIP 数据核字（2018）第 240248 号

北京市版权局著作权合同登记号：图字：01-2018-7431

ELSEVIER

Elsevier（Singapore）Pte Ltd.
3 Killiney Road，#08-01 Winsland House I，Singapore 239519
Tel：（65）6349-0200；Fax，（65）6733-1817

Handbook for Stoelting's Anesthesia and Co-Existing Disease，4/E
Roberta L. Hines，Katherine E. Marschall
Copyright © 2013，2009，2002，1993 by Saunders，an imprint of Elsevier Inc. All rights reserved.
ISBN-13；978-1-4377-2866-8

This translation of Handbook for Stoelting's Anesthesia and Co-Existing Disease，4/E by Roberta L. Hines and Katherine E. Marschall was undertaken by Pe-
king University Medical Press and is published by arrangement with Elsevier（Singapore）Pte Ltd.
Handbook for Stoelting's Anesthesia and Co-Existing Disease，4/E by Roberta L. Hines and Katherine E. Marschall 由北京大学医学出版社进行翻译，并根
据北京大学医学出版社与爱思唯尔（新加坡）私人有限公司的协议约定出版。

《斯多廷麻醉与并存疾病手册》（第 4 版）（冯艺译）
ISBN：978-7-5659-1875-9
Copyright © 2018 by Elsevier（Singapore）Pte Ltd. and Peking University Medical Press.

斯多廷麻醉与并存疾病手册（第 4 版）

主　　译：冯　艺
出版发行：北京大学医学出版社
地　　址：（100191）北京市海淀区学院路 38 号　北京大学医学部院内
电　　话：发行部 010-82802230；图书邮购 010-82802495
网　　址：http://www. pumpress. com. cn
E - mail：booksale@bjmu. edu. cn
印　　刷：北京信彩瑞禾印刷厂
经　　销：新华书店
责任编辑：王智敏　责任校对：靳新强　责任印制：李　啸
开　　本：880 mm×1230 mm　1/32　印张：17.375　字数：499 千字
版　　次：2018 年 11 月第 1 版　2018 年 11 月第 1 次印刷
书　　号：ISBN 978-7-5659-1875-9
定　　价：120.00 元
版权所有，违者必究
（凡属质量问题请与本社发行部联系退换）

译者名单

主译 冯 艺

译者（按姓氏汉语拼音排序）：

陈镜伊　陈蒙蒙　关　烁　郭莎莎　韩　琦

韩侨宇　黄　鹤　霍　飞　姜俪凡　马志高

孙　亮　汤峄瑜　王　广　王　晗　王　晶

王　倩　吴　鸽　辛　玲　闫　琦　于流洋

俞怡平　张庆芬　张　冉

审校（按姓氏汉语拼音排序）：

安海燕　高　岚　姜陆洋　鞠　辉　乔　青

张熙哲　赵　红

主译助理 俞怡平

Shamsuddin Akhtar, MD
Associate Professor of Anesthesiology
Director, Medical Student Education
Yale University School of Medicine
New Haven, Connecticut

Brooke E. Albright, MD
Captain, U.S. Air Force
Staff Anesthesiologist
Landstuhl Regional Medical Center
Landstuhl/Kirchberg, Germany

Sharif Al-Ruzzeh, MD, PhD
Resident in Anesthesiology
Yale-New Haven Hospital
New Haven, Connecticut

Ferne R. Braveman, MD
Professor of Anesthesiology
Vice-Chair of Clinical Affairs
Chief, Division of Obstetrics Anesthesia
Department of Anesthesiology
Yale University School of Medicine
New Haven, Connecticut

Michelle W. Diu, MD, FAAP
Assistant Professor of Anesthesiology
Yale University School of Medicine
New Haven, Connecticut

Samantha A. Franco, MD
Assistant Professor of Anesthesiology
Yale University School of Medicine
New Haven, Connecticut

Loreta Grecu, MD
Assistant Professor of Anesthesiology
Yale University School of Medicine
New Haven, Connecticut

Alá Sami Haddadin, MD, FCCP
Assistant Professor, Division of Cardiothoracic
    Anesthesia and Adult Critical Care
    Medicine
Medical Director, Cardiothoracic Intensive
    Care Unit
Department of Anesthesiology
Yale University School of Medicine
New Haven, Connecticut

Laura L. Hammel, MD
Assistant Professor of Anesthesiology and
    Critical Care
University of Wisconsin Hospital and Clinics
Madison, Wisconsin

Michael Hannaman, MD
Assistant Professor, Department of
    Anesthesiology
University of Wisconsin School of Medicine
    and Public Health
Madison, Wisconsin

Antonio Hernandez Conte, MD, MBA
Assistant Professor of Anesthesiology
Co-Director, Perioperative Transesophageal
    Echocardiography
Cedars-Sinai Medical Center
Partner, General Anesthesia Specialists
    Partnership, Inc.
Los Angeles, California

Adriana Herrera, MD
Assistant Professor of Anesthesiology
Associate Residency Program Director
Department of Anesthesiology
Yale University School of Medicine
New Haven, Connecticut

Zoltan G. Hevesi, MD, MBA
Professor of Anesthesiology and Surgery
University of Wisconsin
University of Wisconsin Hospital and Clinics
Madison, Wisconsin

Roberta L. Hines, MD
Nicholas M. Greene Professor and Chairman
Department of Anesthesiology
Yale University School of Medicine
Chief of Anesthesiology
Yale-New Haven Hospital
New Haven, Connecticut

Natalie F. Holt, MD, MPH
Assistant Professor of Anesthesiology
Yale University School of Medicine
New Haven, Connecticut;
Attending Physician, West Haven Veterans
    Affairs Medical Center
West Haven, Connecticut

Viji Kurup, MD
Associate Professor of Anesthesiology
Yale University School of Medicine
New Haven, Connecticut

William L. Lanier, Jr., MD
Professor of Anesthesiology
College of Medicine
Mayo Clinic
Rochester, Minnesota

Thomas J. Mancuso, MD, FAAP
Associate Professor of Anesthesia
Harvard Medical School
Senior Associate in Anesthesia
Director of Medical Education
Children's Hospital of Boston
Boston, Massachusetts

Katherine E. Marschall, MD
Department of Anesthesiology
Yale University School of Medicine
Attending Anesthesiologist
Yale-New Haven Hospital
New Haven, Connecticut

Veronica A. Matei, MD
Assistant Professor of Anesthesiology
Yale University School of Medicine
New Haven, Connecticut

Raj K. Modak, MD
Assistant Professor of Cardiac and Thoracic
    Anesthesia
Director, Cardiac Anesthesia Fellowship
    Program
Department of Anesthesiology
Yale University School of Medicine
New Haven, Connecticut

Tori Myslajek, MD
Assistant Professor of Anesthesiology
Yale University School of Medicine
New Haven, Connecticut

Adriana Dana Oprea, MD
Assistant Professor of Anesthesiology
Yale University School of Medicine
New Haven, Connecticut

Jeffrey J. Pasternak, MD
Assistant Professor of Anesthesiology
College of Medicine
Mayo Clinic
Rochester, Minnesota

Wanda M. Popescu, MD
Associate Professor of Anesthesiology
Director, Thoracic Anesthesia Section
Yale University School of Medicine
New Haven, Connecticut

Ramachandran Ramani
Associate Professor of Anesthesiology
Yale University School of Medicine
New Haven, Connecticut

Robert B. Schonberger, MD, MA
Fellow of Cardiac and Thoracic Anesthesia
Department of Anesthesiology
Yale University School of Medicine
New Haven, Connecticut

Denis Snegovskikh, MD
Assistant Professor of Anesthesiology
Yale University School of Medicine
New Haven, Connecticut

Gail A. Van Norman, MD
Professor
Director, Pre-Anesthesia Clinic
Department of Anesthesiology and Pain
　Medicine
University of Washington
Seattle, Washington

Hossam Tantawy, MD
Assistant Professor of Anesthesiology
Yale University School of Medicine
New Haven, Connecticut

Russell T. Wall, III, MD
Vice-Chair and Program Director
Department of Anesthesiology
Georgetown University Hospital
Professor of Anesthesiology and
　Pharmacology
Senior Associate Dean
Georgetown University School of Medicine
Washington, DC

Kelley Teed Watson, MD
Clinical Assistant Professor
Yale University School of Medicine
New Haven, Connecticut;
Cardiothoracic Anesthesiologist
Department of Anesthesiology
Self Regional Healthcare
Greenwood, South Carolina

译者前言

　　时隔八年，有幸再次和同事们一起翻译第 4 版《斯多廷麻醉与并存疾病手册》。不变的是她的实用及可读性，变化的是更加丰富的内容。第 4 版由第 3 版的 25 章增加为 28 章——新增了"脊髓疾病""自主神经和周围神经系统疾病"两章；同时把原来的"营养性疾病和先天性代谢缺陷"分成了"先天性代谢缺陷"和"营养性疾病——肥胖和营养不良"两章。我们同时进一步润色了某些表达方式。望能和麻醉同道们一起分享。祝大家生活、工作、学习愉快！

冯　艺

2018.10 于北京

原著前言

　　第 4 版《斯多廷麻醉与并存疾病手册》旨在为有并存疾病患者的围术期管理提供即时可用的信息。本手册的大纲沿用了第 6 版《斯多廷麻醉与并存疾病》的章节及标题，便于读者参看原书相应章节以获得更详细的信息。本手册的便携式设计适合在手术室内及其他麻醉场所中使用。手册中的知识点多以表格、图表及流程图的形式呈现，便于读者快速了解某特定问题相关的重要信息。

　　在此特别感谢 Gail A. Van Norman 博士对本书再版提供的巨大帮助。

Roberta L. Hines

Katherine E. Marschall

目 录

第 1 章

缺血性心脏病

辛玲 译 鞠辉 审校

　　美国约有 30% 的手术患者合并缺血性心脏病。心绞痛、急性心肌梗死（acute myocardial infarction，MI）以及猝死通常是缺血性心脏病的首要表现。心律失常是猝死的主要原因。发生冠状动脉粥样硬化两个最重要的危险因素是男性和年龄增长（表 1-1）。缺血性心脏病患者的症状包括：慢性稳定型心绞痛或急性冠脉综合征（acute coronary syndrome，ACS）。ACS 可以表现为 ST 段抬高型心肌梗死（ST-elevation MI，STEMI），或不稳定型心绞痛（unstable angina，UA）/ 非 ST 段抬高型心肌梗死（non-ST-elevation MI，NSTEMI）。

I. 心绞痛

　　心肌氧供和氧需不匹配时产生心绞痛。典型的稳定型心绞痛是由于冠状动脉节段性部分梗阻或显著慢性狭窄（> 70%）造成的。当心肌氧供和氧需严重不匹配时，会导致充血性心力衰竭（congestive heart failure，CHF），心脏电生理节律紊乱以及心肌梗

表 1-1　缺血性心脏病的危险因素	
男性	糖尿病
年龄增长	肥胖
高胆固醇血症	习惯久坐
高血压	遗传因素，家族史
吸烟	

死（MI）。

A. 诊断　心绞痛的疼痛特征通常被描述为胸骨后胸部不适感、疼痛、压迫感或沉重感，通常可放射至颈部、左肩、左上肢或下颌，偶尔也会放射至后背或双侧上肢。心绞痛还可表现为类似消化不良的胃部不适感、胸部紧缩感或气短。不适感通常持续几分钟，其后伴随渐强/渐弱类型（pattern）；尖锐性疼痛持续仅几秒钟；心绞痛极少表现为持续数小时的钝痛。**稳定型心绞痛**（stable angina）在近两个月或更长的时间内发作频率和疼痛强度没有变化。**不稳定型心绞痛**（unstable angina，UA）包括静息状态心绞痛、新发心绞痛、以往稳定型心绞痛发作频率或疼痛强度有所增加。胸壁压痛提示胸痛源自肌肉骨骼系统。胸骨后锐痛且随深呼吸、咳嗽或体位改变而加重者提示心包炎。食管痉挛可产生与心绞痛类似的不适感并且和心绞痛一样服用硝酸甘油可以缓解。

1. 心电图

a. 标准心电图（ECG）：心内膜下缺血在心绞痛发作时可表现为 ST 段压低。变异型心绞痛（冠状动脉痉挛引起的心绞痛）表现为心绞痛时 ST 段抬高。可伴随 T 波倒置。慢性 T 波倒置患者心肌缺血发作时可出现 T 波变为向上的"假正常化"。

b. 运动心电图：运动心电图可检测到胸痛时心肌缺血的证据。新发二尖瓣反流的心脏杂音或运动时血压下降都可以增加这项检查的诊断力度。运动试验禁用于某些情况［如严重主动脉瓣狭窄、严重高血压（hypertension，HTN）、急性心肌炎、未控制的 CHF、感染性心内膜炎］，或一些不能运动或因其他原因影响运动心电图结果解释的患者（如起搏心律、左心室肥厚、服用地高辛或预激综合征）。ST 段异常反应的最低标准是运动中或运动后 4 min 内出现 ST 段水平垂直上升或下斜型压低 1 mm 以上。

2. 无创性影像检查　如果患者无法耐受运动心电图检查或 ST 段变化无法解读时，我们推荐无创性影像检查。心脏应激可以通过注射阿托品或多巴酚丁胺，通过心脏起搏器增加心率或通过注射扩冠状动脉药物如腺苷或双嘧达莫来进行诱导。

　　a. 超声心动图：在心脏应激试验后立即对心脏各室壁运动进行分析。心脏应激诱发的心室壁运动异常通常可提示心肌缺血的部位。

　　b. 核应激成像：核应激成像诊断心肌缺血的敏感性比运动负荷试验更高。核示踪剂（铊、锝）注入血液中后，应用单光子发射计算机断层摄影（single-photon emission computed tomography，SPECT）技术来对心肌进行显像。显像分为两次：运动后即刻、运动后 4 h 的静息状态。示踪剂活性在心脏应激时减低，而在心脏静息时恢复正常的区域常提示该部位存在可逆性心肌缺血。

　　c. 负荷心肌显像：药物负荷心脏磁共振显像可以与其他显像方式相媲美。

　　d. 电子束计算机断层扫描：电子束计算机断层扫描技术可以检测到冠状动脉的钙化。敏感度较高而特异度较低，并不推荐常规使用。

　　3. 有创检查

　　a. 冠状动脉血管造影：冠状动脉血管造影可以提供最确切的冠状动脉相关信息。存在下列情况提示需要进行冠状动脉造影：已经进行最大化药物治疗仍存在心绞痛的患者，考虑进行冠状动脉重建的患者，对一些因为职业因素（如飞行员）若合并冠心病会存在危险需要明确诊断的患者。

　　i. 决定预后最重要的因素包括冠状动脉粥样硬化的程度、冠状动脉斑块的稳定程度和左心室功能（射血分数）。

　　ii. 左主干冠心病是最危险的解剖病变（狭窄 > 50% 患者年死亡率为 15%）。

　　iii. 最容易破裂并引发 ACS 的斑块特点为纤维帽薄而脂质核心大。

　　iv. 左心室射血分数低于 40% 的患者预后较差。

B. 治疗

　　1. 调整生活方式　通过以下方法可以减缓粥样硬化进程：戒烟；通过低脂、低胆固醇饮食维持理想体重；常规有氧运动；以及治疗高血压（HTN）。通过饮食和（或）他汀类药物治疗降低低密度脂蛋白水平至 100 mg/dl 以下可以降低心源性死亡的概率。将血压从较高水平控制到正常水平可以降低 MI、CHF 和脑血管意外的发生率。

2. 治疗并存疾病 并存疾病包括增加心肌氧需［如发热、感染、心动过速、甲状腺功能亢进（甲亢）、心力衰竭、可卡因滥用］或减少氧供（如贫血）的情况。

3. 心肌缺血的药物治疗（表 1-2）

4. 冠状动脉重建 当充分的药物治疗仍不能控制心绞痛时应考虑通过冠状动脉旁路移植术（coronary artery bypass grafting，CABG）或经皮冠状动脉介入（percutaneous coronary intervention，PCI）（放或不放冠状动脉内支架）进行冠状动脉重建。存在特殊解

表 1-2　心肌缺血的药物治疗

分类	药物	注释
抗血小板药物	低剂量阿司匹林 二磷酸腺苷受体抑制剂：氯吡格雷（Plavix，波立维）、噻氯匹定（Ticlid，抵克立得） 血小板糖蛋白 Ⅱ b/ Ⅲ a 受体拮抗剂（阿昔单抗、依替巴肽、替罗非班）	降低稳定或不稳定型心绞痛患者发生心脏突发事件的风险。对冠状动脉支架术后患者尤其有效。 ● 低剂量阿司匹林推荐用于所有无禁忌证的心肌缺血患者。 ● 10% ～ 20% 的患者对阿司匹林和氯吡格雷反应不佳
β 受体阻滞药	β₁ 受体阻滞药（阿替洛尔、美托洛尔、醋丁洛尔、比索洛尔） β₂ 受体阻滞药（普萘洛尔、纳多洛尔）	心绞痛患者的首选用药。长期服用可降低死亡率和再次 MI 的发生率。即使合并充血性心力衰竭和肺疾病的患者也应使用
钙通道阻滞药（CCBs）	长效：氨氯地平、尼卡地平、依拉地平、非络地平、长效尼非地平 短效：尼非地平、维拉帕米、地尔硫草	长效 CCBs 有利于缓解心绞痛；短效 CCBs 不能缓解。降低 MI 发生率效果不如 β 受体阻滞药。禁用于 CHF 患者；慎用于已经服用 β 受体阻滞药的患者

表 1-2　心肌缺血的药物治疗（续）

分类	药物	注释
硝酸盐类	舌下硝酸甘油、硝酸异山梨酯	降低心绞痛发作频率、缩短持续时间，以及减轻严重程度。梗阻性心肌病和严重主动脉瓣狭窄的患者禁用。使用西地那非（万艾可）、他达拉非（希爱力）或伐地那非（艾力达）后 24 h 内禁用以避免出现低血压
血管紧张素转化酶抑制药	卡托普利、依那普利	推荐所有患冠心病的患者都使用，尤其是合并高血压、糖尿病或左心室功能不全的患者。肾衰竭和双侧肾动脉狭窄的患者禁用。

剖病变（左主干狭窄＞ 50%，包括左前降支近端狭窄＞ 70% 的两支或三支血管病变）和左心室射血分数下降（射血分数＜ 40%）的患者也建议进行血管重建。CABG 手术死亡率为 1.5% ～ 2%。

II. 急性冠脉综合征

急性冠脉综合征是由粥样斑块局部破裂引起的一种高凝状态，伴血栓形成及冠状动脉部分或完全闭塞。因缺血性胸痛就诊的患者可以用 ECG 特征和心肌特异生化标志物变化来分类。伴有 ST 段抬高的患者诊断为 STEMI。伴有 ST 段压低或非特异 ECG 变化和缺血性胸痛的患者，如果心肌标志物阳性则属于 NSTEMI，如果心肌标志物为阴性则属于 UA。

A. ST 段抬高型心肌梗死　接受再灌注治疗的 STEMI 患者，短期死亡率约为 6.5%，而未接受再灌注治疗的 STEMI 患者短期死亡率为 15% ～ 20%。远期预后主要取决于左心室射血分数（MI 后 2 ～ 3 个月时测量结果）、残余缺血的程度，以及发生恶性室性心律失常的可能性。

1.病理生理 炎症在粥样硬化斑块破裂的过程中起重要作用。存在冠心病高危因素的患者的血清炎症标志物水平升高。当斑块裂开、破裂或形成溃疡时，可产生急性血栓形成，从而导致冠状动脉血流急剧减少，即出现 STEMI。

a.带有富含脂质的核心和细纤维帽的斑块（**脆弱斑块**）最容易破裂，但这种斑块很少会大到引起冠状动脉阻塞。斑块破裂造成了血栓环境：胶原、二磷酸腺苷（adenosine diphosphate，ADP）、肾上腺素以及血清素刺激血小板聚集，释放血栓烷 A_2，活化血小板促使血栓形成和稳定。

b.影响血流的斑块可以诱发心绞痛并且刺激侧支循环的形成，且不易破裂。

c.冠状动脉痉挛或冠状动脉栓塞引发的 STEMI 很罕见。

2.急性心肌梗死的体征和表现（表 1-3）

3.诊断 诊断急性 MI 需要有表明心肌细胞坏死的血清心肌特异生化标志物的动态变化，以及以下三条诊断标准中的至少一条：①胸痛症状，②ECG 有病理性 Q 波，③支持 MI 的一系列心电图变化（ST 段抬高或降低），或④影像学证据表明有新发心肌失活，或新发室壁运动异常。约有 2/3 的患者会在 MI 发作前的 30 天内出现新发心绞痛或出现心绞痛形式的改变。

a.实验室检查：心脏肌钙蛋白（肌钙蛋白 T 或 I）在心肌损伤后 3 h 内开始升高并在 7～10 天维持较高水平。在检测心肌损伤方面，其特异性高于 CK-MB（表 1-4）。

表 1-3 急性心肌梗死的体征和症状	
休息无法缓解的心绞痛	肺部啰音
焦虑	新发的心脏杂音
苍白	心律失常
大汗	异常 ECG
窦性心动过速	心肌特异生化标志物升高［肌酸激酶（creatine
低血压	phosphokinase，CKP），肌钙蛋白］

表 1-4　ST 段抬高型心肌梗死患者心肌生化标志物的评估

生化标志物	开始升高时间范围	达峰平均时间 *	降至正常时间
临床常用标志物			
CK-MB[†]	3 ～ 12 h	24 h	48 ～ 72 h
肌钙蛋白 I[‡]	3 ～ 12 h	24 h	5 ～ 10 天
肌钙蛋白 T	3 ～ 12 h	12 h 到 2 天	5 ～ 14 天
临床不常用标志物			
肌红蛋白	1 ～ 4 h	6 ～ 7 h	24 h
CK-MB 组织亚型	2 ～ 6 h	18 h	未知
CK-MM 组织亚型	1 ～ 6 h	12 h	38 h

Modified from Antman EM, Anbe DT, Armstrong PW, et al. ACC/AHA guidelines for the management of patients with ST-elevation myocardial infarction. A report of the American College of Cardiology/American Heart Association Task Force on Practice Guidelines (Committee to Revise the 1999 Guidelines for the Management of Patients with Acute Myocardial Infarction). Circulation. 2004;110:e82-e292.

* 非再灌注患者。

[†] 每 6 或 8 h 重复检测可提高敏感性。

[‡] 多篇文献证明可用于临床；临床医生应熟悉各自医院的临界值。

CK-MB，肌酸激酶 -MB

　　b. 影像学检查：对于存在左束支传导阻滞或存在异常 ECG（但没有 ST 段抬高）而不能确诊急性心肌梗死的患者，使用超声心动图来寻找节段性室壁运动异常有利于心肌缺血的诊断。

　　4. 急性治疗（表 1-5）

　　5. 急性心肌梗死的辅助药物治疗（表 1-6）

B. 不稳定型心绞痛 / 非 ST 段抬高型心肌梗死（UA/NSTEMI）

UA/NSTEMI 是在粥样斑块破裂或腐蚀基础上发生血栓形成、炎症或血管缩窄，进一步造成心肌氧供下降。大多数受损动脉狭窄不超过 50%。血小板或凝血块碎片栓塞冠状动脉微循环导致微循环缺血或梗死。其他原因包括：血管收缩导致的动力性梗阻；粥样硬化进展导致冠状动脉血管腔狭窄、支架内再狭窄或冠状动脉移植物狭窄；血管炎；以及氧需增加所致的心肌缺血（如甲亢）。

表 1-5   急性心肌梗死的治疗

即刻	评估血流动力学稳定性 进行 12 导联心电图检查 吸氧 镇痛：硝酸甘油、吗啡 阿司匹林（如阿司匹林不耐受则用氯吡格雷） β 受体阻滞药（非心力衰竭、低心排血量或心脏传导阻滞患者）
患者就诊后 30 ～ 60 min 内以及出现症状 12 h 以内	溶栓治疗（链激酶、组织型纤溶酶原激活物、瑞替普酶、替奈普酶） 注：不建议用于 UA 或 NSTEMI 患者
患者就诊后 90 min 内以及出现症状 12 h 以内	冠状动脉血管成形术 冠状动脉支架，随后开始血小板糖蛋白 Ⅱ b/ Ⅲ a 受体拮抗剂治疗
如果冠状动脉解剖不允许进行经皮冠状动脉成形术或冠状动脉成形术失败	CABG（同样适用于急性二尖瓣反流或梗死相关室间隔穿孔的患者）

表 1-6   急性心肌梗死的辅助药物治疗

药物	适应证 / 治疗时机
肝素（普通肝素或低分子肝素）	溶栓治疗后减少血栓再形成，持续 24 ～ 48 h
比伐卢定（bivalirudin）、水蛭素（hirudin）	肝素诱导性血小板减少症患者，持续 24 ～ 48 h
β 受体阻滞药	适用于所有无特殊禁忌证患者，尽早开始并持续终生
血管紧张素转化酶抑制药（ACEI）	前壁大面积 MI 有左心衰竭的临床表现 射血分数（EF）< 40% 糖尿病
血管紧张素 Ⅱ 受体阻滞药	有适应证但不能耐受 ACEI 的患者

表 1-6	急性心肌梗死的辅助药物治疗（续）
药物	**适应证 / 治疗时机**
钙通道阻滞药	仅用于使用阿司匹林、β 受体阻滞药、硝酸酯类药物和静脉肝素治疗后仍顽固存在心肌缺血的患者
降糖药	糖尿病患者控制血糖
镁剂	仅用于存在尖端扭转型室性心动过速的患者
他汀类药物	急性心肌梗死后应尽早开始

1. 诊断　UA/NSTEMI 有三个主要症状：①静息状态下超过 20 min 的心绞痛，②慢性心绞痛日趋发作频繁和容易被诱发，③新发的严重、持续时间长或丧失功能的心绞痛。UA/NSTEMI 还可以表现为血流动力学不稳定或 CHF。ECG 检查可以发现 ST 段压低和 T 波倒置。心肌生化标志物、肌钙蛋白和（或）CK-MB 升高可以区分 NSTEMI 和 UA。

2. UA/NSTEMI 的治疗（表 1-7）

表 1-7	UA/NSTEMI 的治疗
降低氧需并增加氧供	卧床休息 吸氧 镇痛 β 受体阻滞药 舌下或静脉使用硝酸甘油 纠正重度贫血
减少血栓进一步形成	阿司匹林或氯吡格雷（波立维） 静脉肝素或皮下低分子肝素治疗持续 48 h 注：不推荐溶栓治疗，可能增加死亡率
高危患者	冠状动脉造影 PCI 或 CABG 血管重建
低危患者	药物治疗 稍后进行负荷实验

Ⅲ. 急性心肌梗死的并发症（表 1-8）

表 1-8　急性心肌梗死的并发症

并发症	治疗
心律失常	心室颤动：迅速电除颤并随后使用胺碘酮和（或）β 受体阻滞药、治疗低钾血症 室性心动过速：如持续室性心动过速需进行电复律、胺碘酮和（或）利多卡因；如充分血运重建后，仍存在室性心动过速或心室颤动复发的患者应植入自动复律装置 心房颤动：如血流动力学不稳定需进行电复律、β 受体阻滞药或钙通道阻滞药以控制心室率 窦性心动过缓：阿托品、临时心脏起搏器 二度或三度心脏传导阻滞：临时心脏起搏器
心包炎：急性或延迟出现（Dressler's syndrome，也称为心肌梗死后综合征）	阿司匹林或吲哚美辛，皮质激素仅用于症状顽固存在时，并且最好推迟至急性 MI 4 周后使用
严重二尖瓣反流	静脉硝普钠或其他降低左心室后负荷的药物 主动脉内球囊反搏 紧急外科修补：整个乳头肌断裂患者 24 h 死亡率高
室间隔穿孔	主动脉内球囊反搏 紧急外科修补
充血性心力衰竭和心源性休克	治疗可逆性诱因 维持血压 减轻左心室超负荷 治疗肺水肿 通过溶栓、PCI 或 CABG 恢复冠状动脉血流 考虑循环辅助装置（VAD），或 IABP
心脏破裂	紧急手术
右心室梗死	补充血管内容量 强心剂支持 扩张肺动脉 若需要，使用房室顺序起搏装置
脑血管意外	超声心动图检查，如左心室存在血栓立即开始抗凝治疗，随后开始持续 6 个月的华法林治疗

IV. 经皮冠状动脉介入治疗的围术期并发症

PCI 包括放置或不放置冠状动脉支架的经皮腔内冠状动脉成形术（percutaneous transluminal coronary angioplasty，PTCA）。单独 PTCA 与 15% ～ 60% 的患者发生冠状动脉血管再狭窄具有相关性。PTCA 同时置入冠状动脉支架可使再狭窄率显著下降。冠状动脉支架有两种类型：金属裸支架（bare metal stents，BMSs）以及药物洗脱支架（drug-eluting stents，DESs）。与支架置入相关的两个问题为支架部位血栓和双联抗血小板治疗导致的出血风险增加。

A. 血栓　PTCA 和支架置入导致的血管内皮损伤可增加血管内血栓形成风险。血管或支架内内皮细胞再生（PTCA 后 2 ～ 3 周，BMS 置入后 12 周，DES 置入后 ≥ 1 年）后，血栓风险降低。在这段易损期应使用双联抗血小板治疗。

1. 支架血栓

a. 通过支架置入后不同时间进行定义：急性（≤ 24 h）、亚急性（2 ～ 30 天）、延迟（30 天到 1 年之间）、极度延迟（≥ 1 年）。

b. 如果过早停止双联抗血小板治疗（PTCA 后 < 2 周，BMS 置入后 < 6 周，DES 置入后 < 1 年），血栓风险增加超过 14 倍、1 年期死亡率增加 10 倍。

2. 手术和支架血栓

a. 金属裸支架　支架置入术后 6 周内进行手术的患者，死亡、MI、支架血栓以及急诊血运重建的发生率增加 5% ～ 30%。急诊手术与择期手术相比使不良事件风险增加了 3 倍。

b. 药物洗脱支架　如果停止抗血小板治疗，并且在支架置入术后 1 年内进行非心脏手术，主要心脏不良事件风险极高。急诊手术与择期手术相比使不良事件风险增加 3.5 倍。

B. 抗血小板药物所致围术期出血

1. 自发出血　阿司匹林治疗使出血风险增加 1.5 倍，但出血事件严重程度并未增加。

2. 非心脏手术后出血　服用氯吡格雷和阿司匹林（单独使用氯

吡格雷尚未进行研究）的患者出血风险增加50%。然而，仅有颅脑手术的死亡率有所上升。

C. 抗血小板药物所致围术期出血与支架血栓形成相比

1. 若出血风险低且潜在出血可控，避免过早停止抗血小板治疗。

2. 对于应停止抗血小板治疗的患者（如神经外科手术、脊髓减压、主动脉瘤手术、前列腺切除术），应在术前5～7天停用氯吡格雷，术后尽早继续使用。

D. 支架置入患者非心脏手术的管理：考虑五点因素

1. 经皮冠状动脉介入治疗与手术的时间间隔 BMS支架患者应至少6周（90天更佳）后再进行择期手术。DES支架患者则至少等待1年。

2. 继续双联抗血小板治疗 出血可输注血小板，但如果近期曾使用氯吡格雷（短于输血前4 h），作用会降低。氯吡格雷最晚一次剂量至少14 h后输注血小板才最为有效。如果双联抗血小板治疗必须提前停止，应尽可能继续使用阿司匹林。对提前停止抗血小板治疗的患者应给予密切监测。

3. 围术期监测 支架患者围术期出现心绞痛发作应进行紧急心脏评估。

4. 麻醉技术 双联抗血小板患者不宜行区域神经阻滞。神经穿刺、置管或拔管操作前需停止使用抗血小板治疗的时间总结见表1-9。

5. 转诊介入心脏科 确诊或疑似急性MI或者急性支架血栓的

表1-9 神经轴索穿刺或拔管操作前后使用抗血小板治疗的推荐时间间隔

药物	穿刺、置管或拔管前停用时间	穿刺、置管或拔管后使用时间
氯吡格雷	7天	拔管后
噻氯匹定	10天	拔管后
普拉格雷	7～10天	拔管后6 h
替卡格雷	5天	拔管后6 h

Data from recommendations of the European Society of Anaesthesiology

患者应在 90 min 内转诊至介入心脏科医生。

V. 围术期心肌梗死

每年全世界范围内有 50 万～ 90 万例围术期 MI 发生。进行择期高危血管手术患者围术期 MI 的发生率为 5% ～ 15%，而围术期 MI 的死亡率接近 20%。

A. **病理生理**　多数围术期 MI 发生于术后 24 ～ 48 h。以下两个机制在围术期 MI 的发病中起重要作用：①氧需增加相对多于氧供；②脆弱的斑块破裂导致血栓形成。这两个机制并不相互排斥。但是，对于每一位患者个体而言，起关键作用的都是两个机制之一。

B. **围术期心肌梗死的诊断**　传统上诊断急性 MI 需要满足以下三条中至少两条：①缺血性胸痛，② ECG 进展性变化，③心脏酶学标志物水平上升和下降。在围术期间，缺血性发作并不通常伴有胸痛，并且许多术后 ECG 并不具有诊断意义。围术期肌钙蛋白水平急性升高应考虑是否存在 MI，须要给予关注并请心脏内科会诊进一步评估和治疗。

VI. 对已知或可疑存在缺血性心脏病患者的术前评估

A. **病史**（表 1-10）

1. 无症状心肌缺血　既往存在缺血性心脏病史或异常 ECG 提示既往有 MI 的患者发生无症状的心肌缺血的概率较高。其治疗与经典型心绞痛相同。

2. 既往心肌梗死病史　相比其他患者，存在急性 MI（1 ～ 7 天）、近期 MI（8 ～ 30 天）或不稳定型心绞痛的患者围术期发生心肌缺血、MI 以及心源性死亡的发生率最高。

a. 择期手术必须推迟到急性 MI 后 30 天以上进行。

b. 择期非心脏手术必须在冠状动脉成形手术 4 ～ 6 周后进行。

c. 择期非心脏手术必须推迟到 BMS 支架置入术后 6 周后进行。

表 1-10　预示围术期心血管风险增加的临床因素
主要
不稳定冠脉综合征
急性或近期 MI 患者存在临床症状或无创检查结果高度提示缺血风险
不稳定型或严重心绞痛
心力衰竭失代偿
显著心律失常
高度房室传导阻滞
存在心脏器质性疾病患者合并有症状的室性心律失常
心室率未被控制的室上性心律失常
严重心脏瓣膜疾病
中等
轻度心绞痛
病史或 ECG 存在 Q 波提示陈旧心肌梗死
心力衰竭代偿期或既往有心力衰竭病史
糖尿病（尤其是胰岛素依赖型）
肾功能不全
次要
高龄（70 岁以上）
ECG 异常（左心室肥厚、左束支传导阻滞、ST-T 异常）
非窦性心律
功能耐量低
脑卒中病史
体循环高血压未控制

Adapted from Fleisher LA，Beckman JA，Brown KA，et al. ACC/AHA 2006 guideline update on perioperative cardiovascular evaluation for noncardiac surgery：focused update on perioperative beta-blocker therapy：a report of the American College of Cardiology/American Heart Association Task Force on Practice Guidelines. Circulation. 2006；113:2662-2674，with permission

DES 支架则应推迟至 12 个月以后。应在 CABG 手术 6 周后行择期非心脏手术。

　　3. 并存非心脏疾病　在问病史时应包括相关并存非心脏疾病的

症状（如周围血管疾病、晕厥、咳嗽、呼吸困难、端坐呼吸、阵发性夜间呼吸困难、吸烟史、肾功能不全和糖尿病）。

4. 目前用药情况　静息状态下 50 ～ 60 次 / 分的心率提示患者使用的 β 受体阻滞药剂量有效。多数学者建议在可能导致大量体液流失或失血的外科手术前停用血管紧张素转化酶抑制药（ACEI）24 h 以上。目前应用氯吡格雷和噻氯匹定的患者应当避免进行椎管内麻醉。这两种药物还可能增加围术期出血和紧急临床状况下输注血小板的概率。

B. 体格检查　缺血性心脏病患者的体格检查通常是正常的（表1-11）。

C. 围术期特殊检查（表 1-12）

表 1-11　缺血性心脏病患者可能出现的体检结果
左心衰（S_3 奔马律、湿啰音）
右心衰（颈静脉怒张、外周水肿）
脑血管疾病（颈总动脉杂音）
直立性低血压（降压药导致）

表 1-12　缺血性心脏病患者术前的特殊检查
术前应激试验：不适用于稳定型冠心病并且运动耐量尚可的患者
超声心动图：可评估左心室射血分数和瓣膜功能
负荷超声心动图：药物负荷（阿托品、双嘧达莫、多巴酚丁胺）试验时室壁运动异常提示存在缺血性心脏病并且提示其严重程度
核素心室显像：可评估左心室射血分数
运动铊闪烁法（Thallium scintigraphy）："冷点"提示可能存在缺血或梗死的区域
CT：可以显示冠状动脉钙化情况
正电子发射断层成像（PET）：显示心肌局部血流和代谢

VII. 对已知或可疑存在缺血性心脏病患者进行非心脏手术的麻醉管理

对于存在缺血性心脏病或其危险因素的患者进行术前评估时，应当力求达到以下目标：①明确患者缺血性心脏病的类型以及既往有无干预措施（CABG，PCI）；②明确疾病的严重程度和稳定情况；③回顾目前的药物情况以及明确有无药物可能增加外科手术出血风险或可能与某种麻醉方法相禁忌。

A. 危险分层　对于择期大的非心脏手术并且情况稳定的患者，可以根据 Lee 改良心脏危险指数（Lee's Revised Cardiac Risk Index）（表1-13）中描述的 6 个独立预测危险因素来预测心脏并发症。如果存在其中的某些危险因素就会显著增加术后心脏并发症的发生率。这些危险因素已经收录在美国心脏病学会 / 美国心脏协会（ACC/AHA）的非心脏外科手术围术期心血管评估的指南中。极少需要在术前进行干预以降低手术风险。干预的指征不能根据是否需要手术来决定。只有当围术期检查能够影响到围术期的处理时才有必要进行。围术期是否需要心脏评估需要由以下几个方面来决定。

表 1-13　择期非心脏大手术患者的心脏并发症危险因素

1. 高危手术 　腹主动脉瘤 　外周血管手术 　开胸手术 　腹部大手术 **2. 缺血性心脏病** 　心肌梗死病史 　运动试验阳性病史 　目前存在心绞痛的症状 　使用硝酸甘油治疗 　心电图出现 Q 波	**3. 充血性心力衰竭** 　既往充血性心力衰竭病史 　既往肺水肿病史 　既往夜间阵发性呼吸困难 　体检发现湿啰音或 S_3 奔马律 　胸片提示肺血管重新分布 **4. 脑血管疾病** 　脑卒中病史 　短暂性脑缺血发作（TIA）病史 **5. 胰岛素依赖型糖尿病** **6. 术前血清肌酐浓度 > 2 mg/dl**

Adapted from Lee TH, Marcantonio ER, Mangione CM, et al. Derivation and prospective validation of a simple index for prediction of cardiac risk of major noncardiac surgery. Circulation. 1999；100：1043-1049, with permission

1. 评估手术紧急状态。急诊手术不能因为需要附加心脏检查而延误。

2. 评估患者是否经过血运重建治疗，并且评估患者是否以及何时进行过有创或无创的心脏评估（图 1-1）。

3. 未经血运重建治疗的患者，应当根据临床危险因素（表

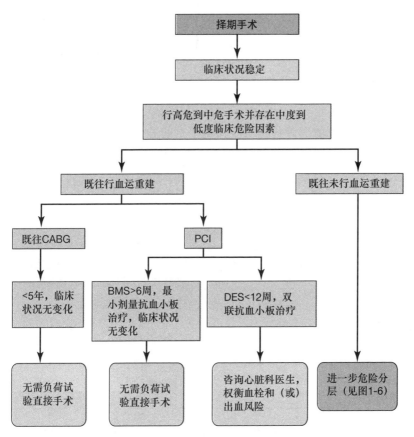

图 1-1　临床状况稳定但存在中度临床危险因素的缺血性心脏病患者进行择期中危到高危手术前评估的临床路径。判断既往是否曾行冠状动脉介入，并评估心脏状况是否稳定。若心脏状况无变化，进行药物干预并手术。对于冠状动脉支架患者，判断支架置入的日期及位置，支架种类以及目前抗血小板治疗的情况。对于接受抗血小板治疗的患者可能需要心内科与心外科医生间相互沟通。BMS，裸金属支架；CABG，冠状动脉旁路移植术；DES，药物洗脱支架；PCI，经皮冠状动脉介入术

1-14)，外科相关危险因素（表 1-15）和功能储备［大于或小于 4 个能量代谢当量（metabolic equivalent tasks，METs）］进行危险分级。患者在日常生活中可以完成相当于 4-MET 的活动量而没有胸痛和呼吸困难，则该患者具有较好的功能储备。患者如果有以下 3 项中的 2 项危险因素（高风险手术、运动耐量下降和中度临床危险因素）则需要进一步心脏功能评估。心脏储备功能低或无法评估储备功能时有必要进行进一步的心脏评估（图 1-2）。

B. 风险分层后的处理　在择期非心脏手术前，有三种治疗方法可供选择：①外科血运重建手术，②通过 PCI 血运重建，③改善药物治疗。

　　1. 冠状动脉旁路移植术　择期手术前进行冠状动脉血管重建手术的指征与并非需要手术治疗的患者相同。

　　2. 经皮冠状动脉介入治疗　如果患者的缺血性心脏病处于稳定期，术前进行冠状动脉干预措施则意义不大。现在的血管成形治疗

表 1-14　围术期心脏风险的临床危险因素	
重要危险因素：可能需要延迟择期手术并进行心脏评估	不稳定冠脉综合征、心功能不全失代偿、明显的心律失常、严重心脏瓣膜疾病
中等危险因素：已被明确证实可增加心脏风险	稳定型心绞痛、陈旧性心肌梗死、心功能不全代偿阶段或既往发生过心力衰竭、胰岛素依赖型糖尿病、肾功能不全
轻度危险因素：冠状动脉疾病的一些表现但并未被证实可增加围术期风险	高血压，左束支传导阻滞，非特异性 ST-T 改变，脑卒中病史

表 1-15　围术期心脏并发症外科相关危险因素	
高危手术	急诊重大手术、主动脉或其他大血管手术、外周血管手术、手术时间长且有较大液体出入和（或）失血
中等危险手术	颈动脉内膜剥脱术、头颈部手术、腹部和胸部手术、骨科手术、前列腺手术
低危手术	内镜手术、浅表手术、白内障手术、乳腺手术

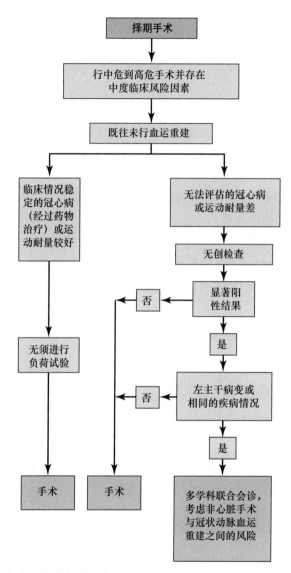

图 1-2 存在中度临床危险因素和运动耐量较差（或不能明确运动耐量大小）的患者进行中危或高危手术前评估的临床路径。可使用无创负荷试验以判断心肌是否存在显著风险。若存在显著风险，考虑进行冠状动脉造影。对于存在一至两个临床危险因素的患者，只在可能会影响患者处理的前提下采用无创负荷试验；否则应进行药物干预并手术治疗

常辅以支架置入，需要随后进行抗血小板治疗来预防急性冠状动脉血栓形成并保持血管长久通畅。中断抗血小板药物治疗会导致支架血栓形成，并且可以显著增加发病率及死亡率。

3. 药物治疗

a. β 受体阻滞药：对已接受 β 受体阻滞药治疗的患者围术期应继续使用，是目前唯一证据级别为 I 级的建议。其他可能获益的患者类型包括：具有多项心脏风险因素的血管手术患者，以及术前检查表现为可逆性心肌缺血的患者。

b. α_2 受体激动药具有镇痛、镇静和交感神经阻滞作用，适用于禁用 β 受体阻滞药的患者。

c. 如果在高危手术前 1～4 周开始使用他汀类药物也是有益的。由于具有反跳效应，不建议围术期中断他汀类药物治疗。

d. 必须避免围术期高血糖，围术期血糖控制目标应低于 180 mg/dl。

e. 必须对焦虑进行治疗。

C. 术中管理   目标是：①通过增加心肌氧供和降低心肌氧需来预防心肌缺血；②严密监测并治疗缺血。影响心肌氧供、氧需平衡的因素总结见表 1-16。避免使心率和血压持续性和剧烈的变化。通常建议维持心率和血压波动幅度在清醒状态水平的 20% 以内。增加心率

表 1-16 术中影响心肌氧供和氧需平衡的因素	
氧供下降	
冠状动脉血流减少	血氧含量下降
心动过速	贫血
舒张压低	低氧血症
低二氧化碳血症（冠状动脉收缩）	血红蛋白氧饱和度曲线左移
冠状动脉痉挛	
氧需增加	
交感神经系统激活	心肌收缩力增强
心动过速	后负荷增加
高血压	前负荷增加

就会使心肌对氧的需求量增加；同时，心脏由于舒张期冠状动脉灌注时间缩短而出现氧供下降。高血压导致心肌氧需增加，其增加冠脉灌注压成分只能部分抵消心肌氧需。维持心肌氧供和氧需之间的平衡远比应用特殊的麻醉方式和药物来进行麻醉和肌松更为重要。

1. 麻醉诱导　对有缺血性心脏病患者的麻醉诱导有多种静脉诱导药物选择。（一般不选择氯胺酮，因为会增加心率和血压）。直接喉镜暴露和气管插管引起的交感神经系统兴奋可导致心肌缺血。通过缩短直接喉镜下的时间（≤ 15 s）和（或）应用药物可减少升压刺激，如喉气管表面喷洒利多卡因、静脉注射利多卡因、艾司洛尔和（或）芬太尼。

2. 麻醉维持　维持麻醉药物的选择取决于患者本身左心室功能。

a. 左心室功能正常患者，用吸入性麻醉剂（用或不用氧化亚氮）产生的可控的心肌抑制可以有效地减小高强度刺激（如喉镜或手术操作）产生的交感神经系统活性。然而，当吸入性药物导致低血压从而造成冠状动脉灌注压降低则会对患者产生极为不利的影响。同样可接受的是使用氧化亚氮-阿片类药物技术复合吸入性麻醉药治疗紧急时刻发生的高血压。

b. 如果患者左心室功能较差，可以选择阿片类药物来维持麻醉。由于单纯使用阿片类药物无法保证患者完全遗忘，可以加用氧化亚氮、苯二氮䓬类药物或低浓度的吸入性麻醉药物。

c. 对于缺血性心脏病患者可以采用区域阻滞麻醉，但是必须对硬膜外麻醉和蛛网膜下腔麻醉造成的低血压加以控制。血压降低超过阻滞前血压的 20% 时应立即进行处理。尽管区域阻滞麻醉有很多优点，但与全身麻醉相比，术后心脏并发症和死亡率并没有显著区别。

3. 肌肉松弛剂的选择　对心率和体循环血压影响小或没有影响的肌肉松弛剂（维库溴铵、罗库溴铵、顺阿曲库铵）更适合用于这类患者。阿曲库铵导致的组胺释放及其引起的血压下降对这类患者有不利影响。格隆溴铵增加心率的作用比阿托品弱，因此更适合用于肌松拮抗剂复合制剂。

4. 监测 术中监测应致力于及早发现心肌缺血。然而，大多数心肌缺血发生时并没有血流动力学的变化，所以应谨慎决定是否需要常规使用昂贵或复杂的监测设备检测心肌缺血（表 1-17）。

5. 心肌缺血的术中管理 当 ECG 显示 ST 段出现 1 mm 以上的改变时应开始心肌缺血的治疗。持续性心率增快可以静脉使用 β 受体阻滞药（如艾司洛尔）。硝酸甘油适合心肌缺血伴血压正常或稍高的患者。低血压应使用拟交感药物维持冠状动脉灌注压。补液有利于维持血压。

D. 术后管理

1. 预防或治疗可以引起心肌氧需增加的因素，如疼痛、寒战、二氧化碳蓄积以及脓毒血症。

2. 避免或治疗可以引起心肌氧供下降的因素，如贫血、缺氧、低血容量和低血压。

3. 围术期继续维持可以降低心血管不良事件发生率的治疗，如 β 受体阻滞药。

4. 把握好脱机拔管的时机，以避免血压和心率的剧烈波动。

5. 持续心电图监测有利于发现术后心肌缺血，尤其是术后心肌缺血通常没有症状。

表 1-17 心肌缺血术中监测手段	
心电图	心肌缺血的特征为 ST 段抬高或下降 ≥ 1 mm ST 段改变的程度与心肌缺血的严重程度呈平行相关 建议同时监测 3 个心电导联（ II、V_4、V_5 或 V_3、V_4、V_5）
肺动脉导管（PAC）	肺毛细动脉楔压升高可能提示心肌缺血 V 型波提示二尖瓣反流和乳头肌功能障碍 PAC 可以指导心功能不全的治疗
经食管超声心动图	节段性室壁运动异常出现在 ECG 有所改变之前

VIII. 心脏移植

心脏移植是扩张型心肌病或缺血性心脏病所导致的终末期心力衰竭患者的最常用治疗方法。术前射血分数通常不到 20%。不可逆性肺动脉高压是心脏移植的禁忌证。

A. 麻醉管理

1. 由于依托咪酯对血流动力学影响较小，所以更适合作为这类患者的诱导用药。麻醉维持通常选择阿片类药物。吸入性麻醉药可能会产生不利于患者的心肌抑制和外周血管扩张。氧化亚氮可增加心肌抑制，对肺动脉压力的不良影响以及可能增加空气栓塞体积，所以不适用于这类患者。

2. 心肺转流后，通常需要使用异丙肾上腺素来支持心率并降低肺动脉压力。其他治疗肺动脉高压的治疗包括前列腺素、一氧化氮以及磷酸二酯酶抑制剂。

3. 去神经的移植心脏初始的固有心率约 110 次 / 分，并对能够增加或减慢心率的药物没有反应。移植后，约有 25% 的患者因最终发生心动过缓而植入永久性心脏起搏器。这类患者耐受低血容量的能力较差，因为手术过程中切断神经使心脏去神经化，不再受交感、副交感神经支配。直接作用的儿茶酚胺对移植心脏有效，麻黄碱等间接作用药物效果欠佳。严重低血压而且儿茶酚胺类药物无效时可以使用血管加压素进行治疗。

B. 术后并发症

1. 心脏移植手术后早期死亡常与感染和排斥有关。心脏移植术后最常见的早期死亡原因为免疫抑制治疗导致的机会性感染。CHF 和心律失常是移植排斥后较晚的表现。肾毒性是环孢素治疗潜在的一种并发症。长期使用糖皮质激素可导致骨质疏松和糖耐量下降。

2. 心脏移植的晚期并发症包括移植物发生冠心病以及癌症发生率增加。

C. 心脏移植受者的麻醉

1. 心脏神经支配

a. 移植的心脏不具有交感、副交感或感觉神经支配，失去迷走张力，因此静息状态心率高于正常心率水平。颈动脉窦按摩和Valsalva动作无改变心率的作用。移植的去神经心脏对直接喉镜和气管插管造成的刺激也没有交感激活的反应，并且对浅麻醉或剧烈疼痛的心率反应较为迟钝。移植心脏对低血容量或低血压不能立即产生心率加快的反应，取而代之产生的是心搏量增加（Frank-Starling定律）。

b. 移植心脏上保留有完整的肾上腺素受体，它们最终会对循环中的儿茶酚胺产生反应。

2. 对药物的反应

a. 移植心脏保留了对直接作用的拟交感类药物的反应。肾上腺素、异丙肾上腺素和多巴酚丁胺对正常心脏和去神经心脏的作用相同。

b. 去神经心脏对间接作用的拟交感类药物如麻黄碱反应比较迟钝。

c. 阿托品等解迷走类药物并不能增加心率。泮库溴铵不能增加心率，而新斯的明和其他抗胆碱酯酶药物不会降低移植心脏的心率。

3. 术前评估

a. 心脏移植的受者可存在持续排斥的表现，如心脏功能不全、冠状动脉粥样硬化不断进展，以及心律失常。

b. 所有术前药物治疗都应继续进行，如果有心脏起搏器应保证其功能调试正常。环孢素导致的高血压需要应用钙通道阻滞药或ACEI进行治疗。环孢素导致的肾毒性可表现为肌酐水平上升，应避免使用主要依靠肾清除机制的麻醉药物。

c. 术前适当补液十分重要，并应在术前明确落实，因为心脏移植患者的心功能主要依赖前负荷。

4. 麻醉管理

a. 维持血管内容量：这类患者主要依赖前负荷，另外去神经心脏不能对血容量突然变化产生正常的心率增加的反应。

b. 由于对血管扩张导致的低血压不能产生正常反应，所以全身麻醉比蛛网膜下腔麻醉或硬膜外麻醉更适合这类患者。应避免显著的血管扩张以及前负荷的急性下降。没有明显心力衰竭的心脏移植受者能够较好耐受吸入性麻醉药。

c. 严格遵守无菌操作观念并认真执行预防性抗生素治疗。患者接受免疫抑制治疗，因此更容易感染。

第 2 章

心脏瓣膜疾病

张冉　译　鞠辉　审校

　　心脏瓣膜疾病患者的围术期管理须要理解瓣膜功能障碍并发的血流动力学改变。最常见的心脏瓣膜病变可导致左心房或左心室的**压力超负荷**（二尖瓣狭窄、主动脉瓣狭窄）或**容量超负荷**（二尖瓣反流、主动脉瓣反流）。围术期麻醉管理是根据药物可能导致的心脏病理生理相关的一系列改变来进行调整的，包括心律、心率、前负荷、后负荷、心肌收缩力、体循环压力及血管阻力，以及肺血管阻力。

I. 术前评估

　　对患有心脏瓣膜疾病的患者进行术前评估时应包括：①心脏病的严重程度，②心肌收缩力受损程度，③是否合并重要器官系统疾病。了解维持心输出量的代偿机制（交感神经系统活性增加，心肌肥厚）以及目前所用的药物治疗十分重要。对曾经接受过心脏瓣膜置换术的患者进行围术期评估时要给予特殊关注，尤其是进行非心脏手术前的评估。

A. 病史和体格检查　明确心脏瓣膜疾病患者运动耐量对评估心脏功能储备十分重要，并可以根据纽约心脏病学会建立的标准进行心功能分级（表2-1）。充血性心力衰竭（CHF）是慢性心脏瓣膜疾病的常见并发症。在 CHF 得到治疗以及心肌收缩力得到改善以前应推迟择期手术。所存在心脏杂音的性质、部位、强弱以及传导的方向

表 2-1 纽约心脏病学会心脏病患者心功能分级

分级	描述
I	无症状
II	日常活动有症状，但静息无症状
III	轻微活动有症状，但静息无症状
IV	静息状态即有症状

都可以为判断瓣膜病变的部位和严重程度提供线索。心脏瓣膜疾病患者心律失常尤其是心房颤动十分常见。心脏瓣膜病经常和缺血性心脏病并存。

B. 药物治疗　心脏瓣膜疾病常用的药物治疗包括：β 受体阻滞药、钙通道阻滞药以及地高辛控制心率；血管紧张素转化酶抑制药（ACEIs）和血管扩张剂控制血压和降低后负荷；必要时用利尿剂、强心剂和血管扩张剂控制心力衰竭。有时还需要抗心律失常药物。

C. 实验室检查

1. 心电图（ECG）　通常表现为 P 波增宽并有切迹（P 波双峰），电轴左偏和（或）右偏，以及高电压。节律异常，传导异常，可能存在缺血表现或陈旧性心肌梗死。

2. 胸片　可表现为心影增大（在胸部正位 X 线显示心胸比超过 50%）。

3. 多普勒彩色血流超声心动图　是无创评估心脏瓣膜疾病的重要方法（表 2-2）。

4. 心脏导管　可以明确是否存在心脏瓣膜狭窄和（或）反流、冠心病、心内分流及其严重程度，还可以测量跨瓣膜压力，是否存

表 2-2 多普勒超声心动图在心脏瓣膜疾病中的应用

确定心脏杂音的意义	测量心室射血分数
明确与体格检查相关的血流动力学异常	诊断瓣膜反流
测量跨瓣膜压力梯度	评估人工心脏瓣膜功能
测量瓣口面积	

在肺动脉高压，以及有无右心功能衰竭。

D. 存在人工心脏瓣膜

1. 评估人工心脏瓣膜功能 出现新发杂音或既往心脏杂音出现变化都提示人工心脏瓣膜功能障碍。可以用经食管超声心动图来评估二尖瓣的功能。心脏导管可以测量跨瓣膜压力梯度。

2. 人工心脏瓣膜相关并发症（表 2-3） 机械瓣膜置换的患者需要进行长期抗凝治疗，而生物瓣膜置换的患者则不需要抗凝治疗。在某些特殊情况下预防性抗生素治疗对于降低心内膜炎发病率十分必要。

3. 存在人工心脏瓣膜患者抗凝治疗的围术期管理

a. 预计出血量较少的小手术围术期可以继续抗凝治疗。

b. 可能明显出血的手术时，在术前停用华法林 2～3 天。

c. 术前静脉应用普通肝素或皮下注射低分子肝素替代华法林，手术前一天（低分子量肝素）或至手术当天术前 2～4 h（静脉肝素）停用。

d. 妊娠妇女禁用华法林，可使用皮下普通肝素或低分子肝素。使用肝素时还可以联合使用低剂量阿司匹林。

E. 预防细菌性心内膜炎

1. 新版美国心脏协会（AHA）指南强调了仅在表 2-4 所列出的情况下，患者需要进行预防心内膜炎治疗。

2. 推荐使用哪种抗生素预防心内膜炎与以往的建议无特殊变化。

3. 对以下操作建议使用抗生素预防治疗：

a. 涉及牙龈组织或牙根区域或口腔黏膜穿孔的口腔操作。表 2-5 列出了建议使用的抗生素。

表 2-3 人工心脏瓣膜相关并发症

瓣膜血栓形成	溶血
体循环栓塞	瓣周围漏
结构功能障碍	心内膜炎

表 2-4　与心内膜炎不良预后高危因素相关的心脏疾病类型

1. 存在人工心脏瓣膜或在心内膜修复时使用了人造材料
2. 既往有感染性心内膜炎病史
3. 先天性心脏病：
   未修补的发绀型先天性心脏病，包括姑息性分流和通道
   无论是手术下还是导管介入下进行的，使用人造材料或设备治疗的先天性心脏病，完成修复手术后的 6 个月内 *
   先天性心脏病修复手术后，在人造材料或设备处或近邻部位仍残存缺陷（这会妨碍人造材料内皮化）
4. 心脏移植受体发生心脏瓣膜病变患者

除了以上列出的情况，对于其他任何类型先天性心脏病手术不再建议使用抗生素预防治疗。

* 由于人造材料进行内皮化的过程发生在手术或介入操作的 6 个月以内，所以要在此阶段进行预防性治疗。

From Wilson W，Taubert KA，Gewitz M，et al：Prevention of infective endocariditis. Guidelines from the American Heart Association.Circulation 2007；116：1736-1754，with permission

表 2-5　口腔操作的抗生素预防治疗

临床状况	药物	方法：操作前 30 ～ 60 min 给予单次剂量	
		成人	儿童
口服	阿莫西林	2 g	50 mg/kg
不能口服药物	氨苄西林	2 g IM 或 IV	50 mg/kg IM 或 IV
	头孢唑啉或头孢曲松	1 g IM 或 IV	50 mg/kg IM 或 IV
对青霉素或氨苄西林过敏—可口服	头孢氨苄 *†	2 g	50 mg/kg
	或克林霉素 *†	600 mg	20 mg/kg
	阿奇霉素或克拉霉素	500 mg	15 mg/kg
对青霉素或氨苄西林过敏—不能口服	头孢唑啉或头孢曲松 †	1 g IM 或 IV	50 mg/kg IM 或 IV
	或克林霉素	600 mg IM 或 IV	20 mg/kg IM 或 IV

* 或其他第一代或第二代口服头孢类等效成人或儿童剂量。

† 对青霉素或氨苄西林有过敏史、出现血管血肿或荨麻疹病史的患者不应使用头孢类药物。

IM，肌内注射；IV，静脉注射。

From Wilson W，Taubert KA，Gewitz M，et al：Prevention of infective endocarditis.Guidelines from the American Heart Association.Circulation 2007；116：1736-1754，with permission b.对呼吸系统或感染的皮肤、皮肤组织或骨骼肌肉组织进行有创操作时（如切开或活检）。这些感染通常是多种微生物混合的，但只有葡萄球菌和 β 溶血性链球菌可能导致感染性心内膜炎。通常治疗的方式为联合应用抗葡萄球菌青霉素和头孢类。当青霉素过敏或感染耐甲氧西林金黄色葡萄球菌（methicillin-resistant strain of staphylococcus，MRSA）时，可使用万古霉素或克林霉素。泌尿系统或消化系统操作不建议预防性使用抗生素。

　　4.生殖泌尿系手术或胃肠道手术不建议预防性使用抗生素治疗。

II. 二尖瓣狭窄（mitral stenosis，MS）

A. 病理生理　　二尖瓣正常瓣口面积为 $4 \sim 6\ cm^2$。瓣口面积小于 $1.5\ cm^2$ 通常会出现症状。MS 导致渐进性左心室舒张期充盈的机械性梗阻，其结果为左心房的容量变大和压力增高。应激导致的心动过速或心房失去收缩功能（如心房颤动）时，每搏输出量降低。肺静脉压力随左心房压力的增高而增高。液体漏出到肺间质导致肺顺应性下降、呼吸做功增加以及运动时呼吸困难。当肺静脉压力超过血浆胶体渗透压时会导致明显的肺水肿。

B. 诊断　　采用超声心动图来评估 MS 的严重程度和瓣膜面积。如果左心房压力长期在 25 mmHg 以上，则有可能已经形成肺动脉高压，这在二尖瓣面积小于 $1\ cm^2$ 时比较常见。临床上，听诊时可出现典型的舒张早期开瓣音和在心尖部或腋窝最为明显的舒张期隆隆样杂音。由于左心房血液淤滞，患者存在体循环血栓栓塞的高危因素。因体力活动减少，他们也可能出现静脉血栓栓塞。

C. 治疗（表 2-6）

D. 麻醉管理（表 2-7）

　　1.术前用药　　使用术前药来减少由于焦虑导致的心动过速。用于控制心率的药物应继续使用。术前应治疗利尿剂导致的低钾血症。在预计有较大失血量的大手术前应停止使用抗凝治疗。

表 2-6　二尖瓣狭窄的治疗

1. 利尿剂以降低左心房压力
2. 控制心率（β 受体阻滞药、地高辛、钙通道阻滞药）
3. 抗凝治疗
4. 当症状恶化或出现肺动脉高压的迹象可手术纠正（联合部切开、瓣膜修复、瓣膜重建、瓣膜置换）

表 2-7　二尖瓣狭窄患者的麻醉要点

问题	处理
窦性心动过速或房颤快速心室率，导致心输出量降低，进而引起肺水肿	静脉给予 β 受体阻滞药、钙通道阻滞药或地高辛。电复律可能对新发房颤有效
中心血容量变化导致充血性心力衰竭	避免过度输液，避免将患者置于头低脚高位
体循环血管阻力突然下降，导致低血压和心率增快，可降低心输出量	使用交感神经胺类药物。麻黄碱可以增加心输出量但同时增加心率；去氧肾上腺素由于不导致心率增快所以更适合这类情况
肺动脉高压和右心衰	避免二氧化碳蓄积、低氧血症、肺过度膨胀。右心衰可能需要强心药物支持和肺血管扩张药物

　　2. 麻醉诱导　避免使用导致心率增快的药物（如氯胺酮）或可导致组胺释放诱发低血压的药物。

　　3. 麻醉维持　应致力于减小心率、心肌收缩力、体循环和肺循环血管阻力的变化。使用氧化亚氮 / 阿片类药物或使用低浓度吸入麻醉药的平衡麻醉通常可以达到这一目标。氧化亚氮可以导致肺血管收缩，存在肺动脉高压时尤其明显。

　　4. 监测　是否使用有创监测要看手术的复杂程度和 MS 的严重程度。没有肺淤血的无症状患者通常不需要特殊监测。对有症状的 MS 患者，应考虑经食管超声和（或）持续动脉血压监测、肺动脉压以及左心房压力监测。

5. 术后管理　MS 患者在术后仍存在发生肺水肿和右心衰的风险。疼痛和通气不足可以导致心率增加和肺血管阻力增加。特别是在进行胸科或腹部大手术后这类患者可能需要继续进行机械通气。抗凝治疗需尽快恢复。

Ⅲ. 二尖瓣反流（mitral regurgitation，MR）

A. 病理生理　MR 的特征为左心室心搏出量前向血流和心输出量减少，并伴有左心房压力增加。同时合并 MS 和 MR 的患者，左心房容量和压力的超负荷尤其明显。

B. 诊断　临床上可通过心尖部全收缩期、向腋窝传导的杂音来辨别 MR。ECG 和胸片可显示左心室肥大。超声心动图可以判断是否存在 MR 及其严重程度，有时甚至能够明确 MR 的原因。肺动脉阻断压波形中出现 V 波反映来自二尖瓣反流的波形。

C. 治疗　外科修复或置换的指征有：射血分数低于 0.6 或左心室收缩末期直径超过 45 mm。有症状的患者即使射血分数正常也应进行二尖瓣手术。虽然血管扩张药物对治疗急性 MR 有效，但长期应用并不能使没有症状的慢性 MR 患者显著获益。ACEI 或 β 受体阻滞药以及双心室起搏证实可以减轻功能性 MR（通常由于扩张型心肌病），并改善有症状患者的症状和运动耐量。

D. 麻醉管理（表 2-8）　适当增加心率并降低左心室后负荷（如使用硝普钠），用或不用强心药均可以改善左心室心输出量。使用区域阻滞麻醉降低体循环血管阻力对某些患者有利。

1. 麻醉诱导　避免增加体循环血管阻力或降低心率。泮库溴铵

表 2-8　二尖瓣反流患者的麻醉要点
避免心动过缓
避免增加体循环血管阻力
减少药物引起的心肌抑制
使用肺动脉导管监测反流血流的幅度（V 波的大小）和（或）使用超声心动图来监测

可轻度增加心率，适用于这类患者。

2. 麻醉维持 异氟烷、地氟烷和七氟烷具有增加心率和降低体循环血管阻力以及轻度的负性肌力作用，都可以作为麻醉维持的药物选择。当心肌功能严重受损时，应考虑以阿片类药物为主的麻醉，但仍要格外谨慎，因为阿片类药物可以导致显著的心动过缓，对严重 MR 极其不利。

3. 监测 无症状患者进行小手术无须进行有创监测。严重 MR 患者使用肺动脉楔压监测可能有益。

IV. 二尖瓣脱垂（mitral valve prolapse，MVP）

二尖瓣脱垂是指二尖瓣的一个或两个瓣叶在收缩期脱垂至左心房，可以伴有或不伴有 MR。通常病情不十分严重，整体人群患病率为 1% ~ 2.5%；然而，MVP 也可以出现极其严重的并发症，如脑血管栓塞、感染性心内膜炎、需要手术治疗的严重二尖瓣反流、心律失常以及猝死。

A. 诊断 超声心动图中发现二尖瓣瓣叶脱垂超出二尖瓣环 2 mm 或以上即可诊断 MVP。MVP 伴发的心律失常可以是室上性的也可以是室性的，对 β 受体阻滞药治疗反应良好。心脏传导异常并不常见。

B. 麻醉管理 MVP 患者麻醉管理与前述二尖瓣反流患者的管理原则相同（表 2-8）。加重 MVP 的原因包括心室排空增加、左心室充盈下降、心室容积变小（如心肌收缩力增加、外周血管阻力增加、直立体位以及低血压时）。

1. 术前评估 术前评估的重点为区分单纯功能性疾病患者（常见于小于 45 岁，使用 β 受体阻滞药的女性患者）和伴有严重 MR 的患者（存在轻到中度 CHF 的年龄较大的男性患者）。服用 β 受体阻滞药的患者在术前应继续该药物治疗。使用抗焦虑药物以避免心动过速。进行无明显出血的小手术的患者可以继续阿司匹林或华法林等抗凝治疗。

2. 麻醉技术的选择 多数 MVP 患者左心室功能正常，能够较好地耐受吸入性麻醉药。区域阻滞麻醉导致外周血管阻力下降时应补充液体容量，以避免左心室容量的改变从而恶化 MVP 和 MR。

3. 麻醉诱导　避免外周血管阻力突然下降。依托咪酯非常适合用于严重 MVP 患者的麻醉诱导，因为它对心肌的抑制轻微或较少引起交感神经系统活性下降。氯胺酮刺激交感神经并恶化 MVP 和MR。

4. 麻醉维持　减少由于外科刺激引起的交感神经激活［使用吸入性麻醉药合并或不合并氧化亚氮和（或）阿片类药物］。可能会意外出现室性心律失常，尤其是在头高位或坐位的手术中，可能的原因是增加了左心室排空从而加重了 MVP。应予以充分的液体治疗并及时补充失血量。如需要使用升压药，α 受体激动剂如去氧肾上腺素比正性肌力药物更加合适，因为后者会加重 MVP 和 MR。

5. 监测　常规监测能够满足大多数 MVP 患者手术需求。有创动脉血压监测和肺动脉导管监测仅用于存在严重 MR 和左心室功能障碍的患者。

V. 主动脉瓣狭窄（aortic valve stenosis，AS）

A. 病理生理　主动脉瓣正常瓣口面积为 2.5 ～ 3.5 cm^2。瓣膜面积减小导致血液射入主动脉受阻，因此需要左心室压力升高以保证前向血流。心绞痛可以发生于没有冠心病的 AS 患者。重度 AS 定义为跨瓣膜压力梯度超过 50 mmHg 和（或）瓣口面积小于 0.8 cm^2。
B. 诊断　严重 AS 的典型症状包括：心绞痛、晕厥和 CHF。体格检查时可发现主动脉瓣区最为明显的典型的收缩期杂音，并有可能向颈部放射。由于有很多 AS 患者没有症状，所以在老年患者手术前仔细检查是否存在提示 AS 的收缩期杂音十分重要。ECG 可能显示左心室肥厚。

1. 多普勒超声心动图　与临床评估相比，超声心动图能够更准确地评估主动脉瓣狭窄的严重程度（表 2-9）。
2. 心脏导管检查和冠状动脉造影　使用超声心动图不能明确

表 2-9 超声心动图评估主动脉狭窄的严重程度

	轻度	中度	重度
平均跨瓣压力梯度（mmHg）	< 20	20 ～ 50	> 50
最大跨瓣压力梯度（mmHg）	< 36	> 50	> 80
主动脉瓣口面积（cm^2）	1.0 ～ 1.5	0.8 ～ 1.0	< 0.8

AS 的严重程度时有必要进行心脏导管检查和冠状动脉造影。

3. 运动应激试验 有助于对无症状的中到重度 AS 患者进行危险分级。运动可诱发症状的患者行主动脉瓣置换手术效果好。

C. 治疗 对于无症状的 AS 患者，安全的做法是继续进行药物治疗并推迟瓣膜置换手术直至症状出现时。手术 / 干预治疗包括球囊瓣膜切开术，以及开放手术或经导管进行瓣膜置换术。

D. 麻醉管理 AS 患者麻醉管理包括预防低血压和任何可以导致心输出量下降的血流动力学改变（表 2-10）。由于存在主动脉瓣狭窄，心脏按压难以产生足够的每搏量，对 AS 患者进行心肺复苏无法收到任何效果或效果很差。

1. 麻醉诱导 全身麻醉优于硬膜外麻醉或蛛网膜下腔麻醉，因为区域阻滞麻醉可以降低外周血管阻力并因此导致严重的低血压。麻醉诱导可以选择不降低外周血管阻力的静脉麻醉药。

2. 麻醉维持 可以通过联合使用氧化亚氮和吸入麻醉药和阿片类药物或单独使用阿片类药物。尽可能不要降低外周血管阻力。血管内容量应该维持在正常水平。出现交界区心律或心动过缓应立即使用格隆溴铵、阿托品或麻黄碱来处理。持续心动过速可以使用 β 受体阻滞药如艾司洛尔处理。室上性心动过速时应立即使用电转复

表 2-10 主动脉瓣狭窄患者的麻醉要点

维持正常窦性心律
避免心动过缓或心动过速
避免低血压
改善血管内液体容量来维持静脉回流和左心室充盈

终止。因为这类患者有可能出现室性心律失常，所以利多卡因和除颤仪应随手可及。

3. 监测   是否使用有创监测取决于手术的复杂程度以及 AS 的严重程度，可以包括持续动脉血压监测、肺动脉导管和（或）经食管超声心动图。

VI. 主动脉瓣反流（aortic regurgitation，AR）

A. 病理生理   左心室舒张期部分已射出的心输出量血流从主动脉反流回左心室导致左心室压力和容量都增加。反流量的大小取决于：①舒张期的长短，由心率的快慢决定，②主动脉瓣跨瓣压力梯度，由外周血管阻力大小来决定。心率增快和外周血管舒张可以减少 AR 的反流量。急性 AR 患者在心脏代偿机制成熟前即出现严重左心室超负荷，因此可出现冠状动脉缺血、左心室功能迅速恶化以及心力衰竭。

B. 诊断   临床上 AR 患者听诊可有典型的舒张期心脏杂音，在胸骨右缘最为明显，外周有高动力循环的体征（脉压增宽、舒张压降低、水冲脉）。胸片和 ECG 可见左心室肥厚。多普勒超声心动图能够诊断 AR 及其严重程度。

C. 治疗   即使对于尚未出现症状的患者，也建议在出现永久性左心室功能障碍前进行手术主动脉瓣置换。AR 的药物治疗的目标是降低收缩性高血压和室壁张力，并改善左心室功能。

D. 麻醉管理要点（表 2–11）   AR 患者的麻醉管理目标为维持左心室心输出量的前向血流。心率应维持在 80 次 / 分以上，因为心动过缓会增加反流量并导致左心室超负荷。外周血管阻力突然增加可以

表 2-11   主动脉瓣反流患者的麻醉要点

避免心动过缓
避免外周血管阻力增加
减少心肌抑制

诱发左心衰，需要血管扩张剂来降低后负荷和强心药来增加心肌收缩力。总之，适当增加心率和降低外周血管阻力是理想的血流动力学目标。

1. 麻醉诱导　AR 患者麻醉诱导可以使用任何静脉诱导药合并或不合并使用吸入麻醉药进行，理想目标是不降低心率或增加外周血管阻力。

2. 麻醉维持　同时使用氧化亚氮加上一种吸入麻醉药和（或）阿片类药物。维持血管内容量在正常范围以维持足够的心脏前负荷。出现心动过缓和结性心律时应及时纠正。

3. 监测　无症状的 AR 患者进行小手术时不需要进行有创监测。严重 AR 患者，使用肺动脉导管或经食管超声有助于监测心肌抑制情况，指导液体治疗，以及评估对血管扩张药物的反应。

VII. 三尖瓣反流（tricuspid regurgitation，TR）

A. 病理生理　TR 通常是功能性的，是由右心室扩张或肺动脉高压导致三尖瓣瓣环扩张引起的。由于右心房和腔静脉的顺应性很好，所以即使反流量很大导致的右心房容量超负荷也只轻度增加右心房的压力。临床体征包括颈静脉怒张、肝大、腹水和外周水肿。

B. 麻醉管理　血管内容量和中心静脉压应保持正常高值以利于维持足够的右心室前负荷和左心室充盈。应避免如低氧血症和高碳酸血症等已知可以导致肺动脉压力增高的因素。氧化亚氮是弱肺动脉收缩剂并可以加重 TR 的程度。右心房压力监测有助于指导液体治疗并在麻醉中检测出 TR 反流量的变化。

VIII. 三尖瓣狭窄（tricuspid stenosis，TS）

TS 在成人很少见，通常与风湿热病史、类癌综合征和心内膜纤维化有关。TS 可增加右心房压力以及右心房和右心室的压力梯度。

IX. 肺动脉瓣反流（pulmonary regurgitation，PR）

PR 是由肺动脉高压和肺动脉瓣环扩张导致的。其他原因包括结缔组织疾病、类癌综合征、感染性心内膜炎和风湿性心脏病。PR很少出现症状。

X. 肺动脉瓣狭窄（pulmonary valve stenosis，PS）

PS 通常是先天性的，在儿童阶段即被发现并纠正。获得性 PS可以继发于风湿热、类癌综合征或感染性心内膜炎。严重梗阻可导致晕厥、心绞痛、右心室肥厚以及右心衰。缓解梗阻的治疗为手术切开瓣膜。

XI. 治疗瓣膜性心脏病的新领域

目前发展出许多新的治疗瓣膜性心脏病的方式，无须开胸及体外循环。经导管主动脉瓣植入术（transcatheter aortic valve implantation，TAVI）是一项新技术，其可通过经皮股动脉穿刺或心尖穿刺来进行。通常需要全身麻醉，尤其是经心尖入路时。这种治疗方式可降低 30 天和 1 年死亡率，更好地改善症状，与药物治疗和球囊瓣膜成形术相比，其可降低再入院率。然而，与开胸主动脉瓣膜置换术相比，该技术增加了脑卒中和认知功能障碍的发生率。经导管肺动脉瓣置换术也已经成功开展。

第 3 章

先天性心脏病

汤峙瑜　译　姜陆洋　审校

　　新生儿先天性心脏病和先天性心血管异常的发生率为
7‰～ 10‰（表 3-1）。约 50% 先天性心脏病患儿在出生后第一周表
现出明显的症状和体征（表 3-2），其余 50% 的患儿会在 5 岁前表
现出来。超声心动图是首要诊断步骤。先天性心脏病还可能伴随一
些特定并发症（表 3-3）。通常，心律失常不是主要特征。

表 3-1　先天性心脏病的分类及发生率	
疾病	发生率（%）
非发绀型先天性心脏病	
室间隔缺损	35
房间隔缺损	9
动脉导管未闭	8
肺动脉狭窄	8
主动脉狭窄	6
主动脉缩窄	6
房室间隔缺损	3
发绀型先天性心脏病	
法洛四联症	5
大动脉转位	4

表 3-2　先天性心脏病的症状和体征	
婴儿	
呼吸急促	心脏杂音
体重不增	充血性心力衰竭
心率 > 200 次 / 分	发绀
儿童	
呼吸困难	发绀
生长发育迟缓	杵状指 / 趾
运动耐量降低	蹲踞
心脏杂音	高血压
充血性心力衰竭	

表 3-3　先天性心脏病的常见相关问题	
感染性心内膜炎	血栓栓塞
心律失常	凝血异常
完全性心脏传导阻滞	脑脓肿
高血压（体循环或肺循环）	血浆尿酸浓度增高
红细胞增多症	猝死

I. 非发绀型先天性心脏病

　　非发绀型先天性心脏病的特征是左向右心脏内分流（表 3-4）。无论这种分流发生在心脏哪个部位，通常都会造成肺血增多、肺动脉高压、右心室肥厚，最终引起充血性心力衰竭（congestive heart failure，CHF）。其临床初始症状和严重程度取决于分流的部位和程度。

表 3-4　引起左向右心内分流的先天性心脏病
继发孔型房间隔缺损
原发孔型房间隔缺损（心内膜垫缺损）
室间隔缺损
主动脉肺动脉窗

A. **房间隔缺损**　房间隔缺损（atrial septal defect，ASD）约占成人先天性心脏病的 1/3，女性患者是男性的 2 ～ 3 倍。ASD 对生理影响是血液从一侧心房分流到另一侧心房，分流的方向和程度取决于缺损大小和心室相对顺应性。当 ASD 直径接近 2 cm 时，左向右分流会导致肺血增多。左侧第二肋间的收缩期杂音可能被误认为非病理性杂音。经食管超声心动图和多普勒血流超声均可以用于检测和判断 ASD 的部位和大小。

1. **症状和体征**　起初，ASD 可能没有症状或体征，并且数年未被发现。大面积 ASD 的症状包括劳力性呼吸困难、室上性心律失常、右心衰竭、反常栓塞以及反复肺部感染。为防止右心室功能失常和不可逆的肺动脉高压，肺循环血流量达到体循环血流量的 1.5 倍时，应进行 ASD 修补。预防感染性心内膜炎不是 ASD 的手术指征。

2. **麻醉管理**（表 3-5）

B. **室间隔缺损**　室间隔缺损（ventricular septal defect，VSD）是婴幼儿最常见的先天性心脏病，许多患儿会在 2 岁时自行闭合。多普勒血流超声心动能确诊 VSD 并确认缺损的位置，多普勒彩色血流图能提供心内分流程度和方向的信息。

1. **症状和体征**　VSD 的生理表现取决于缺损大小以及体循环和肺循环的相对阻力。当缺损面积较大时，随着肺血管阻力逐渐增

表 3-5　左向右心内分流患者的麻醉要点

只要维持体循环正常，吸入麻醉药的药理学不会改变

避免增加体循环阻力，这会增加左向右分流

避免降低肺循环阻力（例如高 FiO_2、肺血管扩张剂），这会增加左向右分流

降低体循环阻力，增加肺循环阻力，从而减少左向右分流

可以很好地耐受正压通气

只有当 ASD 同时合并瓣膜异常时，才是预防性应用抗生素的指征。VSD 和 PDA 是预防性应用抗生素的指征

避免空气气泡进入循环系统，例如通过静脉注射

ASD 修补后常见短暂性室上性心律失常和房室传导改变

大，分流方向发生逆转，导致发绀。缺损较小、肺动脉压力正常的成年患者通常没有症状，发生肺动脉高压的可能性也不大。VSD杂音为全收缩期杂音，胸骨左下缘最响。当 VSD 面积大、肺动脉高压不能纠正（肺 / 体循环血管阻力比率＜ 0.7）时需进行缺损修补术。

2. 麻醉管理 VSD 的麻醉管理大部分与 ASD 的处理相似（表 3-5）。VSD 和心肌收缩力增强的患者可能存在右心室漏斗型肥大，低血容量可能加重右心室梗阻。若缺损部位靠近心脏传导束时，缺损修补术后可能出现三度房室传导阻滞。

C. 动脉导管未闭 动脉导管未闭（patent ductus arteriosus，PDA）是由于出生后短期内动脉导管（源自左锁骨下动脉，连接降主动脉和肺动脉）未能自动闭合，导致血流持续从主动脉流向肺动脉。通常 PDA 可以通过超声心动图看见，多普勒检查可进一步确认血流持续流向肺动脉。

1. 症状和体征 大多数 PDA 患者没有症状。大多数患者是由于特征性的持续性收缩期和舒张期杂音而被发现。出现严重肺动脉高压是闭合 PDA 的禁忌证。

2. 治疗 PDA 可以通过药物治疗（环氧化酶抑制剂，如吲哚美辛）或手术闭合。

3. 麻醉管理 PDA 患者的麻醉管理与其他左向右分流疾病类似（表 3-5）。PDA 结扎术后通常伴有明显高血压，可用硝普钠等扩血管药物进行治疗。如果持续血压增高，可用长效降压药物逐渐替代硝普钠。PDA 患者行非心脏手术时，推荐预防性应用抗生素预防感染性心内膜炎。

D. 主动脉肺动脉窗 主动脉肺动脉窗表现为升主动脉和主肺动脉之间有交通。其生理特征和麻醉管理类似于粗大 PDA。

E. 主动脉狭窄 在美国，二叶主动脉瓣的发生率为 2%～ 3%，其中约 20% 患者合并其他心血管异常，如 PDA 或主动脉缩窄。经胸多普勒超声可以评估主动脉瓣狭窄的严重程度和左心室功能。

1. 症状和体征 主动脉狭窄（aortic stenosis，AS）患者在主

动脉区（右侧第二肋间）可闻及收缩期杂音，并向颈部放射。大多数患者成年前没有症状。重度 AS 婴幼儿可能发生 CHF。心电图（eletrocardiogram，ECG）示左心室肥厚。无冠状动脉疾病的患者出现心绞痛，是由于冠状动脉血流不能满足因左心室肥厚而持续增加的心肌需氧量。当主动脉瓣压力梯度超过 50 mmHg 时会出现晕厥。瓣上 AS 的患者，可能还会伴有面骨突出、圆额、缩拢上唇、斜视、腹股沟疝、牙齿畸形以及发育迟滞。

2. 治疗　有症状的先天性 AS 可行瓣膜置换，其麻醉管理类似于获得性 AS。

F. 肺动脉狭窄　肺动脉狭窄（pulmonic stenosis，PS）引起右心室流出道受阻，其中瓣狭窄患者占 90%，其余患者为瓣上或瓣下狭窄。瓣上 PS 患者通常合并其他先天性心脏异常（如：ASD、VSD、PDA、法洛四联症）。肺动脉瓣狭窄通常单发，但有时可能合并 VSD。超声心动图和多普勒血流能明确梗阻的部位和狭窄严重程度。PS 治疗方法为经皮球囊瓣膜成形术。

1. 症状和体征　无症状患者通常因响亮的收缩期喷射样杂音而被发现，胸骨左缘第二肋间最容易听到。可能有劳力性呼吸困难，并最终发展为右心室衰竭伴外周水肿和腹水。

2. 治疗　经皮球囊瓣膜成形术。

3. 麻醉管理　麻醉管理原则是避免增加右心室氧耗（心动过速、增加心肌收缩力）。循环血压降低时应立即用拟交感胺药物治疗。

G. 主动脉缩窄　主动脉缩窄通常是由左锁骨下动脉远端发出孤立的膈样血管嵴延伸至主动脉腔（动脉导管后缩窄）。

1. 症状和体征　大多数成年人无症状，通常因发现上肢高血压同时伴股动脉搏动减弱或消失而确诊。ECG 示左心室肥厚。临床症状包括头痛、头晕、鼻出血和心悸。

2. 治疗　跨缩窄压力梯度超过 30 mmHg 是主动脉缩窄的外科手术指征。也可以选择球囊扩张进行替代治疗。

3. 麻醉管理（表 3-6）

4. 术后处理 术后即刻并发症包括反常性高血压、主动脉反流和截瘫。术后早期静脉应用硝普钠和（或）艾司洛尔能够控制血压。截瘫可能是由于主动脉钳夹阻断时脊髓发生缺血损伤。还可能发生腹痛，可能是由于胃肠道血流突然增加。

Ⅱ. 发绀型先天性心脏病

发绀型先天性心脏病的特点是心内右向左分流（表 3-7），伴肺血流减少和动脉缺氧。

A. 法洛四联症 法洛四联症（tetralogy of Fallot，TOF）是最常见的发绀型先天性心脏病，其特点为大面积单发 VSD、主动脉骑跨右心室和左心室、右心室流出道梗阻以及右心室肥大。右心室流出道阻力相对固定，体循环阻力的改变可能会影响分流程度。体循环阻力降低时，右向左分流量和动脉缺氧加重；体循环阻力增加（如：蹲踞）时，左向右分流减轻，肺血流增加。

1. 诊断 超声心动图用于诊断和评估。心导管检查可进一步确诊并获取解剖学和血流动力学数据。

表 3-6 主动脉缩窄患者的麻醉要点
主动脉钳夹阻断时维持适当的下肢灌注（平均动脉压 ≥ 40 mmHg），当灌注压不能维持时考虑部分旁路循环
持续监测缩窄上和缩窄下的体循环压力（右桡动脉和股动脉置管）
钳夹阻断时上肢高血压会引起心脏做功增加，手术修复难度增加（可考虑使用硝普钠）
主动脉钳夹时可考虑进行躯体感觉诱发电位监测脊髓功能并维持适当的脊髓灌注血流

表 3-7 引起右向左心内分流的先天性心脏病	
法洛四联症	三尖瓣闭锁
艾森门格综合征	卵圆孔未闭
Ebstein 畸形（三尖瓣叶畸形）	

2. 体征和症状（表 3-8）

3. 治疗　年轻患者可采取根治手术（Dacron 补片闭合 VSD，流出道人工补片成型缓解右室流出道梗阻）。婴儿可采取三种姑息手术，包括 Waterston 手术（升主动脉与右肺动脉进行侧侧吻合）、Pott 手术（降主动脉与左肺动脉进行侧侧吻合）和 Blalock-Taussig 手术（锁骨下动脉与肺动脉进行端侧吻合）。

4. 麻醉管理　TOF 患者的麻醉管理目标是避免能够引起右向左分流急性增加的事件（表 3-9）。

a. 术前准备：患者进入手术室前，通过口服（特别是年幼患者）或静脉补液避免脱水。肌内注射术前用药引发的哭闹会引起

表 3-8　法洛四联症的症状和体征
发绀
胸骨左缘收缩期喷射样杂音
蹲踞（尤其见于儿童；可增加体循环血管阻力而减少右向左分流）
心电图示电轴左偏和右心室肥厚
代偿性红细胞增多症
突发重度发绀［突发动脉缺氧、呼吸急促、晕厥、抽搐；通常是由哭闹或运动引起；治疗用艾司洛尔和（或）去氧肾上腺素］
脑血管栓塞或动脉缺氧引起脑血管意外
脑脓肿
感染性心内膜炎

表 3-9　增加右向左心内分流的事件	
体循环阻力降低	吸入性麻醉药
	组胺释放
	神经节阻断
	β 肾上腺素能受体阻断
肺循环阻力增高	间断气道内正压
	呼气末正压
	胸腔内负压
心肌收缩力增加（右心室流出道漏斗型梗阻加重）	手术刺激
	正性肌力药

突发重度发绀。长期应用 β 肾上腺素受体拮抗药能预防突发重度发绀。

b. 麻醉诱导：通常选用氯胺酮，因其能维持体循环阻力。可使用吸入麻醉药（例如七氟烷），但须注意并严密监测循环氧饱和度。

c. 麻醉维持：通常选用氧化亚氮联合氯胺酮。使用氧化亚氮的主要缺点是会降低吸入氧浓度。须控制呼吸，但过度气道正压通气会通过肺增加血流阻力。须维持适宜血容量，急性低血容量会增加右向左分流。谨防通过静脉注射空气气泡进入输液通路，以免增加气栓风险。α 肾上腺素能激动剂（去氧肾上腺素）用于纠正体循环阻力降低。

5. TOF 修补后患者特点　常见室性心律失常和心房颤动或心房扑动。右束支传导阻滞也常见，但三度房室传导阻滞不常见。

B. 艾森门格综合征　艾森门格综合征是指当肺循环阻力增加至等同或超过体循环阻力时，左向右分流逆转成右向左分流。50% 未治疗 VSD 和近 10% 未治疗 ASD 患者会发生这种情况。一旦发展为艾森门格综合征，与这些心脏缺损相关的杂音也会消失。

1. 症状和体征（表 3-10）

2. 治疗　依前列醇有助于降低肺血管阻力。静脉切开和等容量血浆置换可治疗高黏血症。艾森门格综合征女性不宜妊娠。可选择肺移植并修复心脏缺损或心肺联合移植。不可逆的肺动脉高压是手术治疗的禁忌证。

3. 麻醉管理　麻醉管理的基础是维持术前体循环阻力水平，突然血管扩张可能增加右向左分流。持续输注去甲肾上腺素可能有助于维持体循环阻力，但应避免使用 β 受体阻滞药，以免减低体循

表 3-10　艾森门格综合征的症状和体征	
动脉缺氧	咯血（肺梗死）
● 发绀	血栓
● 红细胞增多症	脑血管意外
● 血液黏稠度增加	脑脓肿
活动耐量降低	晕厥
心房颤动	猝死

环阻力。减少失血和低血容量，预防医源性反常栓塞。选择硬膜外麻醉时，局麻药内避免加入肾上腺素，因其具有周围 β 受体激动作用。

C. Ebstein 畸形　Ebstein 畸形是指三尖瓣瓣叶畸形或瓣环下移至右心室。

1. 体征和症状（表 3-11）　血流动力学紊乱的严重程度取决于受累三尖瓣瓣叶的移位程度及功能状态。症状多样，从新生儿心力衰竭到成年人无症状。超声心动图可用于评估右心房扩张、三尖瓣瓣叶畸形、三尖瓣反流或狭窄的程度。

2. 治疗　治疗 Ebstein 畸形主要是预防相关并发症，包括应用抗生素预防感染性心内膜炎、应用利尿剂和地高辛治疗 CHF、心律失常的药物治疗以及治疗副通道的导管消融术。手术治疗可考虑体肺分流、Glenn 分流或 Fontan 手术。

3. 麻醉管理　Ebstein 畸形患者麻醉危险因素包括右向左心内分流增加后动脉缺氧加重以及进行性室上性快速心律失常。

D. 三尖瓣闭锁　三尖瓣闭锁的特点是动脉缺氧、右心室小、左心室大以及肺血流显著减少。

1. 治疗　三尖瓣闭锁的治疗方法是越过右心室将右心耳直接与右肺动脉吻合，建立主 / 肺动脉直接通路（Fontan 术）。

2. 麻醉管理　已有患者应用阿片类药物或吸入性麻醉药成功实施 Fontan 术。体外循环结束即刻至术后早期，应注意维持较高的右心房压（16 ～ 20 mmHg）以满足肺血流，同时要避免增加肺血管阻力（酸中毒、低体温、气道峰压超过 15 cmH$_2$O 或气管插管刺激），以免导致右心衰。鼓励早拔管和自主呼吸。后期 Fontan 术麻

表 3-11　Ebstein 畸形的症状和体征	
发绀	一度房室传导阻滞
充血性心力衰竭	阵发性心律失常，包括室上性和室性
反常栓塞	脑脓肿
肝大（右心房压力增高导致肝淤血）	猝死
右心房扩大	

醉管理的重点是监测中心静脉压（这类患者等同于肺动脉压）用于评估血容量、发现急性左心室功能受损以及肺血管阻力增加。

E. 大动脉转位　大动脉转位导致体循环与肺循环完全分离。只有两个循环间有通道（VSD、ASD 或 PDA）才有可能存活。

1. 症状和体征　初始症状可能为出生后持续发绀和呼吸急促，通常也会出现 CHF。

2. 治疗　即刻处理包括建立心内混合，如使用前列腺素 E 维持动脉导管开放和（或）房间隔气囊造口术（Rashkind procedure）。最终治疗是行"动脉转位"术：肺动脉和升主动脉重新解剖连接到"正确"心室并重新植入冠状动脉，即主动脉连接左心室，肺动脉连接右心室。

3. 麻醉管理　麻醉管理通常选用氯胺酮和（或）阿片类药物或苯二氮䓬类药物。维持较高吸入氧浓度很重要，因此慎用氧化亚氮。这类患者的血细胞比容可能超过 70%，因此围术期避免脱水，以免形成脑血管血栓。

F. 肺循环和体循环血混合　肺循环和体循环血混合是一种较罕见的先天性心脏病。肺循环和体循环血混合，表现为发绀和不同程度的动脉缺氧（取决于肺动脉血流）（表 3-12）。

Ⅲ. 气道机械性梗阻

体循环异常血管环或继发于肺动脉瓣缺如的肺动脉扩张，可造成气道梗阻，表现为喘鸣音或其他上呼吸道梗阻症状（表 3-13）。

Ⅳ. 成人先天性心脏病患者行非心脏手术

由于越来越多的先天性心脏病患儿能够长大成年，成人先天性心脏病患者也逐渐增多。这类人群的住院率是普通人群的两倍，成人先天性心脏病患者经常伴有慢性合并症，例如慢性心力衰竭、肺动脉高压、节律异常、心脏传导系统异常、残存分流、瓣膜病变、

表 3-12　引起体循环和肺循环血混合的先天性心脏病

病变	注意事项
动脉干（主动脉和肺动脉起源于单一动脉干）	表现为发绀、动脉缺氧、发育停滞和 CHF 手术治疗为融合缩窄左、右肺动脉以减少肺血流 呼气末正压能减少肺血流并改善 CHF 症状
部分性肺静脉回流异常（肺静脉血流入右心房而非左心房）	表现为疲劳、劳力性呼吸困难、CHF 血管造影术有助于诊断
完全性肺静脉回流异常（四条静脉均汇入体循环静脉系统）	表现为 CHF 呼气末正压能减少肺血流 右心房手术操作可能引起梗阻
左心发育不全综合征	治疗：首先用近端肺动脉重建升主动脉，随后行 Fontan 术 冠状动脉血流受累，发生心室颤动风险高 麻醉管理采用大剂量阿片类药物和肌松药 高 PaO_2 意味着体循环血流减少，肺循环血流超负荷——治疗方法为所有能增加肺血管阻力的措施

表 3-13　气道机械性梗阻

病变	注意事项
双主动脉弓	血管环压迫气管和食管 表现为吸气性喘鸣音、分泌物吸引困难、吞咽困难 治疗方法为手术治疗 可能的话气管插管的位置应超越气管受压的水平 如果气管插管位于压迫水平以上，胃管可引起气道梗阻
迷走左肺动脉	表现为呼气性喘鸣音或哮鸣音 罕见食管梗阻 外科手术分离迷走左肺动脉是一种治疗选择
肺动脉瓣缺如	引起肺动脉扩张，并进一步压迫主气管和左主支气管 气管插管并维持持续气道压 4 ~ 6 mmHg 能保持气道扩张 治疗方法为手术置入人工肺动脉瓣

高血压和动脉瘤。非心脏问题包括发育异常、中枢神经系统疾病、红细胞增多症、肾结石、听力或视力障碍和肺部疾病。成人最常见的问题是修补术后（TOF、动脉干、右心室双出口）圆锥动脉干畸形、修补后狭窄、动脉转位手术后大血管移位、Fontan 术后复杂性单心室、肺动脉瓣狭窄、先天性主动脉瓣狭窄、房室管畸形、继发孔型 ASD 和静脉窦型 ASD。

A. 常见问题

　　1. 术前用药需谨慎，高碳酸血症可以增加肺血管阻力。

　　2. 部分疾病需重视预防感染性心内膜炎。

　　3. 20% ～ 45% 成人先天性心脏病患者合并心房扩张。节律异常很常见。最常见的快速性心律失常是折返性房性心动过速。

　　4. 肺动脉高压常见。

　　5. 治愈或未治愈的先天性心脏病患者发生心力衰竭都是常见的。

　　6. 循环内维生素 K 依赖的凝血因子水平低下可造成先天性出血性疾病。

B. 术中管理　术中管理主要根据残存的先天性心脏病病情和并发症表现。目前没有证据支持相关麻醉管理策略。区域阻滞可能更为合适，但必须考虑到潜在的出血问题以及非限制性心内分流患者有体循环阻力降低的风险。

C. 术后管理　术后管理主要基于疾病的严重程度、手术类型及围术期过程。

V. 修补或未修补先天性心脏病患者应用抗生素预防感染性心内膜炎

　　预防性应用抗生素的指征包括：有人工瓣膜或人工材料瓣膜补片的患者、残存分流及瘘管、先天性心脏病使用人工材料或装置行手术或导管介入治疗进行完全修补 6 个月以内患者、人工材料补片处或邻近区域残留缺损、既往有感染性心内膜炎病史、未修补的先天性心脏病患者、发绀型先天性心脏病患者、心脏瓣膜病行心脏移植患者。除了以上情况，其他患者均不推荐预防性应用抗生素。符合上述情况的患者行牙龈、牙周或口腔黏膜治疗，是患感染性心内膜炎的高危因素，应预防性使用抗生素。符合上述情况的患者行泌尿生殖系统或消化道系统手术时，不推荐预防性使用抗生素。

第 4 章

心脏传导及节律异常

孙亮　译　姜陆洋　审校

　　对于麻醉医师而言，心律失常的临床意义取决于其对患者生命体征的影响及其恶化为威胁生命节律的倾向。心内电冲动沿着心脏传导系统，传播去极化波，从而引起后续心脏肌肉的收缩。心电图（ECG）可记录到与电波相一致的去极化与复极化事件（图 4-1）。

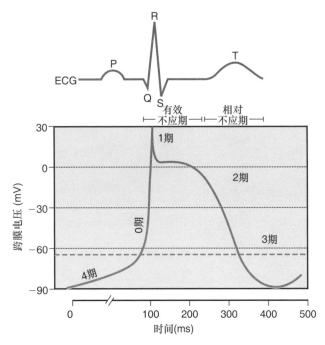

图 4-1　由心脏自律细胞产生的跨膜动作电位及其与心电图描记事件的关系

I. 心脏固有起搏与传导系统的解剖

A. 窦房结　窦房结是心脏脉冲起始的主要部位，位于上腔静脉和右心房的交界处。在 60% 的人，其动脉血液供应通过右冠状动脉完成。窦房结通常每分钟放电 60 ~ 100 次。除了窦房结，任何由起搏点加速发射而产生的节律被称为异位节律。

B. 房室结　位于房中隔下部右心房侧心内膜下，冠状窦口的前方，三尖瓣隔叶上方，房室结有很长的不应期，以防止因异常快速心房冲动引起的心室过度刺激。在 85% ~ 90% 的人，其血液供应通过右冠状动脉完成。在房室结，心房传导短暂地减慢。

C. 希氏束　希氏束在室间隔分成两个分支。两支均接受左冠状动脉前降支（left anterior descending coronary artery，LAD）供血。

　　1. 右束支（right bundle branch，RBB）　沿右心室（right ventricle，RV）下行并在靠近右心室顶部进一步分支。RBB 比左束支（left bundle branch，LBB）更易受到干扰，因为前者分支较晚。

　　2. 左束支（LBB）　较早分为左前分支（left anterior fascicle，LAF）和左后分支（left posterior fascicle，LPF）。LPF 从后降支冠状动脉（posterior descending coronary artery，PDA）获得额外的血液供应，且不易受到前壁心肌梗死的损害。

II. 传导系统的电生理学

　　静息心肌细胞，相对于外部（− 80 ~ − 90 mV）而言，内部电压为负，主要由细胞内部钾离子的活性浓度和钠离子外流造成。电动冲动导致离子通道开放，膜电位升高，达到 + 20 mV 时引起动作电位（action potential，AP）。细胞去极化后，在动作电位 4 期对后续的 AP 不产生应答。

A. 心电图　正常心电描记由三部分组成：P 波，QRS 复合波和 T 波。

　　1. PR 间期　从心房去极化到心室除极。通常为 0.12 ~ 0.20 秒。

　　2. QRS 复合波　右心室和左心室去极化。通常为 0.05 ~ 0.10 秒。

3. ST 段　在 QRS 波群的 S 波部分和 T 波之间。通常是等电位的。可能会升高到 1 mm，通常不会压低。

4. T 波　一般与 QRS 方向一致，在标准导联其幅度≤ 5 mm，或胸前导联≤ 10 mm。

5. QT 间期　从 Q 波开始到 T 波结束。随心率变化，通常 QT 小于 R-R 间期的一半。

Ⅲ. 快速性心律失常机制

快速性心律失常被定义为每分钟超过 100 次的心脏节律。

A. 自律性　自律性受到 4 相去极化斜率和（或）静息膜电位的影响。交感神经刺激通过增加 4 相去极化斜率和降低静息膜电位来增加心率。副交感刺激则通过降低 4 相去极化斜率和增加静息膜电位来减慢心率。自律性增强导致的节律异常几乎涉及心脏的任何细胞，不仅限于心内的次级起搏传导系统。

B. 折返性心律失常　折返通路形成大多数的期前收缩（早搏）和快速性心律失常。折返需要两个电脉冲传导速度不同的通路。在折返通路中，顺行传导发生在速度较慢的正常传导通路，而逆向传导则发生在另外一个旁路。药理或生理性事件（低氧血症，电解质紊乱，酸碱变化，自主神经系统变化，心肌缺血，药物）可能改变双重路径的传导速度与不应期之间的平衡，从而诱发或终止折返性心律失常。

C. 后去极化　后去极化是发生在复极期间或之后膜电位的振荡。在特殊情况下，这些后去极化可以触发完全去极化，可自我维持并导致触发心律失常。

Ⅳ. 室上性心律失常

A. 窦性心律失常　窦性心律失常是吸气和呼气期间胸内压的变化引起的窦性节律的正常变化（Bainbridge 反射）。

B. 窦性心动过速（表 4-1）　窦性心动过速的特点是心搏速度由每

表 4-1 围术期窦性心动过速的原因	
交感张力生理性增加	
疼痛	动脉低氧血症
焦虑，恐惧	低血压
浅麻醉	低血糖
血容量不足，贫血	发热，感染
交感张力病理性增加	
心肌缺血，梗死	心包炎
充血性心力衰竭	心脏压塞
肺栓塞	恶性高热
甲状腺功能亢进	乙醇撤药
药物引起的心率增加	
阿托品，格隆溴铵	尼古丁
拟交感神经药物	可卡因，苯丙胺
咖啡因	

分钟 100 至 160 次逐渐变化。除非同时存在传导阻滞，ECG 在每个 QRS 波群之前均显示正常的 P 波和正常的 PR 间期。针对窦性心动过速的治疗主要是纠正病因（例如，血容量不足，疼痛，焦虑，低氧血症，低血压，发热，心力衰竭）。使用 β 受体阻滞药可降低心率并降低心肌氧需求。其预后与加速窦房结活动的生理或病理过程有关。

C. 房性期前收缩　房性期前收缩（premature atrial contractions，PACs）在有或无心脏病患者中普遍存在。非心脏诱发因素包括咖啡因，情绪压力，酒精，尼古丁，消遣性药物和甲状腺功能亢进。PACs，不同于室性期前收缩（VPBs），在其之后心电图无代偿间歇。发生 PACs 时，通常不需要急性治疗，除非其与快速性心律失常的发作相关。治疗 PACs 旨在控制或转复继发性心律失常。

D. 室上性心动过速　室上性心动过速（supraventricular tachycardia，SVT）是在房室结或以上的组织启动和维持的任何类型的快速性心律失常（平均心率 160 ～ 180 次 / 分）。房室结折返性心动过速

（atrioventricular nodal reentrant tachycardia，AVNRT）是 SVT 中最常见的类型，占已诊断 SVT 的 50%。AVNRT 最常由折返通路引起，后者由速度较慢的房室结通路的顺行传导和传导速度更快的旁路的逆行传导构成。心房颤动和心房扑动属于 SVTs，但它们的电生理学和治疗明显不同于其他形式的 SVT，将会另外讨论。

1. 治疗 通常，初始治疗涉及诸如颈动脉窦按摩或 Valsalva 动作等刺激迷走神经的方法。如果这些方法不起作用，则推荐使用直接阻断房室结传导的药物治疗。腺苷、钙通道阻滞药和 β 受体阻滞药可被用于终止 SVT。临床上，静脉注射地高辛对紧急控制 SVT 无效，因为该药峰效应延迟，治疗指数窄。对药物治疗无反应的 SVT 或存在 SVT 相关的血流动力学不稳定者推荐使用电复律。对于复发性 AVNRT，可使用经导管射频消融治疗。

2. 麻醉管理 对于有 SVT 史的患者，麻醉管理着重于避免诱发如增加交感神经张力、电解质和酸碱平衡紊乱等事件的发生。

E. 多源性房性心动过速 多源性房性心动过速（multifocal atrial tachycardia，MAT）是一种不规则的心率在每分钟 100 次以上的节律，心电图可显示三种或更多不同形态的 P 波，PR 间期不等、多变。治疗包括处理潜在的异常（肺部疾病恶化，甲基黄嘌呤毒性，充血性心力衰竭，败血症，电解质异常）。药物治疗因作用有限而作为二线治疗方式，心脏复律则通常无效。麻醉管理包括治疗低氧血症并避免应用可导致肺部状况恶化的药物或手段。

F. 心房扑动 心房扑动是一个有规律的心房节律，心房率为 250～350 次 / 分，并伴有不同程度的房室传导阻滞。心电图上常见扑动波，并伴有 120～160 次 / 分的心室率。如果心房扑动伴有明显的血流动力学波动，心脏复律是首选治疗方式。心房扑动持续时间超过 48 h 的患者，在尝试转律之前，应进行抗凝和经食管超声心动图评价心房是否存在血栓。如果患者生命体征稳定，可尝试静脉注射胺碘酮、地尔硫䓬或维拉帕米等药物控制心室率。择期手术应该推迟，直到心脏节律得到控制。

G. 心房颤动 心房颤动是美国人口中最常见的持续性心律失常（发

病率为 0.4%）。接受心胸外科手术的老年患者术后心房颤动常见。心房颤动的诱发因素包括风湿性心脏病（尤其是二尖瓣疾病），高血压，甲状腺毒症，缺血性心脏病，慢性阻塞性肺疾病，急性酒精中毒，心包炎，肺栓塞和房间隔缺损。心房颤动最重要的临床后果是发生血栓栓塞事件，即由于存在心房血栓而引起卒中。

1. 体征和症状　体征和症状可能包括心悸，心绞痛，充血性心力衰竭（congestive heart failure，CHF），肺水肿，低血压，疲劳和全身无力。

2. 诊断　心电图显示混乱的心房活动，无可辨别的 P 波。房室结功能正常的患者，其心室率每分钟约为 180 次 / 分。

3. 治疗　治疗目标是控制心室率和转为窦性心律。当存在血流动力学波动时，提倡应用电复律。胺碘酮是心房颤动患者药物转复的首选药物。其他药物可选普罗帕酮、伊布利特和索他洛尔。控制心房颤动患者的心室率时通常使用减慢房室结传导的药物，如 β 受体阻滞药、钙通道阻滞药和地高辛。

4. 抗凝　心房颤动患者卒中风险增加，通常需要使用抗凝剂治疗。静脉注射肝素是急性治疗最常用的抗凝剂。对于慢性抗凝，华法林或达比加群是最常用的药物，但对于处于血栓栓塞并发症低风险的个体而言，阿司匹林治疗可能足够。

5. 麻醉管理　如果麻醉诱导前发生新发心房颤动，应尽可能延缓手术，直到心律失常得到控制。血流动力学波动显著的心房颤动应使用电复律。如果生命体征允许，可以尝试药物控制。慢性心房颤动的患者围术期应继续使用抗心律失常药物，并密切关注血清镁和钾的水平，特别是如果患者正在服用地高辛。

V. 室性心律失常

A. **室性异位**　室性期前收缩（ventricular premature beats，VPBs）起源于房室结以下单一（单源性）或多发（多源性）节点。特征性心电图包括提前出现的宽大畸形 QRS 波群，其前无相关 P 波，ST 段和 T 波偏转与 QRS 主波方向相反，在下一次窦性搏动之前有一个代偿性间歇。"易损"期发生在 T 波的中间三分之一，在此期间一个 VPB 可能启动包括室性心动过速（ventricular tachycardia，VT）或心室颤动（ventricular fibrillation，VF）在内的心脏反复激动，被称为 R-on-T 现象。VPBs 的症状包括心悸，近似晕厥和晕厥。

1. 治疗　当 VPBs 频繁出现、多形态、连续出现三个或更多，或发生在易损期时，应该及时处理，因为这些特点与 VT 和 VF 的发病率增加有关。首先要消除或纠正潜在的病因（表 4-2）。胺碘酮、利多卡因和其他抗心律失常药不作为推荐用药，除非 VPBs 已进展到 VT 或频发引起血流动力学不稳定。药物治疗对心脏机械性刺激导致的心律失常无效。

2. 预后　良性的 VPBs 在休息时发生，并随着运动而消失。运动时频繁出现的 VPBs 可能提示潜在的心脏疾病。无结构性心脏病时，无症状的心室异位节律不会增加猝死的风险。VPBs 最常见的病理因素包括心肌缺血，心脏瓣膜疾病，心肌病，QT 间期延长及电解质异常，尤其是低钾血症和低镁血症。

3. 麻醉管理　当接受麻醉药物时，如果患者每分钟出现 6 个及更多 VPBs 或多源性心室异位节律，发生危及生命的心律失常的风险会增加。治疗应该旨在纠正潜在的病因，包括重新定位心内导管等。β 受体阻滞药可能有用，而胺碘酮、利多卡因和其他抗心律失常药物只有在 VPBs 进展到 VT 或频发足以引起血流动力学不稳定时才考虑应用。

表 4-2　与室性期前收缩有关的因素

正常心脏	低镁血症
动脉低氧血症	洋地黄毒性
心肌缺血	咖啡因
心肌梗死	可卡因
心肌炎	酒精
交感神经系统激活	机械刺激（中心静脉或肺动脉导管）
低钾血症	

B. 室性心动过速　当计算出的心率每分钟大于 120 次（通常为 150 ～ 200 次 / 分）时，三个或更多个连续的 VPBs 出现时可引起 VT。发生 VT 时，出现规则的宽 QRS 波群，无可辨别的 P 波。心悸，晕厥前期，晕厥是最常见的三种症状。VT 在急性心肌梗死后及心脏存在炎症或感染性疾病时常见。洋地黄毒性可能表现为 VT。尖端扭转型室性心动过速（torsade de pointes，TdP）是一种独特形式的 VT，在长 QT 间期时由单个 VPB 引起。

治疗。在有症状或不稳定 VT 的患者中，应立即进行心脏复律。如果生命体征稳定，心脏复律后 VT 持续或复发，建议使用胺碘酮。替代药物包括普鲁卡因胺、索他洛尔和利多卡因。经导管射频消融和心脏复律除颤器的植入可用于治疗药物难治性 VT。

C. 心室颤动　VF 是一种快速，严重不规则的心室节律，QRS 波周期长度，形态和幅度变异显著。VF 时无脉搏或血压。

1. 治疗　治疗方式是尽快电除颤。最好的生存机会在心搏骤停 3 ～ 5 分钟内发生除颤。对于难治性 VF，肾上腺素或加压素的使用可改善对电除颤的反应。在三次除颤之后，可考虑使用胺碘酮、利多卡因，或者在 TdP 时，考虑使用镁剂。应当努力寻找病因（缺氧，血容量不足，酸中毒，低钾血症，高血钾，低血糖症，体温过低，药物或环境毒素，心脏压塞，张力性气胸，冠状动脉缺血，肺栓塞和出血），并及时治疗。复发性 VF 的长期治疗是安置植入式自动心脏复律除颤器（automatic implanted cardioverter-defibrillator，AICD）。

2. 麻醉管理　心肺复苏（CPR）必须立即开始，随后尽快进行除颤。寻求潜在的病因，并予以纠正。

VI. 心室预激综合征

先天性替代（附加）通路可以在心脏内传导电冲动，从而引发折返性快速性心律失常。

A. Wolff–Parkinson–White 综合征（WPW 综合征，又称预激综合征）

1. 体征和症状（表 4-3）

2. 治疗（表 4-4） 虽然抗心律失常药物可以治疗与 WPW 综合征相关的心律失常，经导管射频消融被认为是治疗症状性 WPW 综合征最好的手段。

3. 麻醉管理 已知的预激综合征患者应继续接受已用的抗心律失常药物。管理的目标是避免任何事件（例如增加由疼痛、焦虑或血容量不足导致的交感神经系统活动）或药物（例如地高辛、维拉帕米），其可以增强心脏冲动的顺行性传导通过附加通道。电复律、

表 4-3 WPW 综合征的表现
症状性快速性心律失常通常在成年早期首先出现
心律失常首先在围术期可见
症状可能包括伴或不伴有头晕，晕厥，呼吸困难或心绞痛
猝死可能是第一个征象（可能是由于 VF）
ECG（心电图）表现包括最常见的 δ 波和室上性心动过速，可为顺向传导的（窄 QRS 波），但可能是逆向传导的（宽 QRS）
可能存在心房颤动和（或）心房扑动，可能导致非常快速的心室率和（或）VF

表 4-4 WPW 综合征的治疗	
顺向传导的（窄 QRS）心动过速	迷走神经操作法
	腺苷
	维拉帕米
	β 受体阻滞药
	胺碘酮
逆向传导的（宽 QRS）心动过速	如果收缩压 > 90 mmHg，则应用普鲁卡因胺
	如果收缩压 < 90 mmHg，则应用心脏复律
心房颤动	普鲁卡因胺
	如果血流动力学不稳定，则心脏复律

除颤设备必须随时可用。

VII. 长 QT 综合征

　　长 QT 综合征（long QT syndrome，LQTS）可以是先天性或获得性的。一些基因决定的综合征通常在儿童晚期出现晕厥表现。应激因素，包括运动或其他刺激交感神经系统的事件均可促进该综合征的发作。获得性 LQTS 可能是由多种处方药物引起，如抗生素、抗心律失常药、抗抑郁药和止吐药。

A. **诊断**　LQTS 与 QTc 的延长超过 460 ～ 480 毫秒相关。在晕厥发作期间，ECG 上最常见的发现是多形性 VT（如 TdP）。

B. **治疗**　LQTS 的治疗包括纠正电解质异常和停用与 QT 间期延长相关的药物。其他治疗选择包括 β 受体阻滞药治疗，心脏起搏和 AICD 植入。

C. **麻醉管理**（表 4-5）

VIII. 慢性心律失常的机制

　　慢性心律失常（心率小于 60 次 / 分）最常见于窦房结功能障碍或传导阻滞。

A. **窦性心动过缓**

　　1. **诊断**　窦性心动过缓发生在心率低于每分钟 60 次时。心电

表 4-5　长 QT 综合征（LQTS）患者的麻醉管理

- 采集术前心电图排除有家族猝死史患者的 LQTS
- 考虑术前 β 受体阻滞药
- 考虑挥发性药物、氟哌利多和止吐药物对 QT 间期的影响
- 避免导致交感神经激活和延长 QT 间期的事件
- 治疗低钾血症和低镁血症
- 使用艾司洛尔治疗急性心律失常
- 除颤器应立即可用

图显示心脏节律规整，在每个 QRS 波之前，均出现正常的 P 波。

2. 治疗　阿托品、肾上腺素或多巴胺可用于治疗出现严重症状的患者，但心脏起搏是长期治疗时的选择。

3. 麻醉管理　无症状患者的窦性心动过缓不需要治疗。如果患者症状严重，在有或没有药物支持的情况下，应立即经皮或经静脉进行起搏。

4. 与蛛网膜下腔麻醉和硬膜外麻醉相关的心动过缓　心动过缓或心脏停搏可能在之前心率正常甚至心率增快或者渐进性心率减慢的患者中突然发生（几秒钟或几分钟内）。其最常在蛛网膜下腔麻醉或硬膜外麻醉开始后约 1 h 发生。动脉血氧饱和度通常是正常的。大约有一半的患者在心脏停搏前可见呼吸急促，恶心，烦躁不安，头晕目眩或手指刺痛，并表现出精神状态的恶化。心动过缓和心脏停搏的风险可能持续到术后。窦性心动过缓的机制包括静脉回流减少导致的反射性心动过缓和迷走神经反射弧的激活。另一种可能性是麻醉药物诱发的交感神经阻断术后引起的副交感神经系统活动。与蛛网膜下腔麻醉或硬膜外麻醉相关的慢性心律失常应当积极处理。

5. 窦房结功能障碍导致的心动过缓　窦房结功能障碍，又称病态窦房结综合征，是导致心动过缓的常见原因之一，其占需要安装永久性心脏起搏器的 50% 以上。

B. 交接区心律　交接区（结性）心律是由心脏起搏器引起的房室结周围组织的活动。交接区起搏器通常具有每分钟 40 到 60 次的固有心率。心电图可以显示无 P 波，或 QRS 波之前有 P 波，但 PR 间期缩短。阿托品可用于治疗血流动力学不稳定的交接区心律。

IX. 传导紊乱

传导系统异常可导致心脏传导阻滞（表 4-6）。

表 4-6 心脏的传导紊乱

传导紊乱	特点
一度房室传导阻滞	PR 间期 > 0.2 秒 通常无症状 阿托品治疗通常有效
二度房室传导阻滞：莫氏 I 型（文氏）	PR 间期逐渐延长直至心搏脱落，通常是短暂和无症状的
二度房室传导阻滞：莫氏 II 型	心脏传导完全中断，心搏脱落 通常出现心悸和近晕厥的症状 发生三度传导阻滞的风险比二度莫氏 I 型高 治疗方式为心脏起搏（阿托品通常无效）
右束支传导阻滞（RBBB）	QRS > 0.12 秒，V_1 和 V_2 导联出现 rSR 通常是良性的
左束支传导阻滞（LBBB）	QRS > 0.12 秒，I 和 V_6 导联中无 Q 波 常与缺血性心脏病有关
三度心脏阻滞（完全性心脏阻滞）	如果阻滞在房室结，心率 45～55 次/分 如果阻滞在结前，心率 30～40 次/分 治疗选择心脏起搏——静脉内可暂时性注射异丙肾上腺素直到起搏启动

X. 心律失常的治疗

A. 抗心律失常药物（表 4-7）

表 4-7 抗心律失常药物

药物/适应证	常见副作用
β- 肾上腺素受体拮抗药：控制心房颤动（房颤）、心房扑动（房扑）及窄 QRS 波性心动过速的心室率	心动过缓 AV 传导延迟 低血压
腺苷：室上性快速性心律失常，AVNRT	外周血管舒张，潮红 呼吸困难 支气管痉挛 心绞痛

表 4-7   抗心律失常药物（续）

药物 / 适应证	常见副作用
胺碘酮：室上性快速性心律失常，VT，预防复发性房颤，改善对除颤的反应	减慢其他经肝代谢药物的代谢 心动过缓 低血压 肺纤维化 甲状腺功能障碍
阿托品：症状性心动过缓	心动过速
钙通道阻滞药：SVT，房颤，房扑；预激综合征禁忌	二度或三度心脏阻滞 心肌抑制 外周血管舒张 心动过缓
儿茶酚胺： **多巴胺**：症状性心动过缓，对阿托品无反应	心动过速 高血压 外周血管收缩
肾上腺素：在心肺复苏期间支持循环，β受体阻滞药或钙通道阻滞药过量导致心脏骤停	高血压 心动过速
异丙肾上腺素：症状性心动过缓，完全性心脏阻滞，心脏移植患者	支气管扩张 心动过速 外周血管舒张
地高辛：房性快速心律失常，房颤，房扑	毒性，特别有肾衰竭和（或）低钾血症者增强旁路途径的传导
利多卡因：VPBs，心室快速性心律失常，反复发作的心室颤动	累积和毒性，伴随肝血流量下降 中枢神经系统毒性
镁：可能对尖端扭转型室速有用	肌肉无力
普鲁卡因胺：有脉搏的室性心动过速，心房扑动或颤动，WPW 综合征患者发生房颤，对迷走神经操作法或腺苷治疗有抵抗的 SVT	QT 间期延长 低血压 狼疮样综合征 心肌抑制 在肾衰竭患者中累积
索他洛尔：室性心动过速，WPW 综合征患者发生房颤或房扑	支气管痉挛 昏睡 心肌抑制

表 4-7　抗心律失常药物（续）

药物 / 适应证	常见副作用
加压素：支持心肺复苏期间的循环	血管收缩
20% 脂肪乳剂：布比卡因过量引起的室性心律失常	未知

AV，房室传导；SVT，室上性心动过速；VPB，室性早搏；VT，心室心动过速；WPW，Wolff-Parkinson-White，预激综合征

B. 电复律

1. 同步心脏复律　同步复律需要在 ECG 的 R 波同步放电，以便电流在 QRS 波群期间输送，而不是在 T 波易损期。其主要用于治疗急性不稳定性的 SVTs（如心房扑动和心房颤动），及将慢性稳定性心率控制的心房扑动或心房颤动转换成窦性心律。丙泊酚和短效的苯二氮䓬类药物常用于心脏电复律时的镇静。

C. 除颤
除颤是传送不同步的放电（因为没有 R 波）用以治疗 VF。现代除颤器被归类为单相或双相。

D. 经导管射频消融
适用于经导管射频消融的心律失常包括折返性室上性心律失常和一些室性心律失常。该过程通常在清醒镇静下进行。

E. 人工心脏起搏器

1. 经皮心脏起搏　有症状性心动过缓或严重传导阻滞的患者需要立即起搏。在经静脉心脏起搏建立前可考虑暂时性使用经皮起搏。

2. 永久植入心脏起搏器　不管病因如何，心脏起搏是症状性心动过缓唯一长期治疗方式。人工心脏起搏器可以经静脉置入（心内膜电极）或通过肋下入路（心外膜或心肌电极）。

3. 起搏模式　用五个字母的通用编码来描述心脏起搏器不同特征。①心室起搏（A，心房；V，心室；D，双室）；②检测（感测）电信号的心腔（A，心房；V，心室；D，双腔；0，无）；③对感测信号的反应（I，抑制；T，触发；D，双重：抑制和触发；0，无）；④R，表示心率激活特性；⑤多点起搏，多个房室腔起搏。最常见的起搏模式是 AAI、VVI 和 DDD（表 4-8）。

表 4-8　起搏器脉冲发生器的类型

字母编码	描述
单腔起搏模式	
A00	非同步（固定心率）心房起搏
V00	非同步心室起搏
AAI	按需心房起搏：起搏器感知并受内在心房去极化抑制（P 波）
VVI	按需心室起搏：起搏器感知并受内在心室去极化抑制（R 波）
双腔起搏模式	
DDD	心房及心室同时感知和起搏
DDI	心房和心室同时感知，如出现 P 波或 R 波时受抑制
DDDR	感受器检测到活动或分钟通气（运动征象）的变化并进行心率调整

A，心房；V，心室；D，双重；0，无-非同步；I，抑制；R，速率自适应

　　a. DDD 起搏　起搏器响应并增加窦房结放电率频率，例如在锻炼期间。DDD 起搏最大限度地减少了起搏器综合征（晕厥，无力，端坐呼吸，夜间阵发性呼吸困难，低血压，肺部水肿），后者是房室同步性丧失和随之而来的心脏输出减少的结果。

　　b. DDI 起搏　感知发生在心房和心室，但对检测到事件的唯一反应是抑制。DDI 起搏在快速性房性心律失常时有用。

　　c. 非同步起搏　使用 A00、V00 和 D00 起搏时，无论患者的基本心脏节律如何，电极均以固定的速率发放脉冲。

　　d. 速率自适应性起搏器　速率自适应性起搏器适用于锻炼时缺乏适当心率反应的患者。

　　e. 单室起搏　单腔起搏常用于有症状的由窦房结或房室结疾病引起的心动过缓患者。单腔起搏缺乏房室同步性，可能会导致起搏器综合征。

　　f. 双腔起搏　双腔起搏也被称为"生理起搏"，因为它保持了房室同步性。

　　4. 起搏模式的选择　　起搏模式的选择取决于人工心脏起搏器的主要指征。(窦房结疾病需要心房起搏器；房室结疾病要求双室起搏器；对运动有心率反应需要速率自适应性起搏器)。

　　5. 永久性心脏起搏的并发症　　早期并发症与置入相关 (例如，气胸，血胸，空气栓塞等)。发生在约 5% 的患者，晚期并发症在2% 到 7% 之间。早期起搏器失败通常由电极移位或破损引起。植入后 6 个月以上的起搏器失败通常是电池过早耗尽的结果。

F. 植入式心脏复律除颤器治疗　　植入式心脏复律除颤器 (implanted cardioverter-defibrillators，ICDs) 于 1985 年被美国食品和药物管理局批准用于有 VF 风险的患者。ICD 感应 VF，电容器充电，并且在电击前，通过信号分析来实现验证算法。这个过程可防止针对自终止事件或虚假信号的不恰当电击。ICD 植入后第一年，大约一半的患者会出现与装置有关的不良事件，如感知或起搏失败，不适当的治疗或脱落。编码 ICD 系统类似于心脏起搏器。第一个字母代表电击的腔室 (0，无；A，心房；V，心室；D，双腔)，第二个字母代表抗心动过速起搏心腔 (0，A，V 或 D)，第三个表示心动过速检测机制 (E，心电图；H，血流动力学)，第四个是抗心动过缓起搏腔室 (0，A，V，D)。

G. 携带心脏装置患者的手术

　　1. 术前评估　　评估包括确定佩戴设备的原因并评估其当前功能。已经安装起搏器的患者术前近晕厥或晕厥史或起始心率设置后心率降低，可能反映起搏器功能障碍。当固有心率大于预设的起搏器频率时，心电图不能提供诊断帮助。在这种情况下，最好通过电学评估确认同步性或顺序性人工心脏起搏器的功能。ICDs 经常在术前关闭，并在术后切换回来。

　　2. 麻醉管理　　对于置入人工心脏起搏器的患者，管理麻醉包括①监测心电图，以确认脉冲发生器功能正常；②确保设备 (外部除颤起搏器磁铁) 和药物 (阿托品，异丙肾上腺素) 可用，以维持心脏起搏器意外失效时有可接受的固有心率。近期经静脉 (心内膜) 放置电极时，置入肺动脉导管时可能会卷入或移动，但在植入 4 周后则不太可能移动电极。改进心脏起搏器的屏蔽后，减少了电灼引起的电磁干扰相关问题，后者可能导致设备转至非同步功能或被完全禁止。电灼接地垫应尽可能远离脉冲发生器；电灼设备电流应尽可能保持在低水平，并以短脉冲的形式释放。经静脉临时性心脏起搏器可出现特殊的 VF 风险，后者由起搏电极传导的微震电流引起。如果须要进行心脏复律或除颤，应该注意保持治疗电流远离脉冲发生器和电极系统。术后管理包括严格检测设备并在必要时恢复适当的基准设置，并在术后尽快完成。

3. 置入心脏起搏器患者的麻醉 大多数起搏器是在患者清醒镇静和常规监测下置入的。在新的起搏器工作前，发生心率下降并影响血流动力学的事件时，药物如阿托品或异丙肾上腺素应当随时可用。

第 5 章

原发性高血压和肺动脉高压

王晶 译 姜陆洋 审校

I. 原发性高血压

在美国，成人的高血压发病率约为 30%。成年人高血压（hypertension，HTN）的定义为 1 ~ 2 周之内至少两次体循环血压（blood pressure，BP）测量结果等于或大于 140/90 mmHg（表 5-1）。高血压前期是指收缩压在 120 ~ 139 mmHg 或者舒张压在 80 ~ 89 mmHg。HTN 是缺血性心脏病的重要危险因素，也是充血性心力衰竭（CHF）、卒中、动脉瘤和终末期肾疾病的主要致病因素。脉压差增大（收缩压与舒张压的压差）与围术期血流动力学不稳及不良事件发生有关。

A. 病理生理学　当高血压的原因不明时，称为原发性高血压。而当

表 5-1　高血压的分类

类别	收缩压（mmHg）	舒张压（mmHg）
正常	< 120	< 80
高血压前期	120 ~ 139	80 ~ 89
1 期高血压	140 ~ 159	90 ~ 99
2 期高血压	≥ 160	≥ 100

Data from Chobanian AV，Bakris G，Black H，et al. Seventh Report of the Joint National Committee on Prevention，Detection，Evaluation and Treatment of High Blood Pressure. Hypertension. 2003；42：1206-1252

病因明确时，则称之为继发性高血压。

1. 原发性高血压 占所有高血压的 95%，特征是发病具有家族性及遗传性生化指标异常（表 5-2）。

2. 继发性高血压 在所有高血压中占的比例不到 5%，最常见的病因是肾动脉硬化（表 5-3）。

B. 原发性高血压的治疗 标准的治疗目标是将血压降到 140/90 mmHg 以下，或当并发糖尿病或肾疾病时降至 130/80 mmHg。将血压维持在正常范围内可降低脑血管意外、CHF 和（或）肾衰竭的发生率。

1. 改变生活方式 经过验证，能够降低血压的方法有减少体重，减少酒精的摄入，戒烟，增加锻炼，按推荐的剂量摄入钙和钾，以及减少饮食的盐的摄入。

2. 药物治疗 对于没有合并症的 HTN，推荐使用噻嗪类利尿剂作为最初的治疗。对于有合并症的患者，抗高血压的药物治疗指征参照表 5-4。血管紧张素转化酶抑制药（ACEI）以及血管紧张素受体阻滞药（ARB）对于合并慢性心力衰竭的患者获益明显。

C. 继发性 HTN 的治疗 继发性 HTN 的治疗方法首选外科手术，对于不能手术的患者则进行药物治疗。需要进行外科干预的包括肾血管性高血压、醛固酮增多症、库欣综合征和嗜铬细胞瘤。

D. 高血压危象 典型表现是血压高于 180/120 mmHg，根据是否存在进行性靶器官损害分为高血压危症（hypertensive emergency）或高血压急症（hypertensive urgency）范畴。

1. 高血压危症 患者存在急性或进行性靶器官损害的表现（脑

表 5-2　与原发性高血压相关的疾病状态	
● 交感神经兴奋性增加	● 葡萄糖耐受不良
● 水和钠潴留	● 缺血性心脏病和心绞痛
● 高胆固醇血症	● 左心室肥厚
● 胰岛素抵抗	● 充血性心力衰竭
● 肥胖	● 脑血管疾病
● 使用酒精和烟草	● 周围性血管疾病
● 阻塞性睡眠呼吸暂停	● 肾功能不全

表 5-3 继发性高血压的常见病因

病因	临床表现	实验室检查
肾血管疾病	上腹部或腹部杂音 年轻患者发生严重高血压	MRI 血管造影术 主动脉造影术 多普勒超声 CT 血管造影术
醛固酮增多症	疲劳 虚弱 头痛 感觉异常 夜间多尿和多饮	尿钾测定 血清钾测定 血浆肾素测定 血浆醛固酮测定
主动脉缩窄	上肢血压较下肢血压明显升高 主动脉搏动减弱 收缩期杂音	主动脉造影术 超声心动图 MRI 或 CT
嗜铬细胞瘤	发作性头痛、心悸和出汗 阵发性高血压	血浆儿茶酚胺水平测定 尿 3- 甲氧基肾上腺素水平 肾上腺 CT/MRI 扫描
库欣综合征	躯干肥胖 近端肌无力 紫纹 "满月脸" 多毛症	地塞米松抑制试验 尿皮质醇 肾上腺 CT 扫描 葡萄糖耐量试验
肾实质疾病	夜尿症 水肿	尿葡萄糖、蛋白质和管型 血清肌酐 肾超声检查 肾活检
妊娠高血压	外周和肺水肿 头痛 抽搐 右上腹疼痛	尿蛋白 尿酸 心输出量 血小板计数

病、颅内出血、急性左心室衰竭、肺水肿、不稳定型心绞痛、夹层主动脉瘤、急性心肌梗死、子痫惊厥、微血管病性溶血性贫血、肾功能不全），需要立即治疗。治疗目标是降低舒张压，在前 60 min

表 5-4　常用抗高血压药物

分类	亚分类	通用名称	商品名称
利尿剂	噻嗪类	氯噻嗪	Diuril
		氢氯噻嗪	Hydrodiuri，lMicrozide
		吲达帕胺	Lozol
		美托拉宗	Zaroxolyn，Mykrox
	袢利尿剂	布美他尼	Bumex
		呋塞米	Lasix
		托拉塞米	Demadex
	保钾利尿剂	阿米洛利	Midamor
		螺内酯	Aldactone Dyrenium
		氨苯蝶啶	Dyrenium
肾上腺素受体拮抗药	β 受体阻滞药	阿替洛尔	Tenormin
		比索洛尔	Zebeta
		美托洛尔	Lopressor
		纳多洛尔	Corgard
		普萘洛尔	Inderal
		噻吗洛尔	Blocadren
	α₁ 受体阻滞药	多沙唑嗪	Cardura
		哌唑嗪	Minipress
		特拉唑嗪	Hytrin
	α 及 β 受体阻滞药	卡维地洛	Coreg
		拉贝洛尔	Normodyne，Trandate
肾上腺素受体激动药	作用于中枢 α 受体	可乐定	Catapres
		甲基多巴	Aldomet
血管扩张药		肼屈嗪	Apresoline
血管紧张素转化酶抑制药（ACEI）		贝那普利	Lotensin
		卡托普利	Capoten
		依那普利	Vasotec
		福辛普利	Monopril
		赖诺普利	Prinivil，Zestril
		莫昔普利	Univasc
		喹那普利	Accupril
		雷米普利	Altace
		群多普利	Mavik

表 5-4　常用抗高血压药物（续）

分类	亚分类	通用名称	商品名称
血管紧张素受体阻滞药		坎地沙坦	Atacand
		依普罗沙坦	Teveten
		厄贝沙坦	Avapro
		氯沙坦	Cozaar
		奥美沙坦	Benicar
		替米沙坦	Micardis
		缬沙坦	Diovan
钙通道阻滞药	二氢吡啶类	氨氯地平	Norvasc
		非洛地平	Plendil
		伊拉地平	DynaCirc
		尼卡地平	Cardene
		硝苯地平	Adalat, Procardia
		尼索地平	Sular
	非二氢吡啶类	地尔硫䓬	Cardizem, Dilacor, Tiazac
		维拉帕米	Calan, Isoptin, Coer, Covera

内使舒张压降低大约 20%，然后再逐渐降压。产妇舒张压高于 109 mmHg 也属于高血压危症，推荐进行动脉内置管进行连续血压监测治疗。

2. 高血压急症　高血压急症的表现是血压显著升高，但无靶器官损害的表现。患者可表现为头痛、鼻出血或焦虑。由于高血压急症多数是因为患者没有遵从医嘱服药造成的，所以口服抗高血压药物有效。

3. 药物疗法（表 5-5）　取决于患者的合并疾病、症状和体征。

E. 原发性 HTN 患者的麻醉管理（表 5-6）　对于多数进行择期手术的高血压患者（舒张压高达 110 mmHg），目前尚无术后并发症增加的证据（表 5-7）。但是，对于既往有心肌梗死的患者，并存的 HTN 可增加术后心肌再梗死的危险。并存的 HTN 也增加颈动脉内膜切除术患者的神经并发症。

表 5-5　高血压危症的治疗

病因／表现	药物	注意事项	注解
脑病和颅内高压	拉贝洛尔，非诺多泮，尼卡地平	由于脑血管的自主调节改变，血压降低可导致脑缺血 氰化物的毒性风险 硝普钠增加颅内压	降低血压可减少脑出血
心肌缺血	硝酸甘油	急性充血性心力衰竭避免使用 β 受体阻滞药	包括吗啡和氧气治疗
急性肺水肿	硝酸甘油、硝普钠、非诺多泮	急性充血性心力衰竭避免使用 β 受体阻滞药	包括吗啡、袢利尿剂和氧疗
主动脉夹层	曲美芬，艾司洛尔，其他血管扩张剂与一种 β 受体阻滞药合用	血管扩张剂可能会引起反射性心动过速，增加左心室收缩的脉冲力	目标：减轻左心室收缩的脉冲力
肾功能不全	非诺多泮，尼卡地平	非诺多泮可发生快速耐受	可能需要紧急血液透析 避免 ACEI 和 ARB
先兆子痫和子痫	甲基多巴、肼屈嗪 硫酸镁 拉贝洛尔、尼卡地平	肼屈嗪可引起狼疮样综合征 患者有迅速发生肺水肿的危险 钙通道阻滞药可减少子宫血流量	抑制产程最有效的治疗是分娩 由于 ACEI 和 ARB 的致畸作用，妊娠期禁忌使用
嗜铬细胞瘤	酚妥拉明、酚苄明、普萘洛尔	在 α 肾上腺素受体兴奋后，如果未经抑制就使用 β 受体阻滞药可加重高血压	
可卡因中毒	硝酸甘油、硝普钠、酚妥拉明	在 α 肾上腺素受体兴奋后，如果未经抑制就使用 β 受体阻滞药可加重高血压	

ACEI，血管紧张素转化酶抑制药；ARB，血管紧张素受体阻滞药

表 5-6 高血压患者的麻醉管理	
术前评估	
判断血压控制是否满意	评价是否存在靶器官损害的表现
了解患者控制血压的用药史	持续使用控制血压的药物
麻醉诱导和维持	
预测血压对麻醉药的过度反应	考虑进行有创血流动力学监测
限制直接喉镜操作的时间	监测心肌缺血
采用复合麻醉以减轻高血压反应	
术后管理	
术后是高血压的高发期	持续监测靶器官的功能

表 5-7 高血压患者全身麻醉和择期手术的风险		
术前全身血压状况	围术期高血压的发生率（%）	术后心脏并发症的发生率（%）
血压正常	8[*]	11
经过治疗，血压在正常范围内	27	24
经过治疗，但血压高于正常范围	25	7
未治疗且血压高	20	12

Data from Goldman L，Caldera DL. Risk of general anesthesia and elective operation in the hypertensive patient. Anesthesiology. 1979；50：285-292.

[*]$P < 0.05$，与在同一列的其他组相比

1. 术前评估

a. 评估是否存在靶器官损害（心绞痛、左心室肥厚、CHF、脑血管疾病、卒中、周围血管疾病、肾功能不全）。如果靶器官损害还能改善或进一步的评估会影响麻醉计划的制订，择期手术则需延后。为了保证围术期血压控制理想，多数抗高血压药物应在整个围术期持续使用。

b. 尽管没有统一的指南，通常舒张压 100 ～ 115 mmHg 作为延后择期手术的标准。

c. 电解质紊乱，如低钾血症（< 3.5 mEq/L），在使用利尿剂的围术期患者中常见，但是并不增加围术期心律失常的发生率。高钾血症在使用 ACEI 或 ARB 药物同时接受补钾治疗的患者或者合并肾衰竭的患者常见。

d. 大多数降压药物需要在整个围术期持续使用以确保更好地控制血压。

1. 血管紧张素转化酶抑制药（ACEI）和血管紧张素受体阻滞药（ARB）：对于使用 ACEI 的患者，手术造成的液体转移可导致低血压，输液、使用拟交感药可纠正低血压。对于术中可能发生低血容量和低血压的患者，ACEI 应在术前 24 ～ 48 h 停用。对于使用 ARB 的患者，如果发生低血压，用传统的缩血管药如麻黄碱和去氧肾上腺素很难纠正，应适用血管加压素或其同类药。ARB 应在手术前一天停用。

2. 麻醉诱导　如果患者使用了扩张外周血管的药物或血管内容量不足，可导致严重的低血压。

a. 直接喉镜和气管插管：对于原发性 HTN 的患者，即使术前血压正常，直接喉镜和气管插管也可造成显著的 HTN。置入喉镜和气管插管导致的 HTN 和心动过速容易造成心肌缺血。各种抑制气管反射和削弱气道操作造成的自主反应的方法（加深吸入麻醉；静注阿片类药物、利多卡因、β 受体阻滞药或血管扩张药）以及直接喉镜操作时间小于 15 秒均对这些患者有益。

3. 麻醉维持　对于 HTN 患者，术中稳定血压的管理与术前控制血压同样重要。区域麻醉可用于高血压患者。但是，高平面的感觉阻断导致的去交感神经状态势必造成低血容量。

a. 术中高血压：即使术前血压控制满意的患者，术中疼痛刺激也很容易导致 HTN。吸入性麻醉药可减弱交感神经系统活性造成的升压反应。吸入麻醉药减弱全身神经系统的反应。抗高血压药可单次推注，也可持续输注。

　　b. 术中低血压：术中低血压的处理方法有减浅麻醉深度，加快输液速，使用拟交感药（如麻黄碱或去氧肾上腺素）。应用 ACEI 或 ARB 的患者，术中低血压有效的处理方法包括输液、使用拟交感药和血管加压素。

　　c. 术中监测：如果手术范围广或患者有左心室功能不全或其他靶器官严重损害的表现，应进行有创压力监测，包括动脉内置管、中心静脉或肺动脉置管测压。经食管超声心动图可用于监测术中容量状态，但是需要专业设备及人员，并且应用不普遍。

　　4. 术后管理　术后 HTN 较常见，应立即处理，以减少心肌缺血、心律失常、CHF、卒中和出血的危险。

II. 肺动脉高压（PAH）

　　肺动脉高压是指平均肺动脉压在静息状态下大于 25 mmHg 或活动时大于 30 mmHg，肺动脉楔压 ≤ 15 mmHg，肺血管阻力（PVR）> 3Wood 单位［mmHg/（L·min）］（表 5-8）。无左心疾患、心肌病、先天性心脏病和其他有临床意义的呼吸系统、结缔组织或慢性血栓栓塞性疾病的 PAH 称为特发性 PAH。PAH 的分级见表 5-9。接下来的讨论将着重于特发性肺动脉高压。肺动脉高压会增加围术期右心衰竭、低氧血症、冠状动脉缺血、呼吸衰竭、心律失常、CHF 的发生率及死亡率。

A. 临床表现和评估　常见症状有气喘、虚弱、疲劳、腹部膨隆、晕厥和心绞痛。体征包括胸骨旁抬举、肺动脉关闭不全杂音（Graham-

表 5-8　计算肺血管阻力	
$\dfrac{（平均\ PAP - PAOP）\times 80}{CO}$	当 PVR 用 dynes/（s·cm^{-5}）表示时，PVR 的正常范围是 50 ～ 150 dynes/（s·cm^{-5}）
$\dfrac{（平均\ PAP - PAOP）}{CO}$	当 PVR 用 Wood 单位［mmHg/（L·min）］表示时，PVR 的正常值是 1Wood 单位

CO，心输出量（L/min）；PAOP，肺动脉楔压（mmHg）；MAP，平均肺动脉压（mmHg）

表 5-9　肺动脉高压的临床表现

诊断性特征	主要表现
胸部 X 线照片	肺动脉凸出 右心房和右心室扩大 肺实质性疾病
心电图	肺型 P 波 电轴右偏 右心室劳损或肥厚 完全性或不完全性右束支传导阻滞
二维超声心动图	右心房扩大 右心室肥厚、扩大，或容量过负荷 三尖瓣反流 估测的肺动脉压力超过正常 先天性心脏病
肺功能检查	梗阻性或限制性 弥散容量降低
$\dot{V}/\dot{Q}$ 检查	通气 / 血流灌注比值失调
肺血管造影	血管充盈缺损
胸部 CT 扫描	主肺动脉直径 > 30 mm 血管充盈缺损 马赛克样灌注缺损
腹部超声或 CT 扫描	肝硬化 门静脉高压
血液检查	抗核抗体 类风湿因子 血小板功能异常 HIV 阳性
睡眠分析	呼吸功能紊乱指数增高

Data from Dincer HE，Presberg KW. Current management of pulmonary hypertension. Clin Pulm Med. 2004；11：40-53.

CT，计算机断层扫描；HIV，人类免疫缺陷病毒；$\dot{V}/\dot{Q}$，通气 / 血流灌注比例

Steell 杂音）和（或）三尖瓣反流杂音，明显的肺动脉瓣听诊区 S_2 和 S_3 奔马律、颈静脉扩张、外周水肿、肝大和腹水。各种原因的 PAH 的实验室评估和诊断性检查见表 5-10。右心导管有助于评估病情的严重程度和对血管扩张剂的反应性。

B. 生理学和病理生理学 肺血管收缩药、血管壁重塑和肺动脉内血栓形成可加重 PAH。PAH 使右心室（RV）室壁应力增加。RV 每搏量和左心室充盈减少，导致心输出量下降和低血压。RV 扩大使三尖瓣瓣环扩张，导致三尖瓣反流和（或）肺动脉瓣反流。RV 室壁张力增加使 RV 心肌血供受限。低氧血症发生的机制包括：①通过未闭的卵圆孔的右向左分流；②由于心输出量不能增加，导致氧摄取率增加；以及③通气 / 血流（V/Q）比例失调。

C. PAH 的治疗 PAH 的治疗见图 5-1。

1. 吸氧，抗凝和利尿 氧疗可提高 PAH 患者的生存率，减慢 PAH 的进展。由于肺血流缓慢，右心扩大，静脉血液淤滞，以及体力活动受限可导致血栓和血栓栓塞，抗凝可降低血栓形成和血栓栓塞的风险。利尿剂可减轻右心衰患者的前负荷。

2. 钙通道阻滞药 硝苯地平、地尔硫䓬和氨氯地平是最常用的钙通道阻滞药。可提高对血管扩张剂有反应的患者的 5 年生存率。

3. 磷酸二酯酶抑制药 可扩张肺血管和增加心输出量。西地那非（商品名：万艾可）可提高运动耐力和缩小 RV 体积。他达拉非（商品名：西力士）是一种长效磷酸二酯酶抑制剂，患者的耐受性也很好。

4. 吸入一氧化氮（NO） NO 可松弛肺血管平滑肌，改善通气 / 血流比例和氧合。使用 NO 带来的相关问题有 PAH 反跳、血小板抑制、高铁血红蛋白血症、产生有毒的硝酸盐代谢产物以及吸入 NO 的技术要求。

5. 前列环素类药物 依前列醇、曲罗尼尔、伊洛前列素是周围血管和肺血管扩张药，同时具有抗血小板的作用。前列环素类药物能降低 PVR，增加心输出量和提高活动耐力；用药途径有静脉连续输注、吸入和间断皮下注射。目前的研究证据表明这些药只能使血

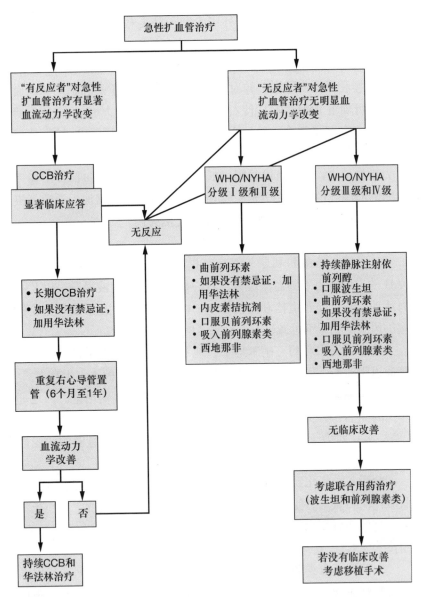

图 5-1　门诊患者肺动脉高压的治疗。CCB，钙通道阻滞药；NYHA，纽约心脏病学会；WHO，世界卫生组织

流动力学得到短期改善，不能获得持续改善和降低死亡率。

6. 内皮素受体拮抗剂　内皮素受体有两种：内皮素受体 A（引起肺血管收缩和平滑肌增殖）和内皮素受体 B（导致血管扩张，增强内皮素清除，增加 NO 和前列环素的生成）。内皮素受体拮抗剂降低肺动脉压力和 PVR，改善 RV 功能，提高活动耐力和生活质量，降低死亡率。

7. 手术治疗　对于重度 PAH 和右心衰竭的患者，可使用 RV 辅助装置。球囊房隔造口术造成血液的右向左分流，对右心进行减压。对于某些类型的 PAH，唯一有效的治疗方法是肺移植。

D. **麻醉管理**　增加 RV 后负荷、低氧血症、低血压和 RV 前负荷不足都会增加 RV 衰竭的危险。由于缺氧、高碳酸血症和酸中毒可增加 PVR，所以应予积极处理。由于这种患者的心输出量相对固定，所以吸入麻醉药或镇静药造成的周围血管阻力下降是非常危险的。维持窦性心律非常关键。

1. 术前准备和麻醉诱导　对于治疗时间不长的患者，术前使用西地那非或 L- 精氨酸可能是有帮助的。肺血管扩张剂在术前不能中断。氯胺酮和依托咪酯抑制肺血管舒张，应该避免使用。NO 可以使用。由于区域麻醉引起血管内容量和周围血管阻力的变化，应慎用。

2. 监测　推荐中心静脉置管和动脉直接测压。

3. 麻醉维持　吸入麻醉药适用于 PAH 患者的麻醉维持。如果发生低血压，可使用去甲肾上腺素、去氧肾上腺素或输液予以纠正，因为几乎所有的全身性缩血管药物都会增加肺动脉压，应备用肺血管扩张药，如米力农、硝酸甘油、NO 或前列环素，以便处理 PAH。

4. 术后阶段　PAH 患者在术后早期有发生猝死的危险，原因有PAH 加重、肺血管栓塞、心律失常和液体转移。持续心电监护和优化的疼痛管理非常必要。

5. 合并 PAH 的孕妇　采取的分娩方式应避免产妇过度用力。在子宫复旧时应立即使用硝酸甘油，以抵消子宫血液返回到循环的影响。

第 6 章

心力衰竭和心肌病

张庆芬 译 鞠辉 审校

I. 心力衰竭

心力衰竭（heart failure，HF）是指心脏不能以适当的速度充盈或射出血液，以满足组织的需求。在美国，65 岁以上的人有 1% 患有 HF。收缩性心力衰竭（systolic heart failure，SHF）常见于中年男性，而舒张性心力衰竭（diastolic heart failure，DHF）通常见于老年妇女。HF 的常见病因有：①缺血性心脏病或心肌病，②心脏瓣膜异常，③高血压，④心包疾病，⑤肺动脉高压（肺源性心脏病）。

A. 心室功能不全的种类

1. 收缩性和舒张性心力衰竭 室壁收缩运动减低反映收缩功能障碍，而舒张功能不全的表现是心室舒张异常和顺应性减低。

a. 收缩性心力衰竭 SHF 的病因包括冠状动脉疾病（coronary artery disease，CAD）、扩张型心肌病（dilated cardiomyopathy，DCM）、慢性压力超负荷（主动脉瓣狭窄和慢性高血压）和慢性容量超负荷（反流性瓣膜病变及高心排血量性心力衰竭）。左束支传导阻滞患者和 SHF 患者猝死的风险高。

b. 舒张性心力衰竭 舒张性心力衰竭患者的左心室（left ventricular，LV）收缩功能正常或接近正常。DHF 可分为四个阶段：阶段 I 表现为 LV 舒张功能异常，左心房压力正常；阶段 II、III 和 IV 包括 LV 舒张功能异常和顺应性下降，导致左心室舒张末压（LV end-diastolic pressure，LVEDP）升高。缺血性心脏病、原发性高血压（HTN）、主动脉瓣狭窄是 DHF 最常见的原因。SHF 和 DHF 的主要区别见表 6-1。

　　c.急性和慢性心力衰竭　急性心力衰竭是指新发的心力衰竭或慢性心力衰竭的症状和体征出现变化需要紧急治疗。慢性心力衰竭发生于长期心脏病患者，症状和体征表现为静脉淤血。急性心力衰竭的病人通常发生低血压并不伴有外周水肿。

　　d.左心衰竭和右心衰竭　左心衰竭的患者 LVEDP 升高，导致肺静脉淤血，表现为呼吸困难、端坐呼吸、夜间阵发性呼吸困难和肺水肿。右心衰竭导致全身静脉淤血、外周水肿和肝大。右心衰竭的主要原因是左心衰竭。

表 6-1　舒张性和收缩性心力衰竭患者的特征		
特征	**舒张性心力衰竭**	**收缩性心力衰竭**
年龄	常见于老年人	通常 50～70 岁
性别	常见于女性	常见于男性
左心室射血分数	正常，≥40%	减低，≤40%
左心室大小	通常是正常的，而且是向心性肥厚	通常扩张
胸部 X 线检查	淤血±心脏肥大	淤血且心脏肥大
奔马律	第四心音	第三心音
高血压	＋＋＋＋	＋＋
糖尿病	＋＋＋	＋＋
既往心肌梗死史	＋	＋＋＋
肥胖	＋＋＋	＋
慢性肺部疾病	＋＋	0
睡眠呼吸暂停	＋＋	＋＋
透析	＋＋	0
心房颤动	＋ 通常是阵发性	＋ 通常是持续性

＋，偶尔发生；＋＋，经常发生；＋＋＋，通常发生；0，无关

e. 低心排和高心排心力衰竭 心指数（cardiac index，CI）的正常值为 2.2 ～ 3.5 L/min/m²。低心排 HF 的患者可能出现静息 CI 正常而应激或运动时 CI 不能相应增加。低心排 HF 最常见的病因包括 CAD、心肌病、HTN、瓣膜性心脏病和心包疾病。高心排 HF 的病因包括贫血、妊娠、动-静脉瘘、甲状腺功能亢进、脚气病和 Paget 病。高心排 HF 患者心室衰竭的原因有血流负荷增加，甲状腺功能亢进症和脚气病导致的心肌毒性，长期、严重的贫血导致的心肌缺氧。

B. 心力衰竭的病理生理学 心力衰竭的启动机制包括压力超负荷（主动脉瓣狭窄、原发性高血压）、容量超负荷（二尖瓣或主动脉瓣反流）、心肌缺血/梗死、心肌炎和舒张期充盈受限（缩窄性心包炎、限制性心肌病）。

1. Frank-Starling 定律 Frank-Starling 定律是指伴随 LV 舒张末容量增加每搏量（stroke volume，SV）也增加。当心肌收缩力减低（如 HF），无论 LV 舒张末压力怎样增加，只能使 SV 轻度增加。静脉容量血管收缩促使血液流向中心循环，增加前负荷，帮助维持心输出量（cardiac output，CO）。

2. 交感神经系统（sympathetic nervous system，SNS）激活 SNS 激活促使小动脉和静脉收缩，维持血压并促使血液流向中心循环。血液从肾、脾、骨骼肌和皮肤再分配到冠状动脉和脑循环，激活肾素-血管紧张素-醛固酮系统（renin-angiotensin-aldosterone system，RAAS），增加肾的水钠潴留。HF 时 β 肾上腺素受体下调，血浆儿茶酚胺增加。去甲肾上腺素水平增加可促进心肌细胞坏死以及心室重构。β 受体阻滞药可能降低儿茶酚胺对心脏的不良影响。

3. 心肌收缩力、心率和后负荷改变 心肌收缩的最大速度称作 V_{max}。当心肌收缩力增强时（儿茶酚胺增多），V_{max} 增加，HF 时则降低。后负荷是打开主动脉瓣或肺动脉瓣时心室肌需要克服的阻力。高血压时后负荷增加。使用血管扩张药和降低后负荷可增加 HF 患者的前向 SV。收缩性心力衰竭患者的 SV 是相对不变的，CO

取决于心率，增加心率可维持 SHF 患者的 CO。对于舒张性心力衰竭患者，心动过速减少心室充盈时间，CO 降低。治疗舒张性心力衰竭的目标是控制心率。

4.体液介导的反应和生化途径　HF 时，由于 SNS 和 RAAS 活性增加，副交感神经活性下降，循环中血管加压素水平增加，内皮功能障碍和炎性介质释放，导致血管收缩。心房肌和心室肌都可分泌 B 型利钠肽（BNP），BNP 可利尿，利钠，扩张血管，抗炎，以及抑制 RAAS 和 SNS。HF 患者的 BNP 主要由心室肌分泌。

5.心肌重构　心肌重构是通过机械因素、神经激素和遗传因素使 LV 大小、形态和功能发生改变的过程，以维持 CO。血管紧张素转化酶抑制药（angiotensin-converting enzyme inhibitors，ACEI）已被证明能促进"逆转重构"的过程，是治疗 HF 的一线药物。

C.心力衰竭的症状和体征（表 6-2）

表 6-2　充血性心力衰竭的症状和体征	
肺血管淤血的症状和体征	
左心室衰竭	• 呼吸困难和（或）呼吸急促（由于间质性肺水肿，增加肺的僵硬性） • 端坐呼吸（卧位时心室不能耐受静脉回流增加） • 夜间阵发性呼吸困难（呼吸急促，患者从睡眠中憋醒） • 夜尿增多 • 肺部啰音 • 第三心音奔马律 • 急性肺水肿 • 脑血流量减少（意识错乱、失眠、焦虑、记忆障碍） • 全身性低血压和四肢厥冷（严重 HF）
全身静脉淤血的症状和体征	
右心室衰竭	• 颈静脉扩张 • 脏器肿大（例如肝淤血） • 右上腹压痛 • 腹水 • 周围水肿

D. 心力衰竭的诊断

1. 实验室诊断 血浆 BNP 低于 100 pg/ml 提示 HF 的可能性不大（阴性预测值为 90%），BNP 高于 500 pg/ml 可诊断 HF（阳性预测值为 90%）。肾功能检查异常可能表明 HF 导致肾灌注减少；如果出现肝淤血，肝功能检查也可能异常。低钠血症、低镁血症和低钾血症可能存在。

a. 心电图：通常是不正常的，但对诊断 HF 的预测价值低。

b. 胸部 X 线：可显示心脏扩大，肺静脉淤血，间质或肺泡性肺水肿，Kerley 线，胸腔积液或心包积液。肺水肿 X 线证据的出现较肺水肿的临床表现可延迟达 12 h。

c. 超声心动图：可以评估射血分数，左心室结构和功能，发现其他异常结构（如瓣膜及心包疾病），诊断舒张功能障碍及程度，以及评估右心室（RV）功能。

E. 心力衰竭的分级

1. 纽约心脏病协会功能分类 是按照相关的生存率和生活质量进行分级。将患者分成 4 个等级：

Ⅰ级：日常体力活动不引起症状。

Ⅱ级：日常体力活动出现症状。

Ⅲ级：小于日常体力活动即可出现症状。

Ⅳ级：不能从事任何体力活动，休息状态下也有症状。

2. 美国心脏病学会和美国心脏协会 根据患者心脏病变的进程进行分级（图 6-1）：

阶段 A：患者是心力衰竭的高危患者，但没有器质性心脏病或 HF 的症状。

阶段 B：患者有器质性心脏病，但没有 HF 的症状。

阶段 C：患者有器质性心脏病，既往或目前存在 HF 症状。

阶段 D：患者有顽固性心力衰竭，需特殊干预。

F. 心力衰竭的治疗

1. 慢性心力衰竭的治疗 治疗方案包括改变生活方式、患者和家属的教育、药物治疗、矫正手术、植入装置和心脏移植。

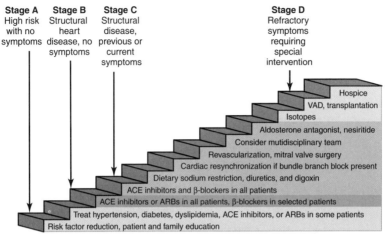

FIGURE 6-1 Stages of heart failure and treatment options for systolic heart failure. Patients with stage A heart failure are at high risk of heart failure but do not yet have structural heart disease or symptoms of heart failure. This group includes patients with hypertension, diabetes, coronary artery disease, previous exposure to cardiotoxic drugs, or a family history of cardiomyopathy. Patients with stage B heart failure have structural heart disease but no symptoms of heart failure. This group includes patients with left ventricular hypertrophy, previous myocardial infarction, left ventricular systolic dysfunction, or valvular heart disease, all of whom would be considered to have New York Heart Association（NYHA）class Ⅰ symptoms. Patients with stage C heart failure have known structural heart disease and current or previous symptoms of heart failure. Their current symptoms may be classified as NYHA class Ⅰ, Ⅱ, Ⅲ, or IV. Patients with stage D heart failure have refractory symptoms of heart failure at rest despite maximal medical therapy, are hospitalized, and require specialized interventions or hospice care. All such patients would be considered to have NYHA class Ⅳ symptoms. ACE, Angiotensin-converting enzyme；ARB, angiotensin receptor blocker；VAD, ventricular assist device.（Reproduced with permission from Jessup M, Brozena S. Heart failure. N Engl J Med. 2003；348：2007—2018. Copyright © 2003 Massachusetts Medical Society. All rights reserved.）
由于授权限制，本图保留英文

2. 收缩性心力衰竭的治疗

a. 肾素-血管紧张素-醛固酮抑制药

1）**ACEI** 是治疗 HF 的一线药物。ACEI 已被证明可使任何阶段的 HF 患者的心室重构减慢，具有逆转重构作用，并减少发病率和死亡率。对于非裔美国人，这些益处似乎低于白种人。

2）**血管紧张素 Ⅱ 受体拮抗药**也有类似功效，但与 ACEI 相比并无优势，建议用于不能耐受 ACEI 的患者。

3）醛固酮拮抗药可减少钠水潴留、低血钾和心室重构，以及降低纽约心脏病协会Ⅲ级和Ⅳ级患者的死亡率和住院率。已经证实依普利酮可以减少心血管事件死亡率及 HF 相关的住院次数。醛固酮拮抗药推荐用于所有 HF 患者一线治疗。

4）β 受体阻滞药降低发病率和住院率，提高生活质量、生存率和射血分数，并减少心室重构。

5）利尿剂降低心室舒张末压和舒张期室壁张力，防止心脏扩张引起的心内膜下心肌灌注受损，以及负向调节心肌代谢和功能。

6）血管扩张剂用于左心室扩张的患者，可增加其 SV，减少心室充盈压力。对非裔美国籍患者的研究发现联合使用肼屈嗪和硝酸盐可提高临床效果。

7）他汀类药物通过抗炎和降脂作用，降低 SHF 患者的发病率和死亡率。

8）洋地黄改善心脏收缩力，降低 SNS 和血管紧张素系统的激活。目前尚不清楚洋地黄治疗是否能提高生存率。对于已经使用了利尿剂、ACEI 和 β 受体阻滞药但仍有症状的患者，可加用洋地黄。地高辛非常适用于心房颤动和心力衰竭患者。老年患者或肾功能受损者易发生洋地黄中毒，可能表现为厌食、恶心、视物模糊和心脏节律紊乱。洋地黄中毒的治疗包括纠正低钾血症，治疗心律失常，使用抗地高辛抗体和（或）植入临时心脏起搏器。

3. 舒张性心力衰竭的治疗（表 6-3）

4. 心力衰竭的外科治疗　心脏再同步治疗（cardiac resynchronization therapy，CRT，也称为双心室起搏）使心脏收缩作用更有效，促进反向重构。植入式心律转复除颤器（ICD）防止部分晚期心力衰竭患者猝死（表 6-4）。针对 HF 病因的治疗包括：经皮冠状动脉血管重建术或冠状动脉旁路移植术、梗死后室壁瘤切除，以及心脏移植。对于部分患者，心室辅助装置可以促进心脏功能的恢复，或在心脏移植前辅助心脏。全人工心脏植入作为心脏移植前的过渡或者作为不适合行心脏移植术患者的最终治疗，可考虑用于合并肺动

表 6-3　舒张性心力衰竭的治疗

目标	治疗策略
通过减少危险因素，防止舒张性心力衰竭的进展	治疗冠心病 治疗高血压 控制体重 治疗糖尿病
减慢心率，使左心室有充足的充盈时间	使用 β 受体阻滞药、钙通道阻滞药和地高辛
控制容量负荷	用利尿剂、长效硝酸盐治疗 低钠饮食
恢复和维持窦性心律	心脏转复，胺碘酮和地高辛
减轻心室重构	使用 ACEI 和他汀类药物
纠正诱发因素	进行主动脉瓣置换术，冠状动脉血管重建术

表 6-4　使用植入式心脏复律除颤器的指征

心力衰竭的病因	条件
冠状动脉性疾病	射血分数＜30% 射血分数＜40%且电生理检查显示可诱发室性心律失常
其他病因	首次出现晕厥后或室性心动过速或心室颤动终止后

脉高压需要双心室支持延续生命的患者。

5. 植入式非搏动性心室辅助装置（如 HeartMate）患者的麻醉管理　心室辅助装置由植入在左上腹腹膜外的血泵组成，该泵将血液从左室心尖部抽出，经升主动脉注入体内。该泵通过驱动线与外部电源及外部控制台相连接。

a. 尽管驱动线是最常见的感染位置，仍不应使用聚维酮碘溶液消毒，因为其可导致塑料降解。确认心室辅助装置与墙壁电源相接。避免心外按压，其可能导致管路移位。

b. 通常须要考虑抗凝治疗、预防应用抗生素及与电磁干扰相关的问题。可使用双极电刀及合理放置负极板位置使电流远离 VAD 发生器。

c. 由于血流缺乏搏动性，血流动力学监测具有一定挑战性。可能需要超声引导下动脉穿刺置管，动脉血氧饱和度可通过血气分析进行监测。脉搏氧饱和度仪因为没有脉搏而无法在该类患者使用。经食管超声心动图非常有用，可监测容量状态、右心室功能和管路功能。维持血管内容量至关重要。当左心室充盈不足而 VAD 泵持续抽取血液时，会导致左心室被"吸瘪"，这可导致心输出量急剧下降。治疗方法是降低泵速和启动扩容治疗。右心室功能对于维持左心室辅助装置（LVAD）的血流量非常重要。

6. 急性心力衰竭的治疗（表 6-5） 急性 HF 血流动力学的特点是心室充盈压力高、低心输出量和高血压或低血压。

7. 预后 在确诊 HF 后的第一个 4 年的死亡率大约为 40%。与不良预后有关的因素包括尿素和肌酐水平增加、低钠血症、低钾血症、极低的射血分数、高水平的内源性 BNP、运动耐量极低，以及存在多源性室性期前收缩。

II. 心力衰竭患者的麻醉管理（表 6-6）

III. 心肌病

据美国心脏协会，"心肌病是一类心肌机械性和（或）电生理功能障碍的疾病，通常（但并不总是）表现为心室肥大或扩张。病因有很多，但往往是遗传性的"。心肌病可以只局限于心脏［原发性（表 6-7）］或是系统性疾病的一部分［继发性（表 6-8）］，往往导致心血管源性死亡或渐进性心力衰竭相关的残疾。

表 6-5　急性心力衰竭的治疗

治疗方法	作用
利尿剂（呋塞米，氢氯噻嗪）	可迅速改善症状，但大剂量可产生临床副作用
血管扩张剂（硝酸甘油，硝普钠）	减少 LV 充盈压力和全身血管阻力，增加 SV
正性肌力药	
儿茶酚胺（肾上腺素，去甲肾上腺素，多巴胺，多巴酚丁胺）	儿茶酚胺直接作用于肾上腺素能受体，提高兴奋-收缩耦联
磷酸二酯酶抑制剂（氨力农，米力农）	磷酸二酯酶抑制剂阻断环磷酸腺苷的降解
钙增敏剂（左西孟旦）	一种新型正性肌力药，增加收缩力但不增加心肌耗氧量、心率或心律失常
外源性 B 型利钠肽（奈西立肽）	与 A 型和 B 型利钠受体结合。促进动脉、静脉和冠状动脉血管扩张。降低 LVEDP。缓解呼吸困难，利尿和利钠
一氧化氮合酶抑制剂	HF 时，因炎性反应，心肌和内皮细胞产生大量一氧化氮，产生负性肌力和严重的扩血管效应，导致休克和血管瘫痪。目前 NO 合酶抑制剂尚在研发中
主动脉内球囊反搏	经股动脉将气囊放到降主动脉，在舒张期气囊充气，增加冠状动脉灌注；在收缩期气囊放气，造成"抽吸"作用从而提高 LV 射血
LV 和 RV 辅助装置	能改善重症心源性休克患者的生存率，并促进一些心肌康复。可用于心脏移植过渡治疗或作为最终治疗

HF，心力衰竭；LV，左心室；LVEDP，左心室舒张末压力；NO，一氧化氮；RV，右心室；SV，每搏量

表 6-6　心力衰竭患者的麻醉管理	
术前用药	继续使用 β 受体阻滞药和地高辛 停用 ACEI 和 ARB
电解质	纠正低血钾
麻醉诱导	各种类型的全身麻醉都已成功使用 阿片类药物可能有益，因为其血流动力学影响小
监测	根据手术类型和患者状况，选用有创动脉压、中心静脉压和肺动脉压监测。经食管超声心动图监测可能有帮助
区域麻醉	全身血管阻力降低可能对提高心输出量有益，但不易控制
心脏移植后的患者	由于免疫抑制，患者发生感染的风险高 心率对间接肾上腺素能受体激动剂和抗胆碱能药物无反应，可使用异丙肾上腺素或肾上腺素提升心率 可能对 β 肾上腺素能强心药物反应迟钝 心脏非常依赖前负荷
术后管理	手术中发生 HF，术后需要重症监护病房护理和监测 积极治疗疼痛

表 6-7　原发性心肌病的分类	
遗传性	肥厚型心肌病 致心律失常的右心室心肌病 左心室致密化不全 糖原累积病 传导系统疾病（Lenègre 病） 离子通道病：长 QT 综合征、Brugada 综合征、短 QT 综合征
混合性	扩张型心肌病 原发性限制型非肥厚型心肌病
获得性	心肌炎（炎症性心肌病）：病毒、细菌、立克次体、真菌、寄生虫（美洲锥虫病） 应激性心肌病 围生期心肌病

表 6-8	继发性心肌病的分类
浸润性	淀粉样变 Gaucher 病 Hunter 综合征
沉积性	血色素沉着症 糖原累积症 Niemann-Pick 病
中毒性	药物：可卡因、酒精 化疗药物：阿霉素、柔红霉素、环磷酰胺 重金属：铅、汞 放射治疗
炎症性	结节病
心内膜心肌性	嗜酸粒细胞增多（Löffler）综合征 心内膜心肌纤维化
内分泌性	糖尿病 甲状腺功能亢进或甲状腺功能减退 嗜铬细胞瘤 肢端肥大症
神经肌肉性	Duchenne-Becker 营养不良 神经纤维瘤病 结节性硬化症
自身免疫性	红斑狼疮 类风湿关节炎 硬皮病 皮肌炎 结节性多动脉炎

Ⅳ. 肥厚型心肌病

肥厚型心肌病（hypertrophic cardiomyopathy，HCM）是最常见的遗传性心血管疾病（1：500），任何年龄均可受累，表现为常染色体显性遗传。HCM 的特点是无其他原因（如高血压）的左心室肥厚。

A. 病理生理学　肥厚室间隔的强力收缩造成以下后果：血液通过狭窄的左心室流出道（left ventricular outflow tract, LVOT），流速加快；文丘里效应使二尖瓣前叶移动到 LVOT 内（收缩期前移，SAM），从而加重左心室流出道梗阻及二尖瓣反流。可使 LVOT 梗阻加重的情况见表 6-9。舒张功能障碍较常见。无 CAD 也可发生心肌缺血。混乱的细胞结构、心肌瘢痕、增宽的间质基质可导致心律失常，甚至猝死。

B. 症状和体征　个体差异很大，包括心绞痛（通常平卧后缓解）、疲劳或晕厥、快速性心律失常和 HF。大部分患者终生无症状。心脏检查可能会显示双心尖搏动、奔马律和心脏杂音（Valsalva 动作、硝酸甘油及平卧位改为直立位可加重）。猝死最常发生在 10～30 岁。

C. 诊断　75%～90% 的患者心电图存在异常［如左心室肥厚（LVH）、

表 6-9　影响 HCM 患者 LVOT 梗阻的因素	
加重流出道梗阻的因素	
心肌收缩力增强	刺激 β 肾上腺素能受体（儿茶酚胺） 地高辛
前负荷降低	低血容量 血管扩张剂 心动过速 正压通气
后负荷降低	低血压 血管扩张剂
减轻流出道梗阻的因素	
心肌收缩力降低	β 肾上腺素能阻断药 挥发性麻醉药 钙通道阻滞药
前负荷增加	增加血容量 心动过缓
后负荷增加	高血压 刺激 α 肾上腺素能受体

ST 段和 T 波异常、Q 波、左心房扩大]，这可能是无症状患者的唯
一迹象。超声心动图能证明心肌肥厚的存在、评估 EF 值（通常＞
80%）、收缩期二尖瓣前移和舒张功能障碍。心导管可直接测量升高
的 LVEDP 和左室流出道压力梯度。无法确诊的患者，可进行心内
膜活检和 DNA 分析。

D. 治疗　HCM 患者的猝死风险高，必须积极地予以治疗。

　　1. 药物治疗　β 受体阻滞药和钙通道阻滞药已广泛用于治疗
HCM。对于猝死高危患者需要胺碘酮治疗或植入心脏复律除颤器。
心房颤动（AF）是血栓栓塞、充血性 HF 和猝死的高危因素。胺碘
酮是预防这些患者房颤发作的最有效的药物。β 受体阻滞药和钙通
道阻滞药可以控制心率。复发性或慢性房颤患者需要长期抗凝。

　　2. 外科治疗　对于经过药物治疗，但左室流出道压力梯度仍很
大（50 mmHg）且症状严重的少数 HCM 患者，可考虑手术切除部
分室间隔（室间隔心肌切除术）。该手术可消除或大大减少 LVOT
压力梯度，心室内收缩期和舒张末期压力随之减少。

E. 预后　年死亡率约为 1%，但是有猝死高危风险（有猝死或恶性
室性心律失常的家族史）的患者的年死亡率为 5%。

F. 麻醉管理（表 6-10）　HCM 患者麻醉管理的目标是通过降低心
肌收缩力、增加前负荷和后负荷减少 LVOT 梗阻。

V. 扩张型心肌病（dilated cardiomyopathy，DCM）

　　DCM 的特点是左心室或双心室扩张，收缩功能障碍，左心室
壁厚度正常。非裔美国男子发生 DCM 的风险高。DCM 是最常见的
心肌病类型，在 HF 最常见的病因中占第三位，是心脏移植最常见
的适应证。

A. 症状和体征　症状包括心力衰竭的症状和运动后胸痛，类似心绞
痛。心室扩张导致功能性二尖瓣和（或）三尖瓣反流。常出现室上
性和室性心律失常、传导异常和猝死。全身性栓塞也很常见。

表 6-10	HCM 患者的麻醉要点
术前评估 / 管理	行 ECG 和超声心动图检查 继续使用 β 受体阻滞药和（或）钙通道阻滞药 术前使用抗焦虑药物 纠正低血容量 关闭 ICD，准备立即可用的体外除颤器
术中管理	所有诱导药都可谨慎使用 避免心动过速和 SVR 突然降低 在正压通气期间，采用小潮气量，避免呼气末正压 维持前负荷 挥发性麻醉药可能有助于降低心肌收缩力 用纯 α 激动剂（去氧肾上腺素）治疗低血压 积极治疗心律失常；及早进行心脏电复律
监测	经食管超声心动图是非常有用的 中心静脉压和肺动脉导管对于评估 HCM 患者左心室充盈 　状态是不准确的
产妇	区域麻醉可安全使用 用去氧肾上腺素而不是麻黄碱治疗低血压 谨慎使用催产素 肺水肿患者避免使用利尿剂、地高辛和硝酸盐，因为它们 　可加重 LVOT 梗阻
术后管理	整个恢复期均需密切监测 积极治疗疼痛、寒战、焦虑，避免 / 减少 SNS 激活 及时治疗低血容量

B. 诊断

1. 心电图 通常显示 ST 段和 T 波异常，以及左束支阻滞。常出现心律失常。

2. 胸部 X 线 可显示左心室扩张。

3. 超声心动图 显示 4 个心腔均扩张，特别是左心室，全心运动减低。其他异常表现包括节段性室壁运动异常（在无 CAD 的情况下）、附壁血栓和继发于瓣环扩张的二尖瓣或三尖瓣反流。

4. 实验室检查 应排除其他引起心脏扩张的原因，如甲状腺功能亢进。

5. 不建议心内膜心肌活检。

C. 治疗（表6-11）

D. 预后 5 年死亡率为 50%。预后不良的预测因素包括射血分数低于 25%、肺毛细血管楔压大于 20 mmHg、心指数小于 2.5 L/（min·m²）、低血压、肺动脉高压和中心静脉压力升高。

E. 麻醉管理 由于 DCM 是造成心力衰竭的病因之一，这些患者的麻醉管理与本章心力衰竭部分所述相同。

VI. 围生期心肌病

围生期心肌病（peripartum cardiomyopathy，PPCM）可发生于孕晚期至分娩后 5 个月内任何时间，是一种罕见的、原因不明的、发生于既往无心脏病史孕妇的心肌病（发生率为 1∶3000 ～ 4000 活产）。危险因素包括肥胖、经产妇、高龄产妇（> 30 岁）、多胎妊娠、先兆子痫和非裔美国种族。

A. 症状和体征 无特异性，包括呼吸困难、疲劳和周围水肿。

B. 诊断依据 诊断依据是在围分娩期行超声心动图检查发现新出现的心腔扩大和 LV 收缩功能异常。

C. 治疗目标 治疗目标是减轻 HF 的症状。可以使用利尿剂、血管扩张剂（肼屈嗪、硝酸盐）和地高辛。ACEI 有致畸作用，但分娩后可以使用。建议予以抗凝治疗。如果药物治疗没有改善，可以考虑心脏移植。

表 6-11 扩张型心肌病的治疗

支持疗法	控制体重，低钠饮食，限制液体入量，戒烟和戒酒
药物治疗	类似慢性 HF 抗凝治疗，预防全身性栓塞 既往有心搏骤停史的患者植入 ICD
手术治疗	心脏移植

D.预后　死亡率为 25% ～ 50%，其中多数死亡发生在分娩后 3 个月内。预后的相关因素是分娩后 6 个月内的左心室大小和功能恢复的程度。

E.麻醉管理　评估心脏状态、仔细制订镇痛方案和（或）分娩的麻醉方案是很重要的。区域麻醉是理想的降低后负荷的方法。

VII.限制型继发性心肌病

限制型继发性心肌病是由于全身性疾病侵犯心肌，导致严重的心肌舒张功能不全（如淀粉样变性、血色素沉积症、结节病、类癌）。虽然舒张功能受损，心室顺应性降低，收缩功能通常是正常的。限制型心肌病必须与缩窄性心包炎鉴别，后者也有类似的生理学改变，但通常有心包炎的病史。

A.症状和体征　可能存在左心室和（或）右心室衰竭的症状和体征，但没有心腔扩大。心房颤动和血栓栓塞常见。心脏传导障碍在淀粉样变和结节病尤为普遍。

B.诊断

　　1.一般表现　心电图可显示传导异常。胸部 X 线片可显示肺部淤血和（或）胸腔积液的迹象，但无心脏扩大。实验室检查应针对能导致心肌受累的全身性疾病的诊断。

　　2.超声心动图　可发现舒张功能障碍和收缩功能正常、心房扩大，以及心室大小正常。心肌淀粉样变性的患者，典型的表现是左心室质量增大。

　　3.心内膜心肌活检　可以明确浸润性心肌病的确切病因。

C.治疗　对症治疗类似 DHF。保持正常窦性节律是非常重要的。SV 相对固定，心动过缓可能诱发急性 HF。心肌结节病患者常发生恶性室性心律失常，可能需要植入 ICD。对于心房颤动或低心排的患者，推荐进行抗凝治疗。这类患者不适合进行心脏移植，因为移植的心脏会再次受累。

D.预后　预后很差。

E. 麻醉管理　限制型心肌病患者的麻醉管理与扩张型心力衰竭患者的原则相同。

Ⅷ. 肺源性心脏病（简称"肺心病"）

肺心病表现为 RV 扩大［肥大和（或）扩张］，可进展到右心衰竭。肺心病由引起肺动脉高压的疾病导致（慢性阻塞性肺疾病、限制性肺病、中枢源性的呼吸功能不全、肥胖–低通气综合征、特发性肺动脉高压）。

A. 病理生理学　急性或慢性肺泡缺氧（$PaO_2 < 55$ mmHg）引起肺血管收缩。长期慢性缺氧促使肺血管重塑、肺血管阻力增加。右心室后负荷增加，引起右心室肥厚。最后，右心室发生功能障碍，导致右心室衰竭。

B. 体征和症状　体征和症状于病程晚期出现，包括周围水肿、呼吸困难和与用力有关的晕厥。第二心音亢进、肺动脉瓣反流引起的舒张期杂音和三尖瓣反流引起的收缩期杂音，均提示重度肺动脉高压。右心衰竭的体征包括颈静脉压力升高、肝脾大和外周水肿。

C. 诊断　心电图可示右心房和右心室肥厚（Ⅱ、Ⅲ和 aVF 导联 P 波高尖——"肺性 P 波"），电轴右偏，以及部分或完全性右束支传导阻滞。超声心动图可以估测肺动脉压力，评估右心房和右心室大小和功能，判断三尖瓣或肺动脉瓣反流是否存在及其严重程度。

D. 治疗（表 6–12）

E. 预后　预后取决于基础病因。

F. 麻醉管理

1. 术前管理　术前准备的目标：①消除和控制急慢性肺部感染，②缓解支气管痉挛，③促进气道分泌物的清除，④扩张塌陷的或通气不良的肺泡，⑤补液，和⑥纠正电解质失衡。

2. 术中管理（表 6-13）

3. 术后管理　避免加剧肺动脉高压的因素，按需要进行氧疗。

表 6-12 肺源性心脏病的治疗

扩张肺血管，降低右心室负荷

- 吸氧，维持 $PaO_2 > 60$ mmHg（$SpO_2 > 90\%$）
- 纠正异常的 PCO_2 和 pH 值
- 利尿剂（谨慎使用，造成碱中毒会导致二氧化碳潴留）

肺血管扩张剂（如西地那非和波生坦）

处理房颤：新发房颤可使用药物转复或电转复；慢性房颤可使用药物控制心室率。

如果药物治疗无效，可考虑肺移植（单侧或双侧）或心肺联合移植

表 6-13 肺心病的术中管理

- 任何方法都可以安全用于麻醉诱导
- 保证气管插管时麻醉深度，避免诱发支气管痉挛
- 挥发性麻醉药可促进支气管扩张
- 避免应用大剂量阿片类药物，以防出现术后呼吸抑制和 CO_2 潴留
- 湿化气体可以保持黏膜纤毛功能
- 放置动脉内导管以便做动脉血气分析
- 依据手术创伤大小，监测中心静脉压和肺动脉压
- 经食管超声心动图可监测右心室功能
- 谨慎使用区域麻醉：高平面的运动阻滞可抑制呼吸肌，全身血管阻力降低对存在固定的肺动脉高压患者有害

第 7 章

心包疾病和心脏创伤

吴鸽 译 安海燕 审校

心包损伤最常见的三个后果是急性心包炎、心包积液和缩窄性心包炎。当心包积液累积到一定程度有可能发生心脏压塞。

I. 急性心包炎（表 7-1）

A. 病因 心包炎可能继发于心脏手术，钝器或穿透伤，心包积血，或心外膜起搏器植入术后产生的感染或自身免疫问题。

B. 诊断 急性心包炎的诊断依据为：胸痛、心包摩擦音和 ECG 改变。ECG 改变有四个阶段：阶段 I，弥漫性 ST 段抬高和 PR 间期压低；阶段 II，ST 段和 PR 间期正常化；阶段 III，广泛的 T 波倒置；阶段 IV，T 波正常化。

C. 治疗 水杨酸盐或非甾体抗炎药可能有助于减少心包炎症及胸部疼痛。糖皮质激素可以缓解急性心包炎症状，但也可能增加复发

表 7-1 急性心包炎和心包积液的病因	
感染	转移性疾病
• 病毒性	药物使用
• 细菌性	纵隔放射
• 真菌性	全身性疾病
• 结核性	• 类风湿关节炎
心肌梗死后（Dressler 综合征）	• 系统性红斑狼疮
创伤后，心脏切开术后	• 硬皮病

率，因此只用于对常规疗法无效的患者。

D. 复发性心包炎　复发性心包炎可继发于任何原因的急性心包炎，但很少危及生命。治疗可包括标准治疗急性心包炎和（或）糖皮质激素（泼尼松）或硫唑嘌呤等免疫抑制药。

Ⅱ. 心包积液和心脏压塞

心包腔内的液体积聚至影响心脏充盈时，即发生心脏压塞。发生心脏压塞的病例中，有高达 20% 的患者产生心包积液的原因不明。

A. 体征和症状（表 7-2）心包积液的体征和症状取决于积液量的多少和持续时间。心包容量发生急性变化，即使仅仅 100 ml，也可引起心脏压塞。如果积液逐渐积累最终可聚集成大量积液。右心房压随着心包积液压力的增加而上升。只要中心静脉压超过右心室舒张末期压，心输出量就保持不变。包裹性心包积液，会选择性地压缩一个或多个心腔，产生局限性心脏压塞。

B. 诊断　超声心动图是诊断心包积液和心脏压塞的最准确并且实用的方法。CT 和 MRI 对于评估心包积液和心包增厚也有益处。

表 7-2　心脏压塞的体征和症状
• 大量积液：压迫临近结构；呼吸困难、咳嗽、胸痛、声嘶、呃逆、吞咽困难
• 颈静脉压升高（吸气时颈静脉扩张称为 Kussmaul 征）
• 奇脉（吸气时收缩压下降＞ 10 mmHg）：75% 急性心脏压塞的患者可出现奇脉，但其中只有 30% 合并慢性心包积液
• Beck 三联征：听诊心音遥远、静脉压升高、低血压
• 低血压
• 心动过速
• 肝大、腹水、外周水肿
• Ewart 征（一种心包积液征象）：支气管呼吸音，背部左肩胛角下叩诊呈浊音
• ECG 低电压
• 右心房压、左心房压和右心室压均等
• 交感神经系统兴奋

C. **治疗** 彻底治疗需要引流心包积液。

D. **维持每搏量的临时手段** 应采用临时措施以维持每搏量直到可以进行彻底治疗心脏压塞操作，包括补充血管内容量、给予儿茶酚胺增加心肌收缩力，以及纠正由低心排引起的代谢性酸中毒。

E. **麻醉管理** 由于全身麻醉可引起外周血管扩张、直接抑制心肌，正压通气可导致胸内压增加而引起静脉回流减少，因此对于存在血流动力学显著改变的心脏压塞患者，全身麻醉和正压通气可产生致命的低血压。

　　1. 心脏压塞造成的低血压患者首先应局麻下行心包穿刺引流术。

　　2. 如果麻醉诱导前不能解除心脏压塞，则麻醉诱导的首要目标是维持足够的心输出量和血压（表 7-3）。

III. 缩窄性心包炎

　　慢性缩窄性心包炎的特征为纤维瘢痕化和粘连导致心包腔消失，形成一个包围心脏的"硬壳"。亚急性缩窄性心包炎的外壳为纤维弹性组织。

A. **体征和症状**（表 7-4）

B. **诊断** 没有其他心脏疾病的体征和症状，中心静脉压明显增高，可诊断缩窄性心包炎。限制型心肌病的患者也可能存在缩窄性心包炎的特征，但很多特征可以帮助鉴别这两种疾病（表 7-5）。

表 7-3　心脏压塞患者的麻醉管理

- 诱导时避免或减轻心肌收缩力降低、心率减慢和外周血管阻力下降（较适合使用氯胺酮）
- 避免胸内压增加（咳嗽及用力）
- 尽可能缩短正压通气到切开（开皮）的时间
- 静脉给予液体以维持前负荷
- 给予儿茶酚胺维持心输出量
- 监测中心静脉压和有创动脉压
- 注意心脏压塞解除后的高血压反应

表 7-4　缩窄性心包炎的体征和症状

- 运动耐力降低和乏力
- 类似于右心衰的静脉充血征：颈静脉扩张、肝淤血、腹水及外周水肿
- 心内压力均等
- 房性心律失常
- 奇脉不常见
- 常见 Kussmaul 征
- 可听到早期舒张期杂音"心包叩击音"

表 7-5　缩窄性心包炎与限制型心肌病的鉴别诊断

特点	缩窄性心包炎	限制型心肌病
病史	先前有心包炎、心脏手术、创伤、放射治疗及结缔组织病史	无此病史
二尖瓣或三尖瓣反流	通常不存在	常存在
室间隔随呼吸移动吸气时	向左心室移动很少	向左心室移动
二尖瓣和三尖瓣流速的呼吸变异	大部分病例＞ 25%	大部分病例＜ 15%
所有心腔舒张压的均衡情况	几乎所有病例差异在 5 mmHg 之内	只有很少比例患者
心室峰收缩压的呼吸变异	左、右心室峰收缩压不同相（不一致）	左、右心室峰收缩压同相
MRI/CT	大部分病例显示心包增厚	很少显示心包增厚
心内膜心肌活检	正常或非特异	某些病例有淀粉样蛋白

Adapted from Hancock EW. Differential diagnosis of restrictive cardiomyopathy and constrictive pericarditis. Heart. 2001；86：343-349

C. 治疗　包括手术剥脱和切除粘连的缩窄心包膜。这种手术可导致心外膜面大量的出血。

D. 麻醉管理　应选择对心率、外周循环阻力、静脉回流和心肌收缩

力影响最小的麻醉药物和操作技术。维持最佳的血管内容量。如手术前存在血流动力学不稳定（低血压），麻醉管理可参考心脏压塞的处理。因为剥除粘连的心包可引起显著的体液及血液丢失，因此需要有创动脉和中心静脉压监测。常发生心律失常。

Ⅳ. 心包和心脏创伤

A. 心包创伤

1. 诊断　初级复苏后出现无法解释的脉搏和血压改变，应高度怀疑心包创伤或破裂（特别是存在胸骨骨折和多发肋骨骨折时）。其他指征包括胸部 X 线平片显示纵隔积气或心脏疝。心脏疝和缩窄的发生可能是由于心脏胸膜或心脏膈膜的撕裂。

2. 治疗　严重撕裂伴有血流动力学不稳定和心脏疝的患者需要紧急开胸。

B. 心肌挫伤

1. 症状和体征　典型的症状和体征包括近期胸部创伤史后出现胸痛和心悸。心力衰竭不常见。

2. 诊断　非特异性 ECG 改变。血清肌钙蛋白 I 和 T 可能升高。超声心动图显示室壁运动受损、瓣膜反流或心包积液。

3. 治疗　支持性治疗，包括血流动力学支持和处理心律失常。当可疑心肌挫伤的患者考虑需要麻醉和手术时，建议行有创血流动力学监测。应避免使用抑制心功能的麻醉药物。应备好随时可使用的心律转复除颤器和治疗心律失常的药物。

C. 心肌震荡
当心脏遭受钝性损伤导致恶性心室节律失常时，便发生心肌震荡（commotio cordis），未经治疗会导致死亡。有时可见于运动损伤中，当球对运动员的胸部造成单一、局部、高冲击力的损伤时会发生。心肌震荡被认为是由心脏复极期间心脏纤维机械拉伸引起的"机械"R-on-T 现象引起的。治疗方法是进行快速除颤。

第 8 章

血管疾病

吴鸽 译 姜陆洋 审校

血管手术患者围术期心脏并发症的发生率高于一般人群。血管外科手术患者是发生围术期心肌梗死的高危人群，但风险高低因血管外科手术类型的不同而有所差别。

I. 胸主动脉和腹主动脉疾病

主动脉疾病最常见是动脉瘤。血管闭塞性疾病更常见于外周动脉。主动脉和它的主要分支受到二者（动脉瘤和主动脉夹层）的影响。这两种病变可能同时出现，也可能在同一疾病过程的不同阶段出现。动脉瘤是主动脉全部三层的扩张。主动脉夹层是内膜撕裂后血液进入一个称为"假腔"（false lumen）的腔外隧道形成的，这样有可能减少流向主动脉分支的血液。动脉瘤和夹层都可能破裂，造成大量出血。

II. 胸主动脉瘤和夹层

A. 病因（表 8-1）

1. 马方综合征 马方综合征是最常见的遗传性结缔组织病。

2. 埃勒斯综合征 埃勒斯综合征的特征表现为皮肤脆性增加，易擦伤，易患骨关节炎。血管形态的变化是由于Ⅲ型前胶原基因突变引起的，Ⅳ型是唯一一个与早产死亡率相关的分型。Ⅳ型埃勒斯综合征最常见的表现是主动脉夹层和肠破裂。

表 8-1　胸主动脉瘤和夹层的病因

- 系统性高血压
- 先天性结缔组织疾病（如马方综合征、埃勒斯综合征、主动脉瓣闭锁、遗传家族性主动脉夹层）
- 减速性损伤
- 钝性创伤
- 可卡因的使用
- 主动脉的外科操作：主动脉插管、主动脉阻断钳或主动脉切口（例如主动脉瓣置换术）
- 怀孕：大约一半的主动脉夹层的女性患者年龄超过 40 岁

　　3. 二叶式主动脉瓣　与主动脉扩张和夹层相关的最常见的先天性异常，二叶式主动脉瓣发生在 1% 的人口。

　　4. 非综合征性家族性主动脉夹层和动脉瘤　大约 20% 行主动脉瘤或夹层行修补手术的患者，为非综合征性家族性主动脉夹层和动脉瘤。至少有三个染色体区域已被确定与之相关。

B. 分类（图 8-1）

C. 症状和体征（表 8-2）

D. 诊断　X 线胸片或 CT 和 MRI 上显示的纵隔增宽可鉴别和诊断胸主动脉疾病。应用彩色多普勒经食管超声心动图（TEE）诊断急性主动脉夹层具有高度敏感性（98%）和特异性（95%）。胸主动脉择期手术患者需要进行主动脉造影以明确相关解剖。

E. 术前评估　心肌缺血或梗死、呼吸衰竭、肾衰竭、卒中都是胸主动脉手术相关并发症和死亡的主要原因；对这些器官系统的功能进行术前评估是必要的。吸烟和慢性阻塞性肺疾病（chronic obstructive pulmonary disease，COPD）是胸主动脉外科手术后是否发生呼吸衰竭的重要预测因子。严重的单侧或双侧颈总或颈内动脉狭窄患者应在择期胸主动脉手术前行颈动脉内膜剥脱术。

F. 手术适应证　动脉瘤直径超过 5 cm 是行胸主动脉瘤修补的适应证。升主动脉和主动脉弓夹层需要急诊手术。胸段降主动脉夹层患者的存活率一般高于升主动脉夹层患者，并且很少需要紧急手术。

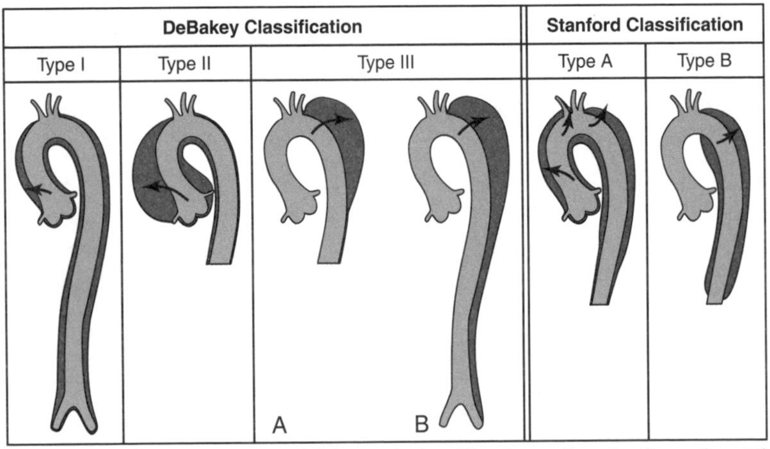

FIGURE 8-1　The two most widely used classifications of aortic dissection. The DeBakey classification includes three types. In type Ⅰ, the intimal tear usually originates in the proximal ascending aorta and the dissection involves the ascending aorta and variable lengths of the aortic arch and descending thoracic and abdominal aorta. In type Ⅱ, the dissection is confined to the ascending aorta. In type Ⅲ, the dissection is confined to the descending thoracic aorta（type Ⅲa）or extends into the abdominal aorta and iliac arteries（type Ⅲb）. The Stanford classification has two types. Type A includes all cases in which the ascending aorta is involved by the dissection，with or without involvement of the arch or the descending aorta. Type B includes cases in which the ascending aorta is not involved.（From Kouchoukos NT, Dougenis D. Surgery of the thoracic aorta. N Engl J Med. 1997；336：1876—1888. Copyright 1997 Massachusetts Medical Society with permission.）

由于授权限制，本图保留英文

表 8-2　胸主动脉瘤和夹层的症状和体征

- 常有症状
- 因临近结构的局部压迫产生的症状：声嘶、喘鸣、吞咽困难、呼吸困难、充血以及由于上腔静脉梗阻产生的面部水肿
- 主动脉瓣反流导致充血性心力衰竭
- 胸部、颈部或肩胛骨之间剧烈的撕扯性胸痛
- 外周脉搏减弱
- 卒中
- 截瘫
- 高血压
- 外周血管收缩
- 心肌梗死
- 心脏压塞

1. A 型夹层　患者手术治疗和药物治疗的住院死亡率分别为27% 和 56%。长期生存率分别为 90% ~ 96% 和 69% ~ 89%。

2. 升主动脉　所有升主动脉急性夹层的患者均应考虑手术。

3. 主动脉弓　主动脉弓切除术需要体外循环、深低温以及一段时间的循环停止。神经损伤是主要并发症，发生率约 3% ~ 18%。

4. 胸段降主动脉　如果患者动脉瘤直径超过 5 ~ 6 cm 或有症状，建议行择期切除术。无并发症的单纯的急性 B 型主动脉夹层患者可以进行药物治疗，应监测有创血压和尿量，并给予控制血压和降低心室收缩的药物（β 受体阻滞药及硝普钠）。B 型主动脉夹层患者当存在先兆破裂、下肢及腹腔内脏或脊髓缺血的症状和（或）肾衰竭时，则需手术治疗。

5. 血管内修补　放置腔内支架适用于老年人和存在其他临床疾病（如高血压、慢性阻塞性肺疾病和肾功能不全）的胸降主动脉瘤患者。

G. **手术的特殊风险**　胸主动脉瘤手术切除可能造成脊髓缺血（脊髓前动脉综合征）及潜在的血流动力学不稳定引起的副作用，如心肌缺血、心力衰竭和肾功能不全。

1. 脊髓前动脉综合征　表现为下肢的弛缓性瘫痪以及肠和膀胱的功能障碍。感觉和本体感觉存在。

a. 脊髓血供：脊髓由一根脊髓前动脉和两根脊髓后动脉供血。脊髓前动脉起自双侧椎动脉分支的融合处，并通过 6 ~ 8 条根动脉进行加强，其中最大一根为 Adamkiewicz 动脉。手术损伤Adamkiewicz 动脉或意外阻断该血管的起始段可引起损伤，导致脊髓前动脉血流直接减少，另外因为动脉钳夹部位的远端压力非常低，侧支血流也会减少。

b. 危险因素：截瘫的主要危险因素是主动脉完全阻断超过 30 min。延长主动脉完全阻断（主动脉组断钳）时间需要采取额外脊髓保护措施，如：部分循环辅助（左心房到股动脉转流）；可能的话进行关键的肋间动脉再植；脑脊液引流；钳夹期间维持近端高血压；通过中低温（30 ~ 32 ℃）降低脊髓代谢；避免高血糖；以及使用甘露醇、皮质激素和（或）钙通道阻滞药。腔内修复后脊髓缺血的发生率还不明确，有研究显示其发生率与开放主动脉手术相似，还有一些研究显示其发病率低。

2. 阻断主动脉的血流动力学反应　由于钳夹可造成远端血流减少和钳夹以上水平的血流明显增加，因此钳夹胸主动脉和松钳会导致严重的血流动力学不稳和所有器官系统内稳态紊乱。通常体循环血管阻力增加、心输出量降低及心率不变。主动脉阻断钳钳夹的位置是血流动力学改变的关键因素：肾动脉下阻断引起的血流动力学改变轻微，而胸腔内阻断变化剧烈。

a. 血管扩张剂（硝普钠及硝酸甘油）：可减轻钳夹导致的心输出量（cardiac output，CO）和射血分数（ejection fraction，EF）降低。

b. 阻断远端灌注压　钳夹远端灌注压降低，且血管扩张治疗对其有负面影响，可进一步影响远端器官的灌注。必须使用药物和容量治疗来维持远端主动脉灌注压，即使这种做法会导致近端血压升高。可考虑放置临时分流，制造低温，进行脊髓动脉再植等，并相应调整药物治疗的选择。

c. 脑脊液（CSF）压力增高：钳夹胸主动脉后出现脑脊液压力增高和脊髓前动脉压力降低。脑脊液引流可增加脊髓血供并降低神经系统并发症的风险。

d. 肺部改变　肺的改变如肺血管阻力增加和肺水肿的发生，可能是受到了增加的肺血管容积和释放的血管活性介质的影响。

3. 阻断再开放的血流动力学反应　包括体循环血管阻力（SVR）和体循环血压明显降低。推荐缓慢松开阻断钳以给予时间进行容量补充，并减慢血流灌注缺血组织冲洗出来的乏氧代谢产物和心肌抑制介质冲洗对血管的作用。纠正代谢性酸中毒并不能显著改善阻断主动脉阻断钳开放后的低血压。

H. 麻醉管理

1. 监测　选择合适的监测手段比麻醉药物的选择更重要（表8-3）。

2. 暂时分流　如果试图维持肾和脊髓的灌注，可以考虑采取暂时分流（近端主动脉-股动脉或左心房-股动脉分流）或部分心肺转

表 8-3　麻醉管理：胸主动脉手术的监测

系统监测	麻醉考虑
体循环血压	右上肢和股动脉放置动脉内导管 ● 如放在左上肢则锁骨下动脉近端的血管钳会影响血压监测 ● 失去血压描记信号警告发生无名动脉阻塞 ● 同时进行血压监测可评估大脑灌注压和远端器官灌注压 ● 通常推荐：钳夹期间维持上肢平均动脉压（MAP）≥ 100 mmHg，下肢平均动脉压 ≥ 50 mmHg
神经功能	躯体感觉诱发电位并无帮助 运动诱发电位可以反映脊髓腹侧的功能，但在肌肉松弛情况下作用不大
心脏功能	经食管超声心动图检查 置入肺动脉导管
血管内容量	维持尿量；考虑给予利尿剂、类固醇、甘露醇
麻醉诱导和维持	选择性支气管内插管可方便外科显露 通常采用挥发性麻醉剂和阿片类药物

流术。

I. **术后管理**　为了使患者更加舒适以及便于患者咳嗽和进行其他排痰动作防止肺不张，因此缓解疼痛非常重要。如果术后立即使用椎管内镇痛方法，应首选阿片类药物而不是局麻药以避免掩盖脊髓前动脉综合征的症状。接受胸主动脉瘤切除术的患者术后早期存在发生心、肺和肾衰竭的风险。系统性高血压患者需使用药物治疗，如硝酸甘油、硝普钠、肼屈嗪和拉贝洛尔。

III. 腹主动脉瘤

A. **诊断**　腹主动脉瘤通常是由于摸到无症状搏动性腹部包块被发现。腹部超声、CT 和 MRI 可用于准确测量血管瘤的大小和评估相关的血管解剖关系。

B. **治疗**　直径大于 5 cm 的腹主动脉瘤通常建议手术治疗。血管腔内修复术（endovascular aneurysm repair，EVAR）是外科手术修补之外的另一种选择。

C. **术前评估**　术前鉴别并存疾病非常重要，特别是冠状动脉疾病、慢性阻塞性肺疾病和肾功能不全。大部分择期主动脉瘤切除术后死亡的原因是心肌缺血或梗死。术前心功能评估包括负荷试验（联合或不联合超声心动图）或放射性核素显像。肺活量和一秒用力呼气容积明显降低及肾功能异常可显著增加择期动脉瘤修补术的风险。

D. **腹主动脉瘤破裂**　仅有一半的患者出现典型三联征即低血压、背痛和腹部搏动性包块。

　　1. **稳定的患者**　由于凝血和腹膜后腔填塞压迫作用的影响，出血可暂时停止。只有在手术室内经手术控制住主动脉破裂的情况下才能进行容量复苏，因为未经手术控制出血时进行容量复苏和升高血压可能会导致腹膜后填塞压迫作用消失，进一步引起出血、低血压及死亡。

　　2. **不稳定的患者**　可疑腹主动脉瘤破裂的不稳定患者需立即手术，并在没有术前确诊检查或最佳容量复苏的情况下控制住近端主动脉出血。

E. **麻醉管理（表8-4）**　腹主动脉瘤切除的麻醉管理需要考虑常见的相关疾病，包括缺血性心脏病、高血压、慢性阻塞性肺疾病、糖尿病和肾功能不全。

F. **术后管理**

　　1. **充分镇痛**　无论使用椎管内阿片类药物还是患者自控镇痛（patient-controlled analgesia，PCA），进行充分镇痛对于早期拔管非常重要。

　　2. **系统性高血压**　系统性高血压在术后很常见，术前合并高血压的患者更易发生。

G. **血管内主动脉瘤修补**　在局部麻醉或全身麻醉下经皮小切口通过股动脉置入支架。超过85%的患者能成功修复，围术期死亡率与开放修补术（14%）相当。监测应至少包括有创血压和尿量监测。必须考虑转为开放性主动脉瘤修补术的可能性。

表 8-4 腹主动脉瘤切除的麻醉考虑

监测	有创血压监测 肺动脉导管，特别是用于左心室功能障碍的患者或有心肌梗死病史的患者以及预期行肾上血管钳夹的患者 考虑应用超声心动图 尿量监测
麻醉维持	挥发性麻醉药和阿片类药物 考虑全身麻醉联合硬膜外麻醉
液体管理	松阻断钳之前给予晶体液和胶体液以尽可能减少发生松钳后低血压
阻断	体循环血管阻力增加，静脉回流减少。肾动脉以下阻断，心功能通常保持稳定
开放	可以预期的低血压：开放前预估容积负荷。缓慢开放过程可以减轻循环波动。如果液体治疗不能及时缓解低血压，应考虑是否存在隐匿性出血。经食管超声心动图可用于评估容量状态

1. 并发症 并发症包括膜支架破裂，血管损伤，移植与嫁接的血管壁不够稳定，支架断裂和移植物破裂。虽然血管内移植不需要主动脉钳夹阻断，但由于肋间动脉被离断，仍然存在脊髓缺血的风险。

2. 麻醉管理 全身麻醉或区域麻醉都可以，同时行有创血压监测和尿量监测。必须考虑中转为开放手术的可能性，建立合适的静脉通路以便快速进行液体复苏。胸主动脉腔内修复术中可考虑脑脊液引流。

3. 术后管理 胸主动脉腔内修复术后患者通常需要转入 ICU。腹主动脉腔内修复术后患者也应该密切关注，特别是术后出现肾功能不全或肾功能衰减。

IV. 颈动脉疾病与卒中

脑血管意外（卒中）的特征是由于缺血、出血或血栓形成造成的突发性神经系统损害。出血性卒中部位分为大脑内和蛛网膜下。

短暂性缺血发作是突发性血管相关的灶性神经系统损害，一般 24 h
内缓解。

A. **脑血管解剖** 脑的血供（占心输出量的 20%）来自两对血管：颈
内动脉和椎动脉。这些血管汇合形成主要的颅内血管（大脑前动
脉、大脑中动脉及大脑后动脉）以及大脑动脉环。

1. 急性缺血性卒中的病因 通常是心源性栓子、大血管粥样斑
块血栓栓塞（如来自于颈动脉分叉处的疾病）或小血管闭塞性疾病
（腔隙梗死）。

2. 缺血性卒中的危险因素 包括年龄、吸烟、高血压、高脂血
症、糖尿病、过度饮酒（每天饮酒超过 6 次）、房颤、心力衰竭、
肥胖、缺乏体力活动、非洲裔美国人、镰状细胞病、男性以及同型
半胱氨酸水平升高。

3. 卒中的评估 常规血管造影或 CT 血管造影可用于识别血管
闭塞、血栓、动脉瘤或动静脉畸形。超声心动图检查可用于评估心
源性脑栓塞的来源。颈动脉超声可鉴别颈动脉狭窄。

4. 治疗 在卒中发生后 4.5 h 内使用重组组织型纤溶酶原激活
剂。介入治疗可以进行动脉溶栓或血管内血块清除。低频经颅超声
介导的溶栓治疗正在研究中。另外需要注意的是低氧血症、血糖紊
乱、高热、低血压、严重高血压、心律失常的管理。

B. **颈动脉内膜剥离术** 外科治疗有症状颈动脉狭窄可以大大降低卒
中的风险（特别是患严重颈动脉狭窄的男性）。外科治疗无症状颈
动脉疾病仍存在争议。颈动脉血管成形和支架置入可作为颈动脉内
膜剥离术的替代疗法。

1. 术前评估 应检查患者并存的心血管和肾疾病。缺血性心脏
病是颈动脉内膜剥离术后发病和死亡的主要原因。患有严重冠状
动脉疾病和严重颈动脉闭塞性疾病的患者往往使治疗处于两难境
地。并没有随机研究证实联合或分期手术究竟哪种方案对患者益
处更大。应确定每位患者术前通常的血压范围，从而指导麻醉和
手术中应给予多高的灌注压是可以接受的。也应明确头部位置的
改变对脑功能的影响，以避免患者处于进一步减少脑血流的头部

体位。

2. 麻醉管理　颈动脉内膜剥离术的麻醉管理必须达到两个目标：维持血流动力学稳定和迅速清醒（以允许在手术室中立即对神经系统状态进行评估）。颈动脉内膜剥离术可采用全身麻醉或区域阻滞（颈丛阻滞），在钳闭颈动脉时保持患者清醒有利于神经系统评估。维持足够的血压和动脉 CO_2 分压正常很重要，因为这类患者脑血管自我调节能力不正常。监测包括动脉内置管测压。左心室功能低下和（或）严重冠状动脉疾病的患者可能需要中心静脉或肺动脉导管置管或经食管超声心动图监测。脑电图（EEG）监测可能作用有限，因为脑电图不能发现皮质下或小的皮质梗死，假阴性结果也并不少见，且脑电图易受温度、血压和麻醉深度的影响。经颅超声多普勒可持续监测血流速率和微栓塞事件的发生。

3. 术后管理和并发症　包括高血压或低血压、心肌缺血／梗死、严重软组织水肿或颈部血肿，以及出现新发卒中的神经系统症状和体征或内膜剥离处血栓形成。高血压比较常见，可选用治疗方法包括静脉输注硝普钠或硝酸甘油和（或）使用长时效药物（如肼屈嗪或拉贝洛尔）。颈动脉窦的高反应性导致的低血压可采用血管收缩药（如去氧肾上腺素）进行治疗。

4. 颈动脉疾病的血管内治疗　可能会成为替代颈动脉内膜剥离术的首选治疗方式。颈动脉支架的主要并发症是操作过程中动脉粥样硬化斑块脱落进入脑循环形成微栓塞。

V. 外周血管疾病

外周动脉疾病会导致四肢末端血流减少。动脉粥样硬化是四肢末端血流慢性损害最常见的原因，而动脉栓塞最可能造成急性动脉闭塞。血管炎也可能导致外周血流减少（表 8-5）。踝臂指数（踝部收缩压与肱动脉收缩压比率）小于 0.9 者与血管造影阳性疾病具有很好的相关性。

A. 危险因素　外周动脉硬化相关的危险因素类似于缺血性心脏病的

表8-5	外周血管疾病
慢性外周动脉闭塞性疾病（动脉粥样硬化）	血栓闭塞性脉管炎
腹主动脉远端或髂动脉	韦氏肉芽肿病
股动脉	颞动脉炎
锁骨下动脉窃血综合征	结节性多动脉炎
冠状动脉-锁骨下动脉窃血综合征	其他血管综合征
急性外周动脉闭塞性疾病（栓塞）	雷诺综合征
系统性血管炎	Kawasaki综合征
Takayasu动脉炎	

危险因素：糖尿病、高血压、血脂异常、高同型半胱氨酸血症、吸烟以及早发动脉粥样硬化家族史。

B. 症状和体征　间歇性跛行和静息痛是外周动脉疾病的主要症状。周围动脉疾病相关的最可靠的物理检查为动脉搏动减弱或消失。其他物理检查可发现存在四肢末端的杂音、皮下萎缩、毛发脱落、冰冷、苍白、发绀和皮肤发红。

C. 诊断性检查　多普勒超声和脉搏量波形可用于识别动脉血管狭窄性病变。双功能超声可以识别斑块形成和狭窄的范围。经皮血氧饱和度可以识别皮肤缺血的严重程度。MRI及对比造影可以指导介入治疗。

D. 治疗

　　1. 内科治疗　包括运动计划、识别和治疗或调整动脉粥样硬化的危险因素，比如戒烟、降脂治疗和高血压及糖尿病的治疗。

　　2. 血管成形术　是间歇性跛行、缺血性静息痛或即将丧失肢体患者的适应证。

　　a. 经皮腔内血管成形术：从髂动脉处的经皮腔内血管成形术有很高的初始成功率，并可通过放置支架进一步改善。股动脉和腘动脉处的经皮腔内血管成形术成功率低于髂动脉。

　　b. 手术操作：血管重建的手术操作包括主动脉-股动脉旁路术、腋动脉-股动脉旁路术、股动脉-股动脉旁路术、股腘和胫腓血管重建。无法行血管成形术或手术失败的严重肢体缺血患者需行截肢术。

Ⅰ.外周动脉重建的手术风险主要与并存的动脉粥样硬化性血管疾病有关,特别是缺血性心脏病和脑血管病。

Ⅱ.常见死亡的原因为心肌梗死,这类患者术前存在缺血性心脏病、冠状动脉旁路移植术史或充血性心力衰竭。对严重或不稳定的缺血性心脏病患者,进行血管重建手术前应考虑先进行经皮冠状动脉成形或冠状动脉旁路移植手术。稳定的冠状动脉疾病患者的预后不会因为之前的冠状动脉重建而改善。

E. 麻醉管理 下肢血管重建的麻醉管理原则与腹主动脉瘤修补术相似。

1.围术期 β 受体阻滞药 美国心脏病协会建议下列患者围术期使用 β 受体阻滞药:①接受血管手术的患者(有或无术前缺血的证据以及有或无高或中度危险因子);②长期接受 β 受体阻滞药治疗的患者;③即使只有低危因素的接受血管手术的患者。

2.区域麻醉(硬膜外或蛛网膜下腔麻醉) 区域麻醉的优点是增加移植血管血流、提供术后镇痛、很少激活凝血系统以及术后肺部并发症较少。术中肝素化前一小时放置硬膜外导管不会增加不利的神经系统事件的发生率。

3.肾下主动脉钳夹和松钳 相比腹主动脉瘤切除手术患者,肾下主动脉钳夹较少发生血流动力学紊乱。

4.监测 中心静脉导管或超声心动图均有帮助。

F. 术后管理 包括提供镇痛、液体治疗、处理电解质紊乱、控制心率和血压以降低心肌缺血 / 梗死的发生率。右美托咪定(一种 α_2 受体激动剂)可以降低心率和血浆儿茶酚胺浓度。

G. 锁骨下动脉窃血综合征 椎动脉起始近端锁骨下或无名动脉的阻塞会导致血流从同侧椎动脉反向流入远端的锁骨下动脉。通常存在中枢神经系统症状(晕厥、眩晕、共济失调、偏瘫)和(或)上肢缺血,并可由于上肢的运动而加重。同侧上肢脉搏消失或减弱,收缩压可能比对侧至少低 20 mmHg。可通过锁骨下动脉内膜切除术进行治疗。

H. 冠状动脉-锁骨下动脉窃血综合征 是采用乳内动脉(internal mammary artery, IMA)行冠状动脉旁路移植手术的一种罕见并发症。

左锁骨下动脉近端狭窄导致血液从患者的内乳动脉桥倒流。症状包括心绞痛、中枢神经系统缺血和同侧上肢的收缩压至少降低 20 mmHg。

VI. 急性动脉闭塞

急性动脉闭塞不同于由动脉粥样硬化引起的逐渐发展的动脉阻塞，通常是心源性栓塞的结果。

A. 症状和体征　包括动脉闭塞远端的剧痛、感觉异常、肌无力、外周脉搏消失、皮肤变凉以及动脉闭塞远端界限非常清晰的肤色变化（苍白或发绀）。

B. 诊断　通过动脉造影确诊。

C. 治疗　外科切除栓子并抗凝。动脉内溶栓可能有效。

D. 麻醉管理　与慢性外周动脉疾病的麻醉管理相似。

VII. 雷诺综合征

雷诺综合征是手指或足趾的血管痉挛性缺血的发作。女性比男性更易患病。

A. 分类　雷诺综合征分为原发性（雷诺病）或继发性（与其他疾病相关，如硬皮病或系统性红斑狼疮）。

B. 病因　有假说认为导致雷诺综合征的因素包括交感神经系统活性增加，指／趾血管对收缩刺激的高反应性，循环血管活性激素，以及血管内压的降低。

C. 诊断　通过指／趾血管脉搏容量记录、指／趾血管收缩压及血流监测等无创性检查，可以用来评估患者雷诺综合征病情。雷诺综合征常是大多数患有 CREST 综合征的局限性硬皮病患者最初的主诉。CREST 是皮下钙质沉着（calcinosis）、雷诺综合征（Raynaud's phenomenon）、食管运动功能障碍（esophageal dysmotility）、局限于手指的硬皮病（sclerodactyly）和毛细血管扩张症（telangiectasia）英文首字母的缩写。

D. 治疗 治疗包括保护手和脚不暴露于寒冷中。钙通道阻滞药如硝苯地平和交感神经系统受体拮抗药如哌唑嗪可以用来治疗雷诺综合征。在罕见的情况下，手术切除用于治疗持续性、严重的手 / 趾血管缺血。

E. 麻醉管理 提高手术室的环境温度和保持常温是基本要求。通常采用无创血压监测技术。雷诺综合征患者接受外周手术操作可以选择区域麻醉，但应注意不在麻醉剂中添加肾上腺素，因为儿茶酚胺能引起血管收缩。

Ⅷ. 外周静脉疾病

全髋关节置换患者血栓性浅静脉炎发生率为 50%。它可能与局部疼痛和炎症相关，但与肺栓塞相关性较小。深静脉血栓形成（deep vein thrombosis，DVT，通常累及腿部静脉）和继发的肺栓塞是术后发病和死亡的主要原因。诱发血栓栓塞发生的因素是多重的，包括与麻醉和手术相关的事件（表 8-6）。

A. 深静脉血栓形成

1. 诊断 通过临床体征诊断 DVT 并不可靠。通常采用的检查包括压迫超声检查、静脉造影术及阻抗体积描记法（图 8-2）。与初

表 8-6 血栓栓塞的易感因素	
静脉血流停滞	高凝状态
• 近期手术	• 手术
• 创伤	• 雌激素治疗（口服避孕药）
• 缺乏走动	• 癌症
• 怀孕	• 内源性抗凝物不足（抗凝血酶Ⅲ、蛋白 C 及蛋白 S）
• 低心输出量（充血性心力衰竭及心肌梗死）	• 手术相关的应激反应
• 卒中	• 炎性肠病
静脉壁异常	先前的血栓栓塞病史
• 静脉曲张	• 病态肥胖
• 药物引起的刺激作用	• 高龄

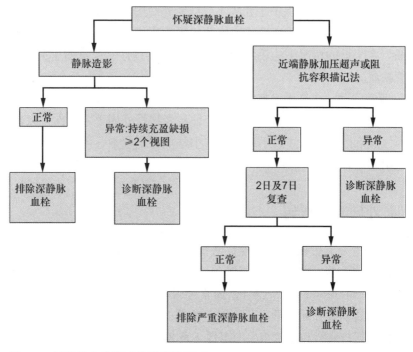

图 8-2　深静脉血栓形成的诊断步骤（Adapted from Ginsberg JS：Management of venous thromboembolism.N Engl J Med 1996；335：1816-1828.Copyright 1996 Massachusetts Medical Society）

发和再发的静脉血栓 / 栓塞相关的遗传性异常因素包括抗凝血酶Ⅲ、蛋白 C、蛋白 S 或纤溶酶原的先天性缺陷。

2. 静脉血栓栓塞的预防

3. 临床危险因素与推荐预防方式　见表 8-7。

4. 区域麻醉　局部麻醉可降低全膝关节置换术或全髋关节置换术后深静脉血栓栓塞和肺栓塞的风险（20% ~ 40%）。

5. 治疗　首要治疗是抗凝。治疗起始采用肝素（未分馏的或低分子肝素）治疗，继之给予口服维生素 K 拮抗剂（华法林），调整剂量控制凝血酶原时间的国际标准化比值在 2.0 ~ 3.0。口服抗凝血剂持续 3 ~ 6 个月。再发的肺动脉栓塞患者除给予充分抗凝治疗之外，还可使用下腔静脉过滤器，过滤器也用于禁忌抗凝治疗的患者。

表 8-7　手术或创伤后深静脉血栓形成的危险和易感因素

事件	低危	中危	高危
全身麻醉	＜ 40 岁 手术时长 ＜ 60 min	＞ 40 岁 手术时长＞ 60 min	＞ 40 岁 手术时长＞ 60 min 深静脉血栓史 肺动脉栓塞史 广泛创伤 长骨骨折
骨科手术			膝或髋关节置换
创伤			广泛的软组织损伤 长骨骨折 多发创伤
医学情况	怀孕	产后期 心肌梗死 充血性心力衰竭	卒中
深静脉血栓的发生率（无预防）	2%	10% ～ 40%	40% ～ 80%
有症状的肺动脉栓塞	0.2%	1% ～ 8%	5% ～ 10%
致命的肺动脉栓塞	0.002%	0.1% ～ 0.4%	1% ～ 5%
尽可能降低深静脉血栓发生的推荐方法	渐变压力弹力袜 早期下地行走	外部肺部压迫 皮下给予肝素 静脉给予右旋糖酐	外部肺部压迫 皮下给予肝素 静脉给予右旋糖酐 下腔静脉过滤器 华法林

Adapted from Weinmann EE，Salzman EW. Deep-vein thrombosis. N Engl J Med. 1994；331：1630-1642

6. 抗凝合并症　包括出血和与肝素相关的免疫介导的血小板减少。肝素诱导的血小板减少症（HIT）可分为两种类型：

a. Ⅰ型是轻度的血小板减少症（血小板计数通常保持在 100 000 以上），在肝素治疗开始的最初几天内出现。可以自行缓解，不排除继续肝素治疗的可行性。

b. 接受普通肝素治疗的患者中，有 1% ～ 3% 会发生 Ⅱ 型血小板减少症，是由肝素血小板因子 4 复合物的抗体引起。它导致严重血小板减少和血小板活化，引起微血管血栓形成。诊断以存在肝素抗体为基础，合并血小板 5- 羟色胺释放试验阳性。治疗常使用直接凝血酶抑制剂，如阿加曲班或重组水蛭素，以防止进一步血栓形成。继续治疗过程中必须严格避免使用肝素。

Ⅸ. 系统性血管炎

结缔组织病、败血症或恶性肿瘤引起的系统性血管炎的部分临床症状可以表现为外周血管疾病。

A. 大动脉炎（Takayasu 动脉炎）　大动脉炎是一种特发性、进行性阻塞性血管炎，可导致体循环动脉和肺动脉狭窄、血栓形成或动脉瘤。根据对比血管造影术可确诊。

1. 症状和体征　见表 8-8。

表 8-8　大动脉炎的症状和体征	
中枢神经系统	
眩晕	癫痫发作
视觉障碍	脑缺血或梗死
晕厥	
心血管系统	
外周动脉多发闭塞	心脏瓣膜功能障碍
缺血性心脏病	心脏传导缺陷
肺	
肺动脉高压	通气 / 灌流比例失调
肾	
肾动脉狭窄	
肌肉骨骼系统	
强直性脊柱炎	类风湿关节炎

2. 治疗 应用皮质醇激素，有些患者需要使用抗凝治疗。

3. 麻醉管理 见表 8-9。

B.（巨细胞性）颞动脉炎 颞动脉炎是头颈动脉的炎症，表现为头痛、头皮压痛或下颌活动障碍。对有视觉症状的患者应立即给予皮质激素治疗以避免失明。约 90% 的患者颞动脉活检标本显示存在动脉炎。

C. 川崎综合征 又称皮肤黏膜淋巴结综合征，主要发生在儿童，表现为发热、结膜炎、黏膜炎症、手足肿胀红斑、躯干皮疹以及颈淋巴结病和血管炎。

1. 治疗 包括 γ 球蛋白和阿司匹林。

2. 麻醉管理 必须考虑术中心肌缺血的可能。

D. 血栓闭塞性脉管炎（Buerger 病） 血栓闭塞性脉管炎是一种炎症性血管炎，可引起四肢中小动脉和静脉阻塞。确诊需要通过对活动性血管病灶进行活检。

1. 症状和体征 症状和体征包括上肢或下肢的跛行。雷诺综合征比较常见。

2. 治疗 戒烟。因为病变涉及远端细小血管，因此不宜行血管重建手术。

3. 麻醉管理 需要避免可能损害已经缺血肢体的操作。维持正常体温，保持体位和垫子的压力合适非常关键。采用无创血压监测体循环压力。如果采用区域麻醉技术，局麻药中不应加肾上腺素以避免引起血管强烈收缩。

表 8-9 大动脉炎的麻醉关注点

术前考虑	注意长期使用激素导致的肾上腺抑制 使用喉镜和插管时，考虑颈部过度伸展会影响颈动脉血流
麻醉技术选择	由于抗凝不能采用区域麻醉 低血压会影响重要器官的灌注 必须维持足够的动脉压
监测	由于锁骨下动脉和肱动脉狭窄，因此无创测压可能比较困难 脑电图监测有助于发现脑缺血

E. 韦氏肉芽肿病　特征是多个器官系统的炎症性血管形成坏死性肉芽肿（表8-10）。

　　1. 治疗　使用环磷酰胺治疗可使90%的患者缓解。

　　2. 麻醉管理　韦氏肉芽肿病患者的麻醉管理需要对这种疾病涉及的器官系统进行全面评价。环磷酰胺治疗可引起免疫抑制。插入喉镜时避免创伤非常重要，因为可能会发生肉芽肿出血和易碎的溃疡组织移位。如果声门开口因肉芽肿改变而狭窄，应使用细一号的气管插管。外周血管动脉炎可能会影响用于监测血压的动脉内导管的放置，或限制获得动脉血气分析样本而进行动脉穿刺的次数。

F. Churg–Strauss 综合征　是一种以中小血管改变为主的血管炎，与鼻炎和哮喘症状的呼吸道炎症有关，常合并嗜酸性粒细胞增多症。可有心脏、肾、神经和胃肠道症状。治疗采用糖皮质激素和维持性免疫抑制治疗。

G. 结节性多发性动脉炎　最常见于女性，通常与乙型肝炎抗原血症

表 8-10　韦氏肉芽肿病的症状和体征	
中枢神经系统	
脑动脉瘤	周围神经病变
呼吸道和肺	
鼻窦炎	肺炎
喉狭窄	咯血
会厌破坏	支气管结构破坏
通气 / 灌流比例失调	
心血管系统	
心脏瓣膜破坏	心肌缺血
心脏传导障碍	
肾	
血尿	肾衰竭
氮质血症	

和对药物的过敏反应相关。肾衰竭是造成死亡的最常见原因。

1. 诊断　依靠血管炎活检的组织学证据和血管造影显示的特征性动脉瘤。

2. 治疗　通常包括皮质激素和环磷酰胺、除去引起过敏的药物以及治疗潜在疾病（如癌症）。

3. 麻醉管理　应考虑并存肾疾病、心脏疾病和高血压的可能。推荐补充皮质激素。

第 9 章

呼吸系统疾病

姜俪凡　译　赵红　审校

　　肺部并发症对患者发病率、住院时长以及术后远期死亡率具有重要的影响。术前降低疾病严重程度和优化患者状态可以降低这些并发症的发生率。呼吸系统疾病可以分为以下几类：急性上呼吸道感染、哮喘、慢性阻塞性肺病、急性呼吸衰竭、限制性肺疾病、肺栓塞和肺移植。

I. 急性上呼吸道感染

　　感染性（病毒性或细菌性）鼻咽炎约占所有上呼吸道感染的95%。非感染性鼻咽炎的原因为过敏性和血管收缩造成。

A. 症状和体征　急性上呼吸道感染的症状和体征包括打喷嚏和流涕。存在过敏史可能提示疾病原因是过敏而不是感染。当存在感染病因时，通常出现发热、脓涕、排痰性咳嗽、发热及身体不适。患者可能呼吸急促、喘息或出现中毒症状。

B. 诊断　通常根据临床症状和体征可以诊断。病毒培养和实验室检查缺乏敏感性，在繁忙的临床环境中并不适用。

C. 麻醉管理

　　1. 术前评估　很多关于急性上呼吸道感染（upper respiratory tract infection, URI）及术后并发症的研究都是在儿科患者中进行的。有全身感染症状（发热、化脓性鼻炎、排痰性咳嗽、干啰音）的患者进行常规手术，特别是呼吸道手术时，发生不良事件的风险高，应考虑延期手术。早产患儿及父母有吸烟史的患儿发生呼吸系统并发症的风险更高。URI 持续几天或几周的患者病情稳定好转，不需要推迟手术也是安全的。如推迟手术在 URI 四周内进行麻醉，并不能降低不良呼吸事件的发生率，因为气道高反应性需要 6 周或更长时间才能恢复。

2. 术中管理　URI 患者的术中管理包括充分补液、减少分泌物，尽量减少对可能敏感的气道进行操作。喉罩（与气管插管相比较）可以降低支气管痉挛的风险。并未证明预防性应用支气管扩张药可以降低围术期支气管痉挛的发生率。

3. 术后恶性呼吸事件　不良呼吸事件包括支气管痉挛、喉痉挛、气道梗阻、插管后喉炎、饱和度降低及肺不张，术中及术后即刻出现的低氧血症很常见，需要给氧治疗。一般不会出现长期并发症。

Ⅱ. 哮喘

哮喘具有以下特征：慢性气道炎症、多种刺激造成的可逆的呼气气流梗阻以及气道高反应性。全世界范围内有 3 亿人患有哮喘，并且患病人数仍在增长。女性患病人数多于男性。

A. 症状和体征　哮喘是无症状期和急性发作期交替出现的突发性疾病。症状和体征包括哮鸣音、干咳或排痰性咳嗽、呼吸困难、胸部不适或胸部紧迫感，导致"空气缺乏"和嗜酸性细胞增多症。对于有高危因素的患者应加以重视，如曾经气管插管或入住重症监护病房、过去一年内两次以上住院以及并存疾病。哮喘持续状态的定义是在进行治疗的情况下，仍然存在威胁生命的支气管痉挛。

B. 发病机制：致敏原诱导的自主神经调节异常

1. 过敏原相关的免疫模型证据

a. 特异反应性是哮喘发展的独立危险因素。

b. 常见个人和（或）家族过敏史。

c. 皮内注射空气传播抗原提取物时通常出现风团和皮肤红肿的

阳性反应。

d. 血清免疫球蛋白 E（IgE）水平升高和（或）包括吸入特异性抗原的激发试验阳性反应。

e. 可见高血清总 IgE 水平与特异反应性之间的遗传连锁证据。

2. 自主神经系统神经功能调节异常　肥大细胞释放的化学递质可能与自主神经系统之间存在相互作用。一些化学递质可以刺激气道受体触发支气管收缩，另一些递质会增加支气管平滑肌对乙酰胆碱的敏感性。对毒蕈碱受体的刺激会促进肥大细胞释放递质，对持续性炎症和支气管收缩起到正向反馈作用。

C. 诊断

1. 用力呼气量　1 秒内的用力呼气量（FEV_1）和最大呼气中段流速（MMEF）是衡量呼气道梗阻程度的直接指标（图 9-1 和表 9-1）。

2. 流量–容积曲线　在呼气支呈现特征性的勺状（图 9-2）。

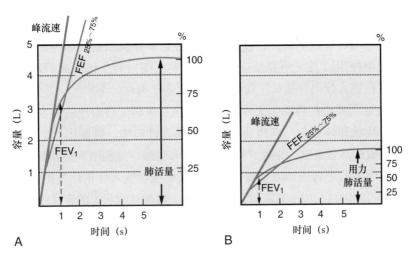

图 9-1　正常个体（**A**）和支气管痉挛患者（**B**）的呼吸描计改变。出现呼吸道梗阻疾病时 FEV_1 通常低于肺活量的 80%。这些患者的峰流速和最大呼气中期流速（$FEF_{25\% \sim 75\%}$）也会降低（**B**）（Adapted from Kingston HGG，Hirshman CA：Perioperative management of the patient with asthma. AnesthAnalg 1984；63：844-855）

表 9-1　根据呼气气流阻塞程度的哮喘分级

严重程度	FEV$_1$ （% 预测值）	FEF$_{25\% \sim 75\%}$ （% 预测值）	PaO$_2$ （mmHg）	PaCO$_2$ （mmHg）
轻度（无症状的）	$65 \sim 80$	$60 \sim 75$	> 60	< 40
中度	$50 \sim 64$	$45 \sim 59$	> 60	< 45
显著	$35 \sim 49$	$30 \sim 44$	< 60	> 50
重度（哮喘持续状态）	< 35	< 30	< 60	> 50

FEF$_{25\% \sim 75\%}$，用力呼气流量占用力肺活量的 25% ～ 75%。

（Adapted from Kingston HGG，Hirschman CA：Perioperative management of the patient with asthma. Anesth Analg. 1984；63：844-855.）

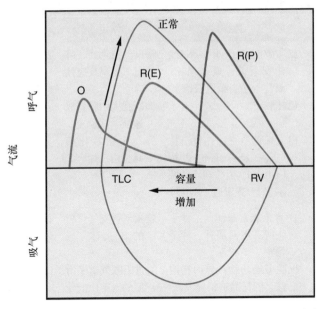

图 9-2　不同情况下的流量-容积曲线：O，阻塞性疾病；R（E），肺实质外限制性疾病制约呼气和吸气；R（P），肺实质性限制性疾病。描记所有情况下的用力呼气；用力吸气只显示在正常曲线上。RV，残气量；TLC，肺总容量。通常，肺容积增加在横坐标上表现为向左移动。正常曲线旁的箭头表示呼气方向是从 TLC 到 RV（Adapted from Weinberger SE：Disturbances of respiratory function. In Fauci B，Braunwald E，Isselbacher KJ，et al［eds］：Harrison's Principles of Internal Medicine，14th ed. New York，McGraw-Hill，1998.）

3. 轻度哮喘时 PaO$_2$ 和 PaCO$_2$ 通常是正常的 低碳酸血症和呼吸性碱中毒是出现哮喘时最常见的血气结果。高碳酸血症则提示呼吸动作必需的骨骼肌功能衰竭。

4. X 线检查和心电图 胸部影像显示肺过度通气或肺部异常影像，如肺炎及充血性心力衰竭。心电图可能显示右心高负荷和心室激惹。

5. 鉴别诊断 包括病毒性气管支气管炎、结节病、类风湿性关节炎出现细支气管炎、外源性压迫（胸主动脉瘤、纵隔肿瘤）或内源性压迫（会厌炎、哮吼）、充血性心力衰竭、肺栓塞和肺水肿。

D. 治疗（表 9-2） 哮喘治疗有两个要素：①"控制"治疗，改变

表 9-2　哮喘治疗的药物

种类	药物	作用	副作用
抗炎药	皮质激素类：倍氯米松、曲安奈德、氟尼缩松、氟替卡松、布地奈德 色甘酸钠	降低气道炎症，降低气道高反应性 抑制肥大细胞释放递质，膜稳定	发音困难，喉部肌肉肌病，口咽念珠菌病
	白三烯调节剂：扎鲁司特（安可来）、普仑司特（Ultair）、孟鲁司特（顺尔宁）、齐留通（Zyflo）	抑制 5-脂氧化酶减少白三烯合成	少见
支气管扩张剂	β 肾上腺素激动剂：沙丁胺醇、奥西那林、沙美特罗	刺激气管支气管树的 β$_2$ 受体	心动过速、震颤、心律失常、低钾血症
	抗胆碱能药物：异丙托溴铵、阿托品、格隆溴铵	通过阻断气道平滑肌的毒蕈碱能受体降低迷走张力	口干、咳嗽、视物模糊
甲基黄嘌呤	茶碱	通过抑制磷酸二酯酶增加 cAMP，阻断腺苷受体，释放内源性儿茶酚胺	睡眠周期中断、神经紧张、恶心、呕吐、厌食、头痛、心律失常

cAMP，环磷酸腺苷

气道环境降低急性气道缩窄的发生率（如吸入或全身应用皮质激素、茶碱及白三烯阻断药）；②"缓解"治疗或急救药品（如 β 肾上腺素受体激动剂和抗胆碱药）。哮喘持续状态的治疗见表 9-3。

E. 麻醉管理

1. 术前评估　需要评估疾病的严重程度、现有治疗的效果以及手术前是否需要其他治疗。术前评估从现病史开始，了解患者哮喘的严重程度和特征（表 9-4）。胸部听诊发现哮鸣音和爆裂音很重要。患者准备行择期常规大手术时，需要进行使用支气管扩张药物治疗前和治疗后的肺功能检查（特别是 FEV_1）。如果对通气量或氧合存有疑问则需要进行动脉血气分析。

a. 术前用药。抗胆碱能药物应用应根据患者情况。抗炎和支气管扩张治疗需要持续到麻醉诱导前。大手术前应该额外给予"应激

表 9-3　哮喘持续状态的治疗
每 15 ～ 20 min 定量吸入 β₂ 激动剂，或持续雾化吸入
静脉应用皮质激素［氢化可的松 2 mg/kg 后维持输注氢化可的松 0.5 mg/（kg·h）或每 6 h 给予甲泼尼龙 60 ～ 125 mg］
辅助供氧，维持 SaO_2 > 90%
静脉应用硫酸镁可能改善肺功能
口服白三烯抑制剂
气管插管机械通气（当 $PaCO_2$ > 50 mmHg）， 　● 高流量气体可以满足吸气时间更短和呼气时间更长 　● 必须延长呼气时间，避免空气滞留和自发 PEEP 　● 允许性高碳酸血症，避免气压伤
经验性使用广谱抗生素
应用挥发性药物进行全身麻醉以使支气管扩张

表 9-4　术前评估哮喘情况	
发病年龄	过敏性
诱发事件	咳嗽
哮喘住院治疗	痰的性状
急诊就诊的频率	当前使用药物
是否需要气管插管及机械通气	麻醉史

剂量"的皮质激素。术前患者应没有哮鸣音,并且呼气峰流量大于预计值的 80% 或处于患者自身的最佳水平。

2. 麻醉诱导和维持 存在哮喘气道高反应的患者,在麻醉诱导和维持期间应避免机械刺激后引起的气道收缩反应。

a. 局部麻醉。 在满足手术部位要求的情况下使用局部阻滞麻醉可以避免放置气道装置和气管插管。

b. 全身麻醉。 丙泊酚比硫喷妥钠更适合用于麻醉诱导,因为使用硫喷妥钠时喘鸣的发生率较高。氯胺酮可以舒张平滑肌,有助于降低气道阻力。

i. 意识消失后,双肺通气并吸入挥发性麻醉药可以达到足够的麻醉深度,避免气管插管操作造成支气管痉挛。插管前 1 ~ 3 min 静脉或气管内注射 1 ~ 1.5 mg/kg 利多卡因有助于预防支气管痉挛。阿片类药物可以抑制咳嗽反射,并增加麻醉深度。短效阿片类药物如瑞芬太尼 [0.05 ~ 0.1 µg/ (kg · min) 术中持续输注] 术后发生呼吸抑制的风险很小。

ii. 与插入气管插管相比,置入喉罩导致支气管收缩的可能性较低,对于哮喘患者来说可能是一种更好的方式。气管内插管后,出现肺顺应性降低时很难区分是由麻醉过浅抑或支气管痉挛引起。给予肌松药可以缓解浅麻醉引起的通气困难,但对支气管痉挛无效。

iii. 应选择造成组胺释放作用轻微的药物。尽管阿片类药物可能有一些组胺释放的副作用,但芬太尼及类似药物对于哮喘患者还是安全的。

iv. 理论上,应用抗胆碱酯酶药拮抗神经肌肉阻滞会刺激气道平滑肌节后胆碱受体引起支气管痉挛。应用抗胆碱酯酶药物后,不一定出现支气管痉挛,可能与同时应用抗胆碱药物引起的保护性气管扩张效果有关。

v. 哮喘患者在机械通气过程中,较慢的吸气流速可以优化通气血流比。较长的呼气时间有助于防止气体残留。吸入气体的湿化和加温也是有效的。

vi. 气道湿化可以减少气道内的分泌物。

vii. 可能的情况下，可以在麻醉深度足以抑制气道高反应性的状况下拔管。但在患者尚未苏醒的状况下拔管是不明智的，可以静脉给予利多卡因或提前吸入支气管扩张剂来抑制气道反应和（或）降低支气管痉挛的风险。

3. 术中气管痉挛 除哮喘以外引发术中支气管痉挛的常见原因（表 9-5）。

Ⅲ. 慢性阻塞性肺疾病

COPD 以进行性发展的不完全可逆的气流受限为特征。它包括具有小气道阻塞的慢性支气管炎，以及出现肺泡增大、肺实质破坏、弹性回缩丧失和小气道闭合的肺气肿。COPD 的危险因素包括：①吸烟；②呼吸道感染；③职业的粉尘暴露，特别是煤矿、金矿及纺织业；④遗传因素，如 α1- 抗胰蛋白酶缺乏。

A. **症状和体征** 不同严重程度的 COPD 查体表现也不同。疾病越严重呼气气流阻塞程度越重，会出现呼吸急促和呼气相延长。呼吸音减低和呼气相哮鸣音也很常见。

B. **诊断** 慢性持续性排痰性咳嗽和进行性发展的活动受限是 COPD 持续呼气气流梗阻的特征表现（表 9-6 和表 9-7）。以慢性支气管炎为主的患者表现为慢性排痰性咳嗽，而以肺气肿为主的患者则主诉呼吸困难。气道黏液增加会表现出类似于哮喘的哮鸣音。

1. 肺功能检查 肺功能检查显示 FEV_1/FVC（forced vital capacity,

表 9-5 术中支气管痉挛和哮鸣音的鉴别诊断	
气管内导管的机械性梗阻	支气管插管
气管导管打折	肺误吸
分泌物	肺水肿
气管导管套囊过度充气	肺栓塞
麻醉深度不足	气胸
自主呼气动作	急性哮喘发作
功能残气量减少	

表 9-6   慢性阻塞性肺疾病特征比较

特征	慢性支气管炎	肺气肿
气道阻塞原理	黏液和炎症反应减小气道内腔弹性	回缩力丧失
呼吸困难	中度	重度
FEV_1	减少	减少
PaO_2	显著降低（"紫肿型"）	中度降低（"红喘型"）
$PaCO_2$	增加	正常至降低
肺弥散能力	正常	降低
血细胞比容	增加	正常
肺心病	显著	轻度
预后	差	好

表 9-7   COPD 分级：根据使用支气管扩张剂后的 FEV_1

分级	特征
0：濒临危险	肺量测定正常 慢性症状（咳嗽、咳痰）
Ⅰ：轻度 COPD	$FEV_1/FVC < 70\%$ $FEV_1 \geqslant 80\%$ 预计值，伴或不伴有慢性症状（咳嗽、咳痰）
Ⅱ：中度 COPD	$FEV_1/FVC < 70\%$ $50\% \leqslant FEV_1 < 80\%$ 预计值，伴或不伴有慢性症状（咳嗽、咳痰）
Ⅲ：重度 COPD	$FEV_1/FVC < 70\%$ $30\% \leqslant FEV_1 < 50\%$ 预计值，伴或不伴有慢性症状（咳嗽、咳痰）
Ⅳ：严重 COPD	$FEV_1/FVC < 70\%$ $FEV_1 < 30\%$ 预计值或 $FEV_1 < 50\%$ 预计值，并出现慢性呼吸衰竭，即 $PaO_2 < 60$ mmHg 和（或）$PCO_2 > 50$ mmHg

Adapted from the Global Initiative for Chronic Obstructive Lung Disease：Global strategy for the diagnosis，management and prevention of COPD：Update 2005. At www.goldcopd.com

用力肺活量）比值降低，最大呼气中段流量（$FEF_{25\% \sim 75\%}$）降低更多。肺容量显示残气量增加，功能残气量（functional residual capacity，FRC）和肺总容量（total lung capacity，TLC）正常或增加（图 9-2）。

2. 胸片 即使是严重的 COPD，胸片也没有显著异常。透射度增高和肺过度膨胀（横膈膜低平失去原有拱形结构且心影狭长）可以提示诊断肺气肿。

C. 治疗（表 9–8）

1. 戒烟及长时间氧疗 戒烟可以使患者慢性支气管炎症状减轻甚至消失。如果吸空气 PaO_2 低于 55 mmHg，血细胞比容高于 0.55 或者存在肺心病证据时推荐进行长时间氧疗。充分氧供的目标是使 PaO_2 达到 $60 \sim 80$ mmHg，通常使用鼻导管 2L/min 可以达到。

2. 药物治疗（表 9-8）

3. 肺减容手术 在经过选择的肺气肿患者中，有局部肺组织过度充气和功能不良者可以考虑行肺减容手术。外科切除过度充气的部分可以使正常的肺组织膨胀，这样既提高了肺功能也改善了生活质量。

a. 肺减容手术的麻醉管理。包括可以进行肺隔离的双腔气管插管，避免使用氧化亚氮，避免过高的气道压。

表 9-8　COPD 患者的治疗
戒烟
β_2- 激动剂（即使很小程度的气道阻力改善也可以减轻症状并可能降低感染恶化）
抗胆碱能药物（COPD 患者最有效的药物）
吸入型皮质激素
间断使用广谱抗生素
每年接种流感及肺炎双球菌疫苗
$PaO_2 < 55$ mmHg，血细胞比容 > 55%，或有肺心病证据时给予氧疗
肺心病、右心衰竭外周水肿的患者应用利尿剂

D. 麻醉管理

1. 术前

a. 肺功能检查。肺功能检查和血气分析可以预测肺切除术后的肺功能，但不能可靠预测非胸科手术后肺部并发症的风险。术前进行肺功能评估的指征包括：①吸入室内空气出现低氧血症或无已知原因需要家庭氧疗；②既往未经过评估的肺部疾病患者碳酸氢根高于 33 mEq/L 或 PCO_2 高于 50 mmHg；③既往有呼吸衰竭史且病因持续存在；④呼吸系统疾病造成的严重气短；⑤计划行全肺切除术；⑥根据临床体征评估肺功能困难；⑦区别明显呼吸功能损害的可能原因时；⑧确定对支气管扩张剂的反应；⑨可疑肺动脉高压。对严重肺部疾病的患者在临床检查及超声心动图检查中应仔细评估右心室功能。

i. 流量-容积（flow-volume）曲线：COPD 患者的呼气流速率在任何肺容积都是降低的。呼气曲线向下凹陷，肺残气量增加。限制性肺疾病患者则表现出所有的肺容量均降低（图 9-2）。

b. 降低风险的策略（表 9-9）

表 9-9　降低 COPD 患者术后肺部并发症风险的麻醉管理要点
术前
鼓励患者戒烟至少 6 周 治疗呼气梗阻症状 应用抗生素治疗呼吸系统感染 对患者进行肺膨胀练习的教育
术中
可能的情况下使用微创手术技术（内镜） 考虑使用局部麻醉 避免超过 3 h 的外科手术操作
术后
开始进行肺膨胀练习（自主深呼吸、激励式肺活量测定仪、持续气道正压） 完善镇痛（椎管内阿片类药物，肋间神经阻滞，患者自控镇痛）

Adapted from Smetana GW: Preoperative pulmonary evaluation. N Engl J Med 1999；340：937-944，copyright 1999 Massachusetts Medical Society

i. 戒烟：停止吸烟 12 h 内，血红蛋白氧饱和度为 50% 时的氧分压（P50）将从 22.9 mmHg 升高至 26.4 mmHg，而血浆碳氧血红蛋白水平则从 6.5% 下降至大约 1%。尼古丁对心脏的作用是短暂的，只能持续 20 ～ 30 min。戒烟后 6 周肝酶活性才能恢复至正常水平。辅助戒烟的措施包括尼古丁替代疗法，患者耐受良好，通常在停止吸烟 1 ～ 2 周前开始使用安非他酮。

2. 术中

a. 局部麻醉。外周神经阻滞出现肺部并发症的风险要比蛛网膜下腔麻醉或全身麻醉低。只有在不需要使用大剂量镇静和抗焦虑药物时，局部麻醉才是 COPD 患者一种实用的选择。可以使用小剂量苯二氮䓬类药物（例如，每次增加咪达唑仑 1 ～ 2 mg IV）不会出现通气抑制。高于 T6 节段的区域麻醉可能损害通气功能。

b. 全身麻醉。挥发性麻醉药可以迅速在肺内清除并引起支气管扩张。地氟烷可能引起支气管刺激，增加气道阻力，不是最合适选择的药物。要慎用氧化亚氮，因为可能引起肺大泡的增大和破裂并造成张力性气胸。吸入性麻醉药可以降低局部缺氧性肺血管收缩反应造成更多的肺内分流，因此有必要提高 FiO_2。低流量吸入湿化气体可以保持气道湿润。机械通气潮气量（TV）6 ～ 8 ml/kg 联合缓慢的吸入气流速率，可以将出现湍气流的可能性降至最低，并帮助维持良好的通气 / 血流比。较慢的呼吸频率（每分钟 6 ～ 10 次）可以为完全呼出废气和静脉回流提供充足的时间，而且很少会出现严重的过度通气。通过以下方法可以检测到气体滞留：①二氧化碳浓度不能达到平台期，在下次呼吸时仍然上升；②呼气气流在下次呼吸开始前未达到基线；③出现或增加呼气末正压（PEEP）；④随着 PEEP 的增加血压会下降。

3. 术后 预防肺部并发症的基本措施包括：维持充足的肺容量尤其是功能残气量（FRC），并促使患者有效咳嗽。术后并发症的危险因素总结如表 9-10。

a. 膨肺动作。深呼吸练习、激励式肺活量测定仪、胸部理疗、正压呼吸技术对于预防高危患者发生术后肺部并发症是有益处的。

表 9-10　术后呼吸系统并发症的主要危险因素
患者相关因素
1. 年龄＞ 60 岁
2. ASA 分级＞Ⅱ级
3. 充血性心力衰竭
4. 先前合并呼吸系统疾病（COPD）
5. 功能相关因素
6. 吸烟
手术相关因素
1. 急诊手术
2. 腹部或胸科手术，头颈部手术，神经外科手术，血管／主动脉瘤手术
3. 麻醉时间延长（＞ 2.5 h）
4. 全身麻醉
实验室预测
1. 白蛋白水平＜ 3.5 g/dl

ASA，美国麻醉医师协会。

Adapted from Smetana GW，Lawrence VA，Cornell JE：Preoperative pulmonary risk stratification for noncardiothoracic surgery. A systematic review for the American College of Physicians. Ann Intern Med 2006；144：581-595

　　b. *术后椎管内镇痛。*使用阿片类药物进行术后椎管内镇痛可以帮助早期拔管、尽早活动并增加 FRC 和改善氧合。椎管内阿片类药物对于胸腔内和上腹部手术尤其有效。可能出现镇静和延迟呼吸抑制，特别是使用吗啡等脂溶性弱的阿片类药物时。椎管内阿片类药物镇痛并未证明可以降低术后显著肺部并发症的发生率，而且也不优于静脉阿片类药物。推荐在高危的胸部、腹部和大血管手术后使用椎管内镇痛。

　　c. *机械通气。*对于严重 COPD 患者（FEV_1/FVC 小于 0.5 或术前 $PaCO_2$ 高于 50 mmHg）术后即刻有必要机械通气，调整 PaO_2 维持在 60 ～ 100 mmHg，$PaCO_2$ 在正常范围，维持动脉血 pH 介于 7.35 ～ 7.45 之间。

　　d. *胸部理疗。*胸部理疗有助于降低术后肺部并发症的发生率。

IV. 呼气气流梗阻的不常见原因

A. 支气管扩张症

支气管扩张症是一种气道的慢性化脓性疾病，可以导致类似 COPD 中常见的呼气气流梗阻。

1. 病理生理学　细菌或分枝杆菌感染被认为是支气管扩张症的最常见病因。

2. 诊断　慢性咳嗽及咳脓性痰的病史高度提示支气管扩张症。大多数严重支气管扩张症患者有杵状指，是很有意义的提示，而杵状指并不是 COPD 的特征性改变。CT 可以为扩张的支气管气道提供清晰图像。

3. 治疗　支气管扩张症的治疗使用抗生素和体位引流法。大量咯血（24 h > 200 ml）则需要外科手术切除受累肺组织或选择性支气管动脉栓塞治疗。

4. 麻醉管理　麻醉管理包括为防止脓痰进入正常肺组织需要使用双腔支气管插管，以及因为鼻窦炎发生率高要避免经鼻插管。

B. 囊性纤维化（cystic fibrosis，CF）

1. 病理生理学　CF 的病因是 7 号染色体上的单基因突变，这个基因编码了囊性纤维化跨膜传导调节蛋白。该基因突变结果导致肺（支气管扩张、COPD、鼻窦炎）、胰腺（糖尿病）、肝（肝硬化）、消化道（胎粪性肠梗阻）和生殖器官（无精症）的上皮细胞出现氯离子转运缺陷。

2. 诊断　汗液中氯离子浓度高于 80 mEq/L 同时具有典型的临床症状（咳嗽、慢性脓性痰、劳力性呼吸困难）或 CF 家族史可以确诊 CF。

3. 治疗　与支气管扩张症类似，以缓解症状（促进下气道分泌物排出和治疗肺部感染）和矫正器官功能障碍（胰酶替代）为目的。

4. 麻醉管理　麻醉管理的原则与 COPD 及支气管扩张症患者相同。在不能确保已经控制支气管感染及充分引流气管内分泌物，达到最佳呼吸功能时，应推迟择期手术。肝功能较差或脂溶性维生素吸收不良时，应使用维生素 K 治疗。使用挥发性麻醉药物允许吸入高浓度氧，降低气道阻力并降低气道高反应性。湿化吸入气体、充分补液以及避免使用抗胆碱能药物可以降低分泌物黏度。需要经常对患者实施气管内吸痰。

C. 原发性纤毛运动障碍（primary ciliary dyskinesia）

原发性纤毛运动障碍是以先天性呼吸道纤毛细胞和生殖道精子尾部纤毛运动障碍（精子是成活的但不能运动）为特征的疾病。呼吸道纤毛运动障碍会造成慢性鼻窦炎、反复呼吸系统感染和支气管扩张。会造成男性和女性的生殖功能受损。慢性鼻窦炎、支气管扩张症和内脏异位三联征被称为 Kartagener 综合征。术前准备以处理活动性肺部感染，鉴别是否有重要器官受累为主。鉴于鼻窦炎的发生率较高，应避免使用鼻咽通气道。

D. 闭塞性细支气管炎

闭塞性细支气管炎是一类通常由合胞体病毒感染造成的儿科疾病。可能伴有病毒性肺炎、胶原血管病（特别是风湿性关节炎）、二氧化氮吸入（"silo filler 病"），或骨髓移植后出现的移植物抗宿主病后遗症。

E. 气管狭窄　可以见于长时间气管插管后。

1. 诊断　当成人气管腔减小至 < 5 mm 时会出现气道狭窄的症状。即使在静息状态下仍然存在显著呼吸困难。呼气峰流速降低。可闻及喘鸣音。流量-容积曲线显示吸气和呼气曲线均变平坦。

2. 麻醉管理　经常需要行一期吻合术切除狭窄的气道节段。首先经喉进行气管内插管，外科切开后，开放病变远端的正常气道末端，插入无菌套囊导管，并连接至麻醉回路。麻醉维持使用吸入麻醉药有助于确保最大吸入氧浓度。有些患者应用高频通气比较有效。吸入气体中加入氦气可以改善通过气管狭窄部位的气流。

V. 限制性肺疾病

限制性肺疾病的特征是肺总容量减少、肺顺应性降低、呼气流速保持不变（图 9-3）。病因总结见表 9-11。

A. 急性内源性限制性肺疾病：肺水肿

肺水肿通常由血管内液体漏出到肺间质和肺泡内造成。急性肺水肿可以是由毛细血管内压增高（静水压或心源性肺水肿）或毛细血管渗透性增加造成。弥漫性肺泡损伤是与急性呼吸窘迫综合征（acute respiratory distress syndrome，ARDS）相关的通透性增加肺水肿的典型表现。

1. 吸入性肺炎 吸入的酸性胃液会在肺内迅速分布，破坏产生表面活性物质的细胞，破坏肺毛细血管内皮，导致肺不张和血管内液体渗漏进入肺内。临床表现与 ARDS 相似，都有动脉低氧血症、呼吸急促、支气管痉挛和急性肺动脉高压。胸片在吸入性肺炎发生的最初 6～12 h 内没有明显表现。

a. 治疗。 包括气管插管、供氧、呼气末正压通气（PEEP），以及应用支气管扩张药物。没有证据显示预防性应用抗生素可以降低肺部感染的发生率或影响预后，皮质激素的应用也存在争议。

2. 神经源性肺水肿 少数患者在急性脑损伤后会出现神经源性

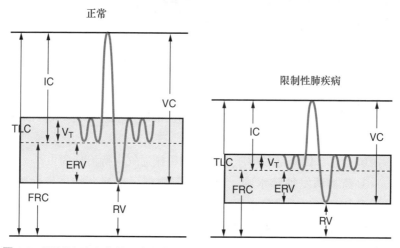

图 9-3 限制性肺疾病的肺容量与正常值相比较。ERV，补呼气量；IC，深吸气量；RV，残气量；TLC，肺总容量；VC，肺活量；VT，潮气量

表 9-11 限制性肺疾病的病因	
急性内源性限制性肺疾病（肺水肿）	
急性呼吸窘迫综合征	高海拔
误吸	肺复张
神经源性病因	上气道梗阻（负压）
阿片类药物过量	充血性心力衰竭
慢性内源性限制性肺疾病	
结节病	肺泡蛋白沉着症
过敏性肺炎	淋巴管平滑肌增生症
嗜酸性肉芽肿	药物相关肺纤维化
胸壁、胸膜和纵隔异常	
肋椎骨结构畸形	纵隔肿物
脊柱后凸	纵隔气肿
强直性脊柱炎	神经肌肉疾病
胸骨畸形	脊髓横断
连枷胸	吉兰-巴雷综合征
胸腔积液	神经肌肉传导疾病
气胸	肌营养不良
其他	
肥胖	妊娠
腹水	

肺水肿，主要是由于中枢神经系统受损发出大量交感冲动导致全身血管收缩，血容量转移至肺循环。

a. **诊断**。与近期神经系统损伤相关的肺水肿提示神经源性肺水肿。主要需要与吸入性肺炎鉴别诊断。

b. **治疗**。以降低颅内压、供氧和机械通气支持治疗为主。

3. **药物诱发性肺水肿**　很多种药物都可出现药物诱发性肺水肿，尤其是海洛因和可卡因。肺水肿渗液中蛋白浓度高，说明肺水肿是通透性增加造成的。主要是支持治疗，包括气道保护的气管插管和机械通气。

4. **高原肺水肿**　其病因是缺氧性肺血管收缩，增加肺血管压力。典型的高原性肺水肿可能发生在 2500 ～ 5000 m 高度 48 ～ 72 h 后出现。治疗包括供氧和迅速转运至低海拔地区。吸入氧化亚氮可以改善氧合。

5. 萎陷肺复张　萎陷肺复张也可以导致肺水肿，以支持治疗为主。

6. 负压性肺水肿　负压性肺水肿发生于自主呼吸患者解除急性上呼吸道梗阻后，常见于拔管后喉痉挛、会厌炎、肿瘤、肥胖、呃逆或呼吸睡眠暂停。发病时间通常在呼吸道梗阻解除后几分钟到 2 ～ 3 h 内。常见症状包括呼吸急促、咳嗽、不能维持氧饱和度在 95% 以上，可能与肺误吸或肺栓塞混淆。

a. 发病机制。为对抗上呼吸道梗阻而用力吸气时造成的高胸膜内负压，并使组织间隙静水压降低，静脉回流和左心室后负荷增加。此外，这种负压可导致交感神经系统强烈激活、高血压、血容量向中央转移。上述因素通过增加跨毛细血管压力梯度导致急性肺水肿。

b. 治疗。包括维持上呼吸道开放和供氧。这类肺水肿通常是短暂和自限性的。

7. 急性限制性肺疾病患者的麻醉管理

a. 术前。急性限制性肺疾病患者在优化心肺功能前应推迟择期手术。有大量胸腔积液时需要引流。持续性低氧血症需要机械通气和 PEEP。

b. 术中。这些患者病情危重。应该应用低潮气量（例如，6 ml/kg）通气，补偿性增加通气速率（每分钟 14 ～ 18 次）以维持呼气末平台压低于 30 cmH$_2$O。

B. 慢性内源性限制性肺疾病：间质性肺病

慢性内源性限制性肺疾病的特征为肺纤维化和肺血管结构消失，出现肺动脉高压、肺心病、呼吸困难以及呼吸急促。

1. 结节病　是全身性肉芽肿病，影响多个组织（肝、脾、心脏）尤其是胸腔内淋巴结和肺脏。高达 5% 的患者会出现喉部结节病，并可能影响气管插管。高钙血症是不常见但具特征性的表现。

a. 淋巴结活检。通常需要纵隔镜检查才能获得纵隔淋巴结进行组织活检，但是也可以通过周围淋巴结活检诊断结节病。

b. 皮质激素。可以缓解结节病的表现并治疗高钙血症。

2. 过敏性肺炎　是吸入含有真菌、孢子、动物或植物体的灰尘造成的特征性弥漫性间质肉芽肿性反应。反复发作可以导致肺纤维化。

3. 嗜酸性肉芽肿（组织细胞增多症 X）　嗜酸性肉芽肿与肺纤维化相关。没有有效的治疗方法。

4. 肺泡蛋白沉着症　是富脂蛋白质物质在肺泡内沉积，造成呼吸困难和低氧血症。严重病例的治疗需要经双腔支气管插管进行全肺灌洗。

5. 淋巴管平滑肌增生症　是育龄女性气道、淋巴管和血管的平滑肌增生。临床表现为逐渐加重的呼吸困难、咯血、反复气胸和胸腔积液。大部分患者在症状出现 10 年内死亡。

6. 慢性内源性限制性肺疾病的麻醉管理

a. 术前。患者表现为呼吸困难和咳嗽。有肺心病表现。肺活量小于 15 ml/kg 说明严重肺功能障碍。术前需要控制感染、清理分泌物并戒烟。

b. 术中。由于 FRC 较低，患者对窒息的耐受较差。也因为较低的 FRC，这些患者对吸入麻醉药的摄取较快。气道峰压应保持尽量较低水平以降低气压伤的风险。

C. 慢性外源性限制性肺疾病　胸壁、胸膜和纵隔异常

慢性外源性限制性肺疾病通常与胸廓（胸壁）异常有关，影响肺扩张、压缩肺脏、减少肺容积。

1. 胸椎骨骼结构畸形　包括脊柱侧弯（脊柱侧凸伴脊柱旋转）和脊柱后凸（脊柱前弯）。严重畸形（脊柱侧凸角＞100 度）可能导致慢性肺泡通气不足、低氧血症、继发性红细胞增多症、肺动脉高压和肺心病。由于中枢神经系统抑制药物的作用，严重脊柱后凸侧弯患者发生肺炎和肺通气不足的风险增加。

2. 胸骨和肋软骨关节畸形　包括漏斗胸（胸骨下部凹陷）和鸡胸（上、中或下段胸骨外凸）。当胸骨畸形伴随出现肺限制性问题或心血管功能不全时需要外科手术矫正。

3. 连枷胸 多根肋骨骨折，特别是发生在相互并行的多根肋骨垂直方向上的骨折会造成连枷胸，在吸气时胸壁不稳定的部分出现矛盾的向内运动而其他部分向外运动。结果造成渐进性低氧血症和肺泡通气不足。治疗方法是在固定胸壁或固定肋骨骨折之后使用正压通气。

4. 胸膜和纵隔异常 可能由于机械改变影响肺的最佳扩张（表9-12）。

a. 张力性气胸。吸气时气体进入胸腔，但是呼气时气体无法排出胸腔，导致滞留在胸腔内的气体逐渐增加，胸腔内压力逐渐增高。容易出现呼吸困难，低氧血症，低血压。最常见的体征为心动过速。治疗措施为迅速通过胸腔放置细针或塑料导管排出空气，充分氧供。一些病例也可能需要留置胸腔引流管。

5. 神经肌肉性疾病 神经肌肉性疾病会干扰中枢神经系统对呼吸肌的支配，造成限制性肺疾病。肺活量是神经肌肉疾病对通气功能影响的重要指标。

a. 脊髓横断。四肢瘫痪患者的呼吸单独或主要由膈肌维持（断面应位于或低于 C5 水平，否则膈肌也会瘫痪）。因为膈肌只在吸气时兴奋，所以咳嗽等需要呼气肌，包括腹部肌肉参与的动作全部缺如。四肢瘫痪患者在没有发生肺炎等并发症时，几乎从不出现呼吸

表 9-12　引起限制性呼吸功能障碍的胸膜和纵隔异常

胸膜纤维化：继发于血胸、脓胸、外科胸膜固定术

胸腔积液：治疗措施包括胸腔穿刺术，对穿刺液进行分析可以指导进一步的治疗

气胸：气胸（＞15%）或出现症状时需要治疗

纵隔肿瘤：可以出现上腔静脉压迫症状

纵隔炎：可以应用广谱抗生素或者纵隔引流

纵隔气肿：通常可自愈，有时需要引流或修补

支气管性囊肿：因囊肿有破裂可能，使用氧化亚氮或机械通气时要特别小心谨慎

衰竭。

b. 吉兰-巴雷综合征。在 20% ～ 25% 的患者中可以造成呼吸衰竭，需要机械通气。

c. 神经肌肉传导异常。重症肌无力是影响神经肌肉传递并造成呼吸衰竭最常见的原因。肌无力综合征（Eaton-Lambert 综合征）可能会与重症肌无力相混淆。使用非去极化神经肌肉阻滞药物后，骨骼肌麻痹或无力的时间延长。

d. 肌肉萎缩症。患者容易出现肺部并发症和呼吸衰竭。吸气肌无力会造成慢性肺泡通气不足。呼气肌无力影响咳嗽，伴随出现的吞咽肌无力可能导致肺误吸。

6. 膈神经麻痹 在没有罹患呼吸系统疾病时，大部分单侧膈神经麻痹的成年人没有症状。短暂的膈肌功能障碍可以出现在腹部手术后。可能出现肺不张和动脉低氧血症。激励式肺活量测定仪能够减轻这类异常。

7. 麻醉管理

a. 术前评估。存在纵隔肿瘤时，术前呼吸系统症状的严重程度和麻醉中可能出现的呼吸损害程度没有关系。CT 扫描和（或）表面麻醉下应用可弯曲纤维支气管镜检查对评估气道梗阻情况很有帮助。任何时候如果可能应考虑术前放疗。在麻醉下，肿瘤对气道、腔静脉、肺动脉或心房的压迫，可能造成致命的低氧血症、低血压甚或心搏骤停。

b. 术中。限制性肺疾病不影响麻醉诱导或麻醉维持用药的选择。在有纵隔肿瘤的情况下，麻醉诱导和气管插管的方式有赖于术前对气道的评估。有症状的患者可能需要坐位诱导。上腔静脉综合征可能引起上气道水肿。应考虑有创动脉压监测。可能的情况下，推荐术中保持自主呼吸。手术出血通常由于中心静脉压升高而增加。

c. 术后。部分切除或活检后肿瘤水肿可能加重气道梗阻，需要重新气管内插管。

VI. 肺部疾病患者的诊断性操作

A. 纤维支气管镜检

在检查气道和获取肺组织样本时，纤维支气管镜一般已取代硬质支气管镜。胸膜活检的主要禁忌证是凝血障碍。

B. 纵隔镜检查

在全身麻醉下经胸骨上窝小的横切口进行。并发症包括气胸、纵隔出血、静脉气栓和损伤喉返神经导致声音嘶哑和声带麻痹。纵隔镜也可以压迫右侧无名动脉，导致右上肢无脉，影响右颈动脉血流。

VII. 急性呼吸衰竭（表 9-13）

急性呼吸衰竭通常由一些恶性事件触发，如肺炎、充血性心力衰竭或发热造成的高代谢导致二氧化碳增加。急性呼吸衰竭为充分氧供且不存在右向左分流的情况下，PaO_2 低于 60 mmHg。与慢性呼吸衰竭的区别是，是否存在突然升高的 $PaCO_2$ 以及相对应的 pH 降低（慢性呼吸衰竭时 $PaCO_2$ 升高时，pH 值正常或接近正常）。

A. 治疗

1. 充分供氧　目标是使 PaO_2 维持高于 60 mmHg。

2. 支气管肺排痰　通过鼓励咳嗽、吸入支气管扩张药、全身应用糖皮质激素以及抗生素治疗感染。

3. 机械通气支持　对严重的高碳酸血症 pH 小于 7.2、出现精神状态异常、呼吸肌疲劳导致血流动力学不稳定或排痰困难的患者

表 9-13　急性呼吸衰竭的诊断
给氧条件下 PaO_2 < 60 mmHg 且无心脏右向左分流
无代谢性碱中毒呼吸代偿时 $PaCO_2$ > 50 mmHg
pH 降低（可以区分急慢性呼吸衰竭，慢性呼吸衰竭时 pH 通常为 7.35 ~ 7.45）
功能残气量及肺顺应性下降
通常出现肺血管阻力增加及肺动脉高压

需要机械通气支持。

B. 术后肺部并发症的危险因素（见表 9-10）

VIII. 急性 / 成人呼吸窘迫综合征

（acute/adult respiratory distress syndrome，ARDS）

成人 ARDS 以急性肺部炎症（吸入性、败血症、创伤、大量输血）和动脉低氧血症为特征。大量富含蛋白质的组织间液进入肺泡是肺泡毛细血管膜渗透性增加的结果，并且也是中性粒细胞介导的肺损伤的证据。

A. 症状和体征　对氧疗无反应的低氧血症通常是最早出现的体征。影像学表现不能与心源性肺水肿相区分。肺动脉高压会造成右心功能衰竭。

B. 诊断　ARDS 的诊断根据是：急性、难以纠正的低氧血症，胸片上符合肺水肿的弥漫性渗出，肺毛细血管楔压小于 18 mmHg。PaO_2/FiO_2 比一般小于 200 mmHg。心源性肺水肿需要与非心源性肺水肿相鉴别（图 9-4）。

C. 治疗　急性呼吸衰竭治疗的方向是开始支持氧合和通气的特异疗法。在急性呼吸衰竭管理中的三个主要目标是：①纠正低氧血症；②去除过多的二氧化碳；③维持上呼吸道通畅。其他的措施包括提供充足的营养以及预防胃肠道出血和血栓栓塞事件。

1. 气管插管和机械通气

a. 调节吸入氧浓度。维持 PaO_2 在 60 ～ 80 mmHg。

b. 潮气量。调节至气道峰压不能超过 35 ～ 40 cmH_2O。通过评估肺动力学而不是动脉血气确定理想的潮气量。

c. PEEP。当需要长时间吸入高浓度氧气（$FiO_2 > 0.5$），氧中毒风险增加时应该使用 PEEP。PEEP 可以在呼气末防止肺泡塌陷，因此增加肺容积（特别是 FRC），改善通气 / 血流比，降低肺内右向左分流的幅度。在使用 PEEP 治疗的患者，肺动脉导管可用来监测血管内液体治疗是否充分、心肌收缩力以及组织氧合情况。

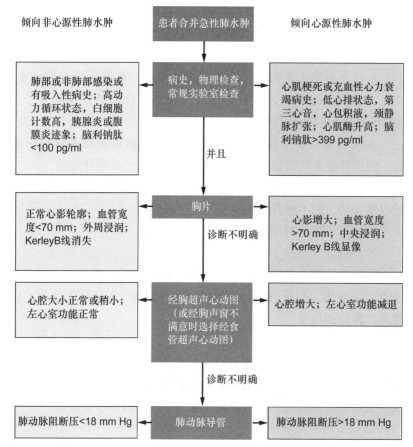

图 9-4　Differentiation of cardiogenic from noncardiogenic pulmonary edema. (Adapted from Ware LB，Matthay MA. Acute pulmonary edema. N Engl J Med. 2005；353；2788-2796. Copyright Massachusetts Medical Society，2005.)

　　d. 反比通气。是以吸气时间超过呼气时间为特征，在吸气末间歇可以将肺泡压力维持在平台压。前瞻性研究没有证明对大部分患者有特殊益处。

　　2. 液体和血流动力学管理　合理的目标是通过代谢评估、酸碱平衡和肾功能，维持血管内液体容量在保证器官灌注的最低水平。如果恢复血管内液体容量后不能维持器官灌注，如感染中毒性休克患者，则需要使用血管活性药物改善器官灌注压和维持正常的组织氧供。血容量不足的表现为肺动脉楔压小于 15 mmHg，尿量低于 $0.5 \sim 1$ ml/（kg·h）。

3. 皮质激素　在疾病早期使用皮质激素的价值还没有被证实。皮质激素在 ARDS 晚期治疗肺泡纤维化是有价值的，或作为严重 ARDS 不缓解时的补救治疗。

4. 清除分泌物　包括气管内吸引、胸部物理治疗和体位引流法。使用纤维支气管镜去除造成肺不张的聚集的浓稠分泌物。

5. 控制感染　根据痰培养和药敏试验使用特殊抗生素控制感染是很重要的，但不推荐预防性使用抗生素。

6. 营养支持　对预防骨骼肌无力也很重要。

7. 机械通气支持（图 9-5）

a. 容量控制通气。潮气量（tidal volume，TV）固定不变，吸气压力可以变化。与压力控制通气相比较，即使气道峰压有变化，仍然可以维持潮气量。

ⅰ. 辅助控制通气（assist-control ventilation，ACV）。在控制模式下，患者即使没有吸气动作，也会接收到机器提供的预设数量的呼吸次数。在辅助模式下，如果患者有自主吸气动作，会制造很小的气道负压，就会激发一次预设潮气量的（辅助的）呼吸运动。

ⅱ. 同步间歇指令通气（synchronized intermittent mandatory ventilation，SIMV）。患者可以任何频率和潮气量进行自主呼吸，而呼吸机会提供预设的分钟通气量。与 ACV 相比，SIMV 理论上的优势在于持续使用呼吸肌、平均气道压和平均胸内压较低、预防呼吸性碱中毒并改善患者和呼吸机的通气同步性。

b. 压力控制通气。是向肺内提供气流直到达到预设的气道峰压。TV 是可变的，随肺顺应性和气道阻力而变化。

8. 接受机械通气患者的管理　需要机械通气的危重患者会受益于持续输注的镇静药物，这些药物可以治疗焦虑和激动，有助于与呼吸机所提供呼吸之间的协调。

a. 镇静。苯二氮䓬类药物、丙泊酚和麻醉性镇痛药是经常用来

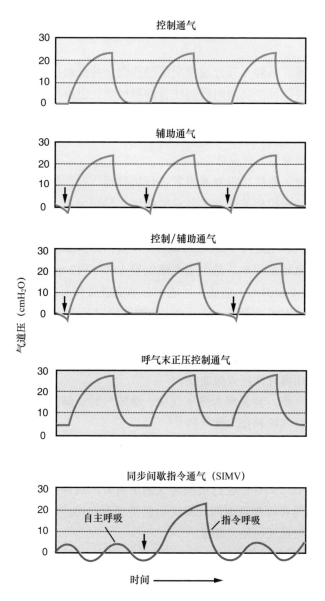

图 9-5 气管插管时不同通气模式下的潮气量和气道压。箭头表示患者自主呼吸触发机械辅助通气

在机械通气期间减轻患者焦虑、产生遗忘、提高舒适度和提供镇痛的药物。持续输注而不是间断注射，能够提供更稳定和理想的药物效应。

b. 麻痹。镇静不充分或使用镇静药物合并低血压时，可能需要使用非去极化神经肌肉阻滞药使骨骼肌松弛，以维持理想的机械通气。长时间药物作用下肌肉麻痹有可能导致危重患者伴发的多神经病加重。

9. 机械通气的并发症

a. 感染。急性呼吸衰竭患者进行机械通气时，气管插管是医院内肺炎（呼吸机相关肺炎）最重要的独立易感因素。医源性鼻窦炎与经鼻插管有很密切的关系，治疗包括使用抗生素、经口插管替代经鼻插管、解充血药（decongestant）以及抬高头部帮助引流。

b. 肺泡过度膨胀。是由于大潮气量（10～12 ml/kg）和高气道压力（> 50 cmH$_2$O）造成，可能引起肺泡破裂和出血。治疗急性呼吸衰竭和 ARDS 需要 5～8 ml/kg 的潮气量以及小于等于 30 cmH$_2$O 的气道压。这种通气方式需要接受高碳酸血症、呼吸性酸中毒以及 PaO$_2$ 低于 60 mmHg。在颅内压升高、心律失常和肺动脉高压患者不推荐应用容许性高碳酸血症。

c. 气压伤。会表现为皮下气肿、纵隔气肿、肺间质气肿、心包积气、动脉气栓和张力性气胸。

d. 肺不张。是机械通气期间低氧血症的常见原因，对提高 FiO$_2$ 无反应。

e. 重症性肌病。进行机械通气的患者有出现神经肌肉无力的风险，表现为在呼吸衰竭问题解决后仍持续存在神经肌肉无力，长时间应用肌松药还可使之加重。

10. 治疗的监测

a. 脱离呼吸机。一些指南指示脱离呼吸机的指征包括：①肺活量大于 15 ml/kg；②吸入 100% 纯氧时 PAO$_2$ － PaO$_2$ 小于 350 cmH$_2$O；③ FiO$_2$ 小于 0.5 时 PaO$_2$ 大于 60 mmHg；④吸气负压大于 － 20 cmH$_2$O；⑤ pH 正常；⑥呼吸速率小于 20 次 / 分；⑦无效腔通气 / 潮气量比

值（VD/VT）小于 0.6。呼吸急促和低潮气量通常表示患者不能耐受拔管。

b. 拔除气管内导管。当准备撤离呼吸机的患者可以耐受 30 min 自主呼吸，持续呼吸道正压 5 cmH₂O，而没有动脉血气、精神症状或心功能恶化时可以考虑拔除气管内导管。吸入氧浓度低于 50% 时，应维持 PaO_2 高于 60 mmHg。$PaCO_2$ 应维持低于 50 mmHg，pHa 应高于 7.30。

c. 供氧。拔除气管插管后通常需要供氧，并通过脉搏血氧监测 SpO_2。

d. 氧交换和动脉氧合。可由 PaO_2 反映。计算 $PAO_2 - PaO_2$ 可以帮助辨别动脉低氧血症的不同机制（表 9-14）。

e. 二氧化碳排出率。$PaCO_2$ 可以反映相对于代谢产生的二氧化碳，肺泡换气是否充分（表 9-15）。V_D/V_T 可以反映二氧化碳跨肺泡–毛细血管膜的转运效率，反映了肺内通气充足但血流灌注不足的范围大小。高碳酸血症的定义是 $PaCO_2$ 大于 45 mmHg。急性 $PaCO_2$ 增高会引起脑血流增加和颅内压升高。$PaCO_2$ 极度升高至大于 80 mmHg 可以造成中枢神经系统抑制和惊厥。

表 9-14　动脉低氧血症的机制

机制	PaO_2	$PaCO_2$	$PAO_2 - PaO_2$	对氧疗的反应
吸入氧浓度低（高海拔）	降低	正常到降低	正常	改善
通气不足（药物过量）	降低	升高	正常	改善
通气 / 血流比失调（COPD、肺炎）	降低	正常到降低	升高	改善
右向左肺内分流（肺水肿）	降低	正常到降低	升高	反应差或无反应
弥散障碍（肺纤维化）	降低	正常到降低	升高	改善

COPD，慢性阻塞性肺疾病；$PAO_2 - PaO_2$，肺泡–动脉氧分压差

表 9-15　高碳酸血症的机制

机制	$PaCO_2$	V_D/V_T	$PAO_2 - PaO_2$
药物过量	增加	正常	正常
限制性肺疾病（脊柱后凸）	增加	正常到升高	正常到升高
慢性阻塞性肺疾病	增加	升高	升高
神经肌肉疾病	增加	正常到升高	正常到升高

$PAO_2 - PaO_2$，肺泡-动脉氧分压差；V_D/V_T，无效腔通气／潮气量比值

　　f. 混合静脉血氧分压（PvO_2）。PvO_2 和动静脉氧差（$CaO_2 - CVO_2$）反映相对于组织氧摄取而言，氧气传递系统（心输出量）的总体充分性。PvO_2 低于 35 mmHg 或 $CaO_2 - CvO_2$ 高于 6 ml/dl 提示需要增加心输出量或增加血液氧含量以改善组织氧合。

　　g. 动脉 pH 测定。可以发现酸血症或碱血症。代谢性酸中毒通常合并动脉低氧血症和组织氧供不足。呼吸或代谢紊乱造成的酸中毒与心律失常和肺动脉高压有关。

　　h. 肺内分流。肺内右向左分流发生在肺泡有灌注而无通气时。净效果是 PaO_2 降低，原因在于经过肺泡换气的血液与未经肺泡通气的低氧血液混合，造成血液中氧被稀释。正常的生理分流为心输出量的 2% ～ 5%。

IX. 肺栓塞（pulmonary embolism，PE）

A. 诊断　PE 的鉴别诊断较多（表 9-16），且临床表现通常没有特异性（表 9-17）。

　　1. 经胸腔超声心动图　可以帮助识别右心室压力超负荷以及心肌梗死、主动脉夹层和心脏压塞，这些都可能表现与肺栓塞相似。超声心动图可能表现为急性右心房、右心室增大、肺动脉高压偶尔甚至可发现肺动脉内的栓子。

　　2. 实验室检查　D-dimer 阳性结果提示有可能发生 PE。D-dimer 阴性则有力证明不存在肺栓塞（阴性预测值＞99%）。肌钙蛋白水

表 9-16　肺栓塞的鉴别诊断	
心肌梗死	胸膜炎
心包炎	胸部带状疱疹
充血性心力衰竭	焦虑 / 过度换气综合征
慢性阻塞性肺疾病	胸主动脉夹层
肺炎	肋骨骨折
气胸	

表 9-17　肺栓塞的症状和体征	
体征 / 症状	发生率（%）
急性呼吸困难	75
呼吸急促（＞ 20 次 / 分）	70
胸膜炎性胸痛	65
湿啰音	50
干咳	40
心动过速（＞ 100 次 / 分）	30
肺动脉区第二心音亢进	25
咯血	15
发热（38 ～ 39℃）	10
霍曼斯（Homans）征	5

平可能因为急性右心室过度使用造成心肌细胞破坏而升高。

3. 影像学　螺旋 CT 扫描可以诊断急性、慢性 PE，在很多医疗中心已经取代了通气-灌注扫描。肺动脉造影是诊断 PE 的金标准，通常在其他检测无法得出结论的情况下使用。肺通气-灌注扫描和下肢静脉超声是其他辅助诊断深静脉血栓和（或）PE 的非有创性试验。

B. 急性 PE 的治疗

1. 抗凝　对临床上高度可疑 PE 的患者应立即给予静脉注射普

通肝素（5000～10 000单位）然后持续静脉输注肝素。也可以替换为皮下注射低分子肝素。长期抗凝通常使用华法林，维持国际标准化比率在2.0～3.0。

2. 下腔静脉滤网置入　对于不能进行抗凝以及抗凝治疗时严重出血，或尽管进行抗凝仍复发PE的患者可以考虑下腔静脉滤网置入。

3. 溶栓治疗　血流动力学不稳定或严重低氧血症时应考虑溶栓治疗。可能需要正性肌力药、肺血管扩张剂、气管插管和机械通气以及镇痛药物。

4. 血流动力学支持　需要使用强心药或血管收缩药来治疗低血压。肺血管舒张要可用来控制肺动脉高压。

5. 手术取栓　对于大面积PE、药物治疗反应不佳且不能接受溶栓治疗的患者应考虑手术取栓。

C. 麻醉管理　手术治疗威胁生命的PE时，麻醉管理的目标为支持重要脏器功能、减少心肌抑制。监测有创动脉压和心脏充盈压是很有必要的。还需要强心支持。磷酸二酯酶抑制剂氨力农和米力农增加心肌收缩力的同时还能很好地扩张肺动脉。麻醉诱导和维持必须避免加重动脉低氧血症、全身低血压和肺动脉高压。外科医生通过主肺动脉切口进行吸引时，实施正压通气，有助于肺动脉远端栓子的移除。

X. 脂肪栓塞

脂肪栓塞的症状通常出现在长骨特别是股骨和胫骨骨折12～72 h（神志清醒期）内。三联征包括低氧血症、精神错乱和皮肤瘀斑，特别是颈部、肩部和胸壁皮肤瘀斑，在股骨和胫骨骨折的患者出现上述三联征应怀疑出现脂肪栓塞。治疗包括急性呼吸窘迫综合征的治疗以及长骨骨折的固定。高危患者预防使用皮质激素可能有用，但皮质激素的疗效还没有被证实。

XI. 肺移植

A. 适应证（表 9-18） 肺移植术式包括单肺移植、双肺移植、心肺移植以及活体肺叶移植。

B. 麻醉管理

1. 术前评估 吸烟者在移植手术前应戒烟 6 ～ 12 个月。应评估全肺切除前钳夹肺动脉后造成急性肺血管阻力增加时右心室维持足够每搏量的能力。还需要评估氧依赖、类固醇使用、血液学和生化分析、肺功能以及其他主要器官功能。

2. 术中及术后管理（表 9-19）

3. 肺移植的生理效应（表 9-20）

4. 肺移植的并发症（表 9-21）

C. 肺移植受体的麻醉 应关注：①移植肺的功能；②移植肺排斥或感染的可能；③免疫抑制治疗对其他器官的影响以及其他器官功能障碍对移植肺的影响；④原肺疾病；⑤手术操作计划及可能对肺脏

表 9-18 肺移植的适应证	
1. 慢性阻塞性肺疾病	4. 原发性肺动脉高压
2. 肺囊性纤维化	5. 支气管扩张症
3. 特发性肺纤维化	6. 艾森门格综合征

Adapted from Singh H, Bossard RF: Perioperative anaesthetic considerations for patients undergoing lung transplantation. Can J Anaesth. 1997；44：284-299.

表 9-19 肺移植的麻醉及术后管理
严格执行无菌操作
置入肺动脉导管
避免应用引起组胺释放的药物
插入双腔支气管导管
单肺通气可能引起动脉低氧血症（如出现可使用 PEEP 治疗）
钳夹肺动脉可能引起肺动脉高压（输注前列环素、心肺转流）
可能发生支气管痉挛
维持术后通气支持：因咳嗽反射消失，患者易患肺炎
死亡的主要原因是支气管裂开或继发于感染或排斥的呼吸衰竭

表 9-20　肺移植的生理效应	
3～6 个月内肺功能显著改善	肺去神经支配
动脉血氧正常化	● 咳嗽反射消失
肺血管阻力和压力正常化	● 黏膜纤毛清除受损
心输出量增加	● 二氧化碳的通气效应降低
运动耐量提高	

表 9-21　肺移植的并发症	
肺水肿	感染
支气管吻合口裂开	急性排斥反应（多数出现在 100 天内）
吻合口狭窄	慢性排斥反应（闭塞性细支气管炎）

的影响。

1. 术前评估　如果怀疑排斥或感染，应推迟择期手术。应注意免疫抑制药物的副作用。很多患者会出现环孢素相关的高血压和肾衰竭。

a. 慢性排斥。FEV_1、肺活量、肺总容量降低，动脉血气出现肺泡-动脉氧梯度增加，但二氧化碳潴留少见。

b. 术前药。如果肺功能允许，可以使用术前药。移植术后早期，高碳酸血症很常见，对阿片类药物敏感性也增加。可能需要补充皮质激素。这些患者应该预防性应用抗生素，在置入血管内导管时要求严格的无菌技术。常见支气管高反应性和支气管收缩。对重复吸入二氧化碳的反应是正常的。

2. 术中评估　因为咳嗽反射减弱及容易出现支气管收缩，肺部感染的风险增加，在任何可能的时候都推荐选择局部麻醉。需充分强调在这一高危人群中无菌技术的重要性。对于肺移植术后的患者，区域阻滞前预先给予液体负荷很危险，因为移植肺的淋巴回流中断，会造成间质液体增加。

a. 经食道超声心动图。有助于监测全身麻醉下患者的容量状态和心功能。

b. 麻醉药物选择。迅速恢复充足呼吸功能并尽早拔管是一项重要的目标。可很好地耐受挥发性麻醉药。免疫抑制药物可能与神经肌肉阻滞药相互作用，而且免疫抑制药物对肾功能造成的影响可能延长某些肌肉松弛药的作用时间。应该常规用药物拮抗非去极化神经肌肉阻滞药的作用，因为即使很少量的残留无力也会损害这些患者的通气功能。

　　c. 气管内插管。放置气管内插管时，气囊的最佳位置是恰好越过声带，将损伤气管吻合口的危险性降到最低。如果外科手术操作需要双腔气管插管，则最好将导管的支气管部分置入原肺的主支气管内，以避免接触气管吻合口。

第 10 章

影响脑的疾病

俞怡平 译 高岚 审校

患者合并的神经系统疾病对麻醉药物、技术、监测的选择都有着重要的影响。脑保护及复苏的概念对这些患者尤为重要。

I. 脑血流量、血容量和代谢

脑血流量（cerebral blood flow，CBF）受以下因素影响：脑代谢率（cerebral metabolic rate，CMR）、脑灌注压（cerebral perfusion pressure，CPP）[即，脑平均动脉压（cerebral mean arterial pressure，CMAP）减去颅内压（intracranial pressure，ICP）]、动脉 CO_2（$PaCO_2$）及动脉 O_2（PaO_2）分压，各种药物和颅内病变。脑血流量正常情况下是有自我调节能力的，即在一个给定的灌注压范围内保持恒定。脑灌注压范围为 50 ～ 150 mmHg 时，脑血流量通常是 50 ml/（100 g 脑组织·min）。

A. 脑代谢率 大脑的耗氧率（$CMRO_2$ 或 CMR）是 3.0 ～ 3.8 ml 氧气 /（100 g 脑组织·min）。$CMRO_2$ 随温度降低和一些麻醉药的应用而降低；随着温度升高和癫痫发作而增加。

B. 脑血容量（cerebral blood volume，CBV） 颅内容积和压力受 CBV 影响，而不是直接受 CBF 影响。血管扩张性麻醉药和高碳酸血症可使得 CBF 和 CBV 平行增加。中度低血压可能降低 CBF，但由于血管扩张使得 CBV 增加。部分脑动脉闭塞可能减少区域 CBF，但因为代偿性血管扩张，闭塞远端 CBV 增加。

C. 动脉二氧化碳分压（$PaCO_2$）　$PaCO_2$ 的变化通过影响脑血管的扩张和收缩从而引起 CBF 的相应变化（图 10-1）。$PaCO_2$ 每增加 1 mmHg，CBF 每分钟就增加 1 ml/100 g 脑组织。当 $PaCO_2$ 急剧下降至 20 mmHg 时，CBF 将降低近 50%。血管收缩性麻醉药削弱了 $PaCO_2$ 对 CBV 的影响。

D. 动脉氧分压（PaO_2）　PaO_2 降低并不影响 CBF，除非达到 50 mmHg 的阈值（图 10-1）。动脉氧分压低于 50 mmHg 时，脑血管急剧扩张，CBF 增加。动脉低氧血症和高碳酸血症发挥协同作用（CBF 的增加量超过任何单一因素所产生的效应）。

E. 脑灌注压和大脑的自身调节　大脑在脑灌注压变化的情况下仍可维持脑血流量稳定的能力称为自身调节（图 10-1）。自身调节是血管的主动反应（血压升高时动脉收缩，血压下降时动脉扩张）。对于血压正常的患者，自动调节的 CPP 低限大约是 50 mmHg。低于这个压力，脑血管达到最大程度的扩张；随着压力进一步降低，CBF 下降（血流量变为压力依赖性）。对于血压正常的患者，自身

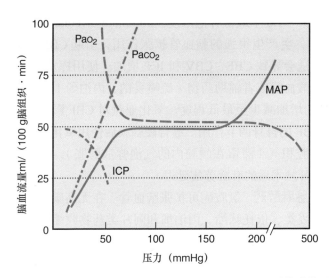

图 10-1　颅内压（intracranial pressure，ICP）、PaO_2、$PaCO_2$ 和平均动脉压（mean arterial pressure，MAP）对脑血流量的影响

调节的高限大约是平均动脉压 150 mmHg。高于这个压力，脑血管达到最大程度收缩；如果压力进一步升高，CBF 增加（压力决定流量）。慢性（非急性）高血压患者的 CBF 自身调节曲线向右移（即自身调节的高限和低限都升高）。慢性高血压患者对全身血压下降的耐受性下降（比起血压正常的对照组，高血压患者出现脑卒中、脑缺血时的血压可更高）。抗高血压治疗后自身调节能力可得到改善。其他可能导致自身调节能力丧失或受损的因素包括颅内肿瘤、头部外伤和使用挥发性麻醉药。

F. 静脉压　静脉压对 CPP、CBF 影响很小，但是可能对 CBV 影响很大。ICP 必须高于中心静脉压（central venous pressure，CVP），血液才能持续流出颅腔。ICP 保持稳定时，CVP 增加会导致 CBV 增加。颅内静脉压升高的其他原因包括静脉窦血栓形成、颈静脉受压（颈部过屈或旋转）以及上腔静脉综合征。

G. 麻醉药物

1. 麻醉气体　$CMRO_2$ 的变化通常引起 CBF 的相应变化（CBF/$CMRO_2$ 偶联）。尽管挥发性麻醉药伴随着 $CMRO_2$ 的下降，但是浓度大于 0.6 ～ 1.0 个最低肺泡浓度（minimum alveolar concentration，MAC）时，会产生很强的脑血管扩张作用，引起 CBF 呈剂量依赖性增加。这会导致 CBF、CBV 和 ICP 增加。使用挥发性麻醉药时，动脉低碳酸血症或者辅助药物（硫喷妥钠、丙泊酚）的缩血管作用使 CBV 的增加减少至最低程度。氧化亚氮对 CBF 影响很小，并且不影响 CBF 的自身调节作用。缝合硬脑膜后使用氧化亚氮可能导致张力性颅腔积气（滞留在颅腔内的气泡弥散膨胀），这种颅腔积气可表现为开颅术后的麻醉苏醒延迟。

2. 静脉麻醉药　氯胺酮可扩张脑血管。在无高碳酸血症的情况下，巴比妥类、依托咪酯、丙泊酚和阿片类药物收缩脑血管，并且降低 CBV 和 ICP。非去极化神经肌肉阻滞剂并不显著改变 ICP，但是可以预防因体动或咳嗽引起的 ICP 急剧升高。ICP 升高时，琥珀胆碱通过增加肌肉传入活动及大脑兴奋性，可进一步升高 ICP，与可见到的肌颤无关。

Ⅱ. 颅内高压

颅内压（intracranial pressure，ICP）即硬膜和颅腔内的压力。正常颅内总容量大约为 1200 ～ 1500 ml，正常 ICP 通常是 5 ～ 15 mmHg。为避免 ICP 升高，颅内任何一种组分（脑组织、脑脊液、血流）容积的增加必须通过降低其他组分的容积来抵消。正常情况下，这些变化能很好地代偿，但在某些情况下，颅内组分的微小改变可导致 ICP 的巨大变化（图 10-2）。体内平衡机制通过增高 MAP 来克服增高的 ICP；当这种机制失效时，CPP 下降并最终导致大脑缺血。

A. 脑脊液（cerebrospinal fluid，CSF）　CSF 由脉络丛细胞分泌，经超滤作用产生，经由血脑屏障进行水分、电解质和其他物质的交换。成人 CSF 的生成速度恒定，约为 500 ～ 600 ml/d。CSF 经位于硬脑膜边缘的静脉窦和鼻窦内的蛛网膜颗粒吸收。颅腔被脑膜屏障分隔成不同腔隙，脑内某一区域内容物增加可以导致局部 ICP 增

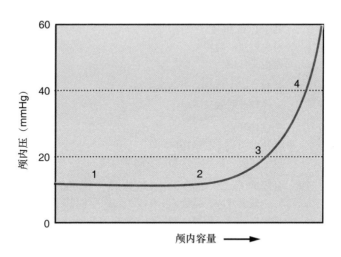

图 10-2　颅内弹性曲线描述了脑容量增加对颅内压（ICP）的影响。由于脑脊液从颅内转移至脊椎蛛网膜下腔，颅内容量从 1 增加到 2 时 ICP 并不增加。颅内容量处于曲线的上升部分时（点 3），患者不能代偿容量的增加，ICP 开始增加，并且很可能出现相关的临床症状。在此点（点 3）颅内容量的额外增加（麻醉药诱导的脑血容量增加）可导致 ICP 陡然上升（点 4）

加，该内容物向另一腔隙膨出形成脑疝也是有可能的。这种疝可能导致脑局部功能受损。

B. 体征和症状 颅内压升高的体征和症状包括头痛、恶心、呕吐和视神经乳头水肿，也可能观察到意识水平下降甚至昏迷。急性 ICP 增高不像慢性 ICP 增高一样容易耐受。

C. 颅内压升高的诊断 根据症状、体征、影像学证据（肿物、血肿、中线移位）以及直接测量 ICP 可诊断颅内压升高。

D. 监测 ICP 硬膜下腔可放置压力传感器（即硬脑膜下螺栓），大脑实质或脑室亦可放置（脑室引流术）。脑室引流也可用于抽取 CSF，从而分析 CSF 并调控颅内压。腰椎 CSF 引流也可达到此目的，但在某些临床情况下（如肿瘤），腰椎 CSF 引流存在引起扁桃体疝的风险。

E. 降低 ICP 的方法（表 10-1）

表 10-1　降低 ICP 的方法	
头位	高于心脏 30 度 避免过屈或旋转 避免头低位
过度通气	控制 $PaCO_2$ 在 $30 \sim 35$ mmHg $6 \sim 12$ h 后效应减弱
CSF 引流	脑室切开术 经腰椎引流（有脑疝风险） 脑室腹腔、脑室心房和脑室胸腔分流
应用高渗药物	甘露醇（$0.25 \sim 0.5$ g/kg，输注 $15 \sim 30$ min 以上，$1 \sim 2$ h 达最大效应，持续 6 h 有效）；渗透性利尿药 如果血脑屏障破坏，则有脑水肿风险
袢利尿剂	呋塞米；对血容量增加的患者有效，如充血性心力衰竭患者
糖皮质激素	对闭合性脑损伤无效；可能增加血糖浓度，对脑缺血患者有害
巴比妥类和丙泊酚	对急性脑损伤非常有效

F. 颅内压升高的具体原因（表 10-2）

表 10-2　ICP 升高原因	
颅内肿瘤	占位效应，与肿瘤大小相关 相关水肿 CSF 流出梗阻（第三脑室肿瘤）
颅内血肿	类似颅内肿瘤 血液影响 CSF 重吸收
感染（脑膜炎及脑炎）	水肿 CSF 重吸收受阻
中脑导水管狭窄（连接第三和第四脑室）	梗阻性脑积水的常见原因 脑室分流术治疗
良性颅内压增高（假性脑瘤）	无确定性原因；ICP ≤ 20 mmHg，CSF 成分正常，知觉正常 症状是头痛和双侧视力障碍 治疗：放出 20 ～ 40 ml 脑脊液，应用乙酰唑胺减少脑脊液形成，分流手术（很少采用）
正常压力脑积水	三联征：痴呆、步态变化及尿失禁 脑脊液重吸收受损 腰穿示 CSF 压力正常或降低；CT 或 MRI 示脑室扩大 治疗是通过分流对脑脊液进行引流

III. 颅内肿瘤

　　颅内肿瘤可分为原发性（起源于脑组织或其被膜）和转移性。幕上肿瘤多见于成年人，通常表现为头痛、癫痫发作或新发的神经功能损伤。幕下肿瘤多见于儿童，通常表现为梗阻性脑积水和共济失调。

A. 肿瘤类型

1. 星形胶质细胞瘤

a. 分化良好（低级别）的胶质瘤 通常见于年轻人，表现为新发癫痫。低级别胶质瘤采取手术或放射治疗通常能够使患者获得无症状长期生存。

b. 毛细胞型星形胶质细胞瘤 见于儿童和年轻人。起源于小脑、大脑半球、下丘脑或视觉通路（视神经胶质瘤），表现为对比度增强、界限分明的病变，病变周围无水肿或水肿轻微。如果局部情况允许手术切除，则预后很好。

c. 间变型星形胶质细胞瘤 分化程度低，影像学上显示为对比度增强的病灶（由于血脑屏障的破坏），通常演变为多形性胶质母细胞瘤。治疗采取手术切除、放疗或化疗。预后介于低级别胶质瘤和多形性胶质母细胞瘤之间。

d. 多形性胶质母细胞瘤（Ⅳ级胶质瘤） 由于中央坏死和周围水肿，病变经常表现为环形增强。治疗通常包括减瘤手术联合放化疗，治疗的目的在于姑息而非治愈。预期寿命通常在数周。

2. 少突胶质细胞瘤 起源于中枢神经系统产生髓鞘的细胞。癫痫症状往往比发现肿瘤早许多年。初始治疗包括手术切除。

3. 室管膜瘤 起源于脑室和脊髓中央管内层细胞。症状和体征包括梗阻性脑积水、头痛、恶心、呕吐和共济失调。治疗方法包括手术切除和放疗。

4. 原始神经外胚层肿瘤 原始神经外胚层肿瘤是一类多样化的肿瘤，包括视网膜母细胞瘤、髓母细胞瘤、松果体母细胞瘤和神经母细胞瘤。髓母细胞瘤（最常见的小儿原发恶性脑瘤）的表现类似室管膜瘤。治疗方法是手术切除联合放疗。如果磁共振成像（MRI）未见肿瘤，脑脊液内也未发现肿瘤细胞，则该类患儿的预后非常好。

5. 脑膜瘤 脑膜瘤起源于蛛网膜帽细胞（而不是硬脑膜），通常为良性肿瘤、生长缓慢、界限清楚。手术切除是主要治疗方法。通常预后良好。恶性脑膜瘤很少见。

6. 垂体瘤 常起源于垂体前叶细胞，若伴发甲状旁腺肿瘤和胰岛细胞肿瘤，就是多发性内分泌腺瘤病（multiple endocrine neoplasia，MEN）Ⅰ型的一部分。功能性或非功能性肿瘤均可能造成全垂体功能减退。肿瘤可以侵入海绵窦或颈内动脉或压迫各种颅神经，引起一系列症状。

a. 功能性肿瘤（如分泌激素的肿瘤）　常见症状为肿瘤分泌的激素引起内分泌紊乱。诊断时肿瘤通常较小（直径 < 1 cm 即微腺瘤）。

b. 非功能性肿瘤　诊断时直径通常大于 1 cm（大腺瘤），症状与肿瘤大小相关（头痛、视交叉受压引起视觉改变）。

c. 垂体卒中　是一组症候群（突发头痛、视力改变、眼肌麻痹及精神状态改变），继发于肿瘤内出血、坏死或梗死。

d. 治疗　取决于肿瘤的类型。泌乳素瘤往往首先采用溴隐亭治疗。经蝶窦或开颅手术切除通常可治愈。

7. 听神经瘤　通常是一种良性神经鞘瘤，累及内耳道第Ⅷ对脑神经前庭部分。双侧肿瘤提示可能是Ⅱ型神经纤维瘤病的一部分。

a. 症状　包括听力丧失、耳鸣和丧失平衡。较大的肿瘤可引起脑神经压迫（通常是面神经，即第Ⅶ对脑神经）和脑干压迫相关症状。

b. 治疗　采取手术切除（联合或不联合放疗）。术中通常应用肌电图或脑干听觉诱发电位来监测脑神经。

c. 预后　预后通常良好，但肿瘤复发的情况并不少见。

8. 中枢神经系统淋巴瘤　是一种罕见的肿瘤，可以是脑原发肿瘤，也被称为小胶质瘤，或是全身淋巴瘤转移而来。它可能和系统性红斑狼疮、干燥综合征、类风湿性关节炎、免疫抑制状态和 EB 病毒感染相关。

a. 症状　取决于肿瘤的部位。

b. 诊断　依据影像学和活检。在得到病理结果之前不应进行激素治疗，因为活检之前给予激素治疗可能引起激素相关的肿瘤溶解，导致用于诊断的组织样本量不足。

c. 治疗　化疗（包括脑室内给药）和全脑放疗。

d. 预后　预后差。

9.脑转移瘤 大部分来源于肺或乳腺。恶性黑色素瘤、肾上腺瘤和结肠癌也可能转移至大脑。如果颅内病灶超过一处，脑转移瘤的可能性比较大。

B.肿瘤切除的麻醉管理（表10-3） 目标是维持正常脑组织充足的CPP和氧供，优化手术条件以便于手术切除，确保患者从麻醉中快速苏醒以便于进行神经功能评估，以及术中放置电生理监测。

1.坐位和静脉空气栓塞 由于坐位时手术暴露充分、大脑静脉和CSF引流增加，故经常用于后颅窝探查。但这些优势被全身血压

表 10-3	脑肿瘤切除术的麻醉注意事项
术前	确定是否存在 ICP 增加的征象（恶心、呕吐、意识改变、瞳孔散大、瞳孔反应减弱、视乳头水肿、心动过缓、高血压、呼吸紊乱、CT 或 MRI 显示中线移位） 镇静可能掩盖神经功能缺损或造成通气不足、高碳酸血症及 ICP 进一步升高
诱导	硫喷妥钠、依托咪酯及丙泊酚（快速失去意识而不增加 ICP） 非去极化肌松药（琥珀胆碱可导致 ICP 一过性升高） 过度机械通气（避免高碳酸血症）
喉镜、安放头架及切皮	喉镜置入时确保足够的麻醉深度（避免增加 CBF、CBV 及 ICP） 静脉注射利多卡因（1.5 mg/kg），强力短效阿片类药物以减轻反应
麻醉维持	$PaCO_2$ 维持在 35 mmHg 左右 慎重使用呼气末正压（PEEP） 氧化亚氮的使用是有争议的，可能加重空气栓塞，造成关颅后张力性颅腔积气 血管扩张药可能增加 CBV 及 ICP，最好在打开硬脑膜之后再使用 预防患者体动；使用肌松药很常见
液体治疗	避免低渗溶液 目标是维持正常血容量 用浓缩红细胞或胶体液纠正失血 使用含糖液需谨慎（高血糖加重神经元损伤）

表 10-3	脑肿瘤切除术的麻醉注意事项（续）
监测	动脉导管用于监测血压、测定血气和其他血样采集
	二氧化碳波形图可以监测 ETCO$_2$，空气栓塞
	持续监测 ICP 并非常规，但非常有用
	留置尿管
	中心静脉导管用于坐位开颅术（抽吸空气）
	经食管超声心动图可帮助发现空气栓塞
	肺动脉导管可用于有心脏适应证患者的监测
	周围神经刺激器：置于无麻痹或瘫痪的肢体
	ECG 监测：改变可反映 ICP 增加或手术牵拉脑干
术后	降低气管内导管在苏醒时的刺激反应（麻醉药，利多卡因 0.5 ～ 1.5 mg/kg IV）
	苏醒延迟可能由麻醉药物、低温、残余神经肌肉阻滞、脑缺血、血肿或张力性颅腔积气引起

下降、心输出量降低以及静脉空气栓塞的潜在危险所抵消。空气通常经过颅骨切缘进入静脉。大量静脉空气栓塞导致死亡，是因为气栓堵塞引起右心输出量骤降。空气栓塞阻碍右心室的血液流向肺动脉。也有可能发生反常空气栓塞（气栓通过未闭卵圆孔或其他心肺分流进入体循环）。因此，存在右向左心内分流是坐位手术的相对禁忌证。当有发生静脉空气栓塞的可能性时，术前可放置右心房导管（用于抽吸空气），但此举不是必需的。

    a. 空气栓塞的检测（表 10-4）

    b. 空气栓塞的治疗（表 10-5）

IV. 植物人脑功能相关障碍

A. 昏迷　　昏迷是由影响中枢神经系统的药物、疾病或损伤造成的一种深度无意识状态。昏迷的原因包括结构性病变（肿瘤、卒中、脓肿、颅内出血）或弥散性疾病（低体温、低血糖、肝性脑病或尿毒症脑病、癫痫发作后状态、脑炎、药物作用）。最常用的评估昏迷严重程度的方法是 Glasgow 昏迷评分（表 10-6）。

表 10-4　静脉空气栓塞的检测

针对右心结构的多普勒探头	非常敏感 可能能发现临床上微小的栓子 不能量化气体栓子
经食管超声心动图	发现并且量化空气栓子 评估心功能
$ETCO_2$	突然下降可能意味着空气栓子造成肺泡无效腔增加或心脏损害
呼气末氮浓度降低	先于 $ETCO_2$ 的改变或肺动脉压力的增加
临床表现	低血压、心动过速、心律失常及发绀（晚期体征） 喘息反射（早期体征） 磨轮样杂音

表 10-5　空气栓塞的治疗

外科医师

1. 应该用液体冲洗手术部位
2. 使用封堵材料堵塞骨缘
3. 查找空气进入的其他来源

麻醉医师

1. 抽吸右心房导管排空气体（多孔导管比单孔导管更好）
2. 停止使用氧化亚氮，纯氧通气
3. 使用 PEEP 或压迫颈静脉可能有效（增加手术部位的静脉回流压）
4. 提供血流动力学支持（拟交感神经药物）
5. 左侧卧位几乎是不可能的，不应首选
6. 高压氧治疗对严重静脉空气栓塞或反常空气栓塞可能有效（必须在 8 h 之内进行才有效）

1. 初步处理　开放气道，保证充分氧供，给予通气和循环支持。

2. 确定昏迷的原因

a. 生命体征　生命体征可能提示病因，如低体温。

b. 呼吸模式　呼吸模式也可以帮助诊断。不规则的呼吸模式可

表 10-6　Glasgow 昏迷评分

反应	分数
睁眼反应	
自然睁眼	4
呼唤睁眼	3
刺痛睁眼	2
无反应	1
运动反应	
按指令动作	6
对疼痛刺激有定位动作	5
对疼痛刺激有肢体回缩	4
肢体屈曲	3
肢体过伸	2
无反应	1
言语反应	
交流有条理，定向正常	5
可应答，但答非所问	4
言辞不当，含混不清	3
唯有声叹	2
无反应	1

能反映中枢神经系统某个特定位置的异常（表 10-7）。

　　c. 神经系统检查

　　i. 瞳孔反射：间脑或丘脑结构受压导致瞳孔缩小（2 mm），但是瞳孔尚有对光反应；瞳孔中等大小（5 mm）且无对光反应时提示中脑受压；固定散大的瞳孔（＞7 mm），通常提示由抗胆碱药或拟交感药物中毒引起的动眼神经受压（脑疝）。针尖样瞳孔（1 mm）可能提示阿片类或有机磷农药中毒，局灶脑桥病变或神经梅毒。

　　ii. 眼外肌功能：通过评估动眼神经、滑车神经和展神经（脑神经Ⅲ、Ⅳ和Ⅵ）功能来检测脑干功能。

　　（a）被动头部旋转：脑干功能正常的昏迷患者被动头部旋转（头眼反射或 doll's eyes maneuver）会出现完整的水平眼球共轭运动。

表 10-7 异常呼吸模式		
运动失调（Biot 呼吸）	呼吸不规律，频率和潮气量不断变化	延髓
长吸式呼吸	吸气过程中喘气并且吸气间歇延长	脑桥
潮式呼吸	周期性渐强-渐弱潮气量模式，伴呼吸暂停	大脑半球、充血性心力衰竭
中枢神经性过度通气	显著过度通气	脑血栓或栓塞
过度通气后呼吸暂停	随 $PaCO_2$ 中度降低，清醒状态下呼吸暂停	额叶

（b）冷水冲洗：如果脑干功能完整，用冷水冲洗鼓膜（眼前庭反射或冷热量试验）会导致眼球向冷水冲洗侧强直的共轭运动。单侧动眼神经或中脑受损会导致同侧不能内收但对侧外展正常。完全无反应可能预示脑桥损伤或弥漫性疾病。

iii. 对疼痛刺激引起的运动反应：评估患者对疼痛刺激引起的运动反应可以帮助定位昏迷的原因。间脑水平以上轻度至中度弥漫性脑功能障碍的患者对疼痛刺激会产生有目的或不完全目的的运动。单侧反应可能提示单侧病变（如卒中或肿瘤）。

（a）去皮质反应（屈肘、肩部内收、膝盖和踝部伸展）：通常表明间脑功能障碍。

（b）去大脑反应（伸肘、前臂内旋及腿部伸展）：通常提示更严重的脑功能障碍。脑桥或延髓病变的患者通常对疼痛刺激无反应。

iv. 实验室检查和其他试验：实验室检查应该包括血液电解质和血糖，用以评估葡萄糖和钠是否有异常。肝、肾功能检查用于评估肝性脑病或尿毒症脑病。药物和毒物筛查用于检测外源性毒物。全血细胞计数和凝血检查可能提示颅内出血（如血小板减少症或凝血疾病）。CT 或 MRI 能够提示结构性原因（如肿瘤或卒中）。如果怀疑脑膜炎或蛛网膜下腔出血（subarachnoid hemorrhage，SAH）可以进行腰椎穿刺。

ⅴ.麻醉管理：为解决昏迷的原因（如颅内血肿钻孔引流），或对昏迷状态相关的损伤进行治疗，患者可能需要到手术室。目标是建立气道、保证充足的脑灌注和氧供以及优化手术条件。有指征进行 ICP 监测和动脉置管，用于监测血压和采集血样。应当避免使用增加 ICP 的麻醉药（氟烷及氯胺酮），可以予其他低浓度（＜1 mAC）的强效吸入麻醉药，也可以用收缩脑血管的静脉麻醉药。最好避免使用琥珀胆碱，因为可能短暂地增加 ICP。

B. 脑死亡

1. 标准（表 10-8）

2. 器官捐献的麻醉管理（表 10-9）

Ⅴ. 脑血管疾病

卒中是由缺血（88%）或出血（12%）导致的突发性神经损害（表 10-10）。缺血性卒中通过受损大脑的面积和病因机制进行描述。出血性卒中分为脑内出血（15%）或蛛网膜下腔出血（85%）。

A. 脑血管解剖 颈内动脉和椎动脉相连形成 Willis 环，为大脑供血（图 10-3）。来源于颈动脉的血管形成前循环，供应额叶、顶叶和外侧颞叶、基底神经节以及大部分内囊。接受椎-基底系统供血

表 10-8 脑死亡诊断标准

排除昏迷的各种可逆性原因

无自发运动（脊髓反射可能完整）

脑神经反射和功能丧失

静脉注射阿托品 0.04 mg/kg 后心率增加不超过 5 次 /min（迷走神经核功能丧失）

呼吸暂停试验结果（呼吸控制核功能丧失）：开始试验时 $PaCO_2$ 40±5 mmHg，动脉 pH 7.35～7.4，患者接受 100% 氧气通气超过 10 min，然后中断通气 10 min，再继续气管内吹入 100% 氧气。分别在 5 min 和 10 min 行动脉血气检查（为确认 $PaCO_2 \geq 60$ mmHg）。如果没有呼吸运动，被认为是确诊试验

脑电图示平直等电位

证实脑内无血流

表 10-9　脑死亡器官捐赠的麻醉处理

低血压（可能由药物、第三间隙丢失及尿崩症导致）	提供积极的液体复苏 避免容量过多（肺水肿、心力衰竭及肝淤血） 如果有可能，应避免使用缩血管药物 正性肌力药（多巴酚丁胺及多巴胺）是一线药物治疗
心电图变化	监测电解质异常 监测 ICP 增加 评估心脏损伤情况（如果是外伤导致的死亡） 如果需要，考虑予抗心律失常药和心脏起搏
低氧血症	目标是血氧和二氧化碳正常 避免过度 PEEP 治疗贫血和凝血疾病
尿崩症	予低渗溶液进行液体支持 如果病情严重，予血管加压素（0.4～0.1 U/h，IV）或去氨加压素（0.3 μg/kg，IV） 血管加压素因为有收缩血管的作用可引起器官缺血，所以应小量使用
体温调节	体温变化不定很常见
100 定律	收缩压≥ 100 mmHg，尿量≥ 100 ml/h，PaO_2 ≥ 100 mmHg，血红蛋白≥ 100 g/L

的血管形成后循环，主要供应脑干、枕叶、小脑、颞叶中部以及大部分丘脑。Willis 环远端的特定动脉阻塞可引起相应临床神经障碍（表 10-11）。

B. 急性卒中

1. 临床表现　患者突然表现出神经功能障碍的症状和体征，持续几分钟到几小时，很有可能是发生了卒中。短暂性脑缺血发作（transient ischemic attack，TIA）是突发性血管相关的局灶性神经损害，24 h 内缓解，并且预示可能即将发生缺血性卒中。卒中是医疗急症。如果血栓形成是卒中的原因，预后取决于症状出现到溶栓治疗的时间。

表 10-10　卒中亚型的特点

参数	全身低灌注	栓塞	血栓形成	蛛网膜下腔出血	脑内出血
危险因素	低血压 出血 心脏停搏	吸烟 缺血性心脏病 周围血管病 糖尿病 白人男性	吸烟 缺血性心脏病 周围血管病 糖尿病 白人男性	经常没有危险因素 高血压 凝血疾病 药物 外伤	高血压 凝血疾病 药物 外伤
起病	与危险因素平行	突然起病	经常在 TIA 之后	突然起病，经常在劳累时	逐渐起病
症状和体征	苍白 出汗 低血压	头痛	头痛	头痛 呕吐 一过性意识丧失	头痛 呕吐 意识水平下降 癫痫发作
影像学	CT（低密度），MRI	CT（低密度），MRI	CT(低密度），MRI	CT（高密度），MRI	CT（高密度），MRI

Adapted from Caplan LR. Diagnosis and treatment of ischemic stroke. JAMA. 1991；266:2413-2418

2. 危险因素　包括高血压病、吸烟、高脂血症、糖尿病、过度饮酒以及血浆同型半胱氨酸浓度增加。

3. 诊断　非增强 CT 成像可区别急性颅内出血和缺血（缺血和出血治疗上不同）。传统血管造影对诊断堵塞性动脉疾病非常有用。其他检查包括磁共振血管造影和经颅多普勒超声。

a. 急性缺血性卒中　是由栓塞造成，栓子来源于心脏、大动脉粥样硬化血栓栓塞（通常来自颈动脉分叉）或小血管闭塞性疾病（腔隙性脑梗死）。超声心动图可用于评价患者心脏状态，寻找心脏或主动脉来源的栓子。

i. 急性缺血性卒中的处理　包括应用阿司匹林。如果在发病 3 h 内开始治疗，对满足特定适应证的患者可以静脉注射重组组织型纤

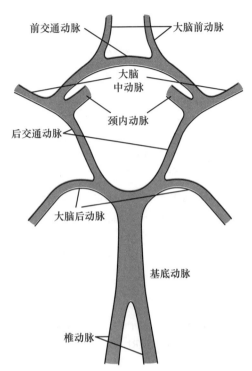

图 10-3 脑循环和 Willis 环。脑血流供应来自椎动脉（来源于锁骨下动脉）和颈内动脉（来源于颈总动脉）

表 10-11 脑血管闭塞综合征的临床表现

阻塞的动脉	临床表现
大脑前动脉	对侧下肢无力
大脑中动脉	对侧偏瘫和感觉减退（颜面和上肢多于下肢） 失语症（优势大脑半球） 对侧视野缺损
大脑后动脉	对侧视野缺损 对侧偏瘫
穿通动脉	对侧偏瘫 对侧感觉障碍
基底动脉	动眼神经受损和（或）共济失调，伴"交叉"感觉和运动受损
椎动脉	较低的颅神经受损和（或）共济失调，伴交叉感觉受损

Adapted from Morgenstern LB, Kasner SE. Cerebrovascular disorders. Sci Am Med. 2000：1-15

溶酶原激活物（tissue plasminogen activator, tPA）。在卒中的极早期，直接向闭塞动脉内输注溶栓药物（尿激酶原或 tPA）也是一种选择。支持治疗包括气道管理、吸氧、通气以及控制血压、血糖和维持体温。

（a）血压控制　高血压很常见。快速降低血压会损害 CBF 和加重缺血性损伤。为降低心肌做功和兴奋性，应维持血压低于 185/110 mmHg，可根据需要予药物降压（静脉注射小剂量拉贝洛尔）。在降低血液黏度，并不明显减少氧供时，可利用高容量血液稀释来增加 CBF。

（b）高血糖　推荐维持正常血糖浓度，根据需要使用胰岛素。尽量减少胃肠外葡萄糖给药。

（c）体温管理　无证据表明低体温对人体有益。同时应避免发热。

（d）深静脉血栓的预防　应早期开始预防措施。每 12 h 皮下注射 5 000 U 肝素是最常见的治疗方法。不能接受抗凝治疗的患者应采用气动加压袜预防血栓形成。

b. 急性出血性卒中　急性出血性卒中由脑内出血或蛛网膜下腔出血引起。

i. 脑内出血　脑内出血的致死率是缺血性卒中的 4 倍，同时根据临床标准很难区分脑内出血和缺血性卒中。诊断脑内出血需进行 CT 平扫检查。发病 4 h 内静脉注射重组活化凝血因子Ⅶ，可降低血肿体积并改善预后。脑室内出血可能导致脑脊液引流不畅。一旦出现脑水肿征象均应立即行脑室引流。意识下降的患者推荐采用 ICP 监测。对于血压的管理目前仍存在争议，因为 ICP 升高的患者往往 CPP 较低。合并原发高血压的患者，血压控制目标是保持 MAP 低于 130 mmHg。

ii. 蛛网膜下腔出血（subarachnoid hemorrhage，SAH）　自发性蛛网膜下腔出血最常见的原因是颅内动脉瘤破裂。动脉瘤破裂的危险因素包括动脉瘤的大小（> 25 mm）、高血压、吸烟、可卡因滥用、女性和口服避孕药。

（a）诊断　SAH 的诊断主要基于临床症状（例如"我一生中最

严重的头痛"等）和蛛网膜下腔出血的 CT 表现。突发畏光、颈强直、意识水平下降及局灶神经系统改变也提示 SAH 的发生。确诊并立即针对动脉瘤进行治疗可以降低疾病发病率和病死率。常用的 SAH 严重程度分级方法为 Hunt&Hess 分类和神经外科医师世界联盟分级系统（表 10-12）。这些分级系统有助于预测疾病的严重程度和预后，也有助于评估各种治疗方法的疗效。

（b）治疗　治疗包括利用普通血管造影或磁共振血管造影进

表 10-12　蛛网膜下腔出血的常见分级系统

Hunt&Hess 分类系统		
评分	神经系统表现	致死率
0	未破裂的动脉瘤	0%～2%
1	动脉瘤破裂伴轻度头痛，无神经系统功能缺损	2%～5%
2	中重度头痛，除脑神经麻痹外无其他神经系统功能缺损	5%～10%
3	嗜睡，意识不清，或轻度局部运动功能障碍	5%～10%
4	昏迷，严重偏瘫，早期去大脑表现	25%～30%
5	深昏迷，去大脑强直	40%～50%
神经外科医师世界联盟分级系统		
评分	GCS Glasgow 昏迷评分	是否出现严重局部神经功能缺损
0		完整、未破裂的动脉瘤
1	15	无
2	13～14	无
3	13～14	有
4	7～12	有或无
5	3～6	有或无

Adapted from Lam AM：Cerebral aneurysms：anesthetic considerations. In：Cottrell JE, Smith DS，eds. Anesthesia and Neurosurgery. 4th ed. St Louis：Mosby；2001

行动脉瘤定位，通过手术或血管内技术去除动脉瘤囊并保留血管主干。出血 72 h 内进行治疗的患者预后较好。支持治疗包括抗惊厥、控制血压和脑室引流。

（c）血管痉挛　血管痉挛的发生率及严重程度与 CT 显示的蛛网膜下腔出血量有关。血管痉挛通常发生于 SAH 后 3 ～ 15 天。如果出现血管痉挛应采用"3 H"疗法（高血压、高血容量和血液稀释）。尼莫地平（一种钙通道阻滞药）可以改善预后，具体方案为 SAH 后第一天开始给药并持续 21 天。

（d）麻醉管理　麻醉目标是减少动脉瘤破裂的风险，预防脑缺血，及便于外科显露（表 10-13）。

VI. 血管畸形

A. **动静脉畸形**（arteriovenous malformations，AVMs）　AVMs 是多个动静脉直接相连，之间没有毛细血管网的异常血管。临床上 AVMs 的破裂通常与急性或慢性高血压发作无关。尽管动静脉畸形大多是先天性的，但通常到成年时才表现为出血或新发癫痫（血流从正常脑组织盗取至低阻力 AVM 和既往出血后形成的神经胶质增生部位）。

　　1. 诊断　需通过 MRI 或血管造影。

　　2. 治疗　包括手术切除、高聚焦辐射（γ 刀）、血管造影引导下栓塞，或这些方法的联合治疗。

　　3. 预后　可以通过 Spetzler-Martin　AVM 分级系统进行评估（表 10-14）。

B. **静脉血管瘤**　静脉血管瘤是指可能引起出血或新发癫痫的静脉丛。

C. **海绵状血管瘤**　海绵状血管瘤是指由血管管路构成但无大滋养动脉或大静脉连接的良性病变，可能表现为新发癫痫，偶可表现为出血。治疗通常采用对引起症状的病变进行手术切除。

D. **毛细血管扩张症**　毛细血管扩张症表现为低流量、扩张的毛细血管，可能是中枢神经系统血管病变中了解最少的一类病变。该

表 10-13　颅内动脉瘤手术的麻醉处理

诱导	避免全身血压升高 在硬膜打开前避免 ICP 大幅度下降，从而避免动脉瘤外表 　面的填塞力下降 避免过度通气 若患者出现高 ICP 或血管痉挛（CPP 降低）则需避免全身 　血压下降
监测	动脉置管以监测血压及多次采血 测定 CVP 以监测中心容量 具备心脏指征的患者应行 PA 导管和（或）经食管超声心动 　图监测 脑电图和躯体感觉或运动诱发电位并不常规使用
诱导	静脉给予硫喷妥钠、丙泊酚或依托咪酯 给予非去极化肌松药
插管	静脉给予短效 β 受体阻滞药、利多卡因、丙泊酚、巴比妥 　类药物或短效阿片类药物可以减轻插管反应
静脉通路	为预防动脉瘤破裂引起大出血，应做好大容量液体灌注和 　血液复苏的准备
动脉瘤破裂的 处理	积极容量复苏 钳夹前施行控制性降压（例如：硝普钠），钳夹后恢复至正 　常或轻度升高的血压
维持	吸入麻醉药复合静脉麻醉药 钳闭过程中保持肌肉松弛 ICP 升高：过度通气，CSF 引流，利尿剂，及调整患者体位 　以充分暴露 避免静脉给予含糖溶液（高血糖会加重脑神经损伤） 若血管主干钳夹时间 > 10 min，给予巴比妥类药物可能具 　有保护作用
苏醒	给予拉贝洛尔或艾司洛尔控制血压 气道操作过程中给予利多卡因 尽早拔管 苏醒延迟可能提示血管痉挛或手术并发症

表 10-14　Spetzler-Martin 动静脉畸形评分系统

临床表现	评分
病灶大小	
小（＜3 cm）	1
中等（3～6 cm）	2
大（＞6 cm）	3
邻近大脑是否存在重要功能区 *	
无	0
有	1
静脉引流类型	
仅通过浅静脉	0
仅通过深静脉或同时通过深静脉和浅静脉	1

基于 Spetzler-Martin 动静脉畸形评分系统的手术转归

评分	患者无术后神经功能缺损的百分比
1	100
2	95
3	84
4	73
5	69

Adapted from Spetzler RF, Martin NA. A proposed grading system for arteriovenous malformations. J Neurosurg. 65：476；1986.

分别评分并相加作为最终评分。

* 大脑重要功能区指感觉、运动、语言或视觉功能区，以及下丘脑、丘脑、内囊、脑干小脑脚和深核

疾病出血风险低（除非病变位于脑干）。这些病变通常无法治疗。

E. 动静脉瘘（arteriovenous fistulas，AVFs）　AVFs 是指动静脉之间的直接连通，可能自发形成或由创伤引起。动静脉瘘通常发生在脑膜血管之间，或是海绵窦内颈动脉与静脉窦之间。通常表现为耳

鸣。治疗采用血管栓塞或手术结扎。确诊需通过磁共振血管造影或普通血管造影。

F. **麻醉管理**　手术切除低流量血管畸形（如静脉血管瘤和海绵状血管瘤）通常不会引起高流量血管病变（如 AVMs 和 AVFs）切除同样严重的术中或术后并发症。麻醉管理中需注意处理高 ICP，并谨慎控制血压（低血压可能导致低灌注区域缺血，而高血压可能增加破裂风险），否则可能加剧术中出血或导致颅内高压进一步恶化。由于存在术中大出血风险，因此建立通畅的静脉通路至关重要。全身麻醉诱导中保持血流动力学稳定至关重要。应使用非去极化肌松药。采用可抑制应激反应的技术来完成置入喉镜、上头架和切皮等操作。应避免使用低张或含糖液体。轻度过度通气（$PaCO_2$ 30 ~ 35 mmHg）有助于术野暴露，腰穿 CSF 引流也有助于降低颅内容量，改善术野暴露。利尿剂（如甘露醇和呋塞米），或是特殊病例中应用大剂量巴比妥类药物或丙泊酚，均可用于治疗脑水肿。

VII. Moyamoya 病

Moyamoya 病的特征是进行性颅内血管狭窄伴继发性吻合性毛细血管网形成。可能出现在头部外伤之后，或是与其他疾病（例如神经纤维瘤病、结节性硬化、肌纤维发育不良）相关。颅内动脉瘤发生率增加。症状可以是缺血性或出血性的。

A. **诊断**　诊断通常通过普通血管造影或磁共振血管造影确立。

B. **药物治疗**　通常采用血管扩张剂和抗凝药物联合治疗。

C. **手术治疗**　手术治疗包括颞浅动脉和大脑中动脉直接吻合（也被称为颅外-颅内搭桥）。

D. **预后**　即使积极治疗，预后仍不良。仅 58% 的患者恢复正常神经功能。

E. **麻醉管理**　术前评估应完整记录原有神经功能缺损。如有可能，抗凝药或抗血小板药物应停用，以避免术中出血。麻醉诱导和维持的目标是维持血流动力学稳定（低血压可能导致异常血管分布区域缺血，高血压可能导致出血性并发症）；避免引起大脑和周围血管收缩的因素（低碳酸血症和去氧肾上腺素），这类因素会降低滋养血管和容量血管的血流量；麻醉后快速苏醒以便及时对神经功能进行评估。由于考虑到脑血管收缩效应，应避免过度通气。应采用胶体液或非低张性晶体液治疗低血容量。治疗低血压时可选用多巴胺和肾上腺素。应及时纠正贫血以预防已受损脑区的进一步缺血。术后并发症包括卒中、癫痫和出血。

Ⅷ. 创伤性脑损伤

在美国，创伤性脑损伤是引起年轻人残疾和死亡的主要原因。

A. 诊断　通常根据 CT 诊断。Glasgow 昏迷评分是评估脑损伤严重程度（评分小于 8 分说明损伤严重）和随访者神经功能状态的可靠方法（见表 10-6）。头部外伤患者评分小于 8 分被定义为昏迷，其中大约有 50% 的患者死亡或处于植物状态。

B. 围术期处理　急性头部外伤患者的围术期处理必须考虑继发性损伤的风险，包括脑缺血引起的继发性损伤和大脑以外其他器官系统的损伤。CBF 通常先下降，后随时间推移而逐渐升高。导致头部外伤患者预后不良的因素包括 ICP 升高和全身血压低于 70 mmHg。另外，尽管过度通气可以有效控制 ICP，但也可能导致头部外伤患者脑缺血，因此通常建议避免过度通气。对于某些患者来说，给予巴比妥类药物可能有助于控制颅内高压。相关肺损伤可能导致这类患者出现氧合和通气障碍，因而必须采用机械通气。神经源性的肺水肿也可引起急性肺功能障碍。严重头部外伤后可能出现弥散性血管内凝血，这可能是由于脑凝血活酶释放入血所致。

C. 麻醉管理　麻醉管理包括优化 CPP，减少脑缺血发生，避免诱发 ICP 升高的药物和操作。尽可能维持 CPP 高于 70 mmHg，除非用于暂时控制 ICP，一般不应采用过度通气。除非特殊情况一般应避免使用含糖溶液。对于濒死患者而言，应优先考虑建立安全有效的气道，其次才考虑麻醉药物的选择（因为有可能并不需要药物）。

还需注意可能存在隐蔽性颅外损伤（例如：骨折、气胸等），这些损伤可能导致诸如失血过多、呼吸或循环不稳定的问题。由于存在颅腔积气的风险，并可能存在其他非神经系统损伤（如气胸），因此应避免使用氧化亚氮。如果出现急性脑水肿，则应考虑高碳酸血症、动脉低氧血症、高血压和静脉阻塞，并及时予以纠正。有创动脉血压监测有益，但由于时间有限，可能限制了 CVP 或肺动脉导管监测的应用价值。术后通常需要维持骨骼肌松弛以便于机械通气。

D. 血肿　根据血肿部位，颅内血肿可分为四个主要类型：硬膜外、蛛网膜下腔、硬膜下和脑实质血肿。

1. 硬膜外血肿　硬膜外血肿是由动脉出血破入颅骨和硬脑膜之间的腔隙引起。其原因通常是脑膜动脉撕裂（可能与颅骨骨折有关）。患者通常表现为与损伤相关的意识丧失，随后意识恢复。脑部外伤后数小时后突发偏瘫、瞳孔散大和心动过缓提示沟回疝形成和脑干受压。治疗主要是及时引流。

2. 创伤性蛛网膜下腔血肿　创伤性蛛网膜下腔血肿与 SAH 一样与动脉瘤破裂有关，同时也与脑血管痉挛有关。

3. 硬膜下血肿　硬网膜下血肿是由于桥静脉撕裂或破损导致出血渗入硬脑膜和蛛网膜之间的腔隙而形成。脑脊液检查表现为清亮液体，因为硬膜下出血通常不会混入蛛网膜下腔的脑脊液中。确诊硬膜下血肿需 CT 检查。头部外伤是最常见的病因。患者可能因为创伤轻微而忽视、遗漏这个原因。

a. 症状和体征　硬膜下血肿患者的症状和体征会在数天内逐渐进展（与硬膜外血肿不同）。头痛是最主要的主诉。嗜睡和迟钝为特征性表现。最终可能出现单侧神经系统体征，表现为偏瘫、偏盲和语言障碍。老年患者可能出现无法解释的进行性痴呆。

b. 治疗　情况稳定的患者可以采用药物保守治疗。若出现昏迷，则提示患者预后较差，更常采用手术清除血肿。由于硬膜下血肿通常由静脉出血引起，清除血肿后，通常采用维持正常 CO_2 以增加脑容量，从而压迫静脉出血部位。

4. 脑实质血肿　脑实质血肿是指脑组织内血液的不正常积聚。

治疗往往很困难。

IX. 大脑先天异常

A. Chiari 畸形　Chiari 畸形是包括先天性小脑异位在内的一组症候群。Chiari Ⅰ型指小脑扁桃体下移超过颈髓；Chiari Ⅱ型包括小脑蚓部下移，常合并脊髓脊膜膨出；Chiari Ⅲ型非常罕见，表现为小脑异位合并枕部脑膨出。

1. 症状和体征　Chiari Ⅰ型常表现为枕部头痛，咳嗽或转头时加重，常放射至肩部和上肢，并伴随相应皮肤感觉迟钝。也可能出现视觉障碍、间歇性眩晕、共济失调和脊髓空洞症的体征。Chiari Ⅱ型常表现为婴幼儿梗阻性脑积水，伴脑干位置下移和脑神经功能障碍。

2. 治疗　治疗包括手术粘连松解及扩大枕骨大孔来减压。麻醉管理需考虑 ICP 增高和严重术中失血的可能性，尤其是 Chiari Ⅱ型患者。

B. 结节性硬化（Bourneville's disease）　结节性硬化的特征包括智力低下、癫痫和面部血管纤维瘤。病理上，结节性硬化是良性增生性错构瘤样病变和畸形发生于全身各个器官［脑皮质肿瘤、巨细胞性星形细胞瘤、心脏横纹肌瘤、血管平滑肌脂肪瘤、肾囊肿、口腔病变（结节性肿瘤、纤维瘤、乳头状瘤）］。预后取决于受累器官及其严重程度，从无症状到威胁生命的并发症均可能存在。

1. 麻醉管理　必须考虑存在智力缺陷，以及通过抗癫痫药物治疗癫痫的可能性。术前需评估是否存在上气道畸形。心脏受累可能与术中心律失常有关。肾功能受损的患者需谨慎选择经肾清除的药物。

C. von Hippel–Lindau 病　von Hippel-Lindau 病以视网膜血管瘤、血管网状细胞瘤和中枢神经系统（通常是小脑）和内脏肿瘤为特征。von Hippel-Lindau 病患者的麻醉管理必须考虑到嗜铬细胞瘤的发生风险增高。尽管硬膜外麻醉可用于剖宫产，脊髓血管网状细胞瘤的可能性限制了蛛网膜下腔麻醉的应用。直接喉镜操作或手术刺激可能会加重高血压，可能需要艾司洛尔、拉贝洛尔、或硝普钠进行干预。

D. 神经纤维瘤病　神经纤维瘤病是一种由常染色体显性突变导致的疾病，其发生不受种族或人种的限制，临床表现多样（表 10-15），所有患者的共同特点是疾病随时间进展。

1. 治疗　治疗包括药物对症治疗（如抗癫痫药物）和适时手术治疗。皮肤神经纤维瘤切除术适用于严重影响外观或功能障碍的患者。进行性脊柱侧弯最好的治疗方法是外科手术固定。

2. 麻醉管理　尽管非常罕见，在术前评估时仍应考虑可能合并嗜铬细胞瘤。ICP 升高的体征可能反映颅内肿瘤膨胀性生长。膨胀性生长的喉头神经纤维瘤可能会影响气道通畅。选择区域麻醉时必须考虑到神经纤维瘤未来累及脊髓的可能性。然而硬膜外麻醉仍是分娩镇痛的有效方法。

X. 大脑退行性疾病

A. 阿尔茨海默病　阿尔茨海默病（Alzheimer's disease）是一种慢

表 10-15　神经纤维瘤病的临床表现

牛奶咖啡斑（Café au lait spots，出生即存在，大小从 1 mm 至 > 15 mm 不等）
神经纤维瘤（皮肤、神经、血管）
颅内肿瘤（同时存在双侧听神经瘤和牛奶咖啡斑即可确诊）
脊髓肿瘤
假性关节
脊柱后凸
身材矮小
癌症（神经纤维肉瘤、恶性神经鞘瘤、Wilms 瘤、横纹肌肉瘤、白血病）
内分泌异常（罕见嗜铬细胞瘤）
学习障碍
癫痫
先天性心脏病（肺动脉狭窄）

性神经退行性疾病，是 65 岁以上老年患者痴呆最常见的原因。弥漫性淀粉样老年斑和神经原纤维缠结是特征性病理表现。早发型阿尔茨海默病通常在 60 岁之前发病，呈常染色体显性遗传。晚发型阿尔茨海默病常在 60 岁以后发病，遗传因素作用相对次要。在疾病的两种类型中，患者均表现为进行性认知功能障碍（记忆障碍、运动不能、失语、失认）。尸检会排除一些生前被诊断为阿尔茨海默病的患者。治疗的重点在于控制症状，药物选择包括胆碱酯酶抑制剂（如他克林、多奈哌齐、利斯的明和加兰他敏），该疾病预后差。

1. 麻醉管理　首选短效镇静-催眠药及麻醉药，因为短效药物可以使患者更快速地恢复至麻醉前的基线意识状态。由于使用了胆碱酯酶抑制剂，可能导致琥珀胆碱作用时间延长，非去极化肌松药出现相对抵抗。

B. 帕金森病　帕金森病（Parkinson's disease）是一种原因不明的神经退行性疾病，其特征是基底节中多巴胺能纤维缺失，局部多巴胺浓度耗竭。多巴胺耗竭导致锥体外系运动神经元的抑制性调控减弱，不能对抗乙酰胆碱的刺激。

1. 症状和体征　帕金森病主要症状的三联征包括骨骼肌震颤、肌强直和行动迟缓。最早表现可能是行走时相关手臂摆动缺失以及转体时头部不能转动。面部僵硬和震颤随后发生，痴呆和抑郁也很常见。

2. 药物治疗　药物治疗的目的在于增加基底节中多巴胺浓度或降低乙酰胆碱对神经元的效应。

a. 左旋多巴　左旋多巴联合脱羧酶抑制剂（防治左旋多巴在外周转化为多巴胺，从而增加中枢神经系统内左旋多巴含量）是标准药物治疗方案。左旋多巴的副作用包括运动障碍（最严重的的副作用，80% 的患者治疗 1 年后出现）和精神障碍（包括兴奋、幻觉、狂热和偏执）。接受治疗的患者可能出现明显的体位性低血压。

b. 金刚烷胺　金刚烷胺是一种抗病毒药物，有助于控制帕金森病的症状。

c. 司来吉兰 司来吉兰（一种 B 型单胺氧化酶抑制剂）可以通过抑制中枢神经系统中多巴胺的分解代谢从而控制帕金森病症状。司来吉兰与酪胺相关高血压危象无关。

3. 手术治疗 手术是用于残疾患者或药物难治性患者。通过植入脑深部刺激装置（deep brain stimulator，DBS）刺激丘脑底核，可以缓解或控制震颤。苍白球切除术可明显改善左旋多巴诱发的运动障碍。

4. 麻醉管理 围术期应继续左旋多巴治疗，包括手术当日早上应常规服药。（注意：在植入 DBS 时可能需要停药）。口服左旋多巴可在麻醉诱导前 20 min 左右服用，术中和术后可通过口胃管或鼻胃管重复给药，以降低疾病加重的可能性（例如肌强直加重影响通气）。丁酰苯类（如氟哌利多和氟哌啶醇）会拮抗基底节多巴胺效应。阿芬太尼给药后出现急性肌张力障碍反应可能反映了阿片类药物引起的中枢多巴胺能传递作用的减低。使用氯胺酮也存在一定问题，因为其可能诱发过度交感神经系统反应。

5. 脑深部刺激器植入术的麻醉管理 需要告知患者暂缓左旋多巴服药。DBS 植入术通常在镇静状态下完成，而非全身麻醉，这是为了便于临床评估。丙泊酚和苯二氮䓬类药物会干扰微电极监测，因此要避免使用。可以应用阿片类药物和右美托咪定。因为患者处于坐位，存在空气栓塞风险，需要考虑同时行心前多普勒超声监测。

C. Hallervorden–Spatz 病 Hallervorden-Spatz 病是一种罕见的进展性基底节疾病，多在童年起病，并在 10 年内死亡。常见症状包括痴呆、肌张力障碍伴斜颈和脊柱侧弯。骨骼肌挛缩和骨样变性可能导致在深度全身麻醉或药物相关骨骼肌麻痹状态下，颞下颌关节和颈椎仍处于固定状态。有创刺激，例如尝试清醒气管插管，可能加重肌张力障碍。琥珀胆碱的应用存在争议。麻醉苏醒过程中常伴有肌张力障碍姿势再次出现。

D. 亨廷顿病（Huntington's disease） 亨廷顿病是一种中枢神经系统退行性病变，特征为尾状核明显萎缩，壳核及苍白球萎缩程度较轻。临床表现包括进行性痴呆合并手足徐动。咽肌受累的患者易出现肺部误吸。亨廷顿病从发病到死亡的病程平均为 17 年，死亡原因通常为自杀。

1. 治疗 治疗以对症治疗为主。氟哌啶醇和其他丁酰苯类药物可以用于控制舞蹈症和情绪不稳。

2. 麻醉管理 必须考虑肺部误吸的风险。术前镇静使用丁酰苯类药物（如氟哌啶或氟哌啶醇）有助于控制舞蹈症样动作。可以观察到血浆胆碱酯酶活性减低，琥珀胆碱作用时间延长。

E. 斜颈 斜颈表现为颈部肌肉痉挛性收缩，可逐渐累及肢体和肩带肌。可能出现胸锁乳突肌肥厚。目前尚无麻醉药物选择相关的问题存在，但在骨骼肌麻痹前颈部肌肉痉挛可能会影响上气道通畅。也有文献报道在给予麻醉药物后突发斜颈，但静脉注射 25～50 mg 苯海拉明后显著改善。

F. 传染性海绵状脑病 传染性海绵状脑病［Creutzfeldt-Jakob disease 病（CJD），kuru 病，Gerstmann-Sträussler-Scheinker 综合征］是由传染性慢感染蛋白质病原体（也被称为朊病毒）引起的中枢神经系统非炎症性疾病。朊病毒与病毒不同，其缺乏 RNA 与 DNA，不能产生可检测的免疫反应。传染性海绵状脑病的诊断主要基于临床和神经病理学表现（弥漫性或局灶性簇状小圆形空泡，可能出现融合）。牛海绵状脑病（疯牛病）即是发生于动物的传染性海绵状脑病。

1. Creutzfeldt-Jakob 病（CJD） CJD 是最常见的传染性海绵状脑病。从感染到出现症状的时间间隔为数月至数年。该疾病是由于一种异常蛋白累积引起的，该蛋白被认为在中枢神经系统中起到神经递质的作用。尽管确诊可能需要脑活检，快速进展性痴呆伴共济失调和肌阵挛提示该病诊断。目前尚没有有效的疫苗或治疗方法。

a. 常规感染预防措施 照顾 CJD 患者推荐采用常规感染预防措施，但没有必要采用其他特殊预防措施。处理脑脊液需采用特殊预防措施（双层手套，防护眼镜，样本需标记"传染性"），因为脑脊液是唯一能传播给灵长类动物的体液。手术器械应丢弃或经次氯酸钠浸泡或高压灭菌消毒。已发生过手术操作相关的人际传播（角膜移植，使用用过的电极进行立体定位操作，被污染的神经外科器械和人类尸体硬脑膜移植）。

b. 麻醉管理 麻醉管理包括采用常规感染预防措施，使用一次性设备，可重复使用的其他设备（喉镜片）均应使用次氯酸钠消毒。应尽可能减少参与麻醉的人员数，并穿戴防护工作服、手套及配备透明护目镜的面罩以保护眼睛。

G. 多发性硬化
多发性硬化是一种累及中枢神经系统的自身免疫性疾病。该病多见于遗传易感人群，以中枢神经系统炎症、脱髓鞘病变和轴突损害的不同组合为特点。轴突表面的髓鞘脱失后，形成脱髓鞘斑块。不累及周围神经。

1. 临床表现 脱髓鞘部位可遍布中枢神经系统和脊髓；临床表现包括步态障碍、肢体感觉异常和无力、尿失禁、性功能障碍、视神经炎（视力下降、瞳孔对光反射消失）、上行性骨骼肌痉挛性轻瘫和 Lhermitte 征（屈颈时似有电流的感觉，由背部下行向腿部传导）。体温升高会导致症状加重，这是由于脱髓鞘区域的神经传导进一步改变。癫痫的发生率相应升高。多发性硬化的特征性病程表现为数年内症状反复复发、缓解，其间隔常不可预测。

2. 诊断 仅根据临床表现即可诊断，也可结合脑脊液中免疫球蛋白寡克隆异常、诱发电位潜伏期延长（这反映脱髓鞘引起神经传导速度减慢）和头部 MRI 上白质信号改变共同诊断。

3. 治疗 治疗的目的在于控制症状，并延缓疾病进展。包括糖皮质激素、β 干扰素、醋酸格拉替雷（一种随机合成的多肽混合物，可以模拟髓鞘基础蛋白）、米托蒽醌（一种免疫抑制剂）、硫唑嘌呤和低剂量甲氨蝶呤。

4. 麻醉管理 必须考虑手术应激对疾病自然病程的影响（术后多发性硬化的症状可能加重）。术后体温的升高比药物更容易引起症状加重（即使仅升高 1℃）。脊髓麻醉会导致术后多发性硬化的加重，但尚未有硬膜外麻醉和周围神经阻滞后症状加重的报道。使用琥珀胆碱后会导致骨骼肌中钾离子大量释放，并导致高钾血症。长期接受糖皮质激素治疗的患者在围术期必须补充激素。

H. 脊髓灰质炎后遗症
脊髓灰质炎后遗症包括疲劳、骨骼肌无力、

关节疼痛、寒冷不耐受、吞咽困难以及睡眠和呼吸问题（如阻塞性呼吸睡眠暂停），这些后遗症一定程度反映了脊髓灰质炎病毒感染导致的神经系统损伤。麻醉主要问题包括对麻醉药物镇静作用的极度敏感和麻醉苏醒延长、对非去极化肌松药物敏感、术后严重寒战以及术后疼痛加剧。门诊手术不适用于大多数脊髓灰质炎患者，因为这类患者出现呼吸肌无力和吞咽困难相关并发症的风险增高。

XI. 癫痫

癫痫发作是由大脑神经元群一过性、阵发性同步放电引发的。癫痫的定义是先天性或获得性因素（如大脑瘢痕）导致的反复惊厥发作。单纯癫痫发作无意识丧失，而复杂性癫痫发作伴有不同程度的意识水平改变。部分性癫痫发作起源于单侧大脑半球的有限神经元，而全身性癫痫发作累及双侧大脑半球弥漫激活的神经元。部分癫痫发作起病之初可仅累及身体的一个部分（如右臂），随后可能演变为累及双侧大脑半球的全身发作，这个过程被称为杰克逊发作（jacksonian march）。

A. 药物治疗　癫痫发作首选抗癫痫药物治疗，开始给予单一药物治疗，必要时可逐渐增加剂量直至癫痫症状得到控制。能有效控制部分性癫痫发作的药物包括卡马西平、苯妥英和丙戊酸钠。能有效控制全身癫痫发作的药物包括卡马西平、苯妥英、丙戊酸钠、巴比妥类、加巴喷丁或拉莫三嗪。除加巴喷丁以外，所有抗癫痫药物均在肝代谢，并经肾清除。加巴喷丁则以原形经肾清除。卡马西平、苯妥英和巴比妥类药具有酶诱导作用，长期服用这些药物可以改变自身代谢率和其他药物的代谢。

B. 手术治疗　抗癫痫药物治疗无效的患者可考虑手术治疗。包括大脑单一病变区切除、胼胝体切开术和大脑半球切除术。对药物难治性癫痫发作的保守手术治疗可以植入左侧迷走神经刺激器。选择左侧的原因是由于右侧迷走神经通常支配心脏，可能引起严重心动过缓。而迷走神经刺激作用的机制尚不清楚。

C. 癫痫持续状态 癫痫持续状态是一种危及生命的疾病，表现为癫痫持续发作，或连续两次或两次以上癫痫发作，发作间期意识丧失。癫痫持续状态的治疗目标在于及时建立静脉通路，给予药物抑制癫痫活动，并联合必要的支持治疗，包括气道、通气、循环支持，纠正低血糖等。

D. 麻醉管理 对癫痫患者而言，麻醉管理必须考虑抗癫痫药物对器官功能的影响，麻醉药对癫痫发作的影响，以及抗癫痫药物相关酶诱导作用而导致的药物药代动力学改变。美索比妥、阿芬太尼、氯胺酮、安氟烷、异氟烷和七氟烷可能引起癫痫样脑电波活动。许多抗癫痫药物（苯妥英、卡马西平）缩短非去极化肌松药的作用时程。托吡酯可能导致原因不明的代谢性酸中毒。大多数吸入性麻醉药（包括氧化亚氮）均可引起癫痫发作样活动。硫巴比妥、阿片类药物和苯二氮䓬类药物是首选用药。围术期维持现有抗癫痫药物治疗至关重要。

XII. 神经眼病

A. Leber 视神经萎缩 Leber 视神经萎缩以视网膜退行性变和视神经萎缩为特征，最终会导致失明。这种罕见疾病是线粒体遗传疾病，通常表现为青春期或青壮年中央视觉缺失，常合并其他神经系统疾病，包括多发性硬化和及张力障碍。

B. 色素性视网膜炎 色素性视网膜炎是一组具有基因和临床异质性的遗传性视网膜疾病，以视网膜退行性变为特征。

C. Kearns–Sayre 综合征 Kearns-Sayre 综合征的特征为色素性视网膜炎合并进行性眼外肌麻痹，典型病例多在 20 岁以前起病，常表现为心脏传导异常（从束支阻滞到完全房室传导阻滞）。麻醉管理应对新发三度房室传导阻滞保持高度警惕，并做好及时治疗的准备。

D. 缺血性视神经病 任何手术术后一周内出现视力丧失都应怀疑缺血性视神经病。一旦怀疑缺血性视神经病，应请眼科急会诊。视神经的缺血性损伤会导致中心型和周围型视力丧失。根据供血血管的不同，视神经从功能上可以分为前部和后部。

1. 前部缺血性视神经病　前部缺血性视神经病相关的视力丧失是睫状后短动脉小分支的分水岭灌注区内梗死的结果。通常表现为突发无痛性单眼视力障碍，严重程度不等，可表现为轻度下降至完全失明。视觉功能恢复的预后差。非动脉炎性前部缺血性视神经病的原因通常是低血压和（或）贫血引起的视盘氧供减低。动脉炎性前部缺血性视神经病相对少见，与睫状后短动脉的炎症和栓塞形成有关，大剂量糖皮质激素治疗可能有效。

2. 后部缺血性视神经病　作为围术期视力丧失的原因后部缺血性视神经病比前部缺血性视神经病更常见。与前部缺血性视神经病相似，表现为急性视力丧失和视野缺损。术后缺血性视神经病的病因似乎是多因素的（低血压、贫血、视网膜中央动脉先天性缺如、视盘解剖异常、空气栓塞、静脉阻塞及感染）。长时间俯卧位脊柱手术、心脏手术、颈部淋巴结清扫术、髋关节置换术等手术术后均有过后部缺血性视神经病的报道。相关的潜在非手术因素包括心搏骤停、恶性高血压的紧急治疗、钝挫伤和严重贫血。

E. 皮质盲　皮质盲可能出现在严重低血压或循环骤停后，可能是由于顶叶或枕叶分水岭区域低灌注和梗死引起，也可能是体外循环过程中空气或其他微粒栓子栓塞所致。皮质盲的特点包括视力丧失，但瞳孔对光反射保留，且眼底镜检查正常。CT 或 MRI 上顶叶或枕叶的异常表现可以明确诊断。

F. 视网膜动脉阻塞　视网膜动脉阻塞表现为无痛性单眼盲和视网膜动脉分支阻塞，导致局限性视野缺损或视物模糊。视野缺损早期较为严重，但随时间好转。视网膜中央动脉阻塞通常是由于同侧颈动脉溃疡型动脉硬化斑块脱落形成栓子栓塞所致。

G. 眼静脉阻塞　术中由于患者体位导致外力压迫眼眶，可能导致眼静脉阻塞。神经外科手术中采用俯卧位或使用头架时需注意确保患者眼眶不受外力压迫。

第 11 章

脊髓疾病

陈蒙蒙　译　张熙哲　审校

I. 急性创伤性脊髓损伤

A. 脊髓横断　急性脊髓横断最初产生弛缓性瘫痪，同时伴有脊髓损伤水平以下的感觉完全缺失。损伤程度常通过美国脊髓损伤协会分类系统进行描述（表 11-1）。脊髓通常不是解剖学横断，但是在某一皮节水平以下会出现完全或几乎完全的神经功能障碍。对生理的影响取决于损伤的水平。颈髓损伤将出现严重的生理紊乱，损伤越靠近尾端对生理的干扰越少。脊髓损伤的效应统称为脊髓休克，包括损伤水平以下温度调节丧失、低血压及心动过缓。脊髓休克通常持续 1 ～ 3 周。

级别	描述	指标
	表 11-1　美国脊髓损伤协会损伤评分	
A	完全性损伤	损伤水平以下或骶段 S4 和 S5 无运动功能
B	不完全损伤	损伤平面以下包括骶段 S4 和 S5 有感觉但无运动功能
C	不完全损伤	损伤平面以下有运动功能，半数以上关键肌的肌力在 3 级以下
D	不完全损伤	损伤平面以下有运动功能，半数以上关键肌的肌力在 3 级或以上
E	正常	感觉或运动功能正常

1. 急性颈髓损伤

a. 诊断 大部分各种形式的创伤患者都会拍摄颈椎 X 线片，以防遗漏隐匿性颈椎损伤。符合下列条件的患者颈椎损伤的可能性最小：①无颈椎中线压痛；②无局灶性神经功能缺损；③感觉正常；④无中毒症状；⑤无疼痛性牵拉伤。这些患者无须常规进行影像检查。X 线平片的敏感性小于 100%，因此必须结合其他临床体征、症状和危险因素判断颈椎损伤的可能性。

b. 治疗 立即制动以限制颈部屈伸（Halo 支具最有效）。

c. 麻醉管理

i. 直接喉镜和气管插管 置入直接喉镜引起的颈椎活动可能集中于枕-寰-枢区域。

（a）置入直接喉镜的关键原则是尽量减少颈部活动。大量的临床经验支持使用直接喉镜行经口气管插管，但前提条件是：①在此过程中固定患者头部（避免颈部过伸）和②气道评估提示无任何插管困难的可能性。

（b）拉伸脊髓的颈部活动导致纵向的血管缩窄，减少脊髓血供的风险可能更大。颈椎损伤时，维持灌注压可能比体位对预防脊髓损伤更重要。

（c）如果患者合作，而且气道创伤（伴随的出血、分泌物和解剖变形）对纤维镜的视野没有影响，则可以采用表面麻醉下清醒纤维喉镜替代直接喉镜。

（d）颈部损伤合并面部骨折或其他严重的气道解剖异常是最具挑战性的气道条件，采用非外科方法控制气道很困难或不安全，可考虑清醒气管切开术。

ii. 心肺支持 颈髓或高位胸髓损伤的患者，在急性体位改变、失血或正压通气时容易发生血压显著下降。麻醉管理的目标是优化血管内容量（液体，血液）以尽量减少血压的变化、通气支持及维持体温。在脊髓横断后的最初几个小时，琥珀胆碱不大可能引起钾离子过度释放。

II. 慢性脊髓损伤

A. 病理生理学　　表 11-2 总结了脊髓损伤的早期和晚期后遗症。急性脊髓横断后几个星期，脊髓反射逐渐恢复。慢性期的特点是交感神经系统过度兴奋和骨骼肌不自主痉挛。

　　1. 治疗　　巴氯芬可用于治疗痉挛状态。备选疗法包括地西泮和其他苯二氮䓬类药物、脊神经背根切断术或脊髓切开术等外科治疗或植入脊髓刺激器或蛛网膜下腔巴氯芬泵。颈 5 以上的脊髓损伤由

表 11-2　脊髓损伤患者早期和晚期并发症	
并发症	发生率（%）
损伤后 2 年	
泌尿道感染	59
骨骼肌痉挛	38
寒战和发热	19
褥疮	16
自主神经反射亢进	8
骨骼肌挛缩	6
异位骨化	3
肺炎	3
肾功能不全	2
手术后伤口感染	2
损伤后 30 年	
褥疮	17
骨骼肌或关节疼痛	16
胃肠功能障碍	14
心血管功能障碍	14
泌尿道感染	14
感染性疾病或癌症	11
视力或听力障碍	10
尿潴留	8
男性泌尿生殖系统功能障碍	7
肾结石	6

于切断了膈肌的神经支配，可能会导致呼吸暂停。如果膈肌的功能正常，一般能保证足够的潮气量，但是咳嗽和分泌物清除能力会有所下降。动脉低氧血症是颈髓损伤后的常见早期表现。

2. 麻醉管理　麻醉管理的重点是预防自主神经反射亢进。应该使用非去极化肌肉松弛剂，因为琥珀胆碱可能引起高钾血症，特别是在脊髓横断后的最初 6 个月内。

B. 自主神经反射亢进　自主神经反射亢进在脊髓休克后出现，由脊髓横断水平以下的皮肤刺激（手术切开）或内脏刺激（膀胱膨胀）诱发。胸 6 以上脊髓损伤的患者中约 85% 会出现自主神经反射亢进，而胸 10 以下损伤则不太可能发生。

1. 机制　脊髓横断水平以下的刺激激发了进入脊髓的传入冲动（图 11-1）。

2. 体征和症状　体征包括高血压和反射性心动过缓，脊髓横断水平以上的皮肤血管舒张。患者可能主诉头痛、视物模糊及鼻塞。可发生脑、视网膜或蛛网膜下腔出血以及术中出血量增加。其他的影响可能有意识丧失、癫痫发作、心律失常以及急性左心衰导致的肺水肿。

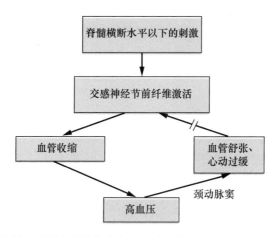

图 11-1　自主神经反射亢进的临床表现相关事件的次序。由于产生代偿性血管舒张（对压力感受器活动增加的反应）的大脑传出冲动无法到达神经学上处于隔离状态的脊髓部分，脊髓损伤水平以下发生失调性血管收缩，导致高血压

3. 麻醉管理　麻醉管理的重点是预防自主神经反射亢进。虽然硬膜外或蛛网膜下腔麻醉可降低风险，但是硬膜外麻醉的效果可能不如蛛网膜下腔麻醉，因为硬膜外麻醉对骶段的阻滞相对不完善。无论选择何种麻醉方法，应备好短效血管扩张药（如硝普钠）以处理突发性高血压。自主神经反射亢进可首次出现于术后，当麻醉药物的作用开始减退时。

Ⅲ. 脊髓肿瘤

脊髓肿瘤可以是髓内肿瘤（胶质瘤，室管膜瘤）、髓外硬膜内（神经纤维瘤，脑膜瘤）或髓外硬膜外（肺、乳腺或前列腺肿瘤的转移）。其他脊髓占位性病变（包括脓肿和血肿）的许多临床症状和体征与肿瘤相似。

A. 症状　包括疼痛（咳嗽或用力时常加剧）、运动症状、括约肌功能障碍及脊椎压痛。

B. 诊断　需要脊髓的影像学检查（MRI，CT）。

C. 麻醉管理　包括保证脊髓充足的氧合和灌注，避免低血压、贫血及低氧血症。累及颈髓的肿瘤可能会影响对气道的控制。气道管理与急性脊髓损伤者相似。安全切除肿瘤可能需要术中应用神经功能的电生理监测（肌电图、躯体感觉诱发电位、运动诱发电位）。考虑到高钾血症的风险，脊髓肿瘤患者应谨慎使用琥珀胆碱。

Ⅳ. 椎间盘疾病

慢性疾病中，腰背痛是年龄小于 45 岁患者活动受限的最常见原因。椎间盘疾病是创伤或椎间盘退行性变的结果，突出的髓核压迫神经根或脊髓。神经根受压引起的疼痛通常分布在单一皮节区。脊髓受压会导致病变水平及以下区域复杂的感觉、运动和自主神经症状。CT 或 MRI 可确诊并定位。

A. 颈椎间盘疾病　颈椎间盘疾病通常发生在 $C_5 \sim C_6$ 或 $C_6 \sim C_7$ 椎

间隙。初步治疗通常采取保守措施，包括休息、止痛和硬膜外注射类固醇。如果经保守治疗后症状没有减轻，有必要进行手术减压。

　　麻醉管理　气道管理是主要的关注点，应该基于临床病史、体格检查、影像学检查以及与外科医师的讨论。前路颈椎手术时气道结构的回缩可能导致同侧喉返神经的损伤，表现为声音嘶哑、喘鸣甚至术后的气道开放受损。

B. 腰椎间盘疾病　腰椎间盘疾病的最常见部位是 $L_4 \sim L_5$ 和 $L_5 \sim S_1$ 椎间隙。这两个部位都会出现腰痛，疼痛向下放射至大腿和小腿的后侧和侧面（坐骨神经痛），咳嗽或坐骨神经牵拉（直腿抬高）可加重疼痛。

　　治疗　持续进行疼痛允许范围内的日常活动比卧床休息或背部活动锻炼能更快恢复。如果经保守治疗后神经系统症状仍持续存在，可以考虑椎板减压术或微创椎间盘切除术。另一种疗法是硬膜外注射类固醇（如曲安奈德、甲泼尼龙），虽然这种治疗并不能显著促进功能的恢复，也不能降低对手术的需要。

V. 脊柱先天性异常和退行性变

A. 隐性脊柱裂　腰骶椎单一椎板不完整而无其他异常是一种先天性缺陷，发生率约为 20%。常在检查其他疾病的过程中偶然发现。隐性椎管闭合不全是隐性脊柱裂的一个变种，包括脊髓栓系（脊髓终止于 $L_2 \sim L_3$ 椎间隙以下）。多达 50% 的脊髓栓系患者在异常区域有皮肤表现（毛发丛生、色素沉着区、皮肤脂肪瘤及皮肤凹陷）。脊髓栓系的患者采用蛛网膜下腔麻醉可能会增加脊髓损伤的风险。

B. 椎关节强硬　椎关节强硬是一种骨赘形成和椎间盘退化的非先天性疾病。可见椎管变窄（椎管狭窄症）、横向骨赘所致的脊髓压迫或椎间孔内骨刺造成的神经根压迫。

　　症状　颈椎关节强硬的症状包括颈部疼痛和肩臂根性疼痛，伴随感觉缺失和骨骼肌肉萎缩。腰椎关节强硬导致下肢根性疼痛和肌肉萎缩。无论椎关节强硬的部位，括约肌功能障碍不常见。

C. **脊椎滑脱**　脊椎滑脱是一个椎体相对另一个椎体向前半脱位，最常见于腰骶交界处。根性症状通常涉及向前半脱位椎体的椎弓根下方的神经根。如果腰痛是唯一的症状，则首选止痛药、抗炎药和物理治疗。若出现脊髓病变、神经根病变或神经性跛行，可考虑手术。

VI. 脊髓先天性异常和退行性变

A. **脊髓空洞症**　脊髓空洞症也称为空洞（syrinx），是一种脊髓内的囊性空洞病变。这种疾病可能是先天性、继发于脊髓创伤或伴发于多种肿瘤（如胶质瘤）。病变延伸入脑干者称为延髓空洞症。空洞可与脑脊液腔连接（交通性）或独立于脑脊液腔（非交通性）。

　　1. 体征和症状　症状包括上肢痛温觉受损。脊髓空洞进行性发展导致下运动神经元破坏。延髓空洞症的特点是上腭、舌和声带麻痹以及面部感觉消失。MRI 是首选的诊断方法。目前无有效的治疗方法。

　　2. 麻醉管理　合并骨骼肌萎缩的下运动神经元疾病在使用琥珀胆碱后出现高钾血症的可能性增加。体温调节可能受损。对于延髓空洞症，保护性气道反射的任何抑制或消除都可能会影响术后拔管时间。

B. **肌萎缩性侧索硬化症**　肌萎缩性侧索硬化症（amyotrophic lateral sclerosis，ALS）是一种退行性疾病，累及脊髓前角灰质的下运动神经元和皮质脊髓束（即初级下行上运动神经元）。

　　1. 体征和症状　初期体征包括骨骼肌萎缩、无力和肌束颤动，常起自手内肌。病情发展最终导致大部分骨骼肌萎缩和肌无力，包括舌、咽、喉和胸部肌肉。其他表现包括自主神经系统功能障碍（体位性低血压，静息性心动过速）。目前 ALS 无有效治疗方法，可在临床症状出现后 6 年内死亡，死因通常是呼吸衰竭。

　　2. 麻醉注意事项　麻醉管理的关注点包括可能加重的通气抑制、琥珀胆碱引起高钾血症的风险、非去极化肌肉松弛剂作用延长以及延髓麻痹容易导致误吸。

C.遗传性共济失调　　遗传性共济失调是一种常染色体隐性遗传疾病，特点是脊髓小脑束和锥体束退变。临床表现包括心肌病、脊柱后凸合并肺功能受损、共济失调、发音困难、眼球震颤、骨骼肌无力和痉挛以及糖尿病。遗传性共济失调患者通常在成年早期死亡，死因常为心力衰竭。

　　麻醉　　管理与 ALS 者相似。患者对肌松药的反应似乎正常。

第 12 章

自主神经和周围神经系统疾病

陈蒙蒙　译　张熙哲　审校

I. 自主神经系统疾病

A. 希-德综合征　希-德综合征属于一组三种异质性疾病，即多系统萎缩症（纹状体变性、橄榄体脑桥小脑萎缩及希-德综合征）。

1. 体征和症状　体征与自主神经系统功能障碍有关（体位性低血压、晕厥、尿潴留、肠道功能障碍、性无能、低血压引起心率增加或血管收缩的压力感受器反射障碍、瞳孔反应迟缓）。

2. 治疗　一般是对症治疗，包括弹性袜、高钠饮食以增加血管内容量及应用 α 肾上腺素受体激动药（米多君）。该疾病的预后较差，通常在确诊后 8 年内死于脑缺血。

3. 麻醉管理　大多数患者可耐受全身和区域麻醉而无过高的风险。麻醉管理的原则是迅速纠正低血容量和低血压，必要时使用直接作用的血管加压药（患者对间接作用药物的反应过度），给予阿托品或格隆溴铵处理心动过缓，调整麻醉药剂量以适应患者代偿性反应降低的情况。

B. 直立不耐受综合征　直立不耐受综合征是一种原发性自主神经系统衰竭的慢性特发性疾病，特点是与血压改变无关的间断性或体位性心动过速。症状常包括心悸、震颤、头晕、疲劳和晕厥。治疗包括维持循环容量，可能需要长期应用 α₁ 肾上腺素受体激动药（例如米多君）。麻醉管理包括围术期扩容，小剂量去氧肾上腺素以维持血压，间或应用 β 受体阻滞药以控制心动过速。

C. 头颈部血管球瘤　头颈部血管球瘤是胚胎期起源于神经嵴细胞的副神经节瘤，沿颈动脉、主动脉、舌咽神经和中耳分布。累及中耳的症状包括单侧搏动性耳鸣、传导性听力丧失、耳闷、鼓膜后面蓝红色斑。面瘫、发音困难、听力丧失和疼痛表明脑神经受侵。

1. 颈静脉球瘤　颈静脉球瘤能分泌多种激素类物质，如去甲肾上腺素、胆囊收缩素、血清素、激肽释放酶、组胺或缓激肽，因此与嗜铬细胞瘤或类癌综合征的表现相似。

2. 治疗　最常见的治疗措施是放射治疗或栓塞治疗。如果存在骨质破坏，则建议手术。

3. 麻醉管理　术前测定血清去甲肾上腺素和儿茶酚胺代谢产物（即 3- 甲氧基肾上腺素及香草扁桃酸）浓度可发现可能有嗜铬细胞瘤样反应的患者。对于血清去甲肾上腺素浓度增加的患者，术前可应用酚苄明或哌唑嗪降压和促进扩容。应进行有创血流动力学监测。血清 5- 羟吲哚乙酸浓度增加的患者，特别是症状与类癌综合征相似者，术前应给予奥曲肽，通常进行皮下注射。术中可进行有创动脉压和中心静脉压的监测，应评估静脉空气栓塞的风险，尤其是切开颈静脉去除肿瘤的时候。

D. 颈动脉窦综合征　颈动脉窦综合征是颈动脉压力感受器对机械刺激的过度反应［严重心动过缓和（或）低血压］。治疗措施包括药物、按需型人工心脏起搏器、颈动脉窦消融或注射无水乙醇消融舌咽神经。

1. 麻醉管理　低血压、心动过缓和心律失常使麻醉管理复杂化。剥离前在颈动脉窦周围注射局麻药常可改善血流动力学的稳定性，但也可能干扰判断是否完整切除。药物（如阿托品、异丙肾上腺素和肾上腺素）或心脏起搏可能更有效。

E. 多汗症　多汗症是一种罕见病，患者通常产生过多的汗液。多汗症可以是原发的，也可以继发于甲亢、嗜铬细胞瘤、下丘脑疾病、脊髓损伤、帕金森病或者更年期。保守治疗方法主要是局部应用收敛剂（高锰酸钾，鞣酸，止汗剂）。严重的病例可能需要交感神经切除术。麻醉管理与胸腔镜手术相同，但还包括监测手指或手掌温度，用于确认交感神经切除术所致的血管舒张。

II. 周围神经系统疾病

A. **特发性面神经麻痹（贝尔面瘫）**　贝尔面瘫的特点是面神经支配的所有肌肉快速发作的运动无力或麻痹。病因可能是病毒性炎症反应（可能是单纯疱疹病毒）。自然恢复通常需要大约 12 周以上。

治疗　泼尼松（每日口服 1 mg/kg，持续 5～10 天）可显著缓解疼痛，降低完全失去面神经支配的发生率。如果患者不能眨眼，应覆盖患侧眼睛以保护角膜防止脱水。持续或严重的特发性面神经麻痹或继发于创伤的面瘫可能需要进行面神经的手术减压。

B. **三叉神经痛（痛性抽搐）**　三叉神经痛的特点是突发的短暂而剧烈的单侧面部疼痛，由患侧面部的局部感觉刺激引发。单纯根据临床症状和体征即可诊断。

治疗　抗癫痫类药物有效。抗惊厥药卡马西平是治疗的首选药物，但巴氯芬和拉莫三嗪也有效。药物治疗无效的患者建议手术治疗（三叉神经的选择性射频损毁、三叉神经感觉神经根切断及三叉神经根显微外科减压术）。麻醉管理包括术中监测脑干诱发电位以评估第Ⅷ脑神经的完整性，注意可能发生三叉神经心脏反射导致的心动过缓。

C. **舌咽神经痛**　舌咽神经痛的特点是由吞咽、咀嚼、咳嗽或说话诱发的喉、颈部、舌和耳的剧烈疼痛。与舌咽神经痛相关的心脏症状（严重的心动过缓、低血压）可能易与病态窦房结综合征或颈动脉窦综合征混淆。

1. 治疗　心血管症状的治疗包括给予阿托品、异丙肾上腺素、人工心外起搏器，或联合应用这些治疗措施。与此综合征相关的疼痛可长期服用抗惊厥药物，如卡马西平和苯妥英钠。通过多次舌咽神经阻滞可能会持久缓解疼痛，但这种神经痛足以危及患者的生命，药物治疗无效者可考虑行颅内神经切断术。由于存在猝死的风险，舌咽神经痛的相关心脏症状（心动过缓）应立即处理。

2. 麻醉管理 麻醉管理的目标是术前达到最大容量状态，并做好术中必要时进行心脏起搏的准备。使用利多卡因进行口咽部表面麻醉可以预防直接喉镜刺激引起的心动过缓和低血压。备好抗胆碱能药物以便及时处理迷走神经反应。切断舌咽神经和迷走神经的两个上位神经根后可能出现高血压、心动过速和室性早搏。

D. 腓骨肌萎缩症 腓骨肌萎缩症是慢性运动和感觉性周围神经病变的最常见遗传性病因，特点是远端骨骼肌无力、萎缩和腱反射消失。典型的病变局限于下肢下三分之一，导致足部畸形（弓形足和马蹄内翻畸形）和腓骨肌萎缩（"鹳腿"表现）。

1. 治疗 治疗仅限于支持性措施，包括夹板固定、肌腱转移术以及各种关节融合术。

2. 麻醉管理 麻醉管理应考虑对神经肌肉阻断药的反应和呼吸肌无力导致术后呼吸衰竭的可能性。考虑到神经肌肉疾病患者使用琥珀胆碱后理论上可增加钾离子释放，应避免使用该药。

E. 臂丛病变 臂丛病变［特发性臂丛炎、神经痛性肌萎缩（Parsonage-Turner 综合征）及肩胛带综合征］的特点是急性发作的上臂严重疼痛和臂丛分支支配的骨骼肌部分麻痹或瘫痪。骨骼肌萎缩比较常见，特别是支配肩胛带和臂部的肌肉。臂丛病变最好通过电生理检查进行诊断。该病变几乎总能完全恢复，尽管时间较长。

F. 吉兰-巴雷综合征 急性特发性多神经炎（吉兰-巴雷综合征，Guillain-Barré syndrome）的特点是突然发生骨骼肌无力或瘫痪，典型表现为先累及下肢并且在几天内向头侧发展至上肢、躯干和面部骨骼肌。病程中最严重的症状是咽肌无力导致的吞咽困难以及肋间肌麻痹引起的通气功能受损。自主神经系统功能障碍表现为血压大幅波动、突然大量出汗、周围血管收缩、静息心动过速和心脏传导异常。患者可在几周内完全恢复，或者需要数月才能恢复并遗留某些肌肉的永久性瘫痪。

1. 诊断（表 12-1）

2. 治疗 主要是对症和支持治疗。糖皮质激素不是本综合征的有效治疗手段。血浆置换或输注丙种球蛋白可能使一些患者受益。

表 12-1　吉兰-巴雷综合征的诊断标准
诊断必需条件
进行性双侧下肢和上肢无力
反射消失
强烈支持诊断的条件
症状进展超过 2～4 周
症状呈对称性
感觉症状或体征轻微（如果有明确的感觉阻滞平面时，应怀疑此诊断是不恰当的）
脑神经受累（特别是双侧面神经麻痹）
进展停止后 2～4 周开始自发恢复
自主神经系统功能障碍
发病时无发热
脑脊液中蛋白浓度升高

3. 麻醉管理　代偿性心血管反应可能消失，因此在体位变化、失血或正压通气时可引起严重低血压。伤害性刺激（直接喉镜置入）可引起血压过度升高。患者可能对间接作用的升压药过度敏感。应避免使用琥珀胆碱。术后可能需要继续通气支持。

G. 神经病变　卡压性神经病变发生的解剖部位是周围神经通过狭窄通道处（腕部的正中神经和腕管，肘部的尺神经和肘管），可能发生神经受压。局灶性神经纤维脱髓鞘减慢或阻断经过受损部位的神经冲动传导。肌电图是神经传导检查的辅助工具，可以显示是否存在去神经支配的冲动和最终通过存活的轴突使得肌肉纤维再度恢复神经支配的状态。

1. 腕管综合征　腕管综合征是最常见的神经卡压病变，是位于形成腕管根部的腕横韧带与腕骨之间的正中神经受压所致。

a. 腕管综合征的治疗应首先用夹板固定腕部。腕管内注入糖皮质激素可缓解症状，但很少能治愈。彻底的治疗是手术分离腕横韧带从而使正中神经减压。

2. 肘管卡压综合征　肘管卡压综合征是尺神经通过髁沟进入肘管后受压造成的。手术治疗肘管卡压综合征（通过肘管减压和神经移位）可有助于缓解症状，但也可能使症状恶化，可能与影响了神经的血液供应有关。

3. 感觉异常性股痛　感觉异常性股痛是由于股外侧皮神经（单纯的感觉神经）在髂前上棘附近通过腹股沟韧带下方时受压所致。特点是沿大腿外侧的烧灼痛，也可伴有感觉丧失。危险因素包括肥胖、腹部手术、髂骨移植、妊娠和输液过量等。采用保守治疗，一般可自发缓解。难治性病例可能需要在卡压部位注射局麻药和激素，或可进行手术减压。

4. 与周围神经病变相关的疾病

a. 糖尿病　多达 7.5% 非胰岛素依赖型糖尿病患者在确诊时已存在临床上的神经病变。主要表现是下肢刺痛、麻木、灼烧感和疼痛，骨骼肌无力以及远端感觉丧失。糖尿病患者的周围神经更容易由于压迫或拉伸损伤（术中及术后摆放体位时可发生）造成缺血，即使放置了合适的软垫和规范地摆放体位。

b. 酒精滥用　慢性酒精中毒性多发性神经病几乎总是与营养和维生素缺乏相关。典型症状开始于下肢，足部有疼痛和麻木。恢复均衡饮食、戒酒及多种维生素治疗可缓慢但确定地改善这种神经病变。

c. 维生素 B_{12} 缺乏　维生素 B_{12} 缺乏引起的神经病变与酒精滥用者的神经病变类似。已知氧化亚氮可灭活某些维生素 B_{12} 依赖性酶，引起神经功能改变的相关症状。

d. 尿毒症　慢性肾衰竭患者常出现四肢远端多发性神经病变，感觉和运动均受累。下肢症状往往比上肢症状更显著。肾移植后几天内常会出现神经传导速度改善。血液透析对逆转多发性神经病变并未表现出相同的效果。

e. 癌症　多种恶性肿瘤患者可出现周围感觉和运动神经病变，尤其是肺癌、卵巢癌和乳腺癌。肺癌患者可出现肌无力综合征（又称 Eaton-Lambert 综合征）。肺尖肿瘤侵犯臂丛下干（Pancoast 综合征）导致手臂疼痛、感觉异常和无力。

f. 胶原血管病　胶原血管病（系统性红斑狼疮、结节性多动脉炎、类风湿性关节炎及硬皮病）常合并周围神经病变。

g. 结节病　结节病是一种病因未明的疾病，多器官系统出现非干酪性肉芽肿性病变，最常见于肺、淋巴系统、骨骼、肝和神经系统。由于周围神经存在肉芽肿损害，因此多发性神经病变是结节病患者的常见表现。

h. Refsum 病　Refsum 病是一种多系统疾病，表现为多发性神经病变、鱼鳞癣、耳聋、视网膜色素变性、心肌病和小脑共济失调。该疾病的病因是代谢缺陷，表现为不能氧化植烷酸，这种脂肪酸进而以过高浓度蓄积。

i. 获得性免疫缺陷综合征相关的神经病变　获得性免疫缺陷综合征相关的周围神经病变存在于艾滋病患者，但感染了人类免疫缺陷病毒而没有患艾滋病的患者无此种周围神经病变。典型的表现是远端肢体的麻木、刺痛和疼痛，常在足部。

5. 围术期周围神经病变　术后神经病变涉及多支不同的外周神经，既往认为是由于术中摆放体位的错误造成的。但是，现在认为主要原因是患者先前存在的解剖和生理异常，虽然体位摆放仍有一定作用。尺神经病变最常见。神经病变通常在术后 48 h 出现。下肢的神经病变常见于截石体位下进行的手术后。

a. 管理　①记录完整的病史和体格检查。②确定病变是感觉的、运动的，还是混合性的。③记录损害的程度和分布。必要时可请神经科会诊。

第 13 章

肝和胆道疾病

韩侨宇 译 安海燕 审校

    肝和胆道疾病可以分为实质性肝疾病（肝炎和肝硬化）以及伴或不伴有肝外胆道梗阻的胆汁淤积。

I. 肝功能的评价

A. 胆红素 胆红素是血红蛋白和肌红蛋白的降解产物。在外周形成的非结合胆红素在肝中通过葡萄糖醛酸转移酶转化为结合胆红素。非结合性高胆红素血症发生于胆红素生成增加，肝摄取减少，或肝结合减少时。结合性高胆红素血症发生于肝转运结合胆红素减少，急性或慢性肝功能障碍，或胆道梗阻时（表 13-1）。血清胆红素水平达到 3 mg/dl 时，可见巩膜黄疸；血清胆红素水平超过 4 mg/dl 时，可见明显黄疸。

B. 转氨酶 谷丙转氨酶（ALT）和谷草转氨酶（AST）参与肝糖异生。ALT 对肝具有高特异性，而 AST 则在其他组织中也存在。肝损伤时二者均释放。AST/ALT 比值小于 1 是非酒精性脂肪性肝炎的特征，比值 2 ～ 4 是酒精性肝病的特征，比值大于 4 为肝豆状核变性的特征。

C. 碱性磷酸酶 碱性磷酸酶升高见于胆汁淤积性疾病，并可能在胆道梗阻解除后仍持续升高数天。

D. 国际标准化比率 升高可能提示肝合成功能受损。

E. 白蛋白 白蛋白仅由肝细胞合成。白蛋白水平降低可能提示营养

表 13-1 根据肝功能检查结果区分肝功能障碍的原因

肝功能障碍	胆红素	转氨酶	碱性磷酸酶	原因
肝前性	非结合胆红素升高	正常	正常	溶血 血肿吸收 输血引起的胆红素过量
肝内性（肝细胞性）	结合胆红素升高	明显升高	正常至轻度升高	病毒感染 药物 酒精 脓毒症 低氧血症 肝硬化
肝后性（淤胆性）	结合胆红素升高	正常至轻度升高	明显升高	胆道结石或肿瘤 脓毒症

不良，蛋白丢失性疾病，或肝合成功能严重受损。

F. 血清学和基因检测 抗原和抗体水平有助于区分病毒性肝炎和自身免疫或其他肝炎。异常蛋白质标志物可能提供 α1- 抗胰蛋白酶缺乏症、肝豆状核变性和肝细胞癌（HCC）的诊断。基因检测可以确定某些遗传性肝病。

II. 高胆红素血症

A. Gilbert 综合征 Gilbert 综合征是最常见的遗传性高胆红素血症，是具有可变外显率的常染色体显性遗传。大约存在 1/3 正常的葡萄糖醛酸基转移酶。血清胆红素通常 < 3 mg/dl，但当患者禁食、生病、应激和疲劳时浓度增加。

B. Crigler–Najjar 综合征 Crigler-Najjar 综合征是由葡萄糖醛酸转移酶突变引起的罕见的遗传性严重非结合性高胆红素血症，患者正常的葡萄糖醛酸转移酶减少至 10% 以下。围产期黄疸和核黄疸可能进展。治疗方法包括：新生儿期血液置换、儿童阶段持续光疗及尽早行肝移植术。苯巴比妥治疗可能减轻黄疸。儿童麻醉管理应包括胆红素光疗和尽量减少禁食。吗啡、巴比妥类、吸入麻醉药和肌肉松弛药都是可以接受的。

C. Dubin-Johnson 综合征 有机离子从肝细胞向胆道系统的转运减少引起的结合性高胆红素血症称为 Dubin-Johnson 综合征。该病为常染色体隐性遗传的良性疾病。

D. 良性术后肝内胆汁淤积 良性术后肝内胆汁淤积可能发生于长时间手术后，特别是当患者合并低血压、低氧血症和输血时。黄疸通常在 24～48 h 内出现。肝功能检查结果（除胆红素和碱性磷酸酶外）均正常或轻度异常。该病为自限性。

E. 进行性家族性肝内胆汁淤积 为罕见的遗传代谢性疾病，可导致婴儿胆汁淤积并在成年前发生终末期肝硬化。肝移植是唯一的治疗方法。麻醉管理同其他所有终末期肝病患者。

III. 胆道疾病

在美国，胆石症和胆道炎症疾病是重要的健康问题，超过三千万美国人受到此类疾病的困扰。

A. 胆石症和胆囊炎 胆囊和胆道结石可表现为无症状（无症状疾病）、急性发作或慢性间断性发作。

1. 急性胆囊炎 常常由胆囊结石引起胆管阻塞，造成胆囊急性炎症。急性胆囊炎患者有 95% 罹患胆石症。

a. 症状和体征 急性胆囊炎的症状和体征包括恶心、呕吐、发热、腹痛和右上腹压痛。患者还可出现尿色加深和巩膜黄染。

b. 诊断 对于可疑患有胆结石和急性胆囊炎的患者，超声检查是主要的诊断方法。

c. 鉴别诊断（见表 13-1）

d. 治疗 临床诊断为急性胆囊炎的患者可采用静脉输液和阿片类药物进行治疗。发热且伴有白细胞升高的患者可给予抗生素。由于术后疼痛减轻、肺部并发症减少及术后恢复更快等原因，腹腔镜胆囊切除术几乎已完全取代开腹胆囊切除术。同时或随后可行内镜逆行胰胆管造影术（endoscopic retrograde cholangiopancreatography, ERCP）取出胆总管结石。偶尔需行胆总管探查和取石术。

e. 并发症　如果症状持续数天不缓解，可能发生局部穿孔和脓肿形成。胆石性肠梗阻是由于小肠发生梗阻，通常是由回盲瓣处的较大结石造成的。

f. 麻醉管理　腹腔镜胆囊切除术的麻醉处理和其他腹腔镜手术类似。腹腔注气（人工气腹）可影响通气和静脉回流。头高位有利于腹腔内容物离开手术部位并可改善通气。推荐进行机械通气，因为机械通气可以防止肺不张、在腹内压增加时保证充足的通气，并抵消二氧化碳全身吸收的效应。选择带套囊的导管进行气管插管，可极大地减少发生误吸的风险。术中用鼻胃管或口胃管行胃肠减压，可减少建立人工气腹进针时造成的内脏穿孔。在识别是否发生二氧化碳栓塞时，监测二氧化碳波形图十分重要。在腹腔镜胆囊切除术中，并没有证据表明氧化亚氮会明显扩张肠管或妨碍外科手术。在手术期间阿片类药物的使用是有争议的，因为阿片类药物可引起 Oddi 括约肌痉挛。可以通过给予胰高血糖素、纳洛酮或硝酸甘油来逆转这种痉挛。

2. 慢性胆囊炎

慢性胆囊炎通常有据可寻。超声检查是主要的诊断方法。治疗方法通常为择期胆囊切除术。

a. 替代疗法　包括口服熊去氧胆酸溶石治疗和体外冲击波碎石术。

3. 胆总管结石病

胆总管结石病是在胆总管处发现结石。典型表现为结石生长在胆总管形成的肝胰管壶腹（Vater 壶腹）处。

a. 症状和体征　症状和体征可包括胆管炎的表现（发热、寒战、黄疸、右上腹痛）或仅表现为黄疸，腹痛史则提示可能存在胆囊炎。

b. 诊断　超声检查可显示扩张的胆总管。

c. 鉴别诊断　结石造成的急性胆总管梗阻应与输尿管结石、胰腺炎、急性心肌梗死或病毒性肝炎进行鉴别。

　　d. 治疗　　胆总管结石病患者初期治疗方法为内镜下括约肌切开术。ERCP 可用于鉴别胆总管梗阻的原因及取石或放置支架。

Ⅳ. 急性肝炎

　　急性肝炎通常由病毒引起，也可由自身免疫反应、药物及毒素引起。急性病毒性肝炎一般由以下 5 种病毒之一引起：甲型肝炎病毒（HAV）、乙型肝炎病毒（HBV）、丙型肝炎病毒（HCV）、丁型肝炎病毒（HDV）或戊型肝炎病毒（HEV）。其他病毒包括单纯疱疹病毒（HSV）、巨细胞病毒（CMV）和 EB 病毒（EBV）。

A. 病毒性肝炎　　所有类型的病毒性肝炎都很类似，无法通过临床特点或常规的实验室检查进行明确区分。

　　1. 诊断　　病毒性肝炎的诊断主要依靠临床症状和体征、实验室检查、血清学检测，偶尔需要肝穿刺活检（表 13-2）。

　　a. 症状和体征　　病毒性肝炎可以是逐渐发病，也可以是突然发病，通常表现为尿色加深、乏力、食欲不振和恶心。其他症状包括低热、上腹痛或全腹痛，以及肌肉痛或关节痛。当黄疸出现后，很多病情初期的症状可以减轻。可能会出现肝、脾大。如果病情严重，可出现急性肝衰竭的症状如精神障碍、扑翼样震颤、周围性水肿及腹水。

　　b. 实验室检查

　　i. 普通检查　　在黄疸出现前 7 ～ 14 天，血清转氨酶［谷草转氨酶（AST），谷丙转氨酶（ALT）］水平升高，黄疸出现后，其数值即开始下降，转氨酶升高的程度与肝炎的严重程度并非必然相关。贫血和淋巴细胞增多为典型表现。血清胆红素浓度很少超过 20 mg/dl。除非出现胆汁淤积，否则碱性磷酸酶不会升高。急性重症肝炎可能导致低白蛋白血症和（或）凝血酶原时间延长。

　　ii. 血清学指标（见表 13-2）

　　iii. 肝穿刺活检　　典型表现为肝细胞点状坏死和广泛肝实质炎症。

表 13-2　病毒性肝炎的特点

指标	甲型肝炎	乙型肝炎	丙型肝炎	丁型肝炎
传播方式	粪-口传播 污水中被污 染的贝类	经皮传播 性传播	经皮传播	经皮传播
潜伏期	20～37 天	60～110 天	35～70 天	60～110 天
血清抗原 抗体检测 结果	IgM 出现在 早期，恢 复期出现 IgG	疾病早期出现 HBsAg 和抗 HBc 抗体，并在病毒 携带者体内持续 阳性	6 周至 9 个月内 可检测出抗 HCV 抗体	抗 HDV 抗体 出现较晚， 持续时间 短
免疫力	45% 产生抗体	5%～15% 产生抗 体	不明	对乙肝有免 疫力即可 受到保护
病程	不会发展为 慢性肝炎	成人 1%～5%，儿 童 80%～90% 可发展为慢性 肝炎	发展为慢性肝 炎的可能性 高达 75%	与乙型肝炎可 重叠感染
预防措施	混合 γ-球蛋 白 甲肝疫苗	乙肝免疫球蛋白 乙肝疫苗	干扰素加利巴 韦林	不明
死亡	小于 0.2%	0.3%～1.5%	不明	急性黄疸型肝 炎：2%～ 20%

Adapted from Keefe EB. Acute hepatitis. Sci Am Med. 1999；1-9.
HBcAg，乙肝病毒核心抗原；HBsAg，乙肝病毒表面抗原；HCV，丙型肝炎病毒；HDV，丁型肝炎病毒；IgG，免疫球蛋白 G；IgM，免疫球蛋白 M

2. 治疗　急性病毒性肝炎需对症治疗，限制体力活动，合理的营养支持，必要时静脉输液。建议禁酒。暴发性肝衰竭可考虑肝移植。

3. 预防　预防病毒性肝炎包括避免与病毒接触，使用 γ-球蛋白进行被动免疫及接种特定疫苗进行主动免疫。在已知接触甲型肝炎病毒后尽快肌内注射混合 γ-球蛋白，可显著降低甲型肝炎的发生率。经皮或经黏膜接触乙型肝炎病毒后，应在 24 h 内接种乙型肝炎免疫球蛋白和乙型肝炎疫苗。

a. 甲型肝炎疫苗　可以提供 10 年或更久的保护作用。至甲肝流行区的旅行者、新生儿重症监护病房工作人员、食品处理员、在日托中心的儿童以及军事人员应该接种甲肝疫苗。

b. 乙型肝炎疫苗　建议为乙型肝炎病毒感染高风险人群接种乙型肝炎疫苗，包括经常接触血液制品的卫生保健人员、同性恋者、静脉毒瘾者、接受某些血液制品的人员以及乙肝病毒表面抗原阳性母亲生下的婴儿。

B. 药物性肝炎　很多药物（镇痛药、吸入性麻醉药、抗生素、降压药、抗惊厥药、镇静药）可以引起肝炎，与急性病毒性肝炎在组织学上无法区别。这些药物反应大多数是具有特异性、罕见、不可预测且呈非剂量依赖性。

1. 对乙酰氨基酚过量　对乙酰氨基酚过量在多数人群中可以引起严重的肝细胞坏死。在对乙酰氨基酚过量 8 h 内口服 N- 乙酰半胱氨酸可以显著降低发生药物肝毒性的风险。

2. 吸入性麻醉药　吸入性麻醉药可以引起手术后轻度、自限性的肝功能障碍，可能反映了麻醉药物引起的肝氧供需改变。任何麻醉药都可通过降低肝血流从而妨碍肝细胞氧合。实际上，使用异氟烷、地氟烷及七氟烷后，α- 谷胱甘肽 -S- 转移酶含量（一种敏感的肝细胞损害标记物）会暂时性增加。

a. 免疫介导的肝毒性（"氟烷性肝炎"）　在使用挥发性麻醉药物（大多数是氟烷）后，会出现一种罕见但可危及生命的肝功能障碍，其机制可能涉及在基因易感人群中由免疫介导的肝毒性。IgG 抗体直接作用于肝细胞表面的微粒体蛋白新抗原，这种新抗原是肝微粒体蛋白质被氟烷的反应性氧化三氟乙酰化共价修饰形成的。氟烷性肝炎的发病率约为 1/20 000。

b. 恩氟烷、异氟烷和地氟烷　这些药物会形成三氟乙酰化代谢产物，与氟烷有交叉敏感性，但使用这些麻醉药物后肝炎的发病率要明显低于氟烷，因为这些麻醉药物的代谢程度较低。

c.**七氟烷**　不会代谢为三氟乙酰化代谢物，因此不会产生免疫介导的肝毒性。

d.**术后肝功能障碍的鉴别诊断**　当发生术后肝功能障碍（黄疸），应对病史资料、临床症状和体征、肝功能测定结果进行分析，以及寻找造成肝功能障碍的肝外原因。根据血清胆红素、转氨酶及碱性磷酸酶的测定结果，肝功能障碍的原因可被分为肝前性、肝内性（肝细胞性）及肝后性（胆汁淤积性）（见表13-1）。术后肝功能障碍的原因通常是多因素的。

i.回顾使用过的所有药物。

ii.寻找脓毒症的来源。

iii.评估外源性胆红素的可升高程度。

iv.排除隐匿性血肿的可能性。

v.排除溶血的可能性。

vi.回顾围术期病例记录中是否有低血压、动脉低氧血症、通气不足及血容量不足的证据。

vii.考虑是否存在肝外疾病（充血性心力衰竭、呼吸衰竭、肺栓塞、肾功能不全）。

viii.考虑是否存在良性的术后肝内胆汁淤积。

ix.考虑是否存在免疫介导的肝毒性。

C.**自身免疫性肝炎**　自身免疫性肝炎是由肝中抗自身抗原的细胞免疫应答引起的炎症反应。患病率为（10～20）/10万，在女性（70%）及合并免疫性疾病的患者中更为常见。用皮质类固醇或其他免疫抑制剂治疗从而诱导缓解。终末期肝病时可考虑肝移植。

V.慢性肝炎

慢性肝炎包括多种疾病，其特征为长期升高（大于6个月）的肝生化指标及活检中的炎症表现。

A.**症状和体征**　慢性肝炎的症状和体征具有多样性，可表现为无症状，也可表现为暴发性肝衰竭。慢性肝炎最常见的表现有疲劳、不适感及腹痛。

B. **实验室检查**　血清转氨酶和（或）胆红素升高，以及持续炎症的组织学证据。

C. **自身免疫性肝炎**　特征是高丙种球蛋白血症、血清转氨酶升高及出现抗核抗体。

D. **慢性乙型肝炎**　在世界上约有 5% 的人口患有慢性乙型肝炎，在美国大约有 0.5% 的人口为乙型肝炎病毒携带者。慢性乙型肝炎的治疗目标是根除乙型肝炎病毒感染及防止其发展成为肝硬化或肝癌。目前可行的治疗，如拉米夫定和阿德福韦，可抑制乙型肝炎病毒复制，并可使慢性乙型肝炎在临床、生化及组织学等方面得以好转。如果发生肝衰竭，可行肝移植术，但几乎所有受体都会感染乙型肝炎病毒。移植术后预防性使用拉米夫定和乙肝免疫球蛋白可将再感染率降至 10% 左右。

E. **慢性丙型肝炎**　高达 75% 的患者在感染丙型肝炎病毒后会发展为慢性丙型肝炎，在美国约有 1.8% 的人口为丙型肝炎病毒携带者。

　　1. 诊断　诊断依据为持续或间断血清转氨酶升高并出现丙型肝炎病毒抗体。慢性丙型肝炎的自然病程可跨越数十年，经 10～20 年隐匿发展最终成为肝硬化或肝癌。

　　2. 治疗　干扰素可降低血清 ALT 水平或使其降至正常，且在近 40% 的慢性丙型肝炎患者可通过肝活检发现炎症减轻，但对干扰素治疗的持续反应并不常见。慢性丙型肝炎出现肝衰竭是肝移植最常见的适应证。

VI. 肝硬化

　　肝硬化是由多种慢性、进行性的肝疾病发展而来的，多数是因为长期大量饮酒或乙型或丙型肝炎病毒感染所致的慢性病毒性肝炎。

A. **诊断**　经皮肝活检可确诊肝硬化，CT、MRI、肝多普勒超声检查可发现肝硬化相关表现（脾大、腹水、肝表面粗糙）。上消化道内镜检查可发现食管胃底静脉曲张。

B. 症状和体征（表 13-3）

C. 门静脉高压　肝血流阻力增加引起门静脉高压，导致腹水、肝大、脾大、周围水肿。

D. 腹水和自发性细菌性腹膜炎　危险因素包括门静脉高压、低白蛋白血症和水钠潴留。药物治疗包括纠正低白蛋白血症，遵循低钠饮食和给予醛固酮拮抗剂。顽固性腹水可能需要腹腔穿刺或行经颈静脉肝内门体分流术（TIPS）或 LeVeen 分流术。临床恶化应警惕细菌性腹膜炎，其发病率和死亡率均较高。

E. 胃食管静脉曲张　由于内脏静脉压力增加，胃食管静脉曲张会导致明显的胃肠道出血。治疗通过内镜下硬化和（或）结扎治疗。可能考虑行 TIPS。β 受体阻滞药如纳多洛尔或普萘洛尔可降低门静脉高压，降低再出血风险。

F. 肝性脑病　与氨和其他代谢副产物全身累积有关的神经精神改变可能包括认知、运动功能、性格和意识的改变。治疗包括限制蛋白质，肠内予不可吸收的双糖（乳果糖）和抗生素（新霉素），纠正电解质紊乱，以及避免使用阿片类及镇静类药物。

G. 高动力循环　高动力循环是由全身血管阻力（SVR）降低和心输出量增加引起的。血管扩张性物质如前列腺素或白细胞介素的积聚可能起到致病作用，可能降低由低白蛋白血症和贫血引起的血液黏稠度。

H. 肝肺综合征　多达 25% 的患者发生肺内分流。表现为呼吸困难

表 13-3　肝硬化的症状和体征	
疲劳和不适感	男性乳房发育
肝大	睾丸萎缩
脾大	血清白蛋白浓度降低
腹水	INR 升高
肝掌	血清转氨酶和碱性磷酸酶升高
蜘蛛痣	

INR，国际标准化比值

和低氧血症。可能需要行超声心动图排除心内分流。补充性氧疗为支持性治疗，但确切的治疗是肝移植。

I. **肝肺综合征** 肝肺综合征是门静脉与肺动脉高压并存的综合征。发生于 4% 以下的患者，典型表现发生于确诊肝硬化后多年。

1. 症状 症状和体征包括呼吸困难，乏力和晕厥。可能存在右心衰竭的体征。

2. 预后 有或无肝移植的患者 1 年死亡率超过 80%。肝移植是已知唯一的治疗方法。然而平均肺动脉压大于 45 mmHg 的患者不适合移植。

J. **肝肾综合征** 肝肾综合征是与严重肝疾病相关的功能性肾衰竭。没有固有的肾异常。预后很差。肾替代疗法是主要的治疗方法。

K. **凝血功能障碍** 由于凝血因子的合成减少，凝血功能异常在肝硬化中很常见。肝也负责产生许多抗凝蛋白（蛋白质 S、C、Z 和抗凝血酶Ⅲ）以及纤溶酶原激活剂抑制剂。凝血功能紊乱的机制很复杂。

Ⅶ. 急性肝衰竭

急性肝衰竭是一种以黄疸、低蛋白血症、凝血障碍、营养不良、易感染及肾功能障碍为特征临床表现的急性肝病。暴发性肝衰竭是指原先没有肝病的患者，在发病 8 天内暴发急性肝衰竭并伴有肝性脑病。

A. **症状和体征** 典型表现是，在原本健康的个体出现乏力、恶心等非特异性症状，随之出现黄疸、精神状态改变，甚至昏迷。疾病发展迅速。精神状态的改变和凝血酶原时间延长是急性肝衰竭的标志。

1. 妊娠期急性脂肪肝 特征为肝细胞中的脂肪堆积。几乎近半数的患者患有妊娠期高血压和（或）患有 HELLP 综合征（溶血、肝酶升高，以及先兆子痫相关的血小板减少）的实验室证据。

B. **治疗** 治疗首选对症支持治疗。对于急性肝衰竭没有特异性的治疗。对乙酰氨基酚及蕈中毒应尽早使用解毒剂，可能需要应用葡萄糖。发生脑水肿应予积极干预治疗，防止发生脑疝。死亡率为80%。当所有的治疗方法都无效时，唯一的治疗手段是肝移植。

C. 急性肝衰竭的麻醉管理（表13-4）

Ⅷ. 肝功能减退患者的麻醉

A. Child–Pugh 评分（表 13-5 和 13-6） Child-Pugh 评分是根据总胆红素、血清白蛋白、国际标准化比值（INR）、腹水和肝性脑病综合评分，根据疾病严重程度对患者进行分级（A、B 或 C 级）。肝功能 A、B、C 级行腹部手术的死亡率分别为 10%、30% 和 80%。

B. 术前护理　护理包括优化营养，改善低白蛋白血症和纠正维生素

表 13-4　急性肝衰竭患者的麻醉管理

只有挽救生命的外科手术才有指征进行
应在术前纠正凝血障碍
在麻醉时使用小剂量吸入麻醉药，或单独使用氧化亚氮也许已经足够
选择肌肉松弛药时应考虑药物的代谢与清除
低血糖是使用葡萄糖溶液的指征
输血速度应放慢，避免枸橼酸中毒
明智的液体管理必须维持足够的尿量（必要时使用甘露醇）
根据心血管状况行有创监测
严格执行无菌操作

表 13-5　评估肝疾病严重程度的 Child-Pugh 评分系统

肝功能障碍的体征	1 分	2 分	3 分
脑病（分级）	无	Ⅰ～Ⅱ级	Ⅲ～Ⅳ级
腹水	无	轻度	重度
胆红素（mg/dl）	< 2	2～3	> 3
白蛋白（g/dl）	> 3.5	2.8～3.5	< 2.8
国际标准化比值	< 1.7	1.7～2.2	> 2.2

表 13-6　基于 Child-Pugh 分级的生存统计

分数	分级	一年生存率	两年生存率
5～6	A	100%	85%
7～9	B	81%	57%
10～15	C	45%	35%

缺乏，其常常会改变药代动力学。常见低血糖和低钠血症。

C. 脑病　脑病可能因感染、胃肠道出血和 TIPS 分流而加重，并与围术期死亡率大大增加有关。

D. 气道管理　应考虑快速序贯诱导，因为胃排空延迟，胃容量增加。

E. 肾功能　胃肠道出血、低血压、低灌注、大量腹腔穿刺和药物可能会对肾功能产生不利影响。在边缘肝存在功能的情况下，血清肌酐升高和肾小球滤过率降低是不祥的征兆。

F. 循环　由于 SVR 和血浆渗透压降低，循环为高动力的。建议行有创监测（有创动脉、心输出量测量）。血管升压药可能是有用的。

G. 凝血病　凝血病的发生通常由于凝血因子减少和抗凝因子改变。可以采用维生素 K、新鲜冰冻血浆、冷沉淀和血小板治疗。病肝代谢枸橼酸的能力下降导致输血时钙离子异常，并且经常需要静脉输注钙。

H. 药代动力学　药代动力学因肝功能受损、分布容积增加、血浆蛋白结合减少和药物清除率降低而改变。可能需要较大的药物初始剂量以达到所需的效果，但由于清除障碍，后续剂量可能需要减少。顺阿曲库铵可能是一种有效的肌肉松弛药，因为其清除与肝功能无关。

I. 术后恢复　肝衰竭是这些患者术后死亡最常见的原因。通常需要重症监护。早期肠内营养可改善预后。

IX. 肝移植

当患者患有严重的急性肝衰竭或是终末期肝病伴有肝硬化时，

肝移植是唯一的治疗途径。目前，肝移植术后受体的 1 年生存率约为 85%，5 年生存率约为 70%。

A. 器官分配 采用终末期肝病模型（MELD）评分系统预测无肝移植的 90 天死亡率。具有最高 MELD 分数的患者被赋予最高优先级。MELD 分数计算如下：

$$3.8 \times \log_e（胆红素\ mg/dl）+ 11.2 \times \log_e（INR）+ 9.6 \times$$
$$\log_e（肌酐\ mg/dl）+ 0.643$$

在肝细胞癌的情况下，如果只有 5 cm 或更小的单一病变或者总共不超过 3 个肿瘤，且均不大于 3 cm，则通常考虑肝移植。

B. 外科手术

1. 麻醉管理 准备肝移植的患者可能存在严重的多器官功能障碍，许多生理功能紊乱只有在成功的肝移植术后才能得以纠正。对于携带有乙型肝炎病毒（HBV）或丙型肝炎病毒（HCV）的肝移植受体，医护人员应谨慎考虑。

a. 麻醉诱导 因腹水的出现使肺容积变小和胃排空延迟，麻醉诱导会受到影响。麻醉维持可使用阿片类药物和（或）吸入性麻醉药联合不经肝代谢清除的肌松药（阿曲库铵、顺阿曲库铵）。应避免使用氧化亚氮，可防止肠管膨胀，利于外科手术暴露。

b. 液体加温装置和快速输液系统 常规采用液体加温装置和快速输液系统，可使加温后的液体或血制品以超过 1 L/min 的速度输入患者体内。

c. 有创监测 体循环血压和心脏充盈压的有创监测和使用多条大口径静脉导管进行补液是麻醉管理的重要部分。

d. 肝移植的手术分期

i. 无肝前期或肝分离期：包括游离肝周血管结构（肝动脉、门静脉和肝上、下腔静脉），分离胆总管和取出自体肝。因出血、静脉血淤积和静脉回流受阻造成的心血管不稳定十分常见。

ii. 无肝期：当夹闭肝动脉和门静脉阻断自体肝的血流时，便进入了无肝期。通常使用静脉-静脉转流旁路系统维持心输出量和帮助静脉回流，可能出现代谢性酸中毒、药物代谢减慢和枸橼酸中毒。

ⅲ. 再灌注期或新肝期：当主要血管结构再吻合后即进入再灌注期或新肝期。开放血管可能造成明显的血流动力学不稳定、心律失常、严重心动过缓、低血压和高钾性心搏骤停。一旦移植肝功能恢复，血流动力学和代谢稳定性将逐渐恢复，尿量也会增加。

ⅳ. 对于手术时间短、手术过程平稳的患者，考虑术后早期拔管。

e. 肝移植术后肝功能检查　检查结果恢复正常，循环高动力状态缓解。虽然可能仍存在肺内分流，但氧合通常会改善。

第 14 章

胃肠系统疾病

韩侨宇　译　安海燕　审校

I. 食管疾病

吞咽困难是所有食管疾病的典型症状（由钡餐造影和上消化道内镜检查发现）。

A. **弥漫性食管痉挛**　常发生于老年患者，酷似心绞痛发作，硝酸甘油治疗可能有效。硝苯地平和异山梨醇可降低食管下括约肌（lower esophageal sphincter，LES）张力，也可缓解食管痉挛造成的疼痛。

B. **贲门失弛缓症**　贲门失弛缓症是由于食管肌肉和 LES 功能障碍引起的食管神经肌肉性疾病。其特征为 LES 高压，吞咽时 LES 无法松弛，食管蠕动减弱，食管扩张。

　　1. **症状**　体征和症状包括吞咽困难、体重下降和反酸。

　　2. **合并症**　与贲门失弛缓症相关的食管癌和误吸的风险增加。

　　3. **诊断**　需要通过测压明确诊断，但食管癌可能会显示典型的"鸟喙"外观。

　　4. **治疗**　所有治疗方法均为姑息治疗，因为食管动力无法恢复。药物治疗包括硝酸盐、硝酸甘油和钙通道阻滞药以松弛 LES。也可使用内镜在 LES 中注射肉毒素或扩张 LES。外科食管肌切开术（如腹腔镜 Heller 肌切开术）比内镜扩张效果更好。晚期病例可考虑食管切除术。

　　5. **麻醉注意事项**　包括误吸风险的增加。必须采取全面的预防措施。

C. 食管切除术　在恶性或阻塞性食管疾病中，考虑采用食管切除术。食管切除术可以经胸、经裂孔，通过微创手术（胸腔镜或腹腔镜）完成。

1. 发病率和死亡率很高（10% ～ 15%）。术后并发症大多数是呼吸系统疾病，如果发生急性呼吸窘迫综合征（ARDS），则死亡率接近 50%。术后 ARDS 发生率高达 20%，可能与炎性介质和肠道相关内毒素的释放以及长时间的单肺通气有关。预后不良的风险包括吸烟史、低 BMI、手术时间长、心肺功能不稳定以及术后发生吻合口瘘。

2. 麻醉可能由于患者营养状况不佳以及近期化疗或放疗的影响而变得复杂。

D. **胃食管反流病**

1. 病理生理　胃食管反流的病理基础是 LES 的静息压力降低（平均为 13 mmHg，而正常人为 29 mmHg）。只有当 LES 和胃的压力梯度消失时才发生反流。反流可引起慢性咳嗽、支气管收缩、咽炎、喉炎、晨起声嘶、支气管炎或肺炎。持续性吞咽困难说明已发展为食管狭窄。

2. 药物对食管下括约肌的作用（表 14-1）

3. 反流的发生率　超过 1/3 的健康成人至少每 30 天有一次烧心的症状。麻醉期间误吸的发生率为每 10 000 例全身麻醉 0.7 ～ 4.7 例。

4. 麻醉注意事项（表 14-2）

E. **食管裂孔疝**　食管裂孔疝是指部分胃通过膈食管裂孔进入胸腔形成疝，大约 30% 的滑动疝可通过上消化道放射学检查发现。大多数食管裂孔疝的患者没有反流性食管炎的症状，说明保持 LES 完整的重要性。

F. **食管憩室**　食管憩室是指食管壁局部膨出形成的盲袋。Zenker 憩室出现在咽下壁的后方（Killian 三角），先前积存在 Zenker 憩室的食物反流，尽管是在最近未进食的情况下，都易使患者发生误吸。治疗为外科环咽肌切开术，行或不行憩室切除术。食管中段憩室是由于陈旧附着物的牵拉作用或是食管动力异常的推进作用。膈上憩室与贲门失弛缓症有关。

表 14-1   药物对食管下括约肌张力的影响

张力增加	张力降低	无影响
甲氧氯普胺	阿托品	普萘洛尔
多潘立酮	格隆溴铵	氧烯洛尔
丙氯拉嗪	多巴胺	西咪替丁
赛克力嗪	硝普钠	雷尼替丁
依酚氯铵	神经节阻滞剂	阿曲库铵
新斯的明	硫喷妥钠	? 氧化亚氮
琥珀胆碱	三环类抗抑郁药	
泮库溴铵	β 肾上腺素受体激动药	
美托洛尔	氟烷	
α 肾上腺素受体激动剂	恩氟烷	
抑酸药	? 氧化亚氮	
	丙泊酚	
	阿片类药物	

表 14-2   食管反流患者的麻醉处理

抗胆碱能药物	可降低 LES 紧张性,但增加无症状误吸的发生率
琥珀胆碱	增加 LES 压力,但跨 LES 压不变
预防性术前用药——抗组胺药物	西咪替丁、雷尼替丁、法莫替丁、尼扎替丁均可降低胃酸分泌和增加胃 pH
术前使用质子泵抑制剂	奥美拉唑(手术前一天晚上使用)、雷贝拉唑和兰索拉唑(手术当天早上使用) 可能降低氯吡格雷或阿司匹林的抗血小板作用
枸橼酸钠	口服非颗粒型抑酸药
甲氧氯普胺	促进胃排空的胃动力药物
压迫环状软骨	应在诱导时使用以预防误吸
气管插管	保护气道,防止误吸

LES,食管下括约肌

G. 食管贲门黏膜撕裂综合征（Mallory-Weiss 综合征）　撕裂的原因常有呕吐、干呕或剧烈咳嗽。患者会出现上消化道出血，常可自行缓解。若持续出血，则可能需要加压素治疗或血管造影栓塞。

Ⅱ. 消化性溃疡

　　上腹部烧灼样疼痛在饥饿时加重，进食后可缓解是消化性溃疡（peptic ulcer disease，PUD）的典型症状。良性胃溃疡是 PUD 的一种，发生率为良性十二指肠溃疡的 1/3。

A. 病理生理学　胃黏液-碳酸氢盐层是可以防御氢离子等多种物质的一道物理化学性屏障。表面上皮细胞通过多种作用构成第二道防线，包括分泌黏液、维持细胞内 pH 及产生碳酸氢盐的上皮细胞离子转运蛋白和细胞内的紧密连接。前列腺素在维持胃上皮防御和修复功能中起重要作用。

B. 引起损伤的原因

　　1. 胃酸和胃蛋白酶原　胃酸和胃蛋白酶原是引起胃黏膜损伤的两大主要胃分泌产物。

　　2. 幽门螺杆菌　幽门螺杆菌是形成十二指肠溃疡的主要致病因素，尽管早期幽门螺杆菌感染可引起胃酸分泌减低。幽门螺杆菌可直接或间接通过促炎因子（白细胞介素 -8、肿瘤坏死因子和白细胞介素 -1）作用于 G 细胞、D 细胞和壁细胞，促进胃酸分泌。幽门螺杆菌还可降低十二指肠黏膜碳酸氢盐的分泌。

C. 消化性溃疡的并发症

　　1. 出血　出血是 PUD 相关性死亡的主要原因，在使用 H_2 受体拮抗剂后，该并发症的发生率并未降低。出血导致死亡的风险为 10% ～ 20%。

　　2. 穿孔　大约 10% 的患者并发穿孔，急诊溃疡手术的死亡率与术前休克、并存疾病及穿孔超过 48 h 相关。

　　3. 幽门梗阻　十二指肠溃疡患者可并发急性或慢性幽门梗阻，行外科手术时应按照饱胃患者对待。反复发生的呕吐、脱水和低氯血症可能提示幽门梗阻，治疗应予鼻胃管吸引、补液、静脉使用抑酸药，必要时行外科手术。

D. 应激性胃炎　伴有休克、败血症、呼吸衰竭、出血、需输血超过6个单位或多器官损伤的重大创伤多数会发生急性应激性胃炎。应激性胃炎的主要并发症是出血。

E. 消化性溃疡的治疗

　　1. 药物治疗（表 14-3）

　　2. 外科手术治疗　主要限于十分复杂的溃疡病。手术治疗 PUD 最常用的三种方法包括：迷走神经干切断术及引流、迷走神经干切断术及胃窦切除术、近端胃迷走神经切断术。

III. Zollinger-Ellison 综合征

Zollinger-Ellison 综合征包括胃十二指肠和肠道溃疡，伴大量胃

表 14-3　消化性溃疡的治疗方案

抑酸药	缓解症状
H_2 受体拮抗剂	西咪替丁、雷尼替丁、法莫替丁、尼扎替丁；与细胞色素 P-450 结合；影响其他药物的代谢，很少影响骨髓功能
质子泵抑制剂（proton-pump inhibitors，PPIs）	奥美拉唑、埃索美拉唑、兰索拉唑、雷贝拉唑、泮托拉唑；起效快，持续时间长
前列腺素类似物	米索前列醇，增强黏膜碳酸氢盐分泌，增加黏膜血流量，降低黏膜细胞更新
胃黏膜保护剂	硫糖铝阻止胃酸、胃蛋白酶的侵蚀，形成物理化学性屏障；铋剂通过覆盖溃疡，防止进一步破坏、促进前列腺素合成发挥治疗作用
其他药物	抗胆碱能药物（弱抑酸作用）
根除幽门螺杆菌的治疗	联合应用阿莫西林、甲硝唑、四环素、克拉霉素和铋剂 14 天；典型的三联治疗方案包括一种 PPI 和两种抗生素

酸分泌和胰腺非 β 胰岛细胞瘤。PUD 患者发生 Zollinger-Ellison 综合征的概率从 0.1% 至 1% 不等。

A. 病理生理学　过量的胃泌素会刺激胃酸分泌，且对胃上皮细胞有营养作用。通过刺激壁细胞及壁细胞增生可以显著增加胃酸分泌，而大量胃酸会导致 PUD、糜烂性食管炎和腹泻。

B. 临床表现　高达 90% 的患者会出现腹痛和消化性溃疡，半数患者会出现腹泻和胃食管反流。存在 I 型多发性内分泌腺瘤（multiple endocrine neoplasia，MEN I）时可伴有胃泌素瘤，MEN I 是主要累及三个器官的疾病：甲状旁腺（80% ～ 90%）、胰腺（40% ～ 80%）和垂体（30% ～ 60%）。Zollinger-Ellison 综合征伴 MEN I 患者的另一特征是比单纯胃泌素瘤患者发生胃类癌的概率要高。

C. 诊断　诊断依靠临床表现和空腹胃泌素水平升高。很多因素可导致空腹胃泌素水平升高（表 14-4）。

D. 治疗　最初的治疗为使用质子泵抑制剂。手术切除胃泌素瘤的指征为无 MEN I 综合征的证据及肿瘤无转移。胃泌素瘤切除术的麻醉处理应注意胃酸分泌过多及反流、血容量减少和腹泻造成的电解质紊乱（低钾血症、代谢性碱中毒）。应考虑相关的内分泌功能紊乱（MEN I 综合征）。术前需要评估凝血和肝功能检查，因为脂肪吸收的改变可影响凝血因子的形成。静脉使用雷尼替丁可防止术中胃酸分泌过多。

表 14-4　引起空腹血清胃泌素升高的原因

低胃酸或胃酸缺乏（± 恶性贫血）	幽门螺杆菌感染
G 细胞增生	残留胃窦
肾功能不全	胃出口梗阻
类风湿关节炎	小肠大面积梗阻
嗜铬细胞瘤	白癜风
	使用抑酸药物治疗的患者
	糖尿病

Ⅳ. 胃切除术后综合征

A. 倾倒综合征 恶心、上腹部不适、心悸、反应性低血糖，严重时可发生头晕或晕厥。可在餐后立即发生（早期），或进食后 1～3 h 发生（晚期）。奥曲肽治疗可能有效。

B. 碱性反流性胃炎 碱性反流性胃炎的临床三联征包括餐后上腹痛、胆汁反流入胃和胃炎的相关组织学证据。经证实唯一有效的治疗方法是避免肠道与胃黏膜接触（Roux-en-Y 胃空肠吻合术）。

Ⅴ. 肠易激综合征

肠易激综合征的患者常主诉全肠道不适，多局限在左下腹。通常伴有大便次数增多且带有黏液。许多患者有血管舒缩不稳定的症状，包括心动过速、过度通气、疲劳、出汗和头痛。没有明确的发病因素及结构和生化方面的异常。

Ⅵ. 炎性肠病

炎性肠病是继类风湿关节炎后第二常见的慢性炎性病。

A. 炎性肠病的分型

1. 溃疡性结肠炎 是一种累及直肠及部分或全部结肠的黏膜病。主要症状包括腹泻、直肠出血、里急后重、排黏液便及痉挛性腹痛。中至重度病变还会出现食欲不振、恶心、呕吐、发热和体重下降。

a. 并发症 包括灾难性疾病、出血、中毒性巨结肠、穿孔、腹膜炎和肠梗阻。

2. 克罗恩病（Crohn's disease，CD） 通常表现为急性或慢性肠炎。CD 分为两种类型：穿孔-瘘形成型和梗阻型。两种类型的治疗和预后并不相同。常见表现有右下腹痛、腹泻，酷似阑尾炎。可能发生梗阻、狭窄和形成瘘。空肠受累可导致营养吸收障碍、脂肪泻和营养不良。可能发生结肠炎和中毒性巨结肠。相关性胃炎可导致恶心、呕吐和上腹痛。肛周克罗恩病更易出现肠外表现（表14-5）。

B. 炎性肠病的治疗

    1. 外科治疗（表 14-6）

    2. 药物治疗（表 14-7）

表 14-5　炎性肠病（inflammatory bowel disease，IBD）的肠外表现

皮肤病	10% ～ 15% 的患者会发生结节性红斑，1% ～ 12% 的患者会发生坏疽性脓皮病
风湿病	15% ～ 20% 的患者出现外周关节炎
眼部病变	1% ～ 10% 的患者发生结膜炎、前葡萄膜炎或虹膜炎和表层巩膜炎
肝胆病变	大约 50% 的 IBD 患者有肝病变；肝大；由慢性病、营养不良和糖皮质激素治疗引起的脂肪肝；胆汁酸吸收不良引起的胆石症；原发性硬化性胆管炎导致胆汁性肝硬化和肝衰竭
泌尿系统病变	10% ～ 20% 发生结石；输尿管梗阻
其他	血小板增多引起的血栓栓塞性疾病（肺栓塞、心血管意外和动脉栓塞）；纤维蛋白肽 A、V 因子、Ⅷ因子和纤维蛋白原水平升高；凝血活酶生成加快；由于肠道丢失或分解代谢增加引起的抗凝血酶Ⅲ缺乏；游离蛋白 S 缺乏；心内膜炎；心肌炎；胸膜心包炎 间质性肺病 继发性 / 反应性淀粉样变性

表 14-6　外科适应证：炎性肠病

溃疡性结肠炎

大出血、穿孔、中毒性巨结肠、梗阻、顽固性和暴发性疾病、癌症

克罗恩病

狭窄、梗阻、出血、脓肿、瘘、顽固性和暴发性疾病、癌症和无反应性肛周病

表 14-7　炎性肠病的药物治疗	
柳氮磺胺吡啶	抗菌和抗炎（5-乙酰基水杨酸），可有效缓解 UC 和 CD，持续缓解 UC。新药包括安萨科（Asacol）和颇得斯安（Pentasa，美沙拉秦肠溶片）大约 30% 的患者存在过敏反应或副作用
无磺胺氨基水杨酸制剂	美沙拉秦（Asacol，Pentasa）；将药物用于肠道疾病部位，具有有限的全身毒性
口服、局部或胃肠外糖皮质激素	可用于 UC 和 CD 缓解症状，不用于维持治疗
抗生素	用于 UC 患者在结肠切除术后治疗慢性隐窝炎（甲硝唑或环丙沙星）
免疫调节药	硫唑嘌呤、6-巯基嘌呤（抑制细胞增殖）、甲氨蝶呤（抑制二氢叶酸还原酶，可能降低 IL-1 产生）、环孢素（抑制 T 细胞介导的反应）

CD，克罗恩病；IL，白细胞介素；UC，溃疡性结肠炎

VII. 伪膜性肠炎

伪膜性肠炎通常与抗生素（特别是克林霉素和林可霉素）治疗、肠梗阻、尿毒症、充血性心力衰竭和肠缺血相关。临床表现包括发热、水样腹泻、脱水、低血压、心律失常、肌无力、肠梗阻和代谢性酸中毒。

VIII. 类癌

A. 类癌　类癌可发生于几乎所有的胃肠道组织，但最常见于支气管、空回肠或结肠和直肠。类癌可分泌多种胺类和神经肽类激素（表 14-8），当释放至足够数量时，可引起明显的全身症状（类癌综合征）。大多数类癌是在可疑阑尾炎的手术过程中偶然发现的（表 14-9）。

B. 类癌综合征　大约 20% 的患者会发生类癌综合征，最常见的两

表 14-8　不同部位类癌产生的物质

	前肠	中肠	后肠
5- 羟色胺（5-HTP）	低	高	很少
其他物质	ACTH、5HTP、GRF	速激肽，很少产生 5HTP、ACTH	很少产生 5HTP、ACTH，其他大量肽类
类癌综合征	不典型	典型	罕见

ACTH，促肾上腺皮质激素；GRF，生长激素释放因子；5-HTP，5- 羟色胺

表 14-9　类癌的部位和表现

类癌的部位	表现
小肠	腹痛（51%），肠梗阻（31%），肿块（17%），胃肠出血（11%）
直肠	出血（39%），便秘（17%），腹泻（17%）
支气管	无症状（31%）
胸腺	前纵隔肿物
卵巢和睾丸	体检或超声检查发现肿物
转移	肝转移，常表现为肝大

个症状是皮肤潮红和腹泻。皮肤潮红可能与瘙痒、流泪、腹泻和颜面水肿有关，压力、酒精、运动、某些食物如奶酪，或药物如儿茶酚胺、五肽胃泌素、5- 羟色胺再摄取抑制剂可使之加重。心脏损害的表现是由心内膜纤维化引起的，主要发生在右心。类癌三联征为心脏损害、皮肤潮红和腹泻。也可发生哮喘样喘鸣。类癌危象可致命，其特征是剧烈的皮肤潮红、腹泻、腹痛和循环不稳定。类癌危象的诱发因素包括压力、穿刺活检和某些药物（表 14-10）。

1. 诊断　主要依靠测量尿和血浆中的 5- 羟色胺或尿中的 5- 羟色胺代谢产物。

2. 麻醉管理　在麻醉前 24 ～ 48 h，每 6 ～ 8 h 皮下注射

表 14-10　与类癌危象有关的药物

可刺激介质释放的药物

琥珀胆碱、美维库铵、阿曲库铵、筒箭毒碱
肾上腺素、去甲肾上腺素、多巴胺、异丙肾上腺素和硫喷妥钠

不释放介质的药物

丙泊酚、依托咪酯、维库溴铵、顺阿曲库铵、罗库溴铵、舒芬太尼、阿芬太尼、芬太尼和瑞芬太尼；所有吸入性麻醉药；地氟烷因其代谢率低，更适合有肝转移的患者

（subcutaneously，SC）150 ～ 250 μg 奥曲肽并持续使用至术中，可减弱大多数血流动力学不良反应。足量奥曲肽治疗的患者使用硬膜外麻醉是安全的，尽管硬膜外麻醉和蛛网膜下腔麻醉会因阻断交感神经而加剧低血压。高 5- 羟色胺水平可能导致全身麻醉后苏醒延迟。5- 羟色胺受体拮抗剂昂丹司琼是用于止吐的有效和合理的选择。需要行有创动脉血压监测。

3. 药物治疗　类癌的药物治疗包括避免加重皮肤潮红的各种情况、饮食中添加烟酰胺、治疗心力衰竭和哮喘、控制腹泻（洛哌丁胺或地芬诺酯）。$5-HT_3$ 受体拮抗药（昂丹司琼、托烷司琼、阿洛司琼）可控制腹泻和恶心。联合应用组胺 H_1 和 H_2 受体阻滞药（苯海拉明和西咪替丁或雷尼替丁）可以控制前肠类癌患者的皮肤潮红。生长抑素类似物奥曲肽和兰瑞肽在绝大多数患者中都可控制症状，对类癌危象也十分有效。

4. 其他治疗　肝动脉栓塞或联合化疗（化疗栓塞）可用于控制类癌综合征的症状，非转移性类癌唯一可行的治疗手段是外科手术。

IX. 急性胰腺炎

急性胰腺炎以胰腺炎症反应为特征，胰腺自身消化是最可能的原因。急性炎症过后可恢复正常胰腺功能。

A. 病因　在大多数人中，胆石症和酗酒为急性胰腺炎的病因。急性胰腺炎在患有获得性免疫缺陷综合征、甲状旁腺功能亢进和高钙血症患者中十分常见。

B. 症状和体征（表 14-11）

C. 诊断　急性胰腺炎的标志是血清淀粉酶升高。增强 CT 可发现急性胰腺炎的形态学变化。鉴别诊断包括十二指肠溃疡穿孔、急性胆囊炎、肠系膜缺血和肠梗阻。

D. 预后　Ranson 评分可用于评估死亡率（表 14-12）。

E. 并发症　可能的并发症包括休克、低氧血症、急性呼吸窘迫综合征（20%）、肾衰竭（25%）、消化道出血、弥散性血管内凝血造成的凝血障碍及胰腺感染（死亡率 > 50%）。

F. 治疗　治疗包括积极补液（晶体液可达 10 L）、禁食使肠道休息、使用阿片类药物缓解重度疼痛、预防性应用抗生素，在症状发生后 24 ~ 72 h 内在内镜下解除结石梗阻，可降低发生胆管炎的风险，若患者病程延长可使用肠外营养。

X. 慢性胰腺炎

慢性胰腺炎的特征为慢性炎症，可导致胰腺的不可逆损害。

A. 病因　慢性胰腺炎最常见的病因是长期酗酒。特发性慢性胰腺炎是本病第二常见的类型。慢性胰腺炎有时与囊性纤维化、甲状旁腺

表 14-11　急性胰腺炎的症状和体征
中上腹痛，可放射至背部，向前倾可缓解
恶心和呕吐
腹胀和肠梗阻
因胸腔积液或腹水造成的呼吸困难
发热
休克
手足抽搐（随低钙血症发生）
迟钝或精神异常（如果戒酒）

表 14-12 急性胰腺炎的 Ranson 评分
指标
年龄 > 55 岁
白细胞计数 > 16 000/mm^3
血尿素氮 > 16 mmol/L
谷草转氨酶 > 250 U/L
动脉 PO_2 > 60 mmHg（译者注：原文中为"动脉 PO_2 60 mmHg"，少了">"）
容量不足 > 6 L
血糖 > 200 mg/dl，既往无糖尿病史
乳酸脱氢酶 > 350 IU/L
纠正后钙 < 8 mg/dl
血细胞比容下降 > 10
代谢性酸中毒碱缺乏 > 4 mmol/L
（注意：血清淀粉酶并非评估指标）
死亡率
0 ~ 2 项：> 5%
3 ~ 4 项：20%
5 ~ 6 项：40%
7 ~ 8 项：100%

功能亢进（高钙血症）有关，或是一种常染色体显性遗传病。

B. **症状和体征**　慢性胰腺炎常表现为上腹痛，可放射至背部，常在餐后发生。至少 90% 的胰腺受损后会发生脂肪泻，并最终出现糖尿病。

C. **诊断**　慢性胰腺炎的诊断依据是长期酗酒史和发生胰腺钙化。血清淀粉酶一般正常。超声检查可发现增大的胰腺和含液的假性囊肿。CT 检查可见胰管扩张和胰腺大小的改变。内镜下逆行胰胆管造影（endoscopic retrograde cholangiopancreatography，ERCP）是早期发现慢性胰腺炎引起胰管改变的最敏感的影像学检查。

D. **治疗**　治疗包括针对疼痛、吸收不良和糖尿病的治疗。对于疼痛治疗效果不佳的患者，可行体内引流术（胰管空肠吻合术）或内镜下支架置入术。补充酶制剂（脂肪酶）可帮助消化脂肪。

XI. 吸收不良和消化不良

营养吸收不良表现为脂肪吸收障碍（脂肪泻），但其他物质也可能吸收不良。脂肪泻通常是小肠、肝或胆道疾病或胰腺外分泌功能不全的结果。低蛋白血症可能出现在小肠疾病，脂溶性维生素缺乏、低钙血症和低镁血症可能伴随肝或胆道疾病。

A. **麸胶敏感性肠病**　原先称作乳糜泻或非热带性口炎性腹泻。麸胶敏感性肠病是一种导致吸收不良（脂肪泻）、体重减轻、腹痛和易疲劳的小肠疾病。治疗方法是饮食中去除麸质（小麦、黑麦、大麦）。

B. **小肠切除**　术后残存的小肠表面积降至临界水平以下，可导致吸收不良（短肠综合征）。出现腹泻、脂肪泻、微量元素缺乏和电解质紊乱（低钠血症、低钾血症）。当多次少量进餐不起效时，需要给予全肠外营养。

XII. 消化道出血（表 14-13）

A. **上消化道出血**　急性上消化道出血的患者当出血量超过全身血量 25%（成人 1500 ml）时，会出现低血压和心动过速。多数患者出现急性低血容量表现（体位性低血压的特点为收缩压下降 10 ～ 20 mmHg 和反应性心率增快）时，血细胞比容（hematocrit，Hct）通常小于 30%。在急性出血早期，Hct 可能是正常的，是由于血浆容量达到平衡的时间不足。

　　1. 黑便　黑便通常提示出血的部位在盲肠以上。氮负荷被小肠吸收后，血尿素氮（blood urea nitrogen，BUN）通常高于 40 mg/dl。

　　2. 治疗　消化性溃疡出血的患者，当可见活动性出血时，可在内镜下止血（热疗、注射肾上腺素或硬化剂）。非静脉曲张性上消化道出血的患者行内科支持治疗后仍继续出血或内镜下止血不成功时可选择外科治疗（溃疡缝合、弥漫性出血性胃炎行胃切除术）。

B. **下消化道出血**　通常情况下，下消化道出血表现为突然出现鲜红

表 14-13　上、下消化道出血的原因

原因	发生率（%）
上消化道出血	
消化性溃疡	
十二指肠溃疡	36
胃溃疡	24
黏膜糜烂性病变	
胃炎	6
食管炎	6
食管静脉曲张	6
贲门黏膜撕裂（Mallory-Weiss 撕裂）	3
恶性肿瘤	2
下消化道出血	
结肠憩室	42
结直肠恶性肿瘤	9
缺血性结肠炎	9
原因未明的急性结肠炎	5
痔疮	5

Adapted from Young HS. Gastrointestinal bleeding. Sci Am Med. 1998；1-10

色血便伴血块。病因包括憩室病、肿瘤、缺血性结肠炎和感染性结肠炎。患者血流动力学稳定时，乙状结肠镜检查可排除直肠肛门病变。如果持续快速出血，可尝试血管造影和栓塞治疗。控制下消化道出血可能需要外科手术治疗。

C. 隐匿性消化道出血　不明原因的缺铁性贫血和间断的大便隐血阳性可能提示隐匿性消化道出血。PUD 和结肠肿瘤是隐匿性消化道出血最常见的病因。

XIII. 憩室病和憩室炎

结肠憩室是结肠黏膜和黏膜下经过固有肌层突出肠壁形成疝，多发生于长期低纤维饮食的人群。一个或一个以上憩室发生炎症为憩室炎，通常发生在乙状结肠和降结肠。

A. **症状和体征**　症状包括发热、下腹疼痛和压痛。可出现恶心、呕吐、便秘、腹泻、排尿困难、心动过速和白细胞计数升高伴核左移。右半结肠憩室炎和阑尾炎很难鉴别。严重的憩室炎可能发生化脓性腹膜炎。腹部 CT 是早期诊断可疑憩室炎最有效的手段。

B. **治疗**　治疗包括口服广谱抗菌药物 7～10 天，其中应包括对厌氧菌的治疗。还需要静脉补液、肠道休息和镇痛治疗。予最大限度的药物治疗后，经治疗 48 h 内仍未见好转的患者需行外科手术治疗（病变结肠切除术）。

XIV. 阑尾炎

阑尾炎常因粪石梗阻阑尾腔，腔内压力过高造成细菌入侵阑尾壁和血管。二三十岁成人高发本病。

A. **临床表现**　症状包括轻度、转移性腹痛，多为绞痛。若炎症扩散，疼痛程度加剧并局限于右下腹部。食欲不振很常见，50%～60% 患者会发生恶心和呕吐。体温多正常或轻微升高（高体温提示穿孔）。鉴别诊断见表 14-14。

B. **治疗**　早期行外科治疗和阑尾切除术。

表 14-14　阑尾炎的鉴别诊断

肠系膜淋巴结炎	输尿管结石	盆腔炎
格拉夫卵泡破裂	急性胆囊炎	黄体囊肿
急性胰腺炎	急性胃肠炎	绞窄性肠梗阻
溃疡穿孔	急性憩室炎	无器质性病变

XV. 腹膜炎

腹膜炎是细菌经血源性传播造成的自发性腹膜炎症，或继发于腹腔内感染的腹膜炎症（表 14-15）。

A. 临床特征 症状和体征包括急性腹痛和压痛，常伴反跳痛或腹壁紧张、发热、肠鸣音消失，常出现心动过速、低血压和脱水。实验室检查常发现白细胞增多和酸中毒。腹水检查可见中性粒细胞增多、蛋白质和乳酸脱氢酶水平升高。

B. 治疗 治疗包括补液、纠正电解质紊乱、使用抗生素及外科治疗潜在病变。

XVI. 急性结肠假性梗阻

急性结肠假性梗阻是指在无机械梗阻的情况下出现结肠大面积扩张的一种临床综合征。常发生于患有内科或外科疾病的住院患者。目前的假说认为，脾曲远端结肠的神经输入失衡，即交感神经刺激过度，而副交感神经输入不足，导致远端结肠的痉挛性收缩和功能性梗阻。经保守治疗（补液、活动、灌肠、鼻胃管吸引）超过 48 h 但治疗无效的患者，则应积极干预。静脉予胆碱酯酶抑制剂新斯的明，剂量 2.0 ~ 2.5 mg，持续 3 ~ 5 min，可使 80% ~ 90% 的患者立即得到结肠减压。其他选择包括行减压性结肠镜检查或行造瘘术。

表 14-15 腹膜炎的病因
肠穿孔
创伤、医源性原因（内镜穿孔、缺血、吻合口漏、导管穿孔）、吞食异物、炎性肠病、血管原因（栓塞、缺血）致嵌顿疝、肠扭转、肠套叠
其他器官漏
胰腺炎、胆囊炎、输卵管炎、活检后胆漏、膀胱破裂
腹腔破裂
腹膜透析、腹腔化疗、术后外源性异物、穿透瘘、创伤

第 15 章

先天性代谢缺陷

霍飞　译　安海燕　审校

营养失调或先天性代谢缺陷会显著影响麻醉管理。

I. 先天性代谢缺陷（表 15-1）

A. **血卟啉病**　血卟啉病是一组代谢缺陷病，以卟啉类化合物及其前体的过度生成为特征（卟啉类化合物对很多基本生理功能，包括氧输送及贮存等都很重要）。卟啉类化合物的生成途径是由一系列酶催化的。这些酶缺陷会造成上游代谢产物的蓄积，产生卟啉病（图15-1）。亚铁血红素是最重要的卟啉类物质（血红蛋白及细胞色素P-450），它的产物可以由一种可诱导的氨基酮戊酸合成酶（ALA）催化产生。

　　1. 分类（表 15-2）　根据卟啉或者其前体的产生和累积部位，将血卟啉病分为肝源性或者红细胞源性。只有急性发作的卟啉病与麻醉管理相关，因为急性发作的卟啉病可能由于对特定药物的反应造成威胁生命的后果。

　　2. 急性血卟啉病　血红素减低是急性发作的最常触发事件。血

表 15-1　先天性代谢障碍	
卟啉病	氨基酸代谢障碍
嘌呤代谢紊乱	黏多醣症
高脂血症	神经节苷脂沉积症
高碳酸血症	

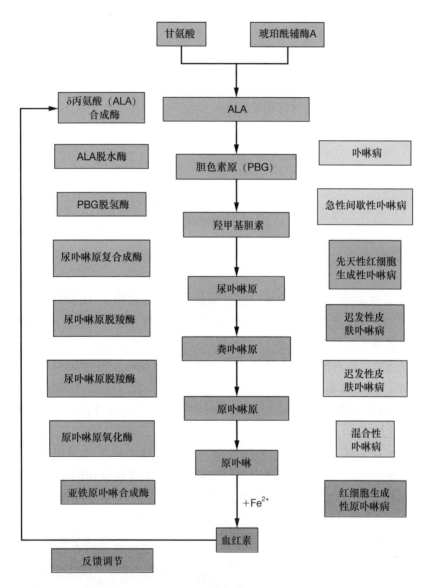

图 15-1 血红素合成途径。在负反馈环路上的酶被标记，与这些酶缺陷有关的卟啉病类型在右侧标出。卟啉病急性发作的类型以深底色方格圈注（Adapted from James MFM，Hift RJ：Porphyrias. Br J Anaesth 2000；85：143-153.）

表 15-2　卟啉病的分类	
肝相关的	
急性间歇性卟啉病	氨基酮戊酸脱水酶卟啉病
混合性卟啉病	迟发性皮肤卟啉病
遗传性粪卟啉病	
红细胞生成相关的	
先天性红细胞生成性卟啉病	红细胞生成性原卟啉病

红素减低会使得 ALA 合成酶活性上升以及刺激卟啉原的合成（图 15-1）。酶诱导药物是急性卟啉病发作的最重要的触发因素。

a. 症状和体征　急性发作以严重腹痛、自主神经系统紊乱（心动过速或高血压）、电解质异常、脱水、骨骼肌无力、惊厥以及其他神经精神系统表现等为特征，这些神经精神系统表现可能是轻度的障碍也可能是暴发性的，威胁生命的。发作间期可出现完全并持续的症状缓解。很多存在基因缺陷的患者从未出现症状。患者很可能是在住院时围术期偶然使用触发药物首次出现症状。所有急性卟啉病发作时，ALA 合成酶水平均升高。

b. 触发药物（表 15-3）

c. 卟啉病种类

i. 急性间歇发作性卟啉病　急性间歇性卟啉病会引起最严重的症状（高血压、肾功能损害），而且是最可能致命的。

ii. 混合型卟啉病　混合型卟啉病是以神经毒性以及皮肤光敏性（暴露在阳光中，由于卟啉原转变为卟啉类化合物造成的大疱性皮肤剥脱）为特征的卟啉病。

iii. 遗传性粪卟啉病　其急性发作事件较急性间歇性卟啉病或混合性卟啉病要少。以神经毒性以及皮肤高敏感为其特征，但是病变程度并不严重。

iv. 迟发性皮肤卟啉病　此型的 ALA 合成酶活性并不重要，可能触发其他类型卟啉病的药物并不触发此类卟啉病。35 岁以上男性患者最常出现的症状和体征是光过敏现象。虽然麻醉用药的选择需

表 15-3 卟啉病急性发作时推荐的麻醉用药

药物	建议
吸入麻醉药	
氧化亚氮	安全
异氟烷	可能安全[*]
七氟烷	可能安全[*]
地氟烷	可能安全[*]
静脉麻醉药	
丙泊酚	安全
氯胺酮	可能安全[*]
硫喷妥钠	避免
硫戊比妥钠	避免
美索比妥	避免
依托咪酯	避免
镇痛药	
对乙酰氨基酚	安全
阿司匹林	安全
可待因	安全
吗啡	安全
芬太尼	安全
舒芬太尼	安全
酮咯酸	可能避免[†]
非那西汀	可能避免[†]
喷他佐辛	避免
神经肌肉接头阻滞药	
琥珀胆碱	安全
泮库溴铵	安全

表 15-3　卟啉病急性发作时推荐的麻醉用药（续）	
药物	建议
阿曲库铵	可能安全 *
顺阿曲库铵	可能安全 *
维库溴铵	可能安全 *
罗库溴铵	可能安全 *
米维库铵	可能安全 *
阿片类拮抗剂	
纳洛酮	安全
抗胆碱药	
阿托品	安全
格隆溴铵	安全
抗胆碱酯酶药	
新斯的明	安全
局麻药	
利多卡因	安全
丁卡因	安全
布比卡因	安全
甲哌卡因	安全
罗哌卡因	没有数据
镇静止吐药	
氟哌利多	安全
咪达唑仑	可能安全 *
劳拉西泮	可能安全 *
西咪替丁	可能安全 *
雷尼替丁	可能安全 *
甲氧氯普胺	可能安全 *
昂丹司琼	可能安全 *

表 15-3　卟啉病急性发作时推荐的麻醉用药（续）

药物	建议
心血管药物	
肾上腺素	安全
α 受体激动药	安全
β 受体激动药	安全
β 受体拮抗药	安全
地尔硫䓬	可能安全*
硝普钠	可能安全*
硝苯地平	可能避免†

Adapted from James MFM，Hift RJ：Porphyrias. Br J Anaesth 2000；85：143-153.
*表示虽然并不能完全断定其安全，但是应用此药不太可能引起卟啉病急性发作。
†权衡利弊后再使用

要考虑到患者可能合并存在的肝疾病，但是麻醉危险并不高。

　　v. 红细胞生成性尿卟啉病　与卟啉在肝的合成不同，卟啉在红细胞内的合成，依据血细胞比容和组织氧合的不同状态而改变。通常会出现溶血性贫血、骨髓增生以及脾大等表现。反复感染很常见，光过敏现象很严重。患者的尿液置于阳光下会呈现红色。一般不出现神经毒性及腹痛。

　　vi. 红细胞生成性原卟啉病　是一种更轻微的红细胞生成性卟啉病，特征表现为光过敏，荨麻疹，水肿。使用巴比妥类药物对该疾病并无影响。患者基本可生存至成年。

　　d. 麻醉管理：使用短效药物、减少药物在体内蓄积、降低酶诱导作用、避免反复或长时间接触药物等，只要加以适当预防，大部分卟啉病患者还是可以耐受麻醉的。使用多种酶诱导药物比使用某一种药物要危险得多。美国卟啉病基金会在 www.drugs-porphyria. com. 网站上建立了药物使用数据库。

　　i. 术前评估：包括详细的家族史，皮肤检查以及是否存在外周或自主神经病。如果怀疑患者出现急性发作症状，应立即评估水、电解质是否出现异常并及时处理。如果患者要长时间禁食，则还应适当为患者输注糖盐液体（因能量限制与急性卟啉病发生有关）。围术期如果怀疑血卟啉病急性发作，还需要重点关注患者的肌力和脑神经功能，因为肌力和脑神经功能异常很可能进一步增加呼吸衰竭及吸入性肺炎风险。

（a）术前用药：常用苯二氮䓬类药物。预防性应用阿司匹林辅以抗酸药物以及组胺受体拮抗药。

（b）预防性治疗：没有哪种治疗方式被证明是有益处的。口服补充糖分或是输注 10% 葡萄糖也许会有帮助。

ii. 区域阻滞：卟啉病患者并不是区域阻滞的绝对禁忌证，但是在实施麻醉前，有必要评估患者的神经系统功能，以减少术前已存在的神经疾病进一步恶化被错误地归咎于区域阻滞的可能。区域阻滞造成的自主神经系统阻滞可能使患者潜在的心血管系统疾病显露出来（自主神经病、低血压或二者皆有）。没有证据显示局麻药会造成卟啉病的急性发作或是引起卟啉病患者的神经损伤。

iii. 全身麻醉：总用药量及使用时间可能对易感患者发生卟啉危象的危险性产生影响（表 15-3）。

（a）诱导：丙泊酚的应用被证明是安全的，尽管长时程输注的安全性仍未被证实。氯胺酮的应用也被证明是安全的。依托咪酯的应用存在争议性。所有巴比妥类药物被认为是不安全的

（b）维持：一氧化氮和异氟烷都是安全的。七氟烷和地氟烷的安全性都是有限的。阿片类药物和肌松药物是安全的。

iv. 心肺转流术：临床经验显示，卟啉病患者行心肺转流术时，卟啉危象的发病率并不增加。

v. 卟啉危象的治疗：包括去除任何已知的触发因素，适当补液及能量支持，纠正电解质失衡，镇静，控制疼痛、恶心及呕吐治疗，使用 β 肾上腺素能阻滞药以控制心动过速及高血压，抗癫痫药物控制惊厥。静脉注射亚铁血红素、血红素、血红蛋白、血红素精氨酸是治疗急性卟啉病发作唯一特异性的治疗手段（按 3 ～ 4 mg/kg 静脉输注 20 min 以上）。生长激素抑制剂能降低 ALA

合成酶的生成速度，联合血浆置换可以有效减少疼痛，并促进病情缓解。

B. 痛风　痛风是由于尿酸代谢异常所致疾病，特征为高尿酸血症及尿酸盐在关节的沉积引起反复发作的急性关节炎。痛风患者高血压病、缺血性心脏病以及糖尿病的发病率高于正常人。

1. 治疗　包括降低血浆中尿酸水平（丙磺舒、别嘌呤醇），使用秋水仙碱缓解关节疼痛，秋水仙碱的可能作用机制是抑制白细胞的游走运动及吞噬能力。

2. 麻醉管理　重点集中在预先补液促进肾对于尿酸的排泄。碳酸氢钠碱化尿液也可以增加尿酸的排泄。还需要考虑痛风患者伴发的高血压病、缺血性心脏病及糖尿病。肾功能不全也是痛风的临床表现之一。丙磺舒和秋水仙碱的应用可能会导致肝肾功能的下降。颞下颌关节痛风也许会给直接喉镜检查造成困难。

C. Lesch–Nyhan 综合征　Lesch-Nyhan 综合征（译者注：又称自毁容貌综合征）是一种嘌呤代谢方面的遗传障碍，只发生于男性，以精神发育迟滞、肌肉痉挛及自残行为为特征，其中自残行为主要表现为外伤特别是口周组织的损害。组织损伤后形成的瘢痕化可能给直接喉镜检查及气管插管造成困难。麻醉管理需要考虑到患者药物代谢障碍以及肾功能不全。交感神经对应激的反应性也有所增强。

D. 碳水化合物代谢障碍　碳水化合物代谢障碍通常是由于遗传性酶缺陷造成的。

1. 糖原储积症 1a 型（von Gierke 病）　此种疾病是由于葡萄糖 -6- 磷酸酶的缺乏或缺失造成的。结果是糖原无法分解导致在细胞内沉积。特征为严重的低血糖、代谢性酸中毒、骨质疏松、精神发育迟滞、生长迟缓、惊厥、肝大以及血小板功能障碍。患儿通常 2 岁前夭折。麻醉管理包括外源性葡萄糖补充，避免含有乳酸液体的输注，监测动脉 pH。

2. 糖原储积症 1b 型　此类病症是 6- 磷酸葡萄糖（糖原的一种代谢产物）的转运缺陷造成糖原在肝、肾以及肠黏膜的堆积，继发低血糖及乳酸酸中毒。临床体征和症状与 1a 型类似。应该尽量减少术前禁食时间，围术期应积极补充含葡萄糖的液体。机械通气有可能增加骨骼肌的乳酸释放，从而加重代谢性酸中毒的情况。

E. 氨基酸代谢障碍　目前有超过 70 种已知的氨基酸代谢障碍，但是大部分都很罕见。典型特征包括精神发育迟滞、惊厥以及氨基酸尿（表 15-4）。除此之外也可能会出现代谢性酸中毒、高血氨、肝衰竭以及血栓栓塞。麻醉管理重点在保持血管内容量及维持酸碱平衡。

1. 苯丙酮尿症　苯丙酮尿症是一种由于氨基酸异常代谢引发的典型疾病。临床特征包括精神发育迟滞及惊厥。患者更易患维生素 B_{12} 缺乏。他们可能同时对麻醉药物更加敏感。

2. 高胱氨酸尿症　高胱氨酸尿症的特征包括晶状体脱位、骨质疏松、脊柱后侧凸、脆性浅色毛发、颧部红润及精神发育迟滞。血栓栓塞病（高半胱氨酸激活的 Hageman 因子以及血小板黏附性增高引起的）可能是致命的。减低围术期血栓栓塞发病风险的措施包括使用吡哆醇（减少血小板黏附）、补液、输注右旋糖酐以及术后早期活动。

3. 枫糖尿病　枫糖尿病患者因为代谢性缺陷导致尿液气味类似枫树汁，其主要表现为发育迟缓以及精神运动发育延迟。感染或禁食常会造成急性代谢失偿。术中应输注含糖的液体。动脉血 pH 监测对于发现代谢性酸中毒很有帮助，某些情况下可能必须静脉使用碳酸氢钠。

4. 甲基丙二酰 CoA 变位酶缺陷　甲基丙二酰 CoA 变位酶缺陷是一种先天代谢障碍，造成甲基丙二酸血症。围术期增加蛋白分解代谢的因素（禁食，胃肠道出血，应激反应，组织坏死分解）使患者更易发生酸中毒。此类病患者可以进食清流质至择期手术麻醉前 2 h。麻醉管理重点是尽可能避免低血容量及蛋白分解代谢。

表 15-4　氨基酸代谢障碍

疾病名称	精神发育迟滞	惊厥	代谢性酸中毒	高氨基酸血症	肝衰竭	血栓塞栓病	其他
苯丙酮尿症	有	有	无	无	无	无	脆性皮肤
高胱氨酸尿症	有/无	有	无	无	无	有	
高缬氨酸血症	有	有	有	无	无	无	低血糖
瓜氨酸血症	有	有	无	有	有	无	
支链氨基酸尿症（枫糖尿病）	有	有	有	无		有	低血糖围术期的神经恶化
甲基丙二酰 CoA 变位酶缺陷			有	有			术中酸中毒避免使用氧化亚氮
异亮氨酸血症	有	有	有	有	有	无	低血容量
甲硫氨酸血症	有	无	无	无	无	无	体温不稳
组氨酸尿症	有	有/无	无	无	无	无	红细胞脆性增加
中位氨基酸尿症（Hartnup 病）	有	无	有	无	无	无	皮炎
精氨酸血症	有	有	无	有	有	无	

第 16 章

营养性疾病——肥胖和营养不良

王晗　译　赵红　审校

营养性疾病是由于必要营养物质消耗不足或对匮乏的营养物质过度消耗引起的。

I. 肥胖

肥胖（体重达到或超过理想体重的120%）与多种内外科疾病相关，该人群发病率及死亡率较普通人群均增高（表16-1和表16-2）。肥胖人群过早死亡的概率是非肥胖人群的两倍，因心血管疾病死亡的概率是非肥胖人群的5倍。

A. **病理生理学**　肥胖是一种复杂的、多因素疾病（脂肪贮存机制、遗传性、心理性）。简单来说，当能量净摄入大于能量的净消耗，并持续超过一定时间时，就会发生肥胖。

1. 脂肪储存　过剩的热量会转化成三酰甘油，贮存在脂肪细胞中，该过程受脂蛋白脂肪酶调节。向心性或男性化的脂肪分布（更常见于男性）以腹型肥胖为特征。腹部脂肪沉积较外周性或女性化的脂肪分布（髋部、臀部及大腿）具有更强的代谢活性，与升高的代谢性并发症（血脂异常、糖耐量减低或糖尿病、缺血性心脏病、充血性心力衰竭以及卒中）发病率相关。

2. 细胞干扰　胰腺的脂肪渗透导致胰岛素分泌减少，脂肪细胞的充血肿胀导致胰岛素抵抗的发生。充血的脂肪细胞会分泌细胞因子和肿瘤坏死因子 α ，通过脂联素的分泌恶化胰岛素抵抗。而脂肪

表 16-1　　与肥胖相关的内外科疾病	
器官系统	**不良效应**
呼吸系统	阻塞性睡眠呼吸暂停 肥胖低通气综合征 限制性肺疾病
心血管系统	高血压病 心脏扩大 充血性心力衰竭 缺血性心脏病 脑血管疾病 外周血管疾病 肺动脉高压 深静脉血栓形成 肺栓塞 高胆固醇血症 高三酰甘油血症 猝死
内分泌系统	糖尿病 库欣综合征 甲状腺功能减退
消化系统	食管裂孔疝 腹股沟疝 胆结石 脂肪肝
骨骼肌肉系统	承重关节的骨性关节炎 背痛
恶性疾病	乳腺 前列腺 宫颈 子宫 结直肠

Adapted from Adams JP，Murphy PG：Obesity in anaesthesia and intensive care. Br J Anaesth 2000；85：91-108

表 16-2 体重指数（BMI）的分类

分类	BMI 范围（kg/m^2）
成人	
低体重	< 18.5
正常	18.5 ～ 24.9
超重	25 ～ 29.9
Ⅰ 级肥胖	30 ～ 34.9
Ⅱ 级肥胖	35 ～ 39.9
Ⅲ 级肥胖（严重，病态）	≥ 40
儿童（2 ～ 18 岁）	
超重	85% ～ 94% 百分位数
肥胖	95% 百分位数或 BMI ≥ 30
严重肥胖	99% 百分位数

组织分泌的瘦素，通过调节下丘脑分泌的神经肽来调节能量支出、食物摄取和减少食欲。瘦素同时可加速应激性改变。胃饥饿素，是一种与瘦素作用相反的激素，通过调整胃迷走神经的传入来增加食欲。所有这些物质刺激肝产生 VLDL 和载脂蛋白 B，从而刺激胰腺产生更多的胰岛素和胰多肽，导致细胞内应激性改变的扩散。

3. 遗传因素 统计学指出体重指数（BMI）中有一半以上的变化受遗传影响。

4. 环境因素 最近 50 年科学技术的进步导致了体力活动减少。消费高热量食物和年龄增长也导致肥胖。

5. 心理及社会因素 与抑郁和肥胖相关的饮食失调包括暴食症和夜食综合征（表 16-3）。

B. 与肥胖相关的疾病（见表 16-1）

1. 内分泌紊乱

a. 代谢综合征（或 X 综合征）。 代谢综合征的定义是以下症状中至少存在 3 项：粗腰围、三酰甘油水平升高、高密度脂蛋白胆固醇水平降低、糖耐量异常和高血压。

表 16-3　常见的饮食失调症的标准
饮食混乱障碍
不控制的快速食用大量食物
3 种或以上下列症状：快速进餐、独自或秘密的饮食、有饱腹感仍然进食、 　　无饥饿感仍然进食、自我厌恶、负罪感、抑郁
用进食对抗悲伤情绪
无补偿措施——即无额外的锻炼、净化或禁食
6 个月内持续超过 2 天 / 周
如果存在呕吐，归类为暴食症
夜食综合征
夜间摄食过量（＞ 50% 的每日食物摄入发生在晚餐后）
进餐时罪恶感、紧张和焦虑
进食越多的时候经常夜间清醒
早间厌食
在不适当的时候食用糖和其他碳水化合物
持续超过 2 个月

Adapted from Stunkard AJ. Binged-eating disorder and the night-eating syndrome. In：Wadden TA，Stunkard AJ，eds. *Handbook of Obesity Treatment*. New York，NY：Guilford Press；2002：107-121

b. 糖尿病。糖耐量曲线通常不正常，由于脂肪组织增多，外周组织的胰岛素抵抗作用，使得肥胖人群糖尿病的发病率是非肥胖人群的数倍。

c. 内分泌疾病导致的肥胖。甲状腺功能减退和库欣病有潜在的可能导致肥胖。

2. 心血管系统

a. 高血压病。肥胖诱发的高血压病与高胰岛素血症对交感神经系统和细胞外液量的作用有关。胰岛素也会激活脂肪组织释放血管紧张素原。循环中增多的细胞因子导致血管损伤和纤维化，使动脉变硬，左心室肥大。肺动脉高压很常见，可能反映出慢性动脉低氧血症或肺血量增加对机体的影响（或二者皆是）。减肥可显著缓解甚至治愈这种高血压病。

b. 冠心病。 肥胖可能是发生缺血性心脏病的独立危险因素，尤其在向心型肥胖的人群中更常见。

c. 充血性心力衰竭 （图 16-1）。高血压病引起向心性左心室肥厚以及左心室顺应性渐进性减低，并可能合并血容量过多，增加充血性心力衰竭的发病风险。肥胖相关的心肌病与血容量过多以及心输出量增加有关。胰岛素抵抗也可能通过心肌脂肪性变、脂性凋亡和激活心脏相关基因在促进左心室重构中起一定作用。其中一些结构性和功能性的改变可能通过明显的降低体重逆转。

3. 呼吸系统

a. 肺容量。 由于胸腔以及腹部重量增加阻碍膈肌运动，功能残气量减少，特别是仰卧位时，导致肥胖患者可能存在限制性通气障

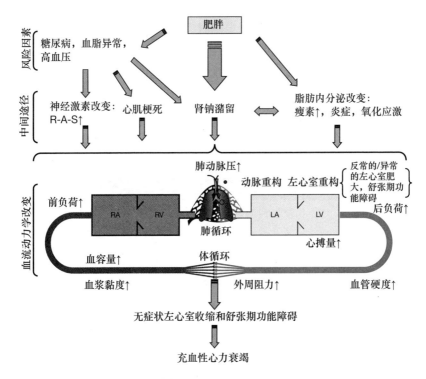

图 16-1 肥胖患者的心脏改变导致心力衰竭。LA，左心房；LV，左心室；RA，左心房；R-A-S，肾素-血管紧张素-醛固酮；RV，左心室

碍。全身麻醉可能加重这些改变并且减低肥胖患者耐受呼吸暂停的能力（如：直接喉镜检视），虽然有预充氧步骤，亦会造成麻醉诱导后动脉氧饱和度下降。

b.气体交换和呼吸做功。肥胖患者的动脉二氧化碳分压 $PaCO_2$ 以及机体对二氧化碳的反应性均在正常范围内。患者通过增加分钟通气量维持正常的血碳酸水平，因此造成呼吸做功增加。

c.肺顺应性及肺阻力。肥胖会使呼吸系统顺应性下降，以及气道阻力增加，造成浅快呼吸，呼吸做功增加，特别是仰卧位时。

d.阻塞性睡眠呼吸暂停（**OSA**）。OSA 是睡眠呼吸暂停超过 10 秒，以及与正常呼吸相比呼吸幅度和次数减少的低通气。OSA 在中年人群的发病率约 5%，在严重肥胖患者中发病率为 40%（表 16-4）。

i. 发病机制。当咽部气道塌陷时即会发生呼吸暂停。机体对增加的吸气做功以及动脉低氧血症和高碳酸血症的反应，会触发觉醒，从而恢复上呼吸道结构。在睡眠过程中重复上述循环。

ii. 危险因素。男性、中年、肥胖（BMI > 30）、饮酒（夜间饮酒）和药物助眠。

iii. 治疗。降低体重可明显改善或者缓解症状。经鼻面罩气道正

表 16-4	阻塞性睡眠呼吸暂停
临床表现	反复发作的睡眠呼吸暂停（持续 ≥ 10 秒，睡眠中出现 ≥ 5 次 /h）或低通气（呼吸幅度和次数减少）
	打鼾
	白天嗜睡（注意力及记忆力障碍，机动车事故）
	生理改变：动脉低氧血症、红细胞增多症、动脉高碳酸血症、高血压病、肺动脉高压、右心衰
危险因素	男性
	中年
	肥胖（BMI > 30）
	饮酒（夜间饮酒）
	药物助眠

压是临床上治疗严重的阻塞性睡眠呼吸暂停的首要选择。轻度的睡眠呼吸暂停，不能耐受气道正压的患者夜间可使用口内矫正装置，这种装置可以通过保持舌体前位或使下颌前凸从而增宽气道。药物治疗（普罗普林，氟西汀）已被证明无效。夜间对有严重的动脉低氧饱和度的患者可以考虑氧疗。外科手术治疗阻塞性睡眠呼吸暂停包括气管造口术（病情严重但不能耐受气道正压的患者）、腭部手术（激光辅助的悬雍垂-腭-咽成形术）以及上颌面部手术，加强睡眠中上呼吸道的开放（下颏舌骨肌前移术）。

iv. 肥胖低通气综合征。无呼吸运动的呼吸暂停，是长期 OSA 的作用结果。极端情况下，肥胖低通气综合征的终点是匹克维克综合征（pickwickian syndrome）（肥胖、白天嗜睡、动脉低氧血症、红细胞增多症、高碳酸血症、呼吸性酸中毒、肺动脉高压和右心衰）。

4. 肝胆疾病　肥胖患者中，肝功能异常以及肝脂肪浸润很常见。发生胆囊结石和胆管疾病的风险增加三倍。

a. 非酒精性脂肪肝 / 非酒精性脂肪性肝炎（NAFLD/NASH）。肝内过多的三酰甘油堆积，受损的胰岛素活性和炎症细胞因子的释放导致肝细胞损伤。NAFLD/NASH 已变成终末期肝病的最主要病因之一。在美国，85% 的严重肥胖患者患有 NAFLD。NAFLD 可发展为肝硬化、门静脉高压和（或）肝细胞癌。降低体重可显著改善甚至治愈此种肝炎。

b. 胆囊疾病。过多的含有胆固醇的胆汁易发胆石症。与普通人群相比，BMI > 32 的女性患胆结石的风险增加 3 倍，BMI > 45 的女性患者则增加 7 倍。快速的降低体重增加胆结石的风险。

c. 胃排空和胃食管反流病（GERD）。肥胖人群的胃排空速度可能更快，尽管他们的胃容量增加。

5. 肥胖的炎症反应综合征　肥胖患者围术期感染有较高的风险，可能由脂肪细胞释放促炎症因子继发的中性粒细胞功能受损所致。

6. 癌症　肥胖与 24% ～ 33% 的乳腺癌、结肠癌、子宫内膜癌、肾癌和食管癌相关。性激素在脂肪组织中通过芳香化酶进行外周转化一定程度上与癌症有关。

7. 血栓栓塞性疾病　肥胖的手术患者发生深静脉血栓的风险大约是非肥胖人群的 2 倍（红细胞增多症，腹压增加，血流不畅）。脑卒中风险也是增加的。BMI 相对正常值每增加 1，缺血性卒中风险增加 4%，出血性卒中风险增加 6%。

8. 肌肉关节疾病　肥胖患者的退化性关节炎（DJD）风险增加。

9. 神经系统　肥胖患者的自主神经系统功能紊乱和周围神经病变风险增加。

C. 治疗　体重减轻 5 ～ 20 kg，即有利于血压及血脂的降低以及糖尿病的控制。

1. 生活方式改变　包括运动及减少卡路里摄入。

2. 药物治疗　目前认为，药物治疗可作为以下患者体重控制计划的辅助治疗：BMI > 27 同时有合并症如糖尿病或高血压，或者 BMI > 30 的无合并症患者。目前只有苯丁胺（芬他明）［与苯丙胺（安非他明）有关］被美国食品药品管理局（FDA）认可。作用于胃肠道的胰酶抑制剂（奥利司他）可以帮助降低体重。通过增加能量消耗的药物（麻黄碱）是不被 FDA 认可的。

3. 外科手术治疗　成人的减肥手术对于 BMI > 40（或 BMI > 35 伴有合并症）的患者会造成显著并持续的体重减低以及肥胖相关合并症（高血压病、糖尿病）的减少。

a. 手术种类

i. 限制性减肥手术。腹腔镜下可调节胃束带术、袖状胃减容术和胃垂直间隔捆扎术都是通过制造一个小胃袋的手术。由于具有正常吸收功能的小肠得到完整保留，所以术后特殊营养物质缺乏是很少见的。

ii. 吸收不良性减肥手术。包括胃或空肠绕道手术、胆胰分流术和十二指肠开关术。经典的胃减容手术会合并一定长度的小肠绕道术的。在术后的一年中可能会出现较高发生率的贫血、脂溶性维生素吸收障碍和蛋白质卡路里性营养不良。

iii. 混合型减肥手术。胃旁路手术（RYGB）包括胃减容和一定程度的吸收障碍。RYGB 术是最显著的降低体重和改善肥胖相关健康问题的手术。

b. 手术并发症。较高的并发症发病率与腹部肥胖、男性、BMI ≥ 50、糖尿病、OSA、高龄和较小手术量的手术中心有关。胃束带术术后 30 天死亡率为 0.1% ～ 2%，是并发症发生率最低的。RYGB 的死亡率是 0.5% ～ 1.5%。并发症包括吻合口瘘、狭窄形成、肺栓塞、败血症、胃脱垂和出血。较不常见的并发症包括伤口裂开、疝或血肿形成、淋巴囊肿、淋巴瘘和缝合挤压。营养性并发症包括铁、维生素 B_{12}、维生素 K（伴有凝血障碍）和叶酸缺乏。亚临床微缺陷是可能存在的。其他并发症包括倾倒综合征；严重营养不良，如蛋白质卡路里性营养不良；韦尼克脑病以及周围神经病变。脂肪吸收不良可导致脂溶性维生素失衡。代谢性骨病是潜在的长期并发症。尽管存在并发症风险，但接受减肥手术的患者有显著的生存获益。

c. 儿童和青少年患者。青少年减肥手术似乎是安全有效的。目前的减肥手术指南中包括 BMI 为 30 至 34.9 伴有合并症的青少年患者。

D. 麻醉管理

1. 术前评估 重点是心血管、呼吸系统和气道评估。

a. 病史。病史应关注如胸痛、晕厥、劳力性呼吸困难等提示 OSA 的症状上。其他问题包括是否存在 GERD，高血压病的控制以及是否存在糖尿病（诊断的或以前未诊断的）。

b. 体格检查。应明确提示呼吸或心脏损害的任何迹象，并对呼吸道进行详细的评估。静脉通路应术前评估。

c. 术前诊断性检查。检查可能包括心电图（检查右心室张力，右心室肥厚或左心室肥厚的征象），怀疑充血性心力衰竭者行胸部 X 线检查，经胸超声心动图评估左右心室功能和肺动脉高压，以及如果怀疑有严重的 OSA，则需要查动脉血气。

d. 家庭药物治疗。除了口服降血糖药、血管紧张素转换酶抑制剂、血管紧张素受体阻滞剂、抗凝药和非甾体抗炎药外，大多数药物应在围术期持续应用。应在手术当天早晨服用质子泵抑制剂，并应考虑进行深静脉血栓栓塞预防（低分子肝素或普通肝素）。

e. 持续气道正压通气（**CPAP**）或双气道正压通气（**BiPAP**）。如果在家中使用这种治疗，患者应该随身携带面罩，以便在围术期可以继续这种治疗。

2. 术中管理

a. 体位。 可能需要特殊设计的手术床。而特殊的转移装置（如转移床垫）可以最大限度地降低患者或工作人员受伤的风险。"倾斜"患者可能会改善呼吸机辅助。测压点的位置需要特别注意，可能的话中立的手臂位置（neutral arm position）是首选。

b. 腹腔镜手术。 腹腔镜手术的气腹过程引起的生理改变，在肥胖患者身上更加明显（如果腹部压力 ≤ 10 mmHg，则增加静脉回流，腹腔压力 ≥ 20 mmHg 则减少静脉回流，同时心输出量减少，高碳酸血症，酸中毒，肺血管阻力增加，心肌需氧量增加）。Trendelenburg 体位可能会进一步危及通气。

c. 麻醉选择。 如果可行的话，局部麻醉或区域麻醉优于全身麻醉。

i. 区域麻醉。 因肥胖患者的骨性标志不清晰，区域麻醉在技术上可能存在困难。椎管内麻醉需要的局麻药量可能较非肥胖患者低20%。

ii. 全麻

（a）术前用药。由于上呼吸道阻塞的风险，使用苯二氮䓬类药物是有争议的。

（b）气道管理。可能会出现面罩通气和气管插管的困难（由于面部和脸颊肥胖，颈部短，舌头大，腭咽部软组织过度，张口受限，颈部和下颌活动受限或巨大乳房）。紧急呼吸道设备应该提前准备好。直接喉镜检视及气管插管过程中可能发生动脉氧合的快速下降，充分的预吸氧是至关重要的。一些患者应考虑清醒插管。传统上认为肥胖患者在麻醉诱导期间误吸风险增加，但是误吸的风险与困难气管插管相关而不是与 BMI 有关。在 96% 的肥胖患者中使用喉罩（LMA）成功地辅助气管插管，并且在几乎 100% 的患者中在不到 1 分钟内成功地建立了通气。

　　（c）通气管理。通常使用大潮气量控制通气，试图削弱肥胖患者功能残气量减少的效应。呼气末正压可能改善肥胖患者的通气/血流比及动脉氧合状况，但是其对心输出量及氧输送方面的副作用可能削弱上述益处。在麻醉苏醒期间自主呼吸过程中，患者应保持半直立姿势。

　　（d）药代动力学（表 16-5）。注射药物的用量很难预测。总血容量可能增加，但脂肪血流量相对较低，若以总重量为基础的剂量可能相对过量。一般来说，药物负荷剂量应该以瘦体重为基础。瘦体重是总体重减脂肪重量。在临床上严重的肥胖症中，瘦体重占体重的 20% ～ 40%。心输出量增加，这可能影响静脉注射后的药物分布。重复注射应以药物反应为基础，但由于药物储存在脂肪中可导致药物累积效应。肝功能障碍可能会减少药物从循环中的清除。肥胖患者在使用地氟烷或七氟烷后的苏醒过程较使用异氟烷及丙泊酚更快。对可疑存在麻醉药物相关呼吸抑制的患者，右美托咪定或氯胺酮是有用的麻醉辅助药物。

　　（e）监测。肥胖可能导致静脉穿刺或是有创监测的困难度增加。对于合并严重心肺疾病的病理性肥胖患者应该使用有创动脉监测。同样，对于那些由于上肢呈严重圆锥形或是没有合适袖带的无创血压监测困难的肥胖患者，也应行有创血压监测。充血性心力衰

表 16-5　推荐用于肥胖患者的麻醉药物剂量

基于总体重的剂量	基于瘦体重的剂量
丙泊酚负荷剂量	丙泊酚维持剂量
咪达唑仑	硫喷妥钠
琥珀胆碱	维库溴铵
顺阿曲库铵和阿曲库铵负荷剂量	顺阿曲库铵和阿曲库铵维持剂量
泮库溴铵[*]	罗库溴铵
	瑞芬太尼
	芬太尼
	舒芬太尼

[*]泮库溴铵需要较高的剂量来保持肥胖患者的 90% 抽搐强度被抑制，但是在较高剂量下它也将具有较长的作用持续时间

竭或肺动脉高压患者可能需要经食管超声心动图和（或）肺动脉置管术。对于在局部麻醉或区域麻醉下进行的手术，建议使用二氧化碳监测，以减少未检测到的气道阻塞的风险。

（f）液体管理。液体管理应该基于瘦体重。腹腔镜手术中的尿量并不一定能反映容量状况。

3. 术后管理

a. 拔管。当肥胖患者完全从麻醉药物的抑制作用中恢复时，才考虑气管拔管。肥胖患者理想的苏醒体位是头高位或坐位。当患者既往有阻塞性睡眠呼吸暂停或肥胖低通气综合征病史时，必须实施严密的术后监护，保证患者上呼吸道的开放及可接受的氧合及通气状况。

b. 转运。应在患者清醒时，半坐位吸氧时转运患者。

c. 术后镇痛。肥胖患者的阿片类呼吸抑制是一个值得关注的问题，肌内注射阿片类药物不可靠，因为药物吸收有不可预期性。常使用患者自控镇痛或椎管内阿片类药物镇痛。非甾体抗炎药可以降低对麻醉药物的需求。静脉注射对乙酰氨基酚最近已被 FDA 批准。氯胺酮和右美托咪定可能是有用的。OSA 患者发生术后低氧血症的风险较高，评估通气是否充分要持续到术后 24 ～ 48 h。

d. 呼吸监测和管理。术后 24 ～ 48 h 应评估通气是否充分。如果曾在家中使用 CPAP 或 BIPAP，应该恢复使用。

e. 无监测环境。当疼痛已被控制并且患者不再有术后呼吸抑制的显著风险时，可以将患者转运到无呼吸监测的床位。

f. 术后并发症。肥胖患者伤口感染概率是非肥胖患者的两倍。具有二氧化碳潴留史的患者可能需要机械通气。与 OSA 有关的风险可能延续到术后几天。深静脉血栓形成和肺栓塞的可能性增加。

Ⅱ. 营养不良和维生素缺乏症

A. 营养不良　营养不良是一种特殊的医学综合征，肠内及全肠外营养（静脉营养）的能量支持治疗对其是有效的。营养不良患者的特征改变为血浆白蛋白水平低于 3 g/dl，转铁蛋白水平低于 200 mg/dl 以及前白蛋白水平低于 15 mg/dl。危重患者通常都经历了由于高代谢状态引起的能量负平衡，比如创伤、发热、败血症以及伤口愈合造成的能量需求增加。

1.治疗　对于体重减低超过 20% 的患者，推荐在择期手术前接受营养治疗。

a. 肠内营养。当胃肠道有功能时，可以通过鼻胃管或胃造瘘管进行肠内营养。肠内营养的并发症并不常见，可能包括高血糖导致的渗透性利尿以及低血容量（可以考虑外源性胰岛素的使用）。手术前 8 h 应停止鼻胃和口胃喂养，患者被送到手术室之前应抽吸胃。

b. 全肠外营养（TPN）。当胃肠道无功能时，需要考虑进行全肠外营养。当每日的卡路里需求量超过 2000 卡或持续的营养支持时，需要常规的锁骨下静脉置管以保证每日约 40 ml/kg 的高渗肠外营养液的输注（渗透压大约 1900 mOsm/L）。全肠外营养潜在并发症很多（表 16-6）。

B. 维生素缺乏症（表 16-7）

表 16-6　全肠外营养及静脉营养的其他并发症		
低钾血症	低镁血症	低钙血症
低磷酸盐血症	静脉血栓形成	感染或败血症
消化道的细菌异位	骨质疏松	肝酶升高
肾功能不全	高氯血症代谢性酸中毒	容量负荷过重
非酮症高渗糖昏迷		再喂养综合征*

*溶血性贫血，呼吸窘迫，手足抽搐，感觉异常和心律失常。在厌食或酗酒及快速再进食的患者中更常见

表 16-7　维生素缺乏

维生素	引起缺乏的原因	缺乏后的表现
硫胺素（B_1）（脚气病）	慢性酒精中毒致 B_1 的摄入减少	体循环阻力降低；心输出量增加；多发性神经病（脱髓鞘，感觉缺陷，感觉异常）；对出血、体位改变和正压通气过于显著的血压反应
核黄素（B_2）	几乎是由于饮食缺乏造成，光降解牛奶或其他乳制品	洋红色的舌头，口角炎，皮脂溢出，唇干裂
烟酸（B_3）（糙皮病）	烟酸是由色氨酸合成的；类癌肿瘤以色氨酸取代烟酸而形成 5-羟色胺，使得这些患者更易感	精神错乱，烦躁不安，周围神经病变，胃酸缺乏症，腹泻，水泡性皮炎，口炎，舌炎，尿道炎和流涎症
吡哆醇（B_6）	酗酒，异烟肼治疗	皮脂溢出，舌炎，惊厥，神经病变，抑郁，精神错乱，小细胞性贫血
叶酸（B_9）	酗酒；柳氮磺胺吡啶，乙胺嘧啶，氨苯蝶啶治疗	巨幼细胞性贫血，萎缩性舌炎，抑郁，高同型半胱氨酸
氰钴胺素（B_{12}）	胃萎缩（恶性贫血），末端回肠疾病，严格素食主义	巨幼细胞性贫血，振动觉和位置觉丧失，步态异常，痴呆，阳痿，膀胱和肠道失调，高同型半胱氨酸和甲基丙二酸水平
生物素（维生素 H）	摄入生蛋清；含有蛋白质抗生物素蛋白，与维生素强烈地结合并降低其生物利用度	心理变化（抑郁，幻觉），感觉异常；眼周，鼻和嘴周围皮疹；脱发
抗坏血酸（C）（坏血病）	吸烟，酗酒	脆性毛细血管，出血、瘀点，关节和骨骼肌出血，伤口愈合不良，分解代谢状态，牙齿松动和坏疽性牙槽缘，低钾、铁

表 16-7　维生素缺乏（续）

维生素	引起缺乏的原因	缺乏后的表现
A	膳食缺乏叶菜类蔬菜及动物肝，吸收不良	夜盲症，结膜干燥，角膜破坏，贫血
D（佝偻病）	有限的阳光照射，炎性肠病和其他脂肪吸收不良综合征	胸椎后凸可能导致通气不足；更少的钙吸收；甲状旁腺激素活性升高，将导致破骨细胞活性增加和骨吸收的增加
E	仅发生于脂肪吸收不良，维生素 E 代谢或运输的遗传异常	周围神经病变，脊髓小脑性共济失调，骨骼肌萎缩，视网膜病
K	长时间的抗生素治疗可以消除肠道内合成这种维生素的细菌；脂肪吸收不良	出血

第 17 章

肾疾病

吴鸽　译　姜陆洋　审校

　　肾参与人体诸多重要的生理功能，包括对水、电解质和酸碱平衡的调节，神经体液调节以及合成、调节、分泌激素。肾接受 20%～25% 的心输出量，有约 100 万的肾单位，由肾小球、近端小管、远端小管和集合管构成。血浆过滤速率为 180 L/d。

I. 肾功能的临床评估

　　临床上可以通过肾小球滤过率（glomerular filtration rate，GFR）和肾小管功能的实验室检查来评估肾功能（表 17-1）。

表 17-1　评价肾功能的实验室检查	
实验室检查	**正常值**
肾小球滤过率	
血清尿素氮	10～20 mg/dl
血清肌酐	0.7～1.5 mg/dl
肌酐清除率	110～150 ml/min
蛋白尿（白蛋白）	< 150 mg/d
肾小管功能和（或）完整性	
尿比重	1.003～1.030
尿渗透压	38～1400 mOsm/L
尿钠排泄	< 40 mEq/L

表 17-1　评价肾功能的实验室检查（续）	
实验室检查	**正常值**
葡萄糖尿	
酶尿	
N- 乙酰 -β- 氨基葡萄糖苷酶	
α- 谷胱甘肽 -S- 转移酶	
影响结果分析的因素	
脱水	老年
多种蛋白摄入	骨骼肌的质量（mass）
胃肠道出血	定时尿量测量的准确性
分解代谢	

A. 肾小球滤过率　GFR 的变化预示着红细胞生成活性的改变。当 GFR $<$ 15 ml/（min·1.73 m^2）［正常：$\geqslant$ 90 ml/（min·1.73 m^2）］即可出现尿毒症的临床表现。

B. 肌酐清除率　肌酐清除率与 GFR 相关，是最可靠的 GFR 指标。测定肌酐清除率并不需要年龄的校正或机体维持在稳定状态。手术前，若患者肌酐清除率在 10 ~ 25 ml/min 之间，应考虑由于肾排泄功能降低，导致依赖肾排泄的药物出现作用时间延长或副反应增加的风险。

C. 肌酐　肌酐水平可用来评估 GFR。正常血清肌酐女性为 0.6 ~ 1.0 mg/dl，男性为 0.8 ~ 1.3 mg/dl。在急性肾功能改变时，血清肌酐值的改变相对滞后。

D. 血浆尿素氮（blood urea nitrogen，BUN）　其浓度水平与 GFR、膳食蛋白质摄入、并存疾病、血管内液体容量及蛋白质消耗增加（例如：发热）等相关。若 BUN $>$ 50 mg/dl 通常提示 GFR 下降。

E. 肾小管的功能和完整性

　1. 尿浓缩功能　在生理剂量的抗利尿激素（ADH）作用下，肾不能产生适当的浓缩尿，表明出现肾小管功能不全。未使用利尿剂或无尿糖时，尿比重大于 1.018，表明肾小管浓缩尿液的功能正常。

　2. 蛋白尿　暂时性蛋白尿可能与发热、充血性心力衰竭、癫痫发作、胰腺炎和运动有关，潜在刺激或疾病消除后蛋白尿消失。直立性蛋白尿是良性的，近5%的青少年在直立位时出现蛋白尿，而卧位时则不出现。持续性蛋白尿提示有明确的肾疾病。

3. 尿钠排泄　尿钠排泄通过下面这个公式计算：

$$Fe_{Na}（\%）=［P_{Cr} \times U_{Na}］/（P_{Na} \times U_{Cr}）］\times 100$$

其中尿和血浆肌酐以 mg/dl 测量，P_{Cr}＝血浆肌酐浓度，P_{Na}＝血浆钠浓度，U_{Cr}＝尿肌酐浓度，U_{Na}＝尿钠浓度

当尿钠浓度＞ 40 mEq/L 或 Fe_{Na}＞ 2% 时，反映肾小管保钠能力降低或药物性利尿。正常尿渗透压＜ 350 mOsm/L。药物引起的利尿通常导致尿钠排泄增加。

4. 尿常规检查　可发现蛋白质、葡萄糖、乙酰乙酸盐、血液、粒细胞等。测定尿液 pH 和溶质浓度（特定比重），尿沉渣镜检还可发现细胞、管型、病原微生物和结晶等。

5. 新型肾功能生物标志物　半胱氨酸蛋白酶抑制剂 C 由所有有核细胞产生并自由过滤且不被肾重吸收。血清浓度与性别、年龄和肌肉质量无关，因此它可能是优于血清肌酐浓度的标志物。中性粒细胞明胶酶相关脂质运载蛋白由肾小管细胞产生，可能是急性肾损伤（AKI）的早期标志物。

II. 急性肾损伤（acute kidney injury，AKI）

AKI 的特征是在几小时至几天内肾功能恶化，导致肾不能有效排泄氮质废物，不能维持水、电解质和酸碱平衡。AKI 可以表现为少尿（尿量＜ 400 ml/d）或无少尿（尿量＞ 400 ml/d）。需要透析的严重 AKI 的死亡率仍然很高。AKI 与其他诸多系统性疾病、急性临床状况、药物治疗及介入治疗有关（表 17-2）。

A. 病因学

1. 肾前性氮质血症　肾前性氮质血症使患者易患缺血诱导的急性肾小管坏死（ATN），有近一半的医院获得性 AKI 病例由其发展而来。如果病因（血容量不足，充血性心力衰竭）得到纠正，肾前

表 17-2 急性肾衰竭的病因	
肾前性氮质血症（肾血流量减少）	
急性出血	心源性休克
胃肠液丢失	肾动脉狭窄、肾动脉或主动脉钳夹
外伤	败血症
手术	肝衰竭
烧伤	血栓栓塞
肾性氮质血症（内源性）	
急性肾小球肾炎（病例的 5%）	
脉管炎	
间质性肾炎（药物、浸润性疾病）（病例的 10%）	
急性肾小管坏死（病例的 85%）	
• 局部缺血（病例的 50%）	
• 肾毒性药物（氨基糖苷类，非甾体抗炎药）	
• 溶剂（四氯化碳、乙二醇）	
• 重金属（汞、顺铂）	
• 造影对比剂	
• 肌红蛋白尿	
• 管内结晶（尿酸，草酸盐）	
肾后性（梗阻性）	
上尿路梗阻（输尿管）	下尿路梗阻（膀胱出口）
• 肾结石	• 良性前列腺肥大
	• 凝血块保留
	• 膀胱癌

Klahr S，Miller SB. Acute oliguria. *N Engl J Med.* 1998；338：671-675；and Thadhani R，Pascual M，Bonventre JV. Acute renal failure. *N Engl J Med.* 1996；334：1148-1169

性氮质血症可迅速逆转。老年患者常伴有低血容量（液体摄入减少）和肾血管性疾病，因此更易发生肾前性氮质血症。排尿指数可用于鉴别肾前性氮质血症和肾实质性 AKI（表 17-3）。

2. 肾性氮质血症 原发性肾疾病导致的 AKI 可通过肾受损的部位（肾小管、肾间质、肾小球、肾血管）进行分类。最常引起肾小管损伤的是缺血和肾毒性物质（氨基糖苷类抗生素、造影对比剂）。

表 17-3   肾前性或肾性原因导致急性少尿患者的特征性尿液指标

指标	肾前性原因	肾性原因
尿钠浓缩（mEq/L）	< 20	> 40
滤过钠分数（%）	< 1	> 1
尿渗透压（mOsm/L）	> 500	< 400
尿肌酐 / 血肌酐	> 40	< 20
尿 / 血渗透压	> 1.5	< 1.1
尿沉渣	正常，偶尔发生玻璃样变性	肾小管上皮细胞，颗粒状结晶

Adapted from Klahr S，Miller SB. Acute oliguria. *N Engl J Med.* 1998；338：671-675；and Schrieir RW，Wang W，Poole B，et al. Acute renal failure：definition，diagnosis，pathogenesis，and therapy. *J Clin Invest.* 2004；114：5-14

对于危重患者，例如脓毒症或获得性免疫缺陷综合征（艾滋病），其 AKI 通常是由缺血和毒性物质共同引起。急性间质性肾炎导致的 AKI 通常是由药物的变态反应引起。

3. 肾后性氮质血症　尿路流出道梗阻（前列腺增生、前列腺癌或宫颈癌）可导致 AKI。肾功能恢复的可能性与梗阻持续的时间呈负相关。肾超声是最佳的诊断性检查。

B. 导致 AKI 的危险因素　导致 AKI 的危险因素包括并存的肾疾病、高龄、充血性心力衰竭、有症状的心血管疾病和重大的手术（心肺转流术、腹主动脉瘤切除术）。外伤引起的脓毒血症和多器官系统功能障碍有造成 AKI 的风险。医源性因素包括液体容量不足、脓毒血症的延迟治疗、应用了肾毒性药物或造影剂等。

C. 诊断　根据血清肌酐的急性升高即可确诊 AKI，症状和体征往往延迟发生而且无特异性（不适，呼吸困难，水肿，高血压）。尿常规检查有助于鉴别 AKI 是肾前性、肾性或肾后性。尿钠低于 20 mEq/L 时，区分肾前性氮质血症与急性肾小管坏死的敏感性和特异性分别为 90% 和 82%（见表 17-3 ）。

D. 急性肾损伤的相关并发症（表 17–4）

E. 治疗　AKI 的治疗旨在延缓肾的进一步损伤，纠正水、电解质和酸碱平衡的紊乱。尽可能找出并消除或逆转潜在的危险因素。

1. 液体治疗　相比液体种类的选择而言，及时而充分地纠正低血容量和低血压显得更为重要。羟乙基淀粉可能加剧损伤，生理盐水可能加剧高氯性代谢性酸中毒。乳酸林格或其他含碳酸氢盐的平衡盐溶液可能是最佳选择。

2. 血管加压药　血管加压药会增加肾血管收缩和加剧 AKI，因此使用时应谨慎。通过多巴胺来治疗或阻止 AKI 并无相关文献支

表 17-4　急性肾衰竭的并发症	
神经系统	意识模糊
	扑翼样震颤
	嗜睡
	癫痫发作
心血管系统	高血压
	充血性心力衰竭
	肺水肿
	心律失常
	心包炎
	贫血
血液系统	贫血［血细胞比容（HCT）20% ～ 30%］
	血小板功能异常（可通过围术期施用去氨加压素来改善）
代谢状态	高钾血症
	代谢性酸中毒
	水钠潴留
胃肠系统（GI）	食欲减退
	恶心和呕吐
	肠梗阻
	胃肠道出血
感染	呼吸道
	尿路

持。抗利尿激素可能有效。

3. 利尿剂　同时也不提倡试图使用利尿剂将少尿性 AKI 转变为非少尿性 AKI 的做法。甘露醇用于治疗移植术后急性肾小管坏死（acute tubular necrosis，ATN）效果较好，或联合强碱性利尿药来防止严重挤压伤导致的 AKI。

4. N- 乙酰半胱氨酸　其可以降低暴露于造影对比剂的高危患者罹患 AKI 的风险。

5. 激活蛋白 C 和激素替代疗法　可以降低重度脓毒血症患者的死亡率。

6. 透析　透析（或血液滤过）仍然是严重 AKI 的主要疗法。

F. 预后　医院获得性 AKI 的预后很差，目前的死亡率超过 20%，一旦患者需要透析治疗则死亡率超过 50%。只有 15% 的 AKI 患者能完全恢复肾功能。

G. 肾功能损害患者的药物剂量　通过肾排泄的药物消除率与 GRF 相关。如果患者少尿，肌酐清除率大约为 5 ml/min。

1. 负荷剂量指导　如果细胞外液量正常，可用正常负荷剂量。如果细胞外液浓缩，应减少负荷量。如果细胞外液过多，则用更大的负荷剂量。

2. 重复剂量　通常将增加给药间隔时间与减少剂量联合（例如，止痛药；表 17-5）。

3. 血液透析　丢失的药物通常在透析结束后予以补充，以避免重新给药。

H. 麻醉管理　由于高发病率和高死亡率，急性 AKI 患者只能进行救命手术。原则是维持适当的平均体循环血压和心输出量，避免进一步的肾损害，如：低血压、低血容量、缺氧和肾毒性物质。有创血流动力学监测非常重要，可用于需要频繁的血气分析和电解质测定的患者。对于接受肾替代治疗的患者，若情况稳定应尽早进行术后透析 / 血液透析治疗。

药物	调整方式	GFR > 50 ml/min	GFR 10 ~ 50 ml/min	GFR < 10 ml/min
对乙酰氨基酚	增加给药间隔时间	Q4 h	Q6 h	Q8 h
乙酰水杨酸	增加给药间隔时间	Q4 h	Q6 ~ 8 h	不用
阿芬太尼、瑞芬太尼、舒芬太尼	保持剂量不变	100%	100%	100%
可待因	减少剂量	100%	75%	50%
芬太尼	减少剂量	100%	75%	50%
酮咯酸*	减少剂量	100%	50%	50%
哌替啶	减少剂量	100%	75%	50%
美沙酮	减少剂量	100%	100%	50% ~ 75%
吗啡	减少剂量	100%	75%	50%

表 17-5　常用镇痛药的肾脏作用

Adapted from Schrier RW：*Manual of Nephrology.* 6th ed. Philadelphia，PA：Lippincott Williams & Wilkins；2005：268.

*因为这类药物可能与肾功能恶化有关，应避免使用。

GFR，肾小球滤过率

Ⅲ. 慢性肾疾病

慢性肾疾病（CKD）是由许多疾病导致肾功能进展性、不可逆性恶化而造成的（表 17-6）。糖尿病是导致终末期肾疾病（end-stage renal disease，ESRD）的主要因素，其次是高血压。

A. 诊断　体征往往无法检测，症状无特异性（疲劳，不适，厌食）。在大多数患者中，通过常规检测建立诊断，如血清肌酐水平和尿沉渣分析。

B. 发病机制　表 17-7 总结了 CKD 的各个阶段。肾内血流动力学改变（肾小球高压，高滤过和通透性改变，肾小球硬化）可能是肾疾病进展的原因。

1. 高血压　是主要危险因素。与其他降压药相比，血管紧张素转化酶抑制药（ACEI）和（或）血管紧张素受体阻滞药（ARB）更

表 17-6　慢性肾衰竭的病因

肾小球病
- 原发性肾小球疾病
- 局灶性肾小球硬化症
- 膜增生性肾小球肾炎
- 膜性肾病
- IgA 肾病
- 糖尿病
- 淀粉样变
- 感染后肾小球肾炎
- 系统性红斑狼疮
- 韦氏肉芽肿病

肾小管间质性疾病

- 镇痛药性肾病
- 伴肾盂肾炎的反流性肾病
- 骨髓瘤肾
- 结节病

遗传性疾病
- 多囊性肾病
- Alport 综合征
- （肾）髓质囊性病

高血压

肾血管疾病

梗阻性尿路病

人免疫缺陷病毒

Adapted from Tolkoff-Rubin NE，Pascual M. Chronic renal failure. *Sci Am Med.* 1998；1-12

表 17-7　慢性肾衰竭的分期

分期	有功能的肾单位 （占总数的百分比）	肾小球滤过率 （ml/min）	症状	实验室异常
正常	100	125	无	无
肾储备能力下降期	40	50～80	无	无
肾功能不全期	10～40	12～50	夜尿	血尿素氮增加 血肌酐增加
肾衰竭期	10	＜12	尿毒症	血尿素氮增加 血肌酐增加 贫血 高钾血症 出血时间延长

具有肾保护作用（减少蛋白尿和延缓肾小球硬化）。

　　2.饮食因素　新指南推荐肾功能不全的患者应适当限制蛋白质摄入。

　　3.严格控制血糖　可延迟蛋白尿发生，延缓肾病、神经病变和视网膜病变的进展。

C. 症状和体征　CKD 可表现为全身不适和食欲减退。容量超负荷（外周性水肿、呼吸困难、充血性心力衰竭）、电解质或酸碱平衡紊乱是 CKD 的晚期体征。其他症状包括认知力损害、周围神经病变、不孕不育和易感染等（表 17-8）。

D. 并发症

　　1. 尿毒症　症状和体征同时并存（厌食、恶心、呕吐、瘙痒、贫血、疲劳、凝血紊乱）的一种综合征。反映肾进行性无法发挥其排泄、分泌及调节功能。尿素氮水平是一个反映尿毒症严重程度和患者对治疗反应（饮食蛋白限制）有意义的临床指标。血清肌酐浓度与尿毒症的相关性较差。

　　2. 肾性骨病　是慢性肾衰竭的并发症。肾小球滤过率降低，磷浓度增加和血清钙含量减少，刺激甲状旁腺素（PTH）分泌，造成骨重吸收和钙释放。肾性骨病的治疗方法包括限制食物中磷的摄入，口服钙剂和维生素 D。

　　3. 贫血　是因肾产生促红细胞生成素（EPO）减少造成。予以重组人红细胞生成素（红细胞生成素）治疗，可减少输血，改善绝大多数患者的症状。尽量避免输血，因为 HLA 抗原致敏可使肾移植成功率下降。

表 17-8　慢性肾衰竭的临床表现

电解质紊乱	神经系统改变
● 高钾血症	● 自主神经功能紊乱
● 高镁血症	● 脑病
● 低钙血症	● 周围神经病变
代谢性酸中毒	心血管系统改变
无法预知的血管内液体容量状态	● 充血性心力衰竭
贫血	● 血脂异常
● 心输出量增加	● 系统性高血压
● 氧解离曲线右移	● 尿毒症心包炎
尿毒症引起的凝血障碍	肾性佝偻病
● 血小板功能障碍	瘙痒症
● 出血时间延长	

4.尿毒症性出血　慢性肾衰竭患者存在不断增加的出血倾向，即使实验室凝血检查正常（血小板计数、凝血酶原时间、血浆凝血活酶时间）。可给予冷沉淀提供凝血因子Ⅷ-血管性血友病因子（vWF）复合物（有传播病毒性疾病的风险），或1-脱氨基-8-右-精氨酸加压素（DDAVP，去氨加压素）治疗（表17-9）。

E.治疗　积极治疗原发疾病（糖尿病或高血压），药物治疗延缓CKD的发展，若到肾病终末期可行肾替代治疗。

1.高血压　可予以ACEI或ARB治疗。对于大多数患者，ACEI是首选药物，用量可随着耐受性的产生逐步增加到中量直至大量。对于2型糖尿病伴有CKD和蛋白尿的患者，ARB是较好的选择。β受体阻滞药和钙通道阻滞药也可用于调控血压。

2.糖尿病　治疗目标是使糖化血红蛋白低于7%。血糖恢复正常提示糖尿病肾病特有损伤的逆转和蛋白尿的减少。蛋白质摄入量0.6 g/（kg·d）可以延缓糖尿病患者肾病的进展，但不应限制厌食症患者的营养摄入。当血清磷或PTH水平升高时，膳食磷应限制在800～1000 mg/d。补充维生素D可能有益。应限制钠摄入量低于2.4 g/d。

3.贫血　促红细胞生成素对于由慢性肾疾病任何时期引起的贫血均有效。血红蛋白（Hb）比血细胞比容更适用于贫血程度的评估。贫血的定义（不考虑年龄）：男性Hb < 13.0 g/dl，女性

表 17-9　尿毒症导致出血的治疗				
药物	剂量	起效时间	达峰时间	持续时间
冷凝蛋白	大于30 min的10单位IV	< 1 h	4～12 h	12～18 h
DDAVP（去氨加压素）	0.3 μg/kg IV或SC	< 1 h	2～4 h	6～8 h
共轭性雌激素	0.6 mg/（kg·d）IV，持续5天	6 h	5～7天	14天

Adapted from Tolkoff-Rubin NE，Pascual M.Chronic renal failure. *Sci Am Med.* 1998；1-12. IV，静脉注射；SC，皮下

Hb ＜ 12.0 g/dl。

4. 肾替代治疗　肾小球滤过率接近 30 ml/（min·1.73 m^2）时应考虑肾替代治疗。

a. 血液透析：通常 GFR 为 15 ml/（min·1.73 m^2）时可行血液透析治疗。目标包括：充分透析，充足营养，维持血管通路，补充激素不足，缩短住院时间，延长生命和提高生活质量（表 17-10）。通过手术建立血液透析血管通路（先天房室瘘，植入物或临时血液透析静脉导管）。

i. 血液透析相关并发症

（a）低血压：透析过程中发生低血压，主要是对透析膜上的聚丙烯腈产生高敏反应所致（服用 ACEI 的患者最常见）。

（b）过敏反应：对消毒透析设备的氧化乙烯或在透析膜中的聚丙烯腈产生过敏（对后者的过敏反应在服用 ACEI 的患者中常见）。

（c）透析失衡综合征：此综合征包括恶心、头痛、疲劳可进展为惊厥和昏迷。它的发生认为是中枢神经系统中的 pH 和溶质浓度快速变化所导致。治疗包括减少透析血流量。

（d）肌肉痉挛：肌肉痉挛可能是由钾浓度变化引起的。

表 17-10　血液透析不完全的表现	
临床表现	
食欲减退、恶心、呕吐	心包炎
周围神经病变	腹水
营养不良	治疗期间体重不增或减轻
感觉中枢抑制	水钠潴留和高血压
实验室结果	
血液透析期间血尿素氮降低 ＜ 65%	
白蛋白 ＜ 4 g/dl	
透析前血尿素水平 ＜ 50 mg/dl（营养不良的表现）	
透析前血肌酐水平 ＜ 5 mg/dl（营养不良的表现）	
促红细胞生成素治疗后持续性贫血（Hct ＜ 30%）	

Adapted from Ifudu O. Care of patients undergoing hemodialysis. *N Engl J Med.* 1998；339：1054-1062 （e）液体容量、维生素和电解质平衡：透析患者体内钾的总量下降，且对高血钾的耐受性降低。透析可带走水溶性维生素，应予以补充。在治疗期间，体重每两天增加 3% ～ 4% 比较合适。由于胰岛素分解代谢降低，胰岛素需求可能降低。

（f）心血管疾病：透析死亡的患者中，50% 是由动脉粥样硬化加速和尿毒症时氧运输障碍引起的心血管疾病导致的。准备行透析的患者伴有高血压，最常见的原因是水钠潴留。原发性高血压患者在接受透析治疗时应加用降压药。透析不充分时可能会产生心包炎。

（g）出血：由血小板功能改变引起，通过透析可部分改善。

（h）感染：趋化吞噬功能受损，患者对感染的敏感性增加。所有接受血液透析的患者应接种肺炎球菌疫苗，若合适还应接种乙肝疫苗。结核病（TB）通常是肺外的；症状可能不典型，对皮肤测试无反应。不明原因的体重减轻伴或不伴发热都应进一步检测以排除结核病。实际的乙肝和丙肝感染可能无症状。许多血液透析患者有丙型肝炎的抗体。治疗获得性免疫缺陷综合征（AIDS）患者的药物剂量在行血液透析时不需要进行调整；AIDS 患者没有必要隔离或采用专用的血液透析机。

（i）腹膜透析：操作简便，可用于伴有严重血管性疾病或充血性心力衰竭的患者（缓和的液体交换，无血管通路的要求）。腹膜炎是其最常见的严重并发症。

（j）透析患者的药物清除率：如果通过透析清除药物（例如，低分子量化合物，水溶性药物，非蛋白质结合的药物），药物清除率影响剂量间隔的调整和补充给药。

（k）围术期血液透析：择期手术前患者应进行充分的血液透析，使尿毒症出血、肺水肿以及动脉氧合受损的可能性最小化。

F. 慢性肾疾病患者的麻醉管理（表 17–11）

1. 术前评估　包括液体容量状况、电解质平衡（特别是钾）、血糖控制和贫血程度的评估。正在接受地高辛治疗的患者，应注意地高辛的毒性反应。术前继续维持高血压药物治疗（除外 ACEI 和 ARB，其可能导致术中低血压）。血液透析患者在行择期手术前 24 h

表 17-11　麻醉中使用的主要依赖肾清除的药物		
药物分类	因肾排泄终止药物活性	因肾排泄终止部分活性
诱导药	—	巴比妥类
肌松药	加拉明、筒箭毒碱	泮库溴铵、维库溴铵
胆碱酯酶抑制剂	—	新斯的明、依酚氯铵
心血管活性药	地高辛、强心剂	阿托品、格隆溴铵、米力农、肼屈嗪
抗菌药	氨基糖苷类，万古霉素，头孢菌素，青霉素	磺胺类药物

Adapted from Malhotra V，Sudheendra V，Diwan S. Anesthesia and the renal and genitourinary systems. In Miller RD，Fleischer LA，Johns RA，et al, eds. *Miller's Anesthesia*. 7th ed. Philadelphia，PA：Elsevier Churchill Livingstone，2009

内应接受透析治疗。术前应考虑应用去氨加压素（DDAVP）。针对肾衰竭患者围术期使用 H_2 受体阻断药应调整剂量。

2. 术中管理

a. 麻醉诱导　诱导时发生低血压很常见，尤其多见于接受 ACEI 治疗的患者。药物与血浆蛋白的结合减少，将导致受体结合部位游离状态药物的浓度升高（表 17-11）。患者中琥珀胆碱引起的血钾升高程度并不会因为 CKD 而增加，但若术前血钾已升高者应引起注意。

b. 麻醉维持　尚无证据表明，七氟烷会增加肾疾病患者肾功能不全的风险。选择非去极化肌松药时，应考虑这些药物的清除机制。维库溴铵和罗库溴铵的清除速度减慢，而血浆中美维库铵、阿曲库铵和顺阿曲库铵的清除并不依赖于肾功能。无尿患者不应输注乳酸林格液（钾：4 mEq/L）或其他含钾液体。对于无尿（透析）患者，可用 5% 葡萄糖溶液（5 ～ 10 ml/kg IV）来补充不显性丢失的水分。中心静脉压监测可用来指导液体的输注。尽量避免动脉置管，以免损伤将来可能用于透析治疗的血管通路。区域麻醉适用于长期血液透析患者放置血管分流装置。

c.阿片类　阿片类药物的使用可能减少挥发性麻醉剂的用量。吗啡和哌替啶会代谢产生依靠肾清除的具有潜在神经毒性的化合物。吗啡代谢物吗啡-6-葡糖醛酸在 CKD 患者中积累会导致呼吸抑制。氢吗啡酮可在 CKD 患者体内积聚，但可通过调整剂量安全使用。阿芬太尼、芬太尼、瑞芬太尼、舒芬太尼和芬太尼无活性代谢产物，但 CKD 患者芬太尼的清除可能会延迟。

3.术后管理　"无肾"患者术后表现出肌无力症状时，应考虑肌松拮抗是否完全。其他应注意的有：阿片类药物的敏感性，高血钾引起的心律失常和贫血患者的氧供问题。术后镇痛避免使用哌替啶，因为其代谢物可能在肾衰竭患者体内堆积，导致癫痫。

Ⅳ. 肾移植

A. 麻醉管理

1.全身麻醉　吸入麻醉药不影响肾移植术后的肾功能。麻醉目标是维持心输出量和组织的氧供，以促进肾灌注。正常高值的血压能维持足够的尿量。由于较少依赖于肾清除，阿曲库铵、顺阿曲库铵和美维库铵可视为理想的肌松药，尽管移植的肾清除肌松药与正常的肾无异。中心静脉压监测可用于指导液体的输注。利尿剂可促进移植的肾产生尿液。随着血管钳的开放，保存液中的钾和酸性代谢产物可导致心搏骤停。新肾血管床可增加 300 ml 容量，为此常导致低血压，可通过补液纠正。

2.区域麻醉　外周交感神经系统的阻滞可使血压的调控复杂化。

3.术后并发症

a.急性排斥反应（影响肾的脉管系统）　可迅速发生，在肾血供建立的同时即可发生循环血容量不足。唯一的治疗方法就是取出移植肾；弥散性血管内凝血、术后移植肾的血肿可导致血管和输尿管的梗阻。

b.延迟性排斥反应　症状包括发热、局部触痛和尿量减少。可给予大剂量糖皮质激素和抗淋巴细胞免疫球蛋白治疗。

　　c. 急性肾小管坏死　移植肾发生急性肾小管坏死主要继发于由血液透析引起的长时间缺血。

　　d. 环孢素毒性反应　可导致 AKI。超声检查和组织穿刺活检可用于鉴别引起肾功能障碍的原因。

　　e. 机会性感染　主要归因于肾移植术后长期的免疫抑制治疗。

　　f. 癌症　大细胞淋巴瘤是公认的肾移植并发症，有 EB 病毒（EBV）感染证据的患者几乎完全患病。

B. 关于肾移植患者的麻醉　接受肾移植手术的患者多为老年人，常合并心血管疾病和糖尿病。免疫抑制剂的副作用（高血压、癫痫发作阈值降低、贫血、血小板减少）必须予以重视。肾小球滤过率和肾血流量可能会比正常人低，经肾排泄的药物的活性可能会延长。有潜在肾毒性或依赖肾清除的药物应避免使用。只有对患者的血管内液体容量状态仔细评估后才可使用利尿剂。

V. 肾的原发疾病

A. 肾小球肾炎　急性肾小球肾炎通常是由抗原抗体复合物沉积在肾小球上引起的。抗原的来源可能是外源性（链球菌感染）或内源性（胶原疾病）。肾小球疾病的临床表现包括血尿、蛋白尿、高血压、水肿以及血浆肌酐浓度升高和尿中出现红细胞管型。

B. 肾病综合征　定义为每日尿蛋白超过 3.5 g，伴水钠潴留、高血脂以及血栓栓塞或感染性并发症。糖尿病肾病是肾病蛋白尿的最常见原因。

　　1. 体征和症状（表 17-12）

　　2. 肾病综合征的并发症（表 17-13）

表 17-12　肾病综合征的特点	
高血压	血容量不足
蛋白尿、血尿	血栓栓塞
钠潴留	高脂血症
水肿	感染性并发症

表 17-13	肾病综合征的并发症
血栓栓塞	肾静脉血栓形成 肺栓塞 深静脉血栓形成
感染	肺炎球菌性腹膜炎
血浆蛋白结合下降	维生素和激素水平下降
水肿	全身性；予以袢利尿剂和噻嗪类缓慢治疗

C. 肺出血肾炎综合征　肺出血肾炎综合征是肺出血和肾小球肾炎的结合，好发于年轻男性。预后差，尚无有效治疗方法，常在诊断后的 1 年内进展至肾衰竭。

D. 间质性肾炎　间质性肾炎可能是对药物（包括磺胺、别嘌呤醇、苯妥英和利尿剂）过敏性反应的结果。其他较常见的原因包括自身免疫性疾病（系统性红斑狼疮）和浸润性疾病（结节病）。患者表现为尿浓缩能力下降、蛋白尿和高血压。

E. 遗传性肾炎（Alport 综合征）　常伴随听力丧失和视觉异常。尽管 ACEI 可延缓肾疾病的进展，但尚无有效治疗药物。

F. 多囊肾病　是一种常染色体显性遗传病，通常进展缓慢，直到中年发生肾衰竭。常有轻度高血压和蛋白尿。绝大多数患者需要血液透析或肾移植治疗。

G. 范科尼综合征（Fanconi syndrome）　范科尼综合征是遗传或后天获得性近端肾小管功能障碍导致的，伴有高氨基酸尿、糖尿和高磷酸盐尿。症状包括多尿、多饮、代谢性酸中毒（由碳酸氢根离子丢失造成）、肌无力（低钾血症引起）。磷酸盐丢失造成的侏儒症和骨软化症在这些患者中尤为多见。

H. Bartter 和 Gitelman 综合征　这些是由远端曲小管的上行支中钠、氯化物和钾通道的缺陷引起的遗传性肾盐消耗障碍。病理性的肾小球旁增生、醛固酮增多症和低钾血症。治疗包括应用 ACEI、螺内酯，补充钠和钾。

I. 肾小管酸中毒（RTA）　RTA 引起尿液酸化不当导致的代谢性酸

中毒。1 型 RTA 是由近端肾小管中重碳酸盐重吸收受损所致。2 型 RTA 是由远端小管中氢离子分泌受损引起的。两者均以低钾血症，高氯性代谢性酸中毒和不适宜的碱性尿液为特征。该病可能是遗传性的或后天获得的。4 型 RTA 与高钾血症相关，而不是低钾血症，常见于 CKD 患者。

J. 肾结石（表 17–14） 肾结石通过输尿管时可产生剧烈的腰痛，常放射至腹股沟，伴恶心、呕吐，与外科急腹症相似。常有血尿，输尿管梗阻时可出现肾衰竭的症状和体征。

1. 结石的类型

a. 草酸钙结石 在这些患者中必须考虑引起高钙血症的原因（甲状旁腺功能亢进、结节病、癌症）。

b. 磷酸镁铵结石 尿路感染了能分解尿素产生氨的病原体导致的结石。

c. 尿酸结石 人体尿液持续酸性（pH 6.0）可减少尿酸的溶解度。大约 50% 尿酸结石的患者伴有痛风。

2. 治疗 取决于鉴别结石的成分和纠正诱发因素，如甲状旁腺功能亢进、尿路感染或痛风。体外冲击波碎石术是一种无创性治疗方法。

K. 肾性高血压 肾疾病是继发性高血压最常见的病因。血压突发

表 17-14 肾结石的成分和特征

结石的种类	发生率（%）	放射线下的表现	病因
草酸钙	65	不透明	原发性甲状旁腺功能亢进，特发性高钙尿症，高草酸尿，高尿酸尿
镁铵离子磷酸盐（鸟粪石）	20	不透明	碱性尿（由慢性细菌感染引起）
磷酸钙	7.5	不透明	肾小管性酸中毒
尿酸	5	半透明	酸性尿、痛风、高尿酸尿
胱氨酸	1.5	不透明	胱氨酸尿

性显著升高或 30 岁前就已存在高血压，应怀疑是否有肾血管疾病。腹部肾听诊时可能会听到杂音。由肾血管性疾病引起的高血压，对降压药物的治疗效果不理想。可通过肾动脉内膜切除术或肾切除术治疗肾血管性高血压。

L. 尿酸性肾病　尿酸结晶沉淀在肾集合管或输尿管，可产生急性少尿性肾衰竭。这种情况尤其多见于骨髓增生障碍患者进行化疗药物治疗时。

M. 肝肾综合征　见于肝硬化失代偿期患者发生急性少尿。体征包括重度黄疸、腹水、低蛋白血症和低凝血酶原。治疗是针对血管内液体容量的替换。在一些患者中，循环毒素可能会引起肾血管极度收缩和 AKI。然而，血液透析并不能明确地消除可疑的肝毒素。

N. 良性前列腺增生（benign prostatic hyperplasia，BPH）　BPH 是前列腺的良性增大。经尿道前列腺切除术（transurethral resection of the prostate，TURP）和开放的前列腺切除术为有症状的良性前列腺增生的传统疗法。激光消融疗法是一种手术时间较短的新技术。药物治疗包括应用非那雄胺（抑制 5α- 还原酶）使前列腺缩小和 α- 肾上腺素能拮抗剂（特拉唑嗪、多沙唑嗪、坦索罗辛），降低前列腺平滑肌张力，改善排尿功能。

　　1. TURP 综合征（表 17-15）　特点是灌注液吸收引起的血管内液体容量的变化和血浆溶质效应。TURP 综合征引起的神经系统和低血容量的改变，主要与低渗透压相关。

　　a. 血管内液体容量超负荷　血管内液体容量迅速增加是由灌注液的吸收引起的（吸收率可达 200 ml/min），可引起高血压和反射性心动过缓。左心功能差的患者可发生肺水肿。评价血管内液体容量超负荷最广泛使用的指标是低血钠。

　　b. 血管内液体容量丢失　低钠血症和高血压使水沿着渗透压和静水压梯度从血管进入肺部，可导致肺水肿和低血容量性休克。

　　c. 低钠血症　由血管内吸收无钠灌注液引起，可导致意识不清、躁动、视物模糊、肺水肿、心血管衰竭和癫痫发作。

　　d. 低渗透压　在 TURP 中低渗透压是导致中枢神经系统功能障

表 17-15 经尿道前列腺切除术综合征的症状和体征

系统	症状和体征	原因
心血管系统	高血压、反射性心动过缓、肺水肿、心血管衰竭、低血压、心电图改变（宽 QRS 波、ST 段抬高、室性心律失常）	液体迅速吸收（反射性心动过缓可继发于高血压或颅内压升高）；继发于低血钠和低渗透压的第三间隙；心血管性衰竭，低钠血症
呼吸系统	气促、氧饱和度下降、潮式呼吸	肺水肿
神经系统	恶心、烦躁、视觉障碍、意识模糊、嗜睡、癫痫发作、昏迷、死亡	低钠血症和低渗透压引起脑水肿和颅内压增高、高甘氨酸血症（抑制性神经递质，增加 NMDA 受体活性）、高氨血症
血液系统	广泛性血管内溶血	低钠血症和低渗透压
肾	肾衰竭	低血压，高草酸尿（甘氨酸的代谢产物）
代谢系统	酸中毒	甘氨酸脱氨成乙醛酸和氨

NMDA，N-甲基-D-氨基转移酶

碍最重要的生理功能紊乱。急性低渗透压引起的脑水肿，可造成颅内压升高，伴心动过缓和高血压。利尿剂可加重低钠血症和低渗透压。若血浆渗透压接近正常，则不需要进行干预。若进行治疗，应监测血浆渗透压和用高渗盐水纠正，直至症状基本缓解，然后再继续缓慢纠正（血清钠浓度每小时增加 1.5 mEq/L）。

e. 高氨血症 是全身吸收甘氨酸及其氧化脱氨产物乙醛酸和氨的结果。

f. 高甘氨酸血症 甘氨酸是引起视力障碍最主要的原因，包括暂时性失明，在 TURP 综合征中，反映了甘氨酸作为视网膜抑制性神经递质的作用。当血清甘氨酸水平接近正常后，视觉将在 24 h 内恢复正常。当然，安抚是最好的治疗。甘氨酸也可产生肾的毒性作用。

第 18 章

水、电解质、酸碱平衡紊乱

汤峙瑜　译　张熙哲　审校

　　围术期水和电解质的含量或分布改变，酸碱平衡紊乱将引起多器官系统功能障碍。水、电解质（钠、钾、钙、镁）和酸碱平衡紊乱时，可能会导致中枢神经系统、心脏和神经肌肉功能损害。此外，许多围术期事件会引起或加剧水、电解质和酸碱平衡紊乱（表 18-1）。

表 18-1　围术期水、电解质、酸碱平衡紊乱的病因
疾病状态
内分泌疾病 肾病 胃肠道疾病
药物治疗
利尿剂 糖皮质激素 胃肠减压
手术
经尿道前列腺切除术 组织创伤引起体内水的转移 胃肠道部分切除
麻醉管理
静脉输液 肺泡通气量 低体温

I. 水和电解质稳态异常

A. 水和渗透压稳态

1. 体液　人体 60% 由水构成。根据水与细胞膜的相对位置，体液（total body water，TBW）可分为细胞内液（intracellular fluid，ICF）和细胞外液（extracellular fluid，ECF）（图 18-1）。细胞外液主要包括组织间液（占 ECF 的 75%）和血管内血浆（占 ECF 的 25%）。水根据细胞膜上的静水压及胶体渗透压在两个间隙之间转移。在不同的液体间隙，电解质的分布和含量差别显著。细胞的电生理兴奋依赖于细胞内外的钠、钾和钙的浓度。离子的分布不均（细胞内高钾，细胞外高钠）造成细胞膜上的电化学差异。正常

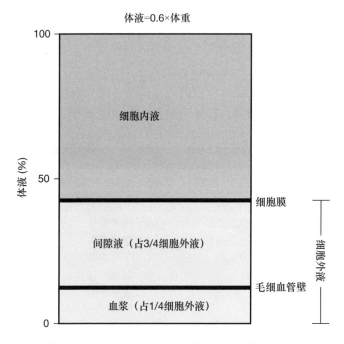

图 18-1　根据体液与细胞膜的相对位置，体液（约占体重的 60%）分为细胞内液和细胞外液。根据体液与血管壁的相对位置关系，细胞外液可进一步分为间隙液和血浆。细胞内液约占体液总量的 2/3。细胞外液中，75% 为间隙液，25% 为血管内血浆

肾排泄的尿液渗透压主要取决于血清渗透压。下丘脑前部的渗透压感应器可调节水平衡，产生口渴和分泌血管加压素（抗利尿激素）。血清渗透压增高可引起血管加压素释放，作用于肾集合管，使水潴留。许多因素和药物影响血管加压素分泌（表 18-2）。

2. 渗透压

a. 正常血清渗透压。 正常渗透压为 280 ～ 290 mOsm/kg。一种速记、间接计算血清渗透压的方法如下：

$$2[Na]+糖/18+BUN/2.8$$

BUN，blood urea nitrogen，血尿素氮。

b. "渗透压差"。 渗透压差是指间接计算与直接测量血清渗透压之间的差异。当差异明显时提示存在有未测量的、高渗透性的分子。

c. 渗透压增加。 当缺水、溶质摄取过多时（如酒精或其他毒素、高血糖或医源性措施增加渗透压例如甘露醇或甘氨酸）会增加渗透压。使用高渗物质时需考虑到当前的渗透压，避免造成血清渗透压过度增高（＞ 320 mOsm/kg）。

3. 体液的等渗改变 体液的等渗改变（例如有效循环血量的改变）发生在肾小球旁器，结果引起肾素分泌的改变。肾素将血管紧

表 18-2 影响抗利尿激素分泌的因素和药物		
刺激抗利尿激素分泌	**抑制抗利尿激素释放**	**刺激抗利尿激素释放和（或）增强抗利尿激素对肾作用的药物**
细胞外液减少	细胞外液增加	阿米替林
高钠血症	低钠血症	巴比妥类
低血压	高血压	卡马西平
恶心和呕吐		氯磺丙脲
充血性心力衰竭		氯贝丁酯
肝硬化		吗啡
甲状腺功能减退		尼古丁
血管紧张素 II		酚噻嗪
儿茶酚胺		选择性 5- 羟色胺再摄取抑制剂
组胺		
缓激肽		

张素原转化为血管紧张素Ⅰ，并在肺内转化为血管紧张素Ⅱ。血管紧张素Ⅱ刺激肾上腺分泌醛固酮。醛固酮作用在远端肾小管，促进钠的重吸收、钾的排出和水的重吸收。循环血量增加导致钠尿肽释放，促进体液达到稳态。

B. 钠代谢紊乱

1. 低钠血症 当水潴留或摄入的水超过肾排泄能力时发生低钠血症，血清钠浓度 < 136 mEq/L（血清钠正常范围为 136 ~ 145 mEq/L）。

a. 低钠血症的症状和体征。取决于低钠血症发生的速度。血清钠浓度高于 125 mEq/L 时很少出现症状（表 18-3）。

b. 诊断（图 18-2）。低钠血症通常与低渗透压并存，但以下两种情况除外：葡萄糖、甘露醇、甘氨酸等能使水从细胞内转移到细胞外，使血清钠浓度降低，但全身钠和水的总量不变；严重高脂血症或异型蛋白增多时，血钠的检测结果会错误性的偏低（假性低钠血症）。一旦排除这两种情况，对低钠血症的诊断，应先评估细胞外液而后再考虑临床表现。

i. 高血容量低钠血症。主要由于肾衰竭、充血性心力衰竭或低蛋白血症（例如肝硬化或肾病综合征）。

ii. 正常血容量低钠血症。主要见于抗利尿激素分泌失调综合征或嗜好摄入低渗性物质（例如精神性烦渴）。

表 18-3 低钠血症的症状和体征

症状	体征
食欲减退	感觉异常
恶心	定向障碍 / 焦虑
嗜睡	潮式呼吸
淡漠	低体温
肌痉挛	病理反射
	假性延髓麻痹
	癫痫
	昏迷
	死亡

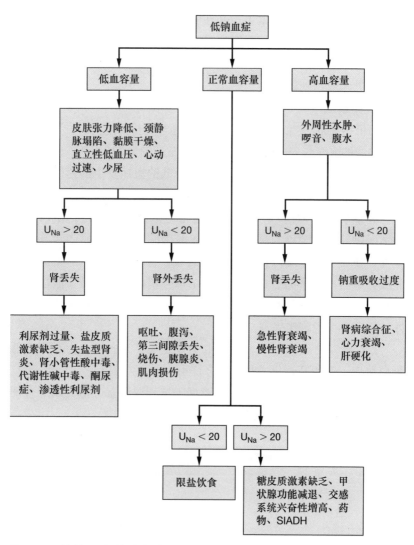

图 18-2 低钠血症的诊断步骤。尿液样本中尿钠浓度（U_{Na}）（mEq/L）。SIADH，抗利尿激素分泌失调综合征（Adapted from Schrier RW：Manual of Nephrology，6th ed. Philadelphia，Lippincott Williams & Wilkins，2006.）

iii. 低血容量低钠血症。自由水分丢失造成。

（a）肾丢失。利尿剂、盐皮质激素缺乏及失盐型肾炎可以造成肾丢失水分。

（b）肾外丢失。指胃肠道丢失和第三间隙丢失。

c. 低钠血症的治疗。治疗方法依据患者当前的容量状态（表 18-4）以及病情是急性还是慢性。

i. 急性有症状的低钠血症。立即治疗。停止摄入无溶质液体。应用高张钠（3%NaCl）和呋塞米，并反复测量血清电解质直至症状消失。

ii. 慢性有症状的低钠血症。缓慢纠正，避免发生渗透性脱髓鞘的危险。纠正有症状的慢性低钠血症的指南建议，开始纠正 10 mEq/L 血清钠，以后每小时纠正 $1 \sim 1.5$ mEq/L（每日最高可增加 12 mEq/L）。

iii. 慢性无症状的低钠血症。治疗措施包括适当摄入钠和限制水容量，同时治疗潜在病因。

d. 麻醉管理。手术前应尽可能纠正低钠血症。若是急诊手术，整个手术过程中及术后一段时期应进行适当的持续纠正。

i. 血管升压药和（或）强心剂。治疗低血压时需要使用这些药物，应在麻醉诱导前准备好升压药物。高血容量低血钠患者，尤其是伴有心力衰竭者，放置有创血流动力学监测有益处。

ii. TURP 综合征。行经尿道前列腺电切术（transurethral resection of the prostate，TURP）时使用的灌注液（甘氨酸、山梨醇或甘露醇）可被迅速吸收，造成容量超负荷、低钠血症和低渗透压。易发生在以下情况：长时间手术（> 1 h），灌注液悬挂于术野上方 40 cm 以上，或膀胱内压力大于 15 cmH_2O。TURP 综合征可表现为心血管系统和神经系统的症状和体征。治疗方法包括：终止手术，使用利尿

表 18-4　低钠血症的治疗	
低血容量低钠血症	液体复苏，通常采用正常浓度钠盐 若存在盐皮质激素缺乏或肾上腺功能减退时，进行相应治疗。
正常血容量或高血容量低钠血症	限制水摄入 使用袢利尿剂促进水排出 只有出现症状时才使用钠盐

剂缓解心血管系统症状，若有严重的神经系统症状或血清钠浓度低于 120 mEq/L 时，可用高渗盐水治疗。

2. 高钠血症　高钠血症的定义为血清钠浓度＞ 145 mEq/L。常伴有高渗透压并导致细胞脱水和皱缩。

a. 高钠血症的症状和体征（表 18-5）

b. 诊断（图 18-3）

c. 治疗。正常血容量高钠血症患者需口服补液或 5% 葡萄糖溶液静脉输液。急性高钠血症的治疗应持续几个小时。然而，为避免发生脑水肿，慢性高钠血症的纠正应更缓慢，可持续 2 ～ 3 天。高血容量高钠血症患者可使用利尿剂治疗。

d. 麻醉管理。手术应尽可能推迟至高钠血症纠正以后。麻醉诱导和维持将加重血容量不足，应及时输液，必要时使用升压药和（或）强心药。

C. 钾代谢紊乱

1. 低钾血症　低钾血症的定义为血清钾浓度＜ 3.5 mEq/L（表 18-6）。

a. 症状和体征。低钾血症的症状和体征通常仅表现在心脏和神经肌肉系统，包括心律失常、肌无力、痉挛、瘫痪和肠梗阻。

b. 诊断。通过测定血清钾浓度便可诊断。任一时间点的尿液钾浓度可用于鉴别病因，是肾因素（尿钾＞ 20 mEq/L）还是肾外因素（尿钾＜ 20 mEq/L）。

表 18-5　高钠血症的症状和体征

症状	体征
多尿	肌肉颤搐
多饮	反射亢进
立位晕厥	震颤
烦躁	共济失调
易怒	肌强直
嗜睡	局灶性和全面性癫痫发作
	死亡

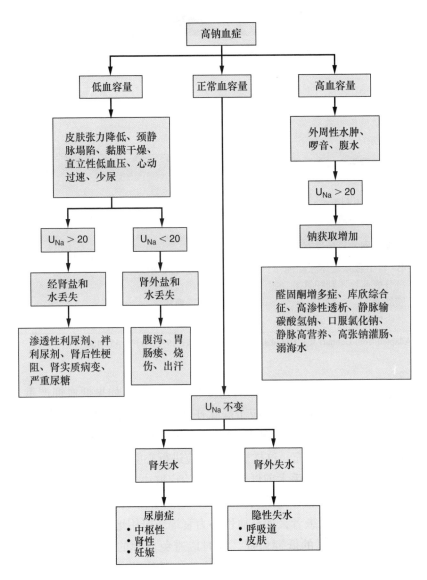

图 18-3 高钠血症的诊断步骤。UNa，尿液样本中尿钠浓度（mEq/L）（Adapted from Schrier RW：Manual of Nephrology，6th ed. Philadelphia，Lippincott Williams & Wilkins，2006.）

表 18-6　低钾血症病因

肾性钾丢失增加导致的低钾血症	
噻嗪类利尿剂	大剂量抗生素（青霉素、萘夫西林、
袢利尿剂	氨苄西林）
盐皮质激素	引起镁消耗的药物（氨基糖苷类）
大剂量糖皮质激素	醛固酮增多症
外科创伤	高血糖

胃肠道钾丢失过多导致的低钾血症	
呕吐和腹泻	吸收不良
佐林格-埃利森综合征	化疗
空肠回肠旁路术	胃肠减压

钾细胞内外转移导致的低钾血症	
β-肾上腺素受体激动剂	家族性周期性麻痹
抗分娩药物（利托君）	高钙血症
胰岛素	低镁血症
呼吸性或代谢性碱中毒	

Adapted from Gennari JF: Hypokalemia. N Engl J Med 1998；339：451-458

　　c. 治疗。取决于钾缺乏的程度和原发病因。如果低血钾严重，或伴有威胁生命的症状，应予静脉补钾，补充的量取决于体内钾的总量有无下降。通常情况下，20 mEq 钾应输注超过 30 ～ 45 min，可根据需要重复补充。这样快速补钾应进行心电图监测。

　　d. 麻醉管理。手术前低钾血症的治疗取决于发生时间的长短和严重程度。这些患者围术期发生心律失常的风险仍不清楚。存在心律失常危险因素患者，如充血性心力衰竭或服用地高辛的患者，应谨慎地纠正明显的低钾血症。同时应避免血钾的进一步下降（例如，使用胰岛素、葡萄糖、β-肾上腺素受体激动剂、碳酸氢盐和利尿剂；过度通气和呼吸性碱中毒）。

　　2. 高钾血症　　高钾血症的定义为血清钾浓度 > 5.5 mEq/L（表18-7）。

　　a. 症状和体征。高钾血症的症状取决于血钾增高的速度。慢性高钾血症患者通常没有症状，透析依赖患者能耐受血钾浓度在较大范围内波动。血钾急性或明显增高时可表现为心脏和神经肌肉系统的改变，包括虚弱、麻痹、恶心、呕吐、心动过缓或心搏停止。

b. 诊断。首先要排除血钾升高是继发于血液样本发生溶血、血小板增多症和白细胞增多等引起的假象。若高钾血症与全身钾总量升高有关，则可能存在肾排泄降低或肾外钾生产增加。尿钾排泄率可用于鉴别诊断。

c. 治疗。如果出现致命性的心律失常或心电图改变时，应立即治疗高钾血症。治疗方法包括静脉注射氯化钙或葡萄糖酸钙以稳定细胞膜；胰岛素（加或不加葡萄糖）促进钾转移进入细胞内；碳酸氢钠和过度通气，可产生碱化促进钾向细胞内转移。可以口服或灌肠使用祥利尿剂和聚苯乙烯磺酸钠（Kayexalate）促进钾排泄。肾功能不全患者可以通过透析排出体内的钾。

d. 麻醉管理。择期手术患者的血钾应低于 5.5 mEq/L。由于琥珀胆碱可以升高血钾约 0.5 mEq/L，最好避免使用。呼吸性和代谢性酸中毒可加剧高血钾及其影响，必须避免。输注不含钾的溶液（避免使用乳酸林格钠和乙氯维诺）。

表 18-7 高钾血症的病因	
体内钾总量增加	
急性少尿型肾衰竭	氨苯蝶啶
慢性肾疾病	螺内酯
醛固酮减少症	非甾体抗炎药
影响钾排泄的药物	抑制肾素-血管紧张素-醛固酮系统的药物
钾细胞内外转移改变	
琥珀胆碱	化疗后细胞溶解
呼吸性或代谢性酸中毒	医源性快速推注
假性高钾血症	
血液标本溶血	血小板增多症、白细胞增多症

D. 钙代谢紊乱

1. 低钙血症 低钙血症的定义为钙离子浓度降低。钙与白蛋白的结合取决于 pH 值，酸碱平衡紊乱可以改变其比例和钙离子的浓度，但不改变体内钙的总量。碱化可降低钙离子浓度，因此使用碳酸氢盐和过度通气后可明显减少钙离子浓度。低白蛋白血症时结合钙浓度下降，血清钙浓度也会下降。校正后的钙浓度可通过下列公式计算：

$$测量出的 Ca（mg/dl）+ 0.8 \times [4 -白蛋白（mg/dl）]$$

a. 症状和体征 低钙血症的症状和体征取决于钙离子减少的速度和程度。包括感觉异常，易怒，癫痫发作，低血压，心肌抑制。发生喉痉挛时可危及生命。

b. 诊断 低钙血症的最常见原因包括甲状旁腺激素分泌减少、靶器官的甲状旁腺激素抵抗、维生素 D 代谢紊乱。这些情况常见于甲状腺或甲状旁腺术后并发症、镁缺乏、肾衰竭等。

c. 治疗 急性低钙血症可通过静脉补钙，纠正代谢性或呼吸性碱中毒来治疗。合并低镁血症时，低钙血症的治疗效果不理想，需同时补充镁。亚急性和无症状的低钙血症可予口服补钙和维生素。

d. 麻醉管理 有症状的低钙血症应在手术前治疗。避免由过度通气或碳酸氢盐引起的碱中毒。当大量输注含枸橼酸盐的血液，或因低体温、肝疾病、肾衰竭导致枸橼酸盐代谢障碍时，可使钙离子水平下降。甲状腺或甲状旁腺术后可出现钙离子突然下降，引起喉痉挛。

2. 高钙血症 高钙血症是由于胃肠道钙吸收增加（乳碱综合征，维生素 D 中毒，肉芽肿病如肉样瘤病）、肾功能不全时钙排泄下降和骨钙的吸收增加（原发或继发性甲状旁腺功能亢进、恶性肿瘤、甲状腺功能亢进和长期躯体制动）。

a. 症状和体征 包括意识模糊、肌张力减退、深部腱反射抑制、嗜睡、腹痛、恶心和呕吐，特别是当血清钙相对迅速上升时。慢性高钙血症往往伴有多尿、高尿钙症和肾结石。

b. 诊断 包括甲状旁腺功能亢进或癌症的一系列诊断。

c. 治疗　补充液体容量，使用祥利尿剂促进尿钙和钠的排泄。降钙素、二膦酸盐或普卡霉素可用于治疗破骨细胞骨吸收的紊乱。高钙血症危及生命时需透析治疗。手术摘除甲状旁腺可用于治疗原发性或继发性甲状旁腺功能亢进。

d. 麻醉管理　包括诱导前的水化和使用祥利尿剂促进尿钙排泄（避免使用噻嗪类利尿剂，其可增加肾小管对钙的重吸收）。

E. 镁代谢紊乱

1. 低镁血症　高达 10% 的住院患者会发生低镁血症，特别是接受胃肠外营养和透析治疗的重症监护患者。

a. 症状和体征　低镁血症的症状和体征与低钙血症相似，包括：心律失常、肌无力、肌颤搐、手足搐搦、情感淡漠和癫痫发作。

b. 诊断　通过测量尿镁排泄率可鉴别低镁血症是由胃肠道吸收减少引起，还是由肾排泄增加造成。

c. 治疗　当出现心律失常或癫痫时，可静脉单次推注镁（2 g 硫酸镁相当于 8 mEq 镁），可重复当前剂量给药直至症状消失。

d. 麻醉管理　应当预先考虑到室性心律失常的发生并给予必要的处理。由于低镁血症既可导致肌无力，又可引起肌肉兴奋，因此需运用周围神经刺激器来指导肌松药的使用。

2. 高镁血症　高镁血症的定义为血清镁浓度 > 2.5 mEq/L，比低镁血症少见，通常是医源性的（使用硫酸镁治疗先兆子痫或子痫时发生的并发症）。

a. 症状和体征　当血清镁达到 4 ～ 5 mEq/L 时可出现症状和体征，包括嗜睡、恶心、呕吐和颜面潮红。当超过 6 mEq/L 时，可出现腱反射消失和低血压。当超过 10 mEq/L 时，出现麻痹、呼吸暂停和（或）心搏骤停。

b. 诊断　包括判断肾功能（肌酐清除率）和查明镁摄入过量的来源。高镁血症的少见原因包括甲状腺功能减退、甲状旁腺功能亢进、Addison 病和锂剂治疗。

c. 治疗　出现急性临床症状时，可通过静脉注射钙剂治疗。也可行透析治疗。

d. 麻醉管理　包括避免酸中毒和脱水，维持适当尿量，并应认识到肌松剂作用将会延长。

F. 酸碱平衡紊乱　酸碱平衡通常调节 pH 值在 7.35 ～ 7.45 范围内，以确保细胞酶功能处于最佳状态。动脉血 pH 值小于 7.35 称为酸中毒或酸血症，大于 7.45 称为碱中毒或碱血症。HCO_3^-/H_2CO_3 系统是调节人体 pH 值最主要的缓冲系统。尽管呼吸系统（通过 CO_2 调节）能够参与酸碱平衡紊乱的调节，但肾具有更强大的调节能力（通过碳酸氢盐调节）使 pH 值趋于正常。

1. 亨-哈方程式　肺与肾通过缓冲系统调节 pH 值，二者之间的关系体现在下列等式中：

$$pH = 6.1 + log（血 HCO_3^-/0.03 \times PaCO_2）$$

将正常 HCO_3^- 与 H_2CO_3 维持在约为 20∶1 的最佳比例。

2. 判断酸碱平衡紊乱的类型　通过下列步骤来判断酸碱平衡紊乱的类型（图 18-4、18-5 和 18-6）

a. 判断 pH 值是上升还是下降。上升提示碱中毒，下降表明酸中毒。

b. 判断 $PaCO_2$（正常值 40 mmHg）和 HCO_3^-（正常值 24 mEq/L）变化。

c. 若 $PaCO_2$ 和 HCO_3^- 向同一个方向变化（如同时上升或下降），

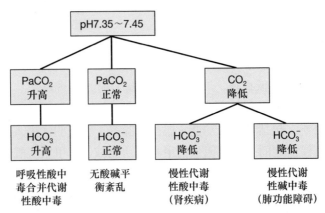

图 18-4　通过 $PaCO_2$ 和 HCO_3^- 水平，解释正常动脉 pH 值的诊断流程

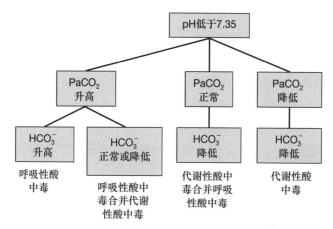

图 18-5　通过 $PaCO_2$ 和 HCO_3^- 水平，解释动脉 pH 值 < 7.35 的诊断流程

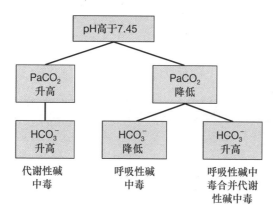

图 18-6　通过 $PaCO_2$ 和 HCO_3^- 水平，解释动脉 pH 值 > 7.45 的诊断流程

表明原发性酸碱平衡紊乱伴继发代偿性酸碱平衡紊乱使 HCO_3^-/ H_2CO_3 趋近于 20∶1。

　　d. 若 HCO_3^- 与 $PaCO_2$ 向相反方向变化，表明存在混合型酸碱平衡紊乱。

　　e. 通过测量 HCO_3^-/H_2CO_3 与正常值比较来判断原发性酸碱平衡紊乱的类型。

　　f. 在判定酸碱平衡紊乱的 3 个参数中（pH 值、HCO_3^- 或

$PaCO_2$），当得到两个参数其中一个的数值时，便可通过方程和列线图得到第三个参数的预期变化。如果实际改变与预期变化不同，则存在混合型酸碱平衡紊乱。

g. 最后，计算阴离子间隙，以确定是否存在潜在的代谢性酸中毒。

3. 症状和体征　严重的酸中毒（pH＜7.2）导致的主要不良后果不取决于酸中毒的来源是呼吸性、代谢性还是混合性（表 18-8）。严重的碱中毒（pH＞7.60）造成的损伤主要是由动脉收缩后脑和冠状动脉血流不足引起的（表 18-9）。

a. 呼吸性酸中毒　表现为肺泡通气减少导致 $PaCO_2$ 上升，使动脉 pH 值＜7.35（表 18-10）。

ⅰ. 治疗　纠正导致通气不足的病因，必要时需进行机械通气。

ⅱ. 低钾血症和低氯血症　两者常见于代谢性碱中毒，可能合并呼吸性酸中毒，必要时需治疗。

b. 呼吸性碱中毒　表现为肺泡过度通气增加导致 $PaCO_2$ 下降，使动脉 pH 值＞7.45（表 18-11）。

表 18-8　严重酸中毒的不良后果

神经系统

反应迟钝	昏迷

心血管系统

心肌收缩力受损	易发生心律失常
心输出量降低	心室颤动的阈值降低
动脉血压降低	对儿茶酚胺的反应降低

通气

过度通气	呼吸肌疲劳
呼吸困难	

代谢

高钾血症	无氧酵解受抑制
胰岛素抵抗	

Adapted from Adrogué HJ, Madias NE: Management of life-threatening acid-base disorders. N Engl J Med 1998；338：26-34

表 18-9　碱中毒的不良后果

神经系统

脑血流量减少	谵妄
癫痫发作	手足抽搐
嗜睡	

心血管系统

小动脉收缩	心绞痛阈值降低
冠状动脉血流减少	易诱发难治性心律失常

通气

通气不足	动脉低氧血症
高碳酸血症	

代谢作用

低钾血症	低磷酸盐血症
低钙血症	刺激无氧酵解
低镁血症	

Adapted from Adrogué JH，Madias NE：Management of life-threatening acid-base disorders. N Engl J Med 1998；338：107-111

表 18-10　呼吸性酸中毒的病因

药物导致的呼吸抑制	通气受限（肋骨骨折、连枷胸）
允许性高碳酸血症	神经肌肉功能障碍
上呼吸道梗阻	恶性高热
哮喘持续状态	高营养溶液

表 18-11　呼吸性碱中毒的病因

医源性（机械通气过度）	肝病
大气压降低	妊娠
动脉血氧不足	水杨酸盐过量
中枢神经系统损伤	

i. 治疗　呼吸性碱中毒的治疗措施为纠正导致肺泡过度通气的病因。

ii. 低钾血症和低氯血症　可能合并呼吸性碱中毒，必要时需治疗。

c. 代谢性酸中毒　代谢性酸中毒降低血液 pH 值，刺激呼吸中枢降低二氧化碳张力。呼吸代偿机制通常不能完全代偿酸性产物的增加。"正常阴离子间隙"酸中毒是指仅有氯离子浓度增加，或高氯性代谢性酸中毒。细胞外间隙的固定酸增加时会发生"高阴离子间隙"。乳酸酸中毒、酮症酸中毒、肾衰竭和许多中毒导致的酸中毒就是"高阴离子间隙"酸中毒的代表。

i. 症状和体征　取决于代谢紊乱的病因和酸中毒发展的速度。

ii. 诊断　通过分析动脉血的 pH 值、$PaCO_2$、HCO_3^- 浓度和阴离子间隙来诊断。代谢性酸中毒的常见病因见表 18-12。

（a）肾性代谢性酸中毒　当肾不能补充因缓冲内源性酸性产物而丢失的 HCO_3^- 时（远端肾小管性酸中毒），或尿液丢失大量 HCO_3^-（近端肾小管性酸中毒或服用乙酰唑胺），此时就会发生肾性代谢性酸中毒。

（b）肾外性代谢性酸中毒　主要由胃肠道 HCO_3^- 的丢失，酮症酸中毒和乳酸酸中毒导致。

iii. 治疗　代谢性酸中毒的治疗包括病因治疗，部分患者可以使用碳酸氢钠治疗急性代谢性酸中毒（例如 pH 值 < 7.1 或 HCO_3^- < 10 mEq/L）。pH 值被迅速纠正至正常水平（或碱中毒）会导致血红蛋白与氧亲和力增加，减少组织氧供。2005 年美国心脏病协会推荐的心肺复苏和心血管急救指南不建议在心搏骤停和心肺复苏时常规使用 $NaHCO_3$，除非有致命性高钾血症或在心搏骤停前证实存在

表 18-12　代谢性酸中毒的病因	
乳酸性酸中毒	阿司匹林中毒
糖尿病酮症酸中毒	骨骼肌活动增加
肾衰竭	氰化物中毒
肝衰竭	一氧化碳中毒
甲醇和乙二醇中毒	

代谢性酸中毒。

　　iv. 麻醉管理　择期手术应推迟至酸中毒被纠正以后。需考虑使用有创血流动力学监测。围术期应经常检测酸碱平衡的参数。

　　d. 代谢性碱中毒　表现为 pH 值升高，血浆中 HCO_3^- 浓度增加，$PaCO_2$ 代偿性升高。代谢性碱中毒的常见病因见表 18-13。

　　i. 治疗　很少需要用酸中和，通常只需要补充容量即可。

　　ii. 麻醉管理　主要是适当补充容量，同时根据需要充分补充氯、钾和镁。

表 18-13　代谢性碱中毒的病因	
低血容量	碳酸氢盐治疗
呕吐	醛固酮增多症
胃肠减压	失氯性腹泻
利尿治疗	

第 19 章

内分泌疾病

王倩 译 安海燕 审校

I. 糖尿病

糖尿病是一种因胰岛素分泌不足和（或）组织对胰岛素敏感性降低，导致循环中葡萄糖水平增加，造成微血管、大血管并发症的疾病。1a 型糖尿病病因是胰腺胰岛 β 细胞因自身免疫因素破坏、造成循环中胰岛素缺失或含量极微。1b 型糖尿病是一种罕见的、非自身免疫性胰岛素绝对缺乏疾病。2 型糖尿病为非免疫介导的、胰岛素受体异常或受体后细胞内信号传导通路障碍导致的胰岛素分泌相对不足。

A. 体征和症状

1. 1 型糖尿病 1 型糖尿病（占糖尿病总人群 5% ～ 10%）发病早于 40 岁。病因是 T 细胞介导自身免疫反应造成胰岛 β 细胞损伤。基因易感个体可由于病毒感染（如肠道病毒）、膳食蛋白、药物或化学制剂等原因启动自身免疫反应。临床症状（高糖血症、疲乏、体重下降、多尿、多饮、视物不清、血容量不足）的出现通常非常突然且病情严重。诊断依据为随机血糖大于 200 mg/dl，糖化血红蛋白（hemoglobin A_{1c}，HbA_{1c}）水平大于 7%。出现酮症意味着严重的胰岛素缺乏和脂肪分解过度。

2. 2 型糖尿病 2 型糖尿病（占糖尿病总人数 90% 以上）通常中老年发病（近年由于肥胖，年轻人和儿童患者越来越多），原因是相对 β 细胞功能不足和胰岛素抵抗。2 型糖尿病三种重要的缺陷包括：①肝糖原释放增加，②基础胰岛素和刺激后胰岛素释放受损，③外周组织对葡萄糖利用不足（胰岛素抵抗）。胰岛素抵抗具有遗传性，获得性特征（肥胖、静态生活模式）也是致病因素。

3. 代谢综合征　胰岛素抵抗综合征或代谢综合征（表 19-1）是胰岛素抵抗伴有其他临床病征（高血压、高脂血症、高凝状态、肥胖、早发动脉硬化、心血管疾病）。

B. **诊断（表 19-2）**　空腹血糖正常值上限为 100 mg/dl。未达到糖尿病诊断标准的高糖血症分为空腹血糖异常或糖耐量受损。HbA_{1c} 代表血红蛋白分子糖化的比例，反映检查前 60 ～ 90 天的平均血糖水平。HbA_{1c} 正常值范围是 4% ～ 6%。HbA_{1c} 大于 6.5% 将增加微血管、大血管合并症风险。

C. **治疗**

1. 2 型糖尿病

a. 饮食治疗　节食减肥、体育锻炼是 2 型糖尿病的首要治疗手段。

b. 口服降糖药　四种类型的口服降糖药，糖尿病初始阶段可单

表 19-1　代谢综合征

至少符合以下三项：
　空腹血糖≥ 110 mg/dl
　腹型肥胖［腰围＞ 40 英寸（男性），35 英寸（女性）］
　血清三酰甘油≥ 150 mg/dl
　血清高密度脂蛋白胆固醇＜ 40 mg/dl（男性），＜ 50 mg/dl（女性）
　血压≥ 130/85 mmHg

Adapted from Expert Panel on Detection, Evaluation, and Treatment of High Blood Cholesterol in Adults. Executive Summary of The Third Report of The National Cholesterol Education Program（NCEP）Expert Panel on Detection, Evaluation, and Treatment of High Blood Cholesterol in Adults（Adult Treatment Panel III）. JAMA. 2001；285：2486-2497

表 19-2　糖尿病诊断标准

糖尿病症状（多尿、多饮、不明原因体重下降）和一次随机血糖≥ 200 mg/dl
或空腹（禁食≥ 8 h）血糖≥ 126 mg/dl
或糖耐量试验餐后两小时血糖＞ 200 mg/dl

独或联合用药控制血糖（空腹血糖 90 ～ 130 mg/dl；餐后血糖峰值＜ 180 mg/dl；Hb A$_{1c}$ ＜ 7%）。

i. 胰岛素分泌促进剂 磺脲类、吕茴苯酸类药物增加胰岛 β 细胞分泌胰岛素，增强组织对葡萄糖的利用（表 19-3）。低血糖是最常见的不良反应。

ii. 双胍类 二甲双胍抑制肝糖原过度释放。通常与磺脲类联合用药。

iii. 噻唑烷二酮类 格列酮类（罗格列酮、吡格列酮）增加胰岛素敏感性。

iv. α - 葡萄糖苷酶抑制剂 阿卡波糖、美格列醇延迟胃肠道对葡萄糖的吸收。

c. 2 型糖尿病的胰岛素治疗 2 型糖尿病治疗流程，包括口服降糖药，总结见图 19-1。单纯口服一种降糖药治疗最终会失效，需复合其他药物。如果联合用药仍然效果不佳，需睡前加用单剂量中效胰岛素。若口服药物加单剂量胰岛素治疗效果差，2 型糖尿病患者需改为单纯胰岛素治疗。常用的组合是中效胰岛素加每日两次常规胰岛素。治疗目标为 HbA$_{1c}$ 低于 7%；低密度脂蛋白低于 100 mg/dl；高密度脂蛋白男性高于 40 mg/dl，女性高于 50 mg/dl；血压低于 130/80 mmHg。

2. 胰岛素类型（表 19-4） 胰岛素是 1 型糖尿病的治疗必需药物（也是约 30% 2 型糖尿病患者必需的）。常规胰岛素治疗为中效胰岛素和短效或速效胰岛素混合制剂一日两次。

a. 基础胰岛素 为中效胰岛素（NPH，中效低精蛋白锌胰岛

表 19-3 二代磺脲类药物

药物	初始剂量（mg/d）	每日剂量范围（mg/d）	作用时间（h）	剂量 / 天
格列本脲	1.25 ～ 2.5	1.25 ～ 2.0	18 ～ 24	1 ～ 2
格列吡嗪	2.5 ～ 5.0	2.5 ～ 40	12 ～ 18	1 ～ 2
格列美脲	1 ～ 2	4 ～ 8	24	1

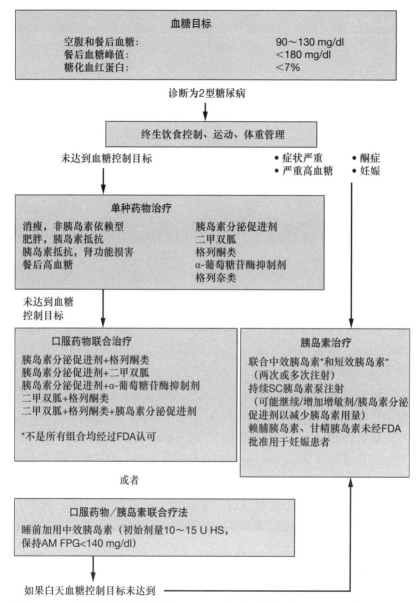

图 19-1　2 型糖尿病的治疗方法。FPG，空腹血糖水平；HS，睡时；SC，皮下（Adapted from Inzucchi S〔ed〕. The Diabetes Mellitus Manual：A Primary Companion to Ellenberg and Rifkin's Sixth Edition. New York，NY：McGraw-Hill；2005：193.）

表 19-4　胰岛素

胰岛素	起效时间	达峰时间	作用时间
短效胰岛素			
常规胰岛素	30 min	2～4 h	5～8 h
赖脯胰岛素	10～15 min	1～2 h	3～6 h
甘精胰岛素	10～15 min	1～2 h	3～6 h
中效胰岛素			
NPH	1～2 h	6～10 h	10～20 h
胰岛素锌混悬液	1～2 h	6～10 h	10～20 h
长效胰岛素			
特慢胰岛素锌悬液	4～6 h	8～20 h	24～28 h
Glargine（来得时）	1～2 h	无峰值	24 h

素；Lente，缓效胰岛素；Lispro protamine，赖脯人胰岛素；Aspart Protamine，精蛋白胰岛素），每日给药 2 次。通常每日剂量等于体重（kg 为单位）×0.3。

b. 长效胰岛素（Ultralente，超长效胰岛素；Glargine，长效甘精胰岛素）　每日给药 1 次。

c. 短效胰岛素　短效胰岛素（普通胰岛素）或速效胰岛素（Lispro，赖脯人胰岛素；Aspart 速效人胰岛素）用于控制餐时血糖（餐时胰岛素）。

3. 低血糖　胰岛素治疗过程中最常见、最危险的并发症是低血糖。饮酒、同时服用胰岛素分泌促进剂、二甲双胍、噻唑烷二酮类、血管紧张素转化酶抑制药（angiotension-converting enzyme inhibitor，ACEI）、单胺氧化酶抑制剂、非选择性 β 受体阻滞药等药物可加剧低血糖的发生。β 受体阻滞药抑制脂肪组织脂质分解，而脂质分解是低血糖发生时能量供给的替代方式，从而导致严重低血糖。成人低血糖诊断标准为血糖低于 50 mg/dl。症状包括肾上腺素能症状（多汗、心动过速、心悸、坐立不安、面色苍白）和中枢神经系统症状（疲乏、意识混乱、头痛、嗜睡、惊厥、昏迷）。治疗方法是口服糖类如方糖、葡萄糖片或软饮料（对于失去知觉的患者，应给以葡萄糖 0.5 g/kg 静脉输注或胰高血糖素 0.5 ～ 1.0 mg 静脉输注、肌注或皮下注射）。

4. 糖尿病酮症酸中毒（diabetic ketoacidosis，DKA） DKA 多见于 1 型糖尿病患者，患者出现感染或其他急性疾病、忘记使用胰岛素或糖尿病发病初期时易于发生 DKA（表 19-5）。死亡率达 5% ～ 10%。

a. 特征

i. 酮体生成增加 酮体生成增加和代谢性酸中毒是 DKA 的主要特征。酸中毒同时伴有阴离子间隙增加 $[Na^+ - (Cl^- + HCO_3^-)$，正常值 8 ～ 14 mEq/L$]$。

ii. 高血糖症

iii. 渗透性利尿和低血容量

iv. 全身性缺水、钾、磷 即使实验室检查指标正常。

v. 低钠血症

vi. 低钾血症 通常 3 ～ 5 mEq/kg。

b. 治疗

i. 生理盐水 可能需要大剂量生理盐水，补液可使血浆葡萄糖浓度降低 30% ～ 50%。

ii. 胰岛素 静脉负荷剂量常规胰岛素 0.1 U/kg，然后以 0.1 U/（kg·h）速度直至达到正常的酸碱平衡状态。如果在酸碱平衡恢复正常前血糖得到纠正可能反而需要补充葡萄糖。

表 19-5　糖尿病酮症酸中毒诊断依据	
血糖（mg/dl）	≥ 300
pH	≤ 7.3
HCO_3^-（mEq/L）	≤ 18
SOsm（mOsm/L）	< 320
酮体	＋＋～＋＋＋

SOsm，血清渗透压

iii. 补充电解质   可能需要补充钾、磷、镁。

iv. 碳酸氢钠   pH 小于 7.1 需给予碳酸氢钠。

5. 高血糖性高渗综合征（表 19-6） 表现包括严重高血糖、高渗、脱水，通常见于伴发急性疾病（感染、心肌梗死、脑血管意外、胰腺炎、肠梗阻、内分泌疾病、肾衰竭、烧伤）的 60 岁以上老年 2 型糖尿病患者。死亡率 10% ～ 15%。

a. 体征和症状   包括多尿、多饮、低血容量、低血压、心动过速、组织低灌注、迟钝（由高渗引起 > 240 mOsm/L）以及非酮症代谢性酸中毒。

b. 治疗

i. 生理盐水   如果血浆渗透压超过 320 mOsm/L，需要补充大量 0.45% 生理盐水（1 000 ～ 1 500 ml）直至渗透压降至 320 mOsm/L 以下，此后需要大量补充 0.9% 生理盐水。

ii. 胰岛素   静脉给予负荷剂量常规胰岛素 15 U，然后以 0.1 U/（kg·h）的速度输注。当血糖降至 250 ～ 300 mg/dl 时，输注速度降为 2 ～ 3 U/h。

iii. 补充电解质

6. 微血管并发症

a. 糖尿病肾病   1 型糖尿病患者 30% ～ 40% 出现终末期肾病，2 型糖尿病患者 5% ～ 10% 发展到终末期肾病。

i. 临床进程   随着病情进展，出现高血压、蛋白尿、外周水肿以及肾小球滤过率（glomerular filtration rate，GFR）逐步恶化。当 GFR 低于 15 ～ 20 ml/min，肾排酸排钾能力受损。

表 19-6　糖尿病酮症的诊断	
血糖（mg/dl）	≥ 600
pH	≥ 7.3
HCO_3^-（mEq/L）	≥ 15
SOsm（mOsm/L）	≥ 350

SOsm，血清渗透压

ii. 治疗 降压治疗 [低盐饮食、小剂量利尿剂、多种降压药物中任意一种，包括 β_1 受体阻滞药、ACEI、血管紧张素 II 受体阻滞药、钙通道阻滞药和（或）α_1 受体阻滞药] 可以延缓肾病发展进程。如果已经发展到终末期肾病，有四种治疗选择：血液透析、腹膜透析、持续不卧床腹膜透析、肾移植或肾 / 胰腺联合移植。

b. 外周神经病变 糖尿病病史大于 25 年的患者中超过 50% 出现外周神经病变。远端对称弥漫性感觉运动多神经病变最为常见，首先多出现在脚趾或足部，逐渐向近端发展，呈"手套袜套"样分布。严重者出现足部溃疡、反复感染、足部骨折（Charcot 关节）甚至截肢。外周神经病变的治疗包括严格控制血糖，非甾体抗炎药、抗抑郁药和抗惊厥药以缓解疼痛。

c. 视网膜病变 由于出血、渗出以及异常血管和纤维组织的生成导致视网膜病变。视力受损的程度不一，从轻微的色觉改变到全盲。严格控制血糖和血压可以延缓视网膜病变发展的进程。

d. 糖尿病自主神经病变（**diabetic autonomic neuropathy，DAN**）DAN 可影响自主神经系统所有部位，病情严重程度与糖尿病病程进展及代谢控制程度相关。心血管系统自主神经病变特点是心率异常（静息状态心动过速、睡眠状态心率变异性消失是最早的体征），射血分数降低，收缩舒张压异常，中心和外周血管张力改变（如，严重的体位性低血压）。DAN 亦可损害胃动力，25% 的糖尿病患者出现糖尿病性胃轻瘫。

7. 大血管病变

a. 心血管疾病 是糖尿病患者主要的并发症也是最主要的死因。脂代谢异常对动脉粥样硬化病变的出现和发展具有重要作用。所有糖尿病患者都应考虑使用他汀类药物（3- 羟基 -3- 甲基戊二酰辅酶 A 还原酶抑制剂）治疗。糖尿病患者预防冠心病的措施包括积极控制血脂、血糖和高血压，同时使用阿司匹林预防血栓。

D. 麻醉管理 高血糖减少冠状动脉侧支血流，降低冠状动脉舒张能力，损害冠状动脉微循环并且引起内皮功能障碍，使心肌缺血的风险增加。急性高血糖可导致脱水，影响伤口愈合，增加感染风险，

加重中枢神经系统 / 脊髓缺血性损伤，血黏滞度增加引起血栓形成。围术期严格控制血糖浓度是最基本的目标。

1. 术前评估 包括评价可能存在的心脏、肾疾病，控制高血压，调整胰岛素用量控制血糖，以及检查可能影响气管插管的关节的活动性（特别是颈部）。

a. 术前胰岛素治疗

i. 手术前夜胰岛素（NPH 和常规）用量为平时睡前胰岛素三分之二量，手术当日胰岛素用量为平时 NPH 的半量。手术当日早晨的常规胰岛素应当停用。

ii. 术前应当静脉输注 5% 葡萄糖和 0.45% 生理盐水（$D_5 1/2NS$），输注速度为 100 ml/h。

iii. 胰岛素泵 夜间速度应当降低 30%。手术当日早晨胰岛素泵维持基础速度，同时静脉给予胰岛素注射，或者给予患者皮下注射甘精胰岛素同时停泵 60～90 min。

iv. 如果患者每天使用长效甘精胰岛素和赖脯胰岛素控制血糖，手术前夜应当使用三分之二量甘精胰岛素加上全量赖脯胰岛素或门冬胰岛素，手术当日早晨停用全部胰岛素。

v. 口服降糖药：术前 24～48 h 应当停用。

2. 术中管理 目标是尽量避免高血糖（血清血糖 120～180 mg/dl）和低血糖。术中持续静脉输注胰岛素。最初几个小时的胰岛素用量应根据每日胰岛素用量除以 24 h，通常剂量为 0.2 U/（kg·h），或 70 kg 体重患者 1.4 U/h。避免使用皮下注射方式。术中血糖浓度应当至少每小时监测一次。静脉输注 $D_5 1/2NS$ 以提供碳水化合物，抑制肝糖原分解和蛋白质糖异生。低血糖治疗包括给予 50% 葡萄糖 50 ml，通常可使血糖增加 100 mg/dl。

3. 术后管理 包括积极胰岛素治疗。严格控制血糖（80～110 mg/dl）与更好的预后相关，可能由于中性粒细胞和巨噬细胞的功能更完善，黏膜 / 皮肤屏障功能良好，红细胞生成增加，胆汁淤积减少，呼吸肌功能改善，神经轴索变性减少。

Ⅱ. 胰岛细胞瘤

胰岛细胞瘤比较罕见，是胰岛 B 细胞来源的分泌胰岛素的肿瘤，可能为单发肿瘤，也可能为多发性内分泌瘤病综合征类型Ⅰ的一部分。诊断依据是 Whipple 三联征：①空腹低血糖；②血糖水平低于 50 mg/dl 伴有症状；③给予葡萄糖后症状缓解。确诊依据是空腹 48 ～ 72 h 后胰岛素水平异常增高（＞ 5 mU/ml）。麻醉的最大挑战是在胰岛细胞瘤切除时保持血糖浓度正常。可能出现严重低血糖，特别是在对肿瘤进行操作时，而成功切除肿瘤后有可能出现显著高血糖，这一阶段必须频繁测定血糖浓度（每 15 min）。

Ⅲ. 甲状腺疾病

A. 生理　甲状腺激素甲状腺素（T_4）和三碘甲腺原氨酸（T_3）促进所有代谢过程，包括合成和分解。它们影响组织的生长和成熟，增强组织功能，刺激蛋白合成，增强碳水化合物和脂肪代谢。甲状腺激素增加心肌收缩力，降低系统血管阻力，增加血管内容量。甲状腺激素正常合成有赖于外源性碘，碘最主要的来源是食物摄取。活化形式的甲状腺激素为 T_3 和 T_4，T_4/T_3 血中正常比值为 10：1。血液中大部分甲状腺激素以与蛋白质结合形式存在（甲状腺素结合球蛋白、白蛋白、前白蛋白），只有游离形式的甲状腺激素具有生理学活性。同等质量的 T_3 活性为 T_4 的 3/4。下丘脑释放促甲状腺素释放激素（thyrotropin-releasing hormone，TRH）作用于垂体，垂体释放促甲状腺素（thyrotropin-stimulating hormone，TSH）作用于甲状腺，调节甲状腺功能。

B. 诊断

1. 甲状腺功能亢进（简称"甲亢"）和甲状腺功能减退（简称"甲减"） 90% 的甲状腺功能亢进患者游离 T_4（FT_4）升高，85% 甲状腺功能减退患者 FT_4 降低。促甲状腺素（TSH）浓度是从细胞水平反映甲状腺激素活性的最好的单个实验室指标。TSH 降低，FT_3、

FT$_4$ 水平正常可做出亚临床甲亢的诊断。而 TSH 升高，FT$_3$、FT$_4$ 正常可以做出亚临床甲减的诊断。有时需要放射性碘摄取试验确定甲亢诊断。其他的检查包括针对甲状腺抗原的各种抗体检测。

2. 甲状腺结节　使用 I -123 或锝 -99 m 进行甲状腺核素扫描可以评价结节的性质为"温"或正常，"热"或功能亢进，"冷"或功能低下。超声对于判断病灶为囊性、实性或混合性的准确率达到 90% ～ 95%。

C. 甲状腺功能亢进

1. 甲状腺功能亢进的症状和体征（表 19-7）

2. Graves 病　特点是典型的甲状腺功能亢进、突眼、皮肤损害三联征。该病是一种全身性自身免疫性疾病，出现甲状腺刺激抗体［长效甲状腺刺激物（LATS）］，在甲状腺内与 TSH 受体结合。Graves 眼病包括上睑挛缩、眼裂增宽、肌肉无力、眼球突出、眼内压升高。激素、睑缘缝合术、外放射治疗或手术减压可能对这些病例有效。

表 19-7　甲亢和甲减的症状、体征

甲状腺功能亢进	甲状腺功能减退
高代谢	低代谢
焦虑，坐立不安，运动功能亢进	疲劳，精神萎靡，冷淡
皮肤温暖，潮湿	皮肤干燥、增厚、苍白、发冷
多汗	出汗减少
面红	舌头增大、声音嘶哑
多汗，指甲易断	头发干燥
上睑挛缩	胫前水肿
近端肌无力	腱反射延迟
睡眠障碍	月经过多
震颤	高胆固醇血症，高三酰甘油血症
体重减轻，腹泻	体重增加，便秘
心动过速，心律失常，心悸	室性心律失常
心输出量增加，心脏扩大	心包积液
T$_3$、T$_4$ 正常或升高，TSH 降低	心肌收缩力下降
	T$_3$、T$_4$ 降低，TSH 升高

a. **诊断**　Graves 病的诊断标准是甲状腺激素水平升高，放射性碘摄取率增加。TSH 水平通常降低，甲状腺刺激抗体增加。

3. 毒性多结节性甲状腺肿　通常来源于长时间的单纯甲状腺肿，导致甲状腺肿大，出现气道梗阻的症状和体征。高代谢症状通常不如 Graves 病严重，没有相关的眼病和皮肤损害。确诊方法是甲状腺扫描，偶尔需要甲状腺活检。

4. 实性毒性甲状腺结节　实性毒性甲状腺结节（毒性腺瘤）诊断试验与多结节甲状腺肿相同。

5. 治疗　甲状腺功能亢进的治疗应用抗甲状腺药物丙硫氧嘧啶（PTU）或甲巯咪唑（他巴唑），干扰甲状腺激素合成和 T_3、T_4 在外周组织的转化。高浓度碘抑制甲状腺对激素的释放，通常用于甲状腺功能亢进患者术前准备，治疗出现或即将出现的甲状腺危象，或治疗患有严重甲状腺性心脏病的患者。β 受体阻滞药可能缓解症状和体征（焦虑、多汗、不耐热、震颤、心动过速）。难以治疗的 Graves 病、毒性多结节性甲状腺肿或毒性腺瘤患者建议采用放射性 ^{131}I 治疗或手术切除。手术（甲状腺次全切除，甲状腺全切）可以迅速控制疾病，而且术后甲状腺功能减退的发生率低于放射性碘治疗。

6. 麻醉管理　手术前应当将甲状腺功能调整到正常水平（可能需要治疗 6～8 周）。急诊情况下，通常需要静脉使用 β 受体阻滞药、碘泊酸盐、氢化可的松或地塞米松和 PTU。麻醉医生必须为应对甲状腺危象做好准备。对照研究显示麻醉要求方面没有过多的需求。

a. **甲状腺危象**　可能出现和恶性高热相似的症状和体征（高热、心动过速、高代谢）。治疗包括快速缓解甲状腺毒症，液体复苏，降温以对抗高热，药物控制心率以及使用糖皮质激素。抗甲状腺药物（PTU 200～400 mg 每 8 h 一次）可能需要通过鼻胃管、口服或直肠给药。如果出现休克，需静脉给予缩血管药物（去氧肾上腺素）。

D. 甲状腺功能减退

1. 症状和体征（表 19-7）

2. 诊断

a. 原发性甲状腺功能减退　诊断依据为甲状腺激素水平降低，

TSH 水平升高。

b. **继发性甲状腺功能减退**　诊断依据为游离 T_4、T_4、T_3 水平降低，TSH 水平降低。对 TRH 刺激试验无反应可证实病因位于垂体。

c. **正常甲状腺病态综合征（euthyroid sick syndrome）**　正常甲状腺病态综合征（无明显甲状腺疾病但甲状腺功能试验异常）特征是 T_3、T_4 降低，TSH 正常（< 5.0 mU/L），无需治疗。

3. 治疗　通常使用 L- 甲状腺素（左甲状腺素钠）。其他的激素替代包括甲状腺提纯 USP，L- 三碘甲腺原氨酸（碘甲腺氨酸钠），三碘合剂——T_4 与 T_3 比例为 4∶1 的混合物。

4. 麻醉管理　亚临床甲状腺功能减退的患者通常不存在麻醉问题。轻到中度疾病患者应当在围术期每日服用 L- 甲状腺素（100 ~ 200 μg/d）。对于重度甲减患者，术中出现严重血流动力学不稳定、术后出现黏液水肿性昏迷的可能性很大。如果急诊手术可以推迟 24 ~ 48 h，需要静脉甲状腺替代治疗（静脉输注 L- 甲状腺素 300 ~ 500 μg 或 L- 三碘甲腺原氨酸 25 ~ 30 μg）。其他麻醉需考虑的问题总结见表 19-8。

E. 黏液水肿性昏迷　黏液水肿性昏迷为一种罕见的甲状腺功能减退的类型，特点是谵妄或意识丧失、低通气、低体温（见于 80% 患

表 19-8　甲状腺功能减退患者麻醉管理注意事项
水肿可造成呼吸抑制——避免或减少术前镇静剂的使用
延缓胃排空
心输出量、SV、HR、压力感受性反射、血容量下降。可能需行有创监测——磷酸二酯酶抑制剂（米力农）可能是最有效的强心剂，因为该药不作用于 β 受体，甲减患者该受体的数量和敏感性下降
对缺氧和高碳酸血症的呼吸反射减弱
低体温出现迅速
血液改变包括贫血、血小板功能异常、凝血因子异常（尤其是Ⅷ因子）
电解质紊乱（低钠血症）
低血糖——静脉给予含糖液
伴有肾上腺功能减退——给予地塞米松或氢化可的松

HR，心率；SV，每搏量

者）、心动过缓、低血压和严重的稀释性低钠血症。治疗包括补充 L- 甲状腺素或 L- 三碘甲腺原氨酸、静脉补充葡萄糖-生理盐水溶液、调节体温、通气支持，如果可能存在肾上腺功能不全（adrenal insufficiency，AI）需给予氢化可的松。

F. 甲状腺肿

1. 甲状腺肿 甲状腺肿是由于甲状腺素分泌减少导致滤泡上皮细胞代偿性增生和肥大。病因可能是碘摄入不足、饮食（如木薯）或药物（如保泰松、锂剂）性甲状腺肿，或激素生物合成途径缺陷。

2. 甲状腺肿瘤 手术切除良性结节或甲状腺癌几乎很少给麻醉医生带来问题。然而，在处理手术切除巨大甲状腺占位的患者时，气道受压可能是主要的挑战。可能需要清醒气管插管。患者自主呼吸消失时可能出现肿瘤压迫导致气道梗阻。CT 扫描和（或）超声心动检查可能进一步确定甲状腺占位的轮廓。

G. 甲状腺手术的并发症

包括喉返神经损伤和由于损伤甲状旁腺血供导致的甲状旁腺功能减退（焦虑、口周麻木、指尖发麻、肌肉痉挛、Chvostek 征阳性、Trousseau 征阳性均为低钙血症的表现）。治疗方法为静脉给予葡萄糖酸钙或氯化钙（1 g），通常需要持续静脉输注葡萄糖酸钙。长期治疗方法为口服钙剂和维生素 D_3，或甲状旁腺自体移植。呼吸受限是由于血肿形成压迫气道，导致呼吸困难。

IV. 嗜铬细胞瘤

嗜铬细胞瘤是分泌儿茶酚胺的肿瘤，可以是单独发生或作为多发性内分泌瘤病的一部分（表 19-9）。von Recklinghausen 病、结节性硬化症以及 Sturge-Weber 综合征的患者出现嗜铬细胞瘤的风险增加。

A. 症状和体征

高血压、头痛、多汗、苍白和心悸是典型的症状和体征。高血压危象类似于给予儿茶酚胺后的急性反应。可导致心肌病、心肌肥厚、心电图异常和心律失常。嗜铬细胞瘤的表现可以和甲状腺毒症、恶性高血压、糖尿病、恶性类癌综合征、革兰氏阴性菌败血症非常相似。由于儿茶酚胺刺激糖原分解，抑制胰岛素释放，

表 19-9　多发性内分泌瘤病（multiple endocrine neoplasia，MEN）

症状	特点
MEN Ⅱ A 型（Sipple syndrome）	髓性甲状腺癌 甲状旁腺腺瘤 嗜铬细胞瘤
MEN Ⅱ B 型	髓性甲状腺癌 黏膜腺瘤 Marfan 外貌 嗜铬细胞瘤
von Hipple-Lindau 综合征	中枢神经系统成血管细胞瘤 嗜铬细胞瘤

多数患者出现高血糖症，但是很少转变为真正的糖尿病。

B. 诊断　诊断主要根据儿茶酚胺过度分泌的表现。高危患者（家族性嗜铬细胞瘤或出现典型症状）的最敏感监测是血浆游离甲基去甲福林浓度大于 400 pg/ml 和（或）甲氧基肾上腺素大于 220 pg/ml。异丙肾上腺素浓度小于 112 pg/ml，同时甲氧基肾上腺素小于 61 pg/ml 可除外嗜铬细胞瘤。尿中游离儿茶酚胺及其代谢物（如甲基去甲福林、甲氧基肾上腺素、垂草扁桃酸）水平监测简单易行，能够满足嗜铬细胞瘤低危患者的筛查。5% ～ 10% 的患者这些检测的结果是模棱两可的，需进一步进行可乐定抑制试验（无嗜铬细胞瘤的患者血浆儿茶酚胺水平将降低，而嗜铬细胞瘤的患者不出现上述变化）。糖原刺激试验阳性是最安全、最具有特异性刺激作用的试验（1 ～ 3 min 内引起肿瘤儿茶酚胺释放至少超过基础值 3 倍，或 > 2 000 pg/ml），但是仅限用于舒张压低于 100 mmHg 的患者。肿瘤的位置可以通过所分泌儿茶酚胺的类型预测（表 19-10）。CT 和 MRI 是最理想的无创肾上腺解剖成像检查。[131]I-MIBG 闪烁扫描法通过观察分泌儿茶酚胺的肿瘤对 ^{131}I-MIBG 的摄取情况为肿瘤定位。

C. 治疗　尽可能将肿瘤切除。甲基酪氨酸（抑制儿茶酚胺合成的限速步骤）可能将儿茶酚胺的生成减少 50% ～ 80%。通常的剂量范围是 250 mg，每日两次到每日 3 ～ 4 g。特别适用于恶性和无法手术

表 19-10　儿茶酚胺生成方式和肿瘤部位			
	肾上腺	肾上腺外	肾上腺＋肾上腺外
去甲肾上腺素	61%	31%	8%
肾上腺素	100%	—	—
去甲肾上腺素＋肾上腺素	95%	—	5%

Adapted from Kaser H. Clinical and diagnostic findings in patients with chromaffin tumors: pheochromocytomas, pheochromoblastomas. *Recent Results Cancer Res.* 1990; 118: 97-105

的肿瘤。副作用包括锥体外系反应和结晶尿。

D. 麻醉注意事项（表 19-11）

　　1. 术前管理　多数嗜铬细胞瘤主要分泌去甲肾上腺素。治疗目标是控制血压，缓解症状，消除心电图 ST-T 改变，消除心律失常。

　　a. α 受体阻滞剂（苯氧苄胺，一种非竞争性 α_1 受体阻滞药，或哌唑嗪，一种竞争性 α_1 受体阻滞药）　用于控制血压，增加血管内容量，预防突发性高血压，使肾上腺素能受体恢复敏感，减少心肌损伤。由于 α 受体阻滞药对 α 受体作用时间长，推荐在手术前苯氧苄胺停药 24 ~ 48 h，或术前只给予早晨药量一半到三分之二量，以避免术中肿瘤切除后出现血管无反应。对肿瘤进行操作时经常出现高血压。

　　b. β 受体阻滞药（普萘洛尔、阿替洛尔、美托洛尔）　用于心动过速（如心率＞ 120 次 / 分）或由于苯氧苄胺引起 α_2 受体阻滞导致的心律失常。艾司洛尔作用起效迅速，半衰期短，可以在手术开始前静脉给药。切记给予 α 受体阻滞药前一定不要给予非选择性 β 受体阻滞药，因为 β_2 受体阻滞使血管扩张导致 α 受体激动，将引起血管收缩和高血压危象。

　　c. α-甲基酪氨酸　术前 α-甲基酪氨酸和苯氧苄胺联合用药对术中血流动力学管理有利。

　　d. 钙通道阻滞药（硝苯地平、地尔硫䓬、维拉帕米）和 ACEI（卡托普利）　同样用于控制术前高血压。顽固病例的有效治疗方法是联合使用 α 受体阻滞药和钙通道阻滞药。

表 19-11　嗜铬细胞瘤的麻醉注意事项

术前	α 受体阻滞药；酚苄明、哌唑嗪、α - 甲基对酪氨酸 β 受体阻滞药治疗心动过速（普萘洛尔、美托洛尔、阿替洛尔） 钙通道阻滞药、ACEI
术中	避免紧张、应激、疼痛、寒战、缺氧和二氧化碳蓄积（刺激儿茶酚胺释放） 诱导、插管、切皮、腹腔探查、对肿瘤进行操作时将引起儿茶酚胺释放 监测：有创动脉压、CVP 或 PA、尿量 适当补液对于预防肿瘤切除后低血压非常重要 可使用所有麻醉药 避免使用的药物：吗啡和阿曲库铵（组胺释放可诱发儿茶酚胺释放）、阿托品、哌库溴铵、琥珀胆碱（可能刺激交感神经系统）、氟烷（增加心肌对儿茶酚胺诱导的心律失常的敏感性）、氟哌利多、氯丙嗪、甲氧氯普胺和麻黄碱（高血压反应） 术中高血压：使用硝普钠或酚妥拉明 可以使用的抗心律失常药物：利多卡因、艾司洛尔、胺碘酮 术中血液回收
肿瘤切除后	因儿茶酚胺减少引起的低血压：补充液体，减低麻醉深度；如果上述措施无效需给予血管活性药物 因胰岛素水平升高导致的低血糖：监测血糖，静脉给予含糖液 如果双侧肾上腺切除需给予糖皮质激素治疗
术后	高血压可能持续数天；考虑为原发性高血压或肿瘤残留 低血压是最常见的死因 低血糖可能持续存在 ICU 监测观察至少 24 h

ACEI，血管紧张素转化酶抑制药；CVP，中心静脉压；ICU，重症监护治疗病房；PA，肺动脉压

2. 术中管理　术中管理目标是避免引起或可能诱发儿茶酚胺释放的药物或操作，保持血流动力学稳定。气腹状态或对肿瘤进行操作可出现高血压。结扎肿瘤静脉后可能出现低血压，也可能由于胰岛素水平升高出现低血糖（表 19-11）。

3. 术后管理　血浆儿茶酚胺浓度需 7 ～ 10 天才能恢复正常水平，50% 患者出现术后数日持续血压偏高。低血压是术后短时间内

死亡的主要原因。

V. 肾上腺功能障碍

肾上腺皮质合成三种激素：糖皮质激素（生命必需的皮质醇）、盐皮质激素（醛固酮）和雄激素。这些激素主要作用是血压调节、糖异生、钠钾离子调节、抑制炎症反应和体液平衡。肾上腺髓质合成去甲肾上腺素和肾上腺素。是否会发生肾上腺髓质功能不全目前尚不清楚。

A. 皮质醇增多症（Cushing 综合征） 皮质醇增多症可分为促肾上腺皮质激素（ACTH）依赖 Cushing 综合征（高浓度 ACTH 刺激肾上腺皮质生成过多的皮质醇）和非 ACTH 依赖 Cushing 综合征〔由于异常肾上腺皮质组织生成过多的皮质醇导致的综合征，抑制促肾上腺皮质激素释放激素（CRH）和 ACTH 的分泌〕。Cushing 病的定义是由于垂体腺瘤分泌过多 ACTH 导致的 Cushing 综合征。

1. 诊断 症状和体征包括体重增加、满月脸、面部微血管扩张，高血压，糖耐量异常，绝经前女性出现月经稀发或停经，男性性欲减退，自发性瘀斑，骨骼肌重量减少和肌无力。确诊依据是 24 h 尿皮质醇高于正常。确定患者的皮质醇增多症是否为 ACTH 依赖需要放免法测定血浆 ACTH 浓度。大剂量地塞米松抑制试验可以鉴别 Cushing 病和异位 ACTH 分泌综合征（表现为完全抵抗）。

2. 治疗 Cushing 病治疗是经蝶骨微腺瘤切除术将垂体腺瘤切除。某些患者需垂体放疗和双侧肾上腺切除。外科手术切除肾上腺用于治疗肾上腺腺瘤或肾上腺癌。

3. 麻醉注意事项

a. 术前评估 血压、电解质平衡、血糖尤其重要。手术中摆体位时要考虑患者是否存在骨质疏松。

b. 术中 依托咪酯可能暂时性抑制肾上腺皮质醇的合成和释放。由于患者存在骨骼肌无力推荐使用机械通气。持续输注氢化可的松（100 mg/d 静脉输注）应从术中开始，以避免肿瘤切除后肾上腺功能不全。微腺瘤切除术后可能出现暂时性尿崩症和脑膜炎。

B. 原发性醛固酮增多症（Conn 综合征） 原发性醛固酮增多症是由于出现有功能的、不依赖生理刺激的肿瘤（醛固酮瘤）引起醛固酮分泌过多。

1. 症状和体征 高血压（头痛、钠潴留、细胞外液容量增加）或低钾血症（多尿、夜尿增多、骨骼肌痉挛、骨骼肌无力、代谢性酸中毒）。同时可能出现低镁血症和糖耐量异常。

2. 诊断 全身性高血压患者出现自发性低钾血症高度提示醛固酮增多症。生理盐水输注后血浆醛固酮浓度小于 9.5 ng/dl 可以排除醛固酮增多症。

3. 治疗 补充钾盐，给予竞争性醛固酮受体拮抗药，例如螺内酯。分泌醛固酮的肿瘤确定的治疗方法是手术切除。如果是多发醛固酮分泌性肿瘤可能需双侧肾上腺切除。

4. 麻醉注意事项

a. 术前 目标是改善低钾血症和治疗高血压。

b. 术中 低钾血症可能改变机体对非去极化肌松药的反应。双侧肾上腺切除可能需要补充外源性皮质醇。如果考虑可能存在暂时性肾上腺皮质功能减退，可根据经验每 24 h 给予氢化可的松 100 mg 持续输注。

C. 醛固酮减少症 高钾血症不伴有肾功能不全提示可能存在醛固酮减少症。低肾素性醛固酮减少症通常出现于 45 岁以上、慢性肾衰竭和（或）糖尿病患者。吲哚美辛导致的前列腺素不足是引起该综合征的可逆的病因。醛固酮减少症的治疗包括增加盐摄入和每日给予氟氢可的松。

D. 肾上腺功能不全（adrenal insufficiency，AI）

1. 症状和体征 原发性肾上腺功能不全（Addison 病），肾上腺不能产生足够的糖皮质激素、盐皮质激素和雄激素。最常见的病因是自身免疫疾病。Addison 病的特点是疲乏、无力、食欲减退、恶心、呕吐、皮肤黏膜色素沉着、慢性低血压导致的心功能不全、低血容量、低钠血症和高钾血症。继发性肾上腺功能不全由垂体 CRH

或 ACTH 生成不足引起。与 Addison 病不同，继发性肾上腺功能不全只有糖皮质激素生成不足。最常见的病因是医源性（垂体手术、垂体放疗、使用外源性糖皮质激素）。

2. 诊断 危重患者皮质醇水平低于 20 μg/dl 即为 AI。AI 的定义包括血浆皮质醇低于 20 μg/dl，ACTH 刺激试验皮质醇浓度低于 20 μg/dl。绝对 AI 的特点是皮质醇基础值低，ACTH 刺激试验阳性。相对 AI 的特点是皮质醇基础值稍高但 ACTH 刺激试验阳性。

3. 治疗 最常见的 AI 原因是外源性激素。对于有长期激素用药史的患者，停药后可能需要 6 ~ 12 个月肾上腺功能才能恢复。ACTH 刺激试验阳性患者、Cushing 综合征和 AI 患者或由于之前使用糖皮质激素治疗、存在 AI 风险的患者术前应给予糖皮质激素。已知或怀疑患有肾上腺抑制或 AI 的患者应当继续基础治疗同时围术期药物需加量。补充药量根据手术不同而不同（表 19-12）。

4. 麻醉注意事项 治疗包括糖皮质激素替代和纠正水钠不足。糖皮质激素替代包括静脉给予氢化可的松、甲泼尼龙或地塞米松。容量不足可能比较严重（2 ~ 3 L），5% 糖盐溶液是可选用的液体。可能需要缩血管药物如多巴胺提供血流动力学支持。代谢性酸中毒和高钾血症通常可以通过补液和激素得到纠正。当引起血流动力学

表 19-12　激素（氢化可的松）的补充	
浅表手术 牙科，活检	不需补充
小型手术 疝修补，结肠镜	25 mg Ⅳ
中型手术 胆囊切除，结肠手术	50 ~ 75 mg Ⅳ，使用 1 ~ 2 天
大型手术 心脏、肝、Whipple 手术	100 ~ 150 mg Ⅳ，使用 1 ~ 2 天
重症监护室 败血症、休克	50 ~ 100 mg q6 ~ 8 h 使用 2 天到 1 周

Ⅳ，静注

不稳定的其他因素都已经得到纠正或排除（低血容量、麻醉药过量、心肺疾病、外科机械原因）后仍然存在血流动力学不稳定时需考虑急性 AI 的可能性。依托咪酯暂时性抑制正常患者的皮质醇合成，应当避免使用。未治疗的 AI 患者急诊手术需要行有创监测。

5. 重症监护室管理　高危、危重 AI 患者出现低血压、休克、败血症的概率大约为 30%～40%。所有怀疑存在 AI 的患者都应当检测血清皮质醇浓度和做 ACTH 刺激试验，特别是应激水平不确定的情况下。

VI. 甲状旁腺功能异常

A. 甲状旁腺功能亢进　指甲状旁腺素分泌增加。血清钙浓度可能增加、减少或不变。甲状旁腺功能亢进分为原发性、继发性和异位性。

1. 原发性甲状旁腺功能亢进　由于甲状旁腺良性腺瘤、腺癌或甲状旁腺增生导致甲状旁腺素分泌过多引起原发性甲状旁腺功能亢进。腺瘤或增生引起甲状旁腺功能亢进是多发性内分泌腺瘤病 I 型最常见的症状。

a. 诊断　高钙血症（血清钙浓度 > 5.5 mEq/L，离子钙浓度 > 2.5 mEq/L）是原发性甲状旁腺功能亢进的标志。血清甲状旁腺素浓度并不是确诊原发性甲状旁腺功能亢进的完全可靠指标。

b. 症状和体征（表 19-13）

c. 治疗

i. 药物治疗　输注生理盐水（150 ml/h）和袢利尿剂（呋塞米 40～80 mg 静脉输注，每 2～4 h 一次）。静脉给予二磷酸盐如依替磷酸钠治疗致命性的高钙血症。血液透析可以降低血钙浓度，降钙素有同样的作用，但是作用时间短暂。普卡霉素抑制甲状旁腺素引发的溶骨作用，能够迅速降低血钙浓度，但毒性反应（血小板减少、肝毒性、肾毒性）限制它的使用。

ii. 手术　明确的治疗方法，术后 3～4 天内血钙浓度即可恢复

表 19-13 甲状旁腺功能亢进导致高钙血症的症状和体征

器官系统	症状体征
神经肌肉	骨骼肌无力
肾	多尿、多饮 肾小球滤过率降低 肾结石
造血	贫血
心脏	PR 间期延长 QT 间期缩短 全身性高血压
胃肠道	呕吐 腹痛 消化道溃疡 胰腺炎
骨骼	骨骼去矿物质化 椎体压缩 病理性骨折
神经	嗜睡 痛觉减退 精神症状
眼	钙化（带状角膜病） 结膜炎

正常。术后并发症包括低钙性手足搐搦、低镁血症和急性关节炎。

iii. 麻醉注意事项 没有证据显示任何麻醉药物或技术是原发性甲状旁腺功能亢进患者手术治疗该病所必需的。

2. 继发性甲状旁腺功能亢进 继发性甲状旁腺功能亢进是由于某些疾病（如慢性肾衰竭）引起低钙血症，甲状旁腺代偿性分泌更多的甲状旁腺素。继发性甲状旁腺功能亢进几乎不出现高钙血症，治疗应针对原发病。

3. 异位性甲状旁腺功能亢进 异位性甲状旁腺功能亢进由甲状旁腺外组织分泌甲状旁腺素（或具有类似内分泌效应的物质）引

起。肺、乳腺、胰腺、肾癌或淋巴细胞增生性疾病最常引起异位甲状旁腺素分泌。

B. 甲状旁腺功能减退 见于甲状旁腺素无分泌或分泌不足，或外周组织对甲状旁腺素产生抵抗（表 19-14）。假性甲状旁腺功能减退是一种先天性疾病，甲状旁腺素释放正常但是肾不能对该激素产生反应。患者表现为智力低下、基底节钙化、肥胖、身材矮小、掌骨、跖骨短小。

1. 诊断 血清钙浓度低于 4.5 mEq/L，离子钙低于 2.0 mEq/L 提示甲状旁腺功能减退。

2. 症状和体征 症状和体征取决于低钙血症的进展速度。

a. 急性低钙血症表现 口周麻木、坐立不安、神经肌肉易激惹，Chvostek 征和 Trousseau 征阳性。Chvostek 征阳性是用手指敲击下颌角处面神经走行区域时出现面部肌肉抽搐。Trousseau 征阳性是使用止血带使肢体缺血 3 min 出现腕足痉挛表现。吸气性喉鸣表明喉内肌结构神经肌肉兴奋性增高。

b. 慢性低钙血症 出现疲乏、骨骼肌痉挛，心电图可能出现 QT 间期延长。神经改变包括嗜睡、大脑活动障碍、人格改变。慢性低钙血症引起白内障、皮下组织和基底节钙化、颅骨增厚。慢性肾衰竭是最常见的引起低钙血症的病因。

表 19-14　甲状旁腺功能减退的病因	
甲状旁腺素分泌减少或无分泌	
甲状腺切除术时误将甲状旁腺切除	
因增生切除甲状旁腺	
特发性（DiGeorge 综合征）	
外周组织对甲状旁腺素抵抗	
先天性	吸收不良
假性甲状旁腺功能减退	抗惊厥治疗（苯妥英）
获得性	未知原因
低镁血症	成骨性骨转移
慢性肾衰竭	急性胰腺炎

3. 治疗　急性低钙血症的治疗是静脉输注钙剂（静脉输注 10% 葡萄糖酸钙 10 ml）直到神经肌肉兴奋性增高表现消失。无症状的甲状旁腺功能减退治疗方法是口服钙剂和维生素 D。

4. 麻醉注意事项　目标是防止血清钙浓度进一步降低（避免过度通气，快速输血）和治疗低钙血症引起的副作用。

Ⅶ. 垂体功能异常

垂体位于脑的腹面蝶鞍内，由垂体前叶和后叶组成。垂体前叶在下丘脑的控制下分泌 6 种激素（表 19-15）。

A. **肢端肥大症**　肢端肥大症由成年人生长激素分泌过多所致，通常由垂体前叶腺瘤引起。口服葡萄糖 75 ～ 100 g 1 ～ 2 h 后血浆生长激素浓度无降低或生长激素浓度超过 3 ng/ml 是肢端肥大症的诊断依据。X 线片或 CT 显示蝶鞍增大是垂体前叶腺瘤的典型表现。

1. 症状和体征（表 19-16）

2. 治疗　经蝶骨外科手术切除垂体腺瘤是首选治疗方法。如果腺瘤增大已经超出蝶鞍范围，手术或放疗不再适用，可以选择使用抑制性药物治疗（溴隐亭）。

3. 麻醉注意事项　肢端肥大症的患者麻醉处理时需要考虑患者上呼吸道（面部解剖变形、舌和会厌增大、声门变窄、鼻甲肥大）可能存在困难插管，预测是否需要小号的气管导管。当从桡动脉放置动脉导管时，必须考虑患者可能存在腕关节处对侧血供不足。如果患者同时伴有糖尿病或糖耐量异常，需对血糖浓度进行监测。

B. **尿崩症**　神经垂体（神经源性尿崩症）受损，使血管加压素［抗利尿激素（antidiuretic hormone，ADH）］缺乏或肾小管对 ADH 无反应（肾性尿崩症）。神经源性和肾性尿崩症的区分是基于对去氨加压素的反应，给药后神经源性尿崩症将出现尿液浓缩，而肾性尿崩症无此反应。

1. 治疗　如果口服摄入不能补充多尿引起的液体丢失，需静脉补充电解质溶液。氯磺丙脲能够增加 ADH 对肾小管的作用，对

表 19-15　下丘脑和相关垂体激素

下丘脑激素	作用	垂体激素或靶器官	作用
促肾上腺皮质激素释放激素	刺激	促肾上腺皮质激素	刺激皮质醇和雄激素的分泌
促甲状腺素释放激素	刺激	促甲状腺素	刺激甲状腺素和三碘甲腺原氨酸的分泌
促性腺激素释放激素	刺激	卵泡刺激素 黄体生成素	刺激雌二醇的分泌[*]，刺激孕酮的分泌[*]，刺激排卵[*]，刺激睾酮的分泌[†]，刺激精子生成[†]
促生长激素释放激素	刺激	生长激素	刺激胰岛素样生长因子的释放
多巴胺	抑制	泌乳素	刺激乳汁分泌[*]
生长抑素	抑制	生长激素	
血管加压素（抗利尿激素）	刺激	肾	刺激水的重吸收
缩宫素	刺激	子宫 乳腺	刺激子宫收缩[*] 刺激乳汁排出[*]

Adapted from Vance ML. Hypopituitarism. *N Engl J Med.* 1994；330：1651-1662.

[*] 对女性的作用。

[†] 对男性的作用

表 19-16　肢端肥大症的表现

蝶鞍旁占位	结缔组织过度生长（喉返神经麻痹）
蝶鞍扩大	外周神经病变（腕管综合征）
头痛	内脏肥大
视野缺损	糖耐量异常
鼻漏	骨性关节炎
生长激素分泌过多	骨质疏松
骨骼过度生长（下颌前凸）	多汗症
软组织过度生长（嘴唇、舌头、会厌、声带）	骨骼肌无力

于治疗神经源性尿崩症有一定作用。肾性尿崩症的治疗方法是每 2～4 天肌内注射 ADH 或经鼻给予 DDAVP。

2. 麻醉注意事项　围术期密切监测尿量和血电解质水平。

C. 抗利尿激素分泌失调综合征（syndrome of inappropriate secretion of antidiuretic hormone，SIADH）　可见于多种疾病过程中（颅内肿瘤、甲状腺功能减退、卟啉病、肺癌）。

1. 诊断　尿钠浓度和尿渗透压异常升高同时伴有低钠血症和血浆渗透压降低高度提示 ADH 异常分泌。血钠浓度迅速降低，特别是低于 110 mEq/L，将导致脑水肿和惊厥。

2. 治疗　限制经口液体摄入（每天约 500 ml），通过给予地美环素拮抗 ADH 对肾小管的作用，静脉输注氯化钠溶液。由于低钠血症出现急性神经系统症状的患者，推荐静脉补充高张盐水使血浆钠浓度上升速度维持在每小时 0.5 mEq/L。过快纠正慢性低钠血症可能引起中枢脑桥脱髓鞘病变。

第 20 章

血液系统疾病

关烁 译 张熙哲 审校

红细胞异常疾病

疾病状态可能与血红蛋白（hemoglobin，Hgb）浓度异常（贫血，红细胞增多）或结构异常有关。这些紊乱最重要的临床表现是携氧能力的变化以及组织氧供是否充足。

I. 贫血

A. 生理　成人贫血的定义是女性 Hgb 浓度小于 11.5 g/dl（血细胞比容＜ 36%），男性 Hgb 浓度小于 12.5 g/dl（血细胞比容＜ 40%）。贫血的副作用是由于动脉氧含量（CaO_2）降低导致的组织氧供减少。贫血的代偿机制包括：①血红蛋白氧解离曲线右移，使氧容易从血红蛋白释放到组织（见图 20-1）；②增加心输出量；③增加促红细胞生成素的释放，刺激红细胞（RBC）的生成。

B. 症状　包括疲乏和活动耐量下降。

C. 输血指征　术中失血量低于 15% 血容量一般不需要补充，失血量达 30% 血容量时可以用晶体液补充。

　　1. 目标血细胞比容　传统的"10/30"输血规则（Hgb ＜ 10 g/dl 或血细胞比容＜ 30% 时输血）并没有充足的证据支持。危重症监护输血需求试验发现，执行严格输血策略组（维持 Hgb 7 ～ 8 mg/dl）（译者注：原文如此，应为 g/dl）和执行自由策略组（维持 Hgb 10 ～ 12 g/dl）之

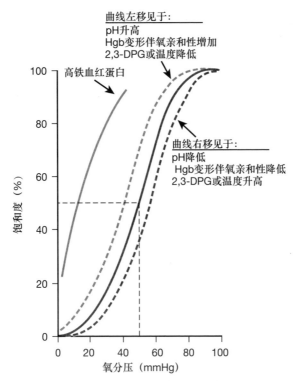

图 20-1 正常氧解离曲线以及导致氧解离曲线移位的因素。2,3-DPG，2,3-二磷酸甘油酸；Hgb，血红蛋白

间在 30 天死亡率、心脏发病率和住院时间上并无区别。

2. 并发症 可能会发生乙型肝炎、丙型肝炎、HIV 的传播。在重症监护室（ICU）患者，输血与 ICU 时间和住院时间延长、死亡率增高、呼吸机相关性肺炎发生率增加相关。癌症复发、术后细菌感染、输血相关性肺损伤（TRALI）、溶血反应都与红细胞输注相关。

3. 输血和冠状动脉疾病 研究显示心肌缺血可发生于 Hgb 在 7 g/dl 水平。对于有严重冠状动脉疾病特别是不稳定冠脉综合征的患者，血细胞比容 28% ～ 30% 时应启动输血。

D. **麻醉考虑** 慢性贫血的患者接受麻醉时，应避免干扰组织氧供的各种因素（心输出量减少、呼吸性碱中毒、低体温）。应考虑采用等容性血液稀释和术中血液回收。

E. 溶血性贫血 溶血性贫血是 RBC 的加速破坏，常由 Hgb 结构异常和免疫紊乱引起。溶血性贫血的特点是网状细胞过多（＞ 100 000 细胞 /mm³）、平均红细胞体积增高、非结合高胆红素血症、乳酸脱氢酶水平增高、血清结合珠蛋白减少。可通过 Coombs 试验、外周血涂片检查、Hgb 电泳来诊断。

II. 红细胞结构异常

静息状态下，成熟红细胞呈有弹性的双凹圆盘状，没有细胞核或线粒体，细胞内能量需求由葡萄糖代谢供给。由于没有细胞核或蛋白代谢途径，因此细胞的寿命有限，约 100 ～ 120 天。

A. 遗传性球形红细胞增多症（hereditary spherocytosis，HS） HS 通常是常染色体显性遗传病，膜蛋白中血影蛋白和锚蛋白异常。这些红细胞的渗透脆性异常，循环半衰期缩短。溶血性贫血的程度可轻可重。有时可能出现溶血危象（溶血、黄疸、罕见的再生障碍性危象）。患者常伴有脾大。麻醉中主要关注的问题是发作性贫血。

B. 遗传性椭圆形红细胞增多症 常染色体显性遗传性疾病，导致膜蛋白之一（血影蛋白或血型糖蛋白）异常，使红细胞变形能力降低。杂合子个体几乎不出现溶血，但纯合子个体或复合杂合子个体可能出现严重的溶血和贫血。

C. 棘红细胞增多症 是膜结构缺陷性疾病，见于先天性缺乏 β - 脂蛋白患者（无 β 脂蛋白血症），偶见于严重肝硬化或胰腺炎患者。红细胞膜表面呈棘状。溶血和贫血是主要问题。

D. 阵发性睡眠性血红蛋白尿 是造血细胞的克隆性疾病，膜蛋白（糖化磷脂酰聚糖）减少或异常。患者常出现溶血性贫血，补体途径异常激活启动凝血使静脉血栓形成的风险增加。麻醉期间应避免易造成夜间溶血反应的因素，例如低氧血症、低灌注、高碳酸血症。

III. 红细胞代谢异常

红细胞膜的稳定性以及细胞内 Hgb 的可溶性取决于 4 条葡萄糖支持的代谢途径。麻醉关注的问题包括避免诱发溶血的因素和处理慢性贫血。

A. Embden–Meyerhof 途径（非氧化或厌氧途径）　此途径生成三磷酸腺苷，对于维持细胞膜功能以及保持细胞形状和柔韧性具有重要作用。无氧糖酵解障碍使红细胞脆性增加，寿命缩短，同时导致溶血性贫血。没有典型的形态学改变。溶血严重程度的变异性很大。

B. 磷酸葡萄糖酸盐途径　此途径对抗环境中的氧化剂，防止珠蛋白变性。葡萄糖 -6- 磷酸脱氢酶（G6PD）或谷胱甘肽还原酶这两种关键酶缺乏任一种，将导致细胞膜损伤以及溶血。

　　1. 葡萄糖 -6- 磷酸脱氢酶（G6PD）缺乏　是最常见的由疾病引起的基因突变之一，编码位于 X 染色体。临床表现是：①慢性溶血性贫血，②急性阵发性溶血性贫血，③仅在有应激源时存在溶血，或④无明显溶血。加重贫血的因素包括感染、药物（亚甲基蓝）以及进食蚕豆。麻醉管理要点在于避免应用氧化药物和处理贫血。异氟烷、七氟烷和地西泮抑制 G6PD 在体外的活性，应避免使用。亚甲蓝禁用且会危及生命。可产生高铁血红蛋白的药物，如利多卡因、丙胺卡因和硝酸银应避免使用。低温、酸中毒、高血糖症和感染会诱发溶血。

　　2. 丙酮酸激酶缺乏　是最常见的引起溶血性贫血的红细胞酶缺陷，丙酮酸激酶缺乏比 G6PD 缺乏更容易引起慢性溶血性贫血。脾切除可降低红细胞破坏速度。严重程度轻重不一，轻度患者表现为轻度溶血而不伴有贫血，重度患者一出生就患有威胁生命、需要输血的溶血性贫血。其他临床体征包括慢性黄疸、胆色素结石以及脾大。

C. 高铁血红蛋白还原酶途径　该途径的作用是维持血红素铁在二价态。高铁血红蛋白还原酶的突变导致不能对抗 Hgb 氧化为高铁血红蛋白（不具携氧功能）。Ⅰ型酶缺乏患者的循环红细胞中聚积少量高铁血红蛋白，Ⅱ型患者则出现严重发绀和智力低下。

D. Luebering–Rapoport 途径   该途径生成 2,3-DPG（也称为 2,3-二磷酸甘油酸）。二磷酸甘油酸变位酶同时具有生成 2,3-DPG 的合酶活性和将 2,3-DPG 转化为 3- 磷酸甘油酸的磷酸酶活性，返回糖酵解途径。严重的磷酸盐缺乏会导致 2,3-DPG 生成减少。

IV. 血红蛋白分子

每个血红素基团可以结合一个氧分子。呼吸运动（即氧气的摄取和释放）涉及 Hgb 分子结构的特定改变。一个血红素基团结合的氧可增强其他基团对氧的亲和力。Hgb 结构的遗传缺陷将干扰这一呼吸运动。有些缺陷限制了 Hgb 分子的亲和力状态（或低或高），其他缺陷或者将血红素铁的二价亚铁转变为三价高铁，或者降低 Hgb 分子的溶解性。HgbS（镰形红细胞病）导致溶解性降低和异常 Hgb 的沉淀。

A. 血红蛋白异常

1. 镰形血红蛋白 S   不携氧状态下 Hgb S 出现结构改变，暴露分子的一个疏水区域。这些区域的聚集可扭曲和破坏红细胞膜，导致红细胞畸形和寿命缩短。镰形红细胞贫血（纯合子 Hgb S 疾病）的临床表现是发病时间早，出现严重的溶血性贫血和累及骨髓、脾、肾、中枢神经系统的血管堵塞性疾病。其他临床表现包括疼痛危象［骨和关节痛、反复性脾梗死（功能性无脾）、肾髓质梗死（慢性肾衰竭）、急性胸部综合征（新的肺浸润，至少出现下列一项：胸痛、高热超过 38.5 ℃、呼吸急促、喘息或咳嗽）］和神经并发症（卒中）。

a. 麻醉注意事项   围术期并发症的危险因素包括高龄、频繁住院和（或）危象发作时输血、器官损伤的表现。术前积极输血以降低 Hgb S 与正常 Hgb 相比并无益处。目标应为在中、高危手术前使血细胞比容达到 30%。麻醉技术本身对风险无影响。麻醉过程中避免脱水、酸中毒、低温等因素可以降低围术期红细胞镰状化的风险。急性胸部综合征可发生，通常在术后 2 ～ 3 天出现。

2. 镰形血红蛋白 C　镰形 Hgb C 比 Hgb S 少见得多，通过增强钾-氯共转运系统活性使红细胞脱水，伴有轻到中度溶血性贫血。同时存在 Hgb S 和 Hgb C（Hgb SC）导致细胞易于镰状化，相关并发症与 Hgb SS 病接近。输血可能降低该亚型细胞镰状化并发症的发生率。

3. 镰形血红蛋白-β-地中海贫血　临床表现主要取决于是否与 Hgb A 数量减少相关（镰形红细胞-β-地中海贫血）或者完全没有 Hgb A（镰形红细胞-β^0-地中海贫血）。后者可发生急性血管阻塞性疾病、急性胸部综合征和其他镰形细胞并发症，发生率与 Hgb SS 者接近。麻醉要点与纯合子镰形 Hgb S 者相同。

B. 不稳定血红蛋白　结构异常可能导致 Hgb 分子不稳定、溶解性降低或更易于被氧化。典型的不稳定突变损伤珠蛋白折叠或珠蛋白-血红素结合，这种结合可使血红素聚合在珠蛋白里面。一旦从珠蛋白内释放，血红素将与珠蛋白链的其他区域非特异性结合，形成含有珠蛋白链、链片段和血红素的海因小体（Heinz 小体）。海因小体降低红细胞变形能力，使其易被脾巨噬细胞清除。麻醉要点包括严重溶血时给予输血以及避免使用氧化性药物。

C. 地中海贫血　成人中 96% ～ 97% 的 Hgb 包含 2 个 α 珠蛋白链和 2 个 β 珠蛋白链（Hgb A），少量 Hgb F 和 A_2 成分。地中海贫血是遗传性珠蛋白链合成缺陷，是小细胞贫血的主要原因之一。

1. 轻型地中海贫血　发生于 α 珠蛋白（α-地中海贫血）或 β 珠蛋白（β-地中海贫血）基因突变的杂合子。贫血程度通常较轻（Hgb 10 ～ 14 g/dl），并发症罕见。

2. 中间型地中海贫血　患者贫血更严重，有明显的小红细胞症和低血红蛋白症。患者可存在肝脾大、心脏扩大症、继发于骨髓增生的骨骼变化。这些患者或者是较轻型的纯合子 β-地中海贫血（结合型 α- 和 β-地中海贫血缺陷），或者是高 HgbF 水平的 β-地中海贫血。

3. 重型地中海贫血　患者在幼年就存在严重的、危及生命的贫血并需要长期的输血治疗。铁超负荷的并发症（肝硬化、右心衰竭和内分泌病）经常需要螯合治疗。最严重的重型地中海贫血患者由于以下三种缺陷造成携氧能力显著受限：①红细胞生成无效，②溶血性贫血，③低血红蛋白症伴小红细胞症。严重地中海贫血的其他特征包括严重骨髓增生造成的前额膨出、上颌骨增生、生长矮小、骨质疏松症，以及髓外造血作用（肝大）。骨髓移植是一种治疗选择。

V. 血红蛋白异常导致红细胞生成减少或无效：大细胞性/巨幼细胞性贫血

由于维生素缺乏、化疗或白血病前期使红细胞的成熟受到破坏，造成大细胞性贫血和骨髓形态出现巨幼红细胞。

A. 叶酸和维生素 B_{12} 缺乏　叶酸和维生素 B_{12} 缺乏是引起成人大细胞性贫血的主要原因。骨髓前体细胞明显大于正常，无法完成细胞分裂。骨髓出现巨幼红细胞，并将大红细胞释放入循环。

B. 其他原因　包括酒精中毒、热带或非热带口炎性腹泻（吸收障碍），以及慢性氧化亚氮暴露。

C. 大细胞性贫血　由于叶酸或维生素 B_{12} 缺乏引起，Hgb 水平可能降至 $8 \sim 10$ g/dl 以下，平均红细胞体积为 $110 \sim 140$ fL（正常为 90 fL），网织红细胞计数正常，乳酸脱氢酶和胆红素水平升高。维生素 B_{12} 缺乏可能同时伴有双侧外周神经病变（脊髓后外侧束变性）、记忆力减退和抑郁。

D. 麻醉管理　麻醉管理的目标是维持组织的氧供。因为存在外周神经病变，应避免应用区域麻醉技术。即使相对短时间暴露于氧化亚氮也可能引起巨幼细胞改变。

VI. 血红蛋白异常导致的红细胞生成减少或无效：小细胞性贫血

A. 缺铁性贫血　慢性失血是非妊娠的成人出现缺铁性贫血的原因。

只有婴儿和幼儿会由于铁摄入过少出现贫血。妊娠期妇女由于红细胞数量增加以及胎儿对铁的需求易于出现缺铁性贫血。

1. 诊断　诊断依据是轻度小细胞、低色素性贫血（Hgb 9 ～ 12 g/dl），血清铁浓度降低（< 30 ng/ml）。

2. 治疗　补充亚铁盐（口服硫酸亚铁）。补充铁剂治疗后 3 周内 Hgb 浓度上升 2 g/dl 或者 Hgb 浓度在 6 周内恢复正常证明治疗有效。可以使用重组人促红细胞生成素治疗药物引起的贫血或在择期手术前提高患者的 Hgb 浓度。

VII. 血红蛋白与氧亲和力增加

这些 Hgb 与氧结合更容易，在正常毛细血管氧分压水平时向组织释放的氧减少。血液回到肺时仍然处于氧饱和状态。造成轻度组织缺氧，伴有促红细胞生成素产生增加和红细胞增多症。轻度红细胞增多症患者无须治疗。血细胞比容极高（> 55% ～ 60%）的患者血液黏滞度增加进一步影响氧供，可能需要换血，术前和术中需避免出现血液浓缩。然而，血液稀释和失血可能造成组织氧供的严重不足，即使患者 Hgb 水平正常、血细胞比容可耐受时。

VIII. 高铁血红蛋白血症

A. 高铁血红蛋白的形成　当 Hgb 中的亚铁离子（Fe^{2+}）被氧化为铁离子（Fe^{3+}）时形成高铁血红蛋白（MHb）。正常红细胞中 MHb 含量为 1% 或者更少。MHb 与氧分子具有高亲和力，向组织释放的氧很少。当 MHb 达到 Hgb 总量的 30% ～ 50% 时，将出现缺氧的症状；MHb 超过 50% 时，患者可出现昏迷和死亡。高铁血红蛋白血症的原因：①易于形成 MHb 的基因突变；②基因突变使 MHb 还原酶系统受损；③中毒导致正常的 Hgb 铁离子氧化，超过了正常清除机制的能力。MHb 呈蓝褐色，与氧接触也不能变红，因此不论患者氧分压如何都呈发绀外貌。

1.如果 MHb 水平不超过总 Hgb 的 30%，高铁血红蛋白血症患者可无症状。

2.导致 MHb 还原酶受损的突变很少使 MHgb 水平超过 25%。

3.暴露于化学物质可能引起获得性高铁血红蛋白血症，蓄积的 MHb 数量可威胁生命。

B.**急救方法** 静脉给予亚甲蓝 $1 \sim 2$ mg/kg，注射时间 $3 \sim 5$ min。亚甲蓝通过还原型烟酰胺腺嘌呤二核苷酸磷酸还原酶系统起作用，因此需要 G6PD 的活性。G6PD 缺乏的患者和病情严重者可能需要换血。

C.**麻醉管理** 应避免使用氧化剂，例如局麻药、硝酸盐类和氧化亚氮，必要时监测血液 pH 值和 MHb 水平。

IX. 红细胞生成障碍

A. 增生低下

1.先天性再生障碍性贫血（Fanconi 贫血） 是一种引起严重全血细胞减少的常染色体隐性遗传病，通常发生在出生后二十年内，常进展为急性白血病。

2.药物相关和射线相关骨髓损伤性贫血 此型贫血是化疗和放疗可以预见的并发症。如果没有继发感染的时间足够长，通常能够完全恢复。长时间暴露于低剂量的外放射或服用放射性同位素以及某些药物可引起再生障碍性贫血（表 20-1）。

3.感染相关骨髓损伤性贫血 感染源直接侵袭骨髓本身（粟粒性肺结核）或干细胞生长受到免疫抑制可造成骨髓损伤。再生障碍性贫血见于病毒感染后（肝炎、EB 病毒、人类免疫缺陷病毒、风疹、细小病毒）。

4.恶性血液病或其他累及骨髓的恶性肿瘤导致的贫血 见于任何类型的白血病、实体肿瘤骨髓转移（乳腺、肺、前列腺）以及其他骨髓组分的克隆性增殖（骨髓发育不良综合征、骨髓增生性障碍）。相反，骨髓红系细胞克隆性增殖（红细胞增多症）可能导致

表 20-1　造成骨髓损伤的药物种类
抗生素（氯霉素、青霉素、头孢菌素类、磺胺类、两性霉素 B、链霉素、乙胺嘧啶）
抗抑郁药（锂剂、三环类药物）
抗癫痫药（苯妥英钠、卡马西平、丙戊酸、苯巴比妥）
抗炎药（保泰松、非甾体抗炎药、水杨酸类、氯金酸钠）
抗心律失常药（利多卡因、奎尼丁、普鲁卡因胺）
抗甲状腺药（丙硫氧嘧啶）
利尿剂（噻嗪类、呋塞米）
降压药（卡托普利）
抗痛风药（别嘌呤醇、秋水仙碱）
抗疟疾药（米帕林、氯喹）
降糖药（甲苯磺丁尿）
血小板抑制剂（噻氯匹定）
镇静剂（丙氯拉嗪、甲丙氨酯）

真性红细胞增多症，将在下文讲述。

5. 麻醉管理　手术患者可能伴有贫血和血栓性血小板减少，需要输血。免疫抑制可能影响抗生素的选择和使用。

B. 红细胞增多症　持续性缺氧导致红细胞数量和血细胞比容增加。当血细胞比容 > 55%，血液黏滞度可以增加到使诸如大脑等重要脏器的血供严重减少的程度。

1. 生理　红细胞增多症可以是相对的（血浆容量减少而红细胞数量不变）或绝对的（红细胞数量增加）。临床症状和体征多变，但是当血细胞比容达到 55%～60% 甚至更高时，将出现头痛、易疲劳、器官灌注减少以及动静脉血栓形成。

2. 原发性红细胞增多症（真性红细胞增多症，polycythemia vera，PV）　PV 是一种克隆性干细胞疾病，几乎全部由 *JAK-2* 基因突变引起。血小板和白细胞也可能增加。PV 的诊断标准是 Hgb 升高（男性 > 18.5 g/dl，女性 > 16.5 g/dl）或红细胞数量增加，动脉氧合正常，无其他原因的脾大。血栓形成（特别是脑血栓形成）可能是就诊的首发体征。治疗包括规律放血使血细胞比容维持在男性

45%、女性 38% ～ 40%。另一治疗是应用羟基脲。

a. 麻醉管理 PV 患者发生围术期血栓形成和反常性出血风险增高。与 PV 相关的出血原因是血液高黏滞度引起 vW 因子改变所导致的获得性血管性血友病（von Willebrand disease，vWD）。放血和避免极度脱水可降低 PV 患者围术期血栓形成和出血风险。

3. 缺氧引起的继发性红细胞增多症 可出现于生活在高海拔地区人群、严重的心肺疾病（如发绀型先天性心脏病、低心排血量状态）导致慢性组织缺氧者和遗传性 Hgb 缺陷者，后者例如 Hgb 高亲和力和 2,3-DPG 数量或功能缺陷（氧的输送障碍导致组织缺氧）。麻醉注意事项包括氧疗，如有指征可在术前放血，对围术期高凝状态和出血倾向进行评估。

4. 促红细胞生成素产生增加引起的继发性红细胞增多症 肾疾病（肾积水、多囊肾、良性和恶性肾肿瘤）和分泌促红细胞生成素的肿瘤与继发性红细胞增多症有关。非肾肿瘤（子宫肌瘤、肝细胞瘤、小脑血管瘤）有时分泌促红细胞生成素。治疗方法是处理原发疾病，必要时静脉放血。

止血功能障碍

止血功能障碍包括获得性或遗传性（表 20-2）。凝血途径的激活分为三个阶段。

1. 初始阶段 血液与组织因子（tissue factor，TF）接触，通常在血管损伤后暴露的内皮下细胞表面。TF 与血液循环中的凝血因子 Ⅶ a 结合，催化 X 因子活化为 X a，而 X a 可生成凝血酶。

2. 放大阶段 血小板、V 因子、Ⅺ因子被少量的凝血酶激活。

3. 级联反应阶段 凝血酶激活血小板和凝血因子 V、Ⅷ，形成因子 Ⅷ a- Ⅸ a 复合体。该复合体打开凝血途径的"开关"，从 TF- Ⅶ a 催化的反应转换到 X a（内源性）途径。该途径产生 X a 更为高效，凝血酶大量生成。

可溶性凝血因子的常用实验室检查［凝血酶原时间（PT）和活

表 20-2　凝血功能障碍分类	
遗传性	
血友病 A	Ⅷ因子缺乏
血友病 B	遗传性出血性毛细血管扩张
血管性血友病	蛋白 C 缺乏
纤维蛋白原缺乏症	抗凝血酶Ⅲ缺乏
Ⅴ因子缺乏	
获得性	
弥散性血管内凝血	药物诱发出血
围术期抗凝	药物诱发血小板功能障碍
术中凝血障碍	特发性血小板减少性紫癜
稀释性血小板减少	血栓性血小板减少性紫癜
促凝血物质稀释	导管相关性血小板减少
大量输血	维生素 K 缺乏
手术类型（体外循环、脑创伤、矫形　手术、泌尿手术、产科分娩）	

化的部分凝血活酶时间（PTT）] 只能反映初始阶段的动力学。这些检查对于发现严重的凝血因子缺乏（例如血友病）以及指导华法林或肝素治疗较敏感；但是并不能预测术中出血风险。

Ⅰ. 影响初始阶段凝血因子的凝血障碍

A. Ⅶ因子缺乏　Ⅶ因子缺乏是一种罕见的常染色体隐性遗传病，临床严重程度的变异性很大。只有纯合子患者的Ⅶ因子水平可低至引起有症状的出血（< 15%）。实验室检查的特点是 PT 延长而 PTT 正常。

　　1. 麻醉注意事项　治疗措施取决于Ⅶ因子缺乏的严重程度。轻到中度缺乏的患者可以通过输注新鲜冰冻血浆（FFP）治疗。Ⅶ因子水平低于 1% 的患者需要给予浓缩Ⅶ因子，例如 Proplex T（Ⅸ因子复合物，含有高浓度的Ⅶ因子）。如果患者出现活动性出血，需给予活化的重组Ⅶ因子，初始剂量为 20 ～ 30 μg/kg，根据 PT 结果决定是否再次应用。

B. 先天性X、V、II（凝血酶原）因子缺乏　为常染色体隐性遗传病。严重缺乏者罕见。上述任何一种因子严重缺乏的患者都将出现PT和PTT同时延长。由于V因子和血小板功能在支持血块形成方面的关联，先天性V因子缺乏可能也伴有出血时间延长。

1. 麻醉注意事项　X、V因子和凝血酶原缺乏可通过补充FFP得以纠正，但是需要大剂量（4～6单位或800～1200 ml才能使因子水平提高20%～30%）。V因子储存于血小板颗粒中，出血患者输注血小板是另一种补充V因子的方法。严重缺乏的患者可以补充几种的凝血酶原复合物（prothrombin complex concentrates，PCCs），优点是降低容量过负荷的风险，但是可能出现血栓形成、血栓栓塞以及弥散性血管内凝血（DIC）。

II. 影响级联反应阶段凝血因子的凝血障碍

不是所有使PTT延长的因子缺乏都会引起出血。例如，XII因子、高分子量激肽酶原、前激肽释放酶缺乏不增加出血风险。这些特定因子缺乏的患者不需要特殊处理，除非为了准确测定对体内止血功能非常重要的因子而进行的凝血检查出现变化。

A. 血友病A和血友病B

1. 先天性VIII因子缺乏：血友病A　这是X连锁隐性遗传病。临床上血友病A的严重程度与VIII因子活性水平具有良好相关性。严重的血友病患者VIII因子活性水平小于正常值的1%；由于关节、肌肉、重要脏器频繁出现自发性出血，通常在儿童时期就已确定诊断。因子水平仅需正常值的1%～5%即可降低疾病的严重程度，但这些患者手术或创伤后出血的风险增加。因子水平在6%～30%的患者仅受到轻度影响，可能直到成年也未诊断。此类患者接受大手术时也有过量出血的风险。女性血友病A携带者手术时也有风险。

a. 诊断　严重血友病A的患者为男性，PTT显著延长（病情较轻者可能PTT只比正常值延长几秒钟）。PT正常。VIII因子水平是区别血友病 A 和血友病 B 所必需的。

　　b. 麻醉注意事项　严重血友病 A 的患者行大手术前Ⅷ因子水平必须达到接近正常值（100%）。为达到上述目标，需要首次输注浓缩Ⅷ因子 50 ～ 60 U/kg（体重 70 kg 的患者需要 3500 ～ 4000 U），之后需要每 8 ～ 12 h 重复输注 25 ～ 30 U/kg，以保证血浆Ⅷ因子水平超过 50%。儿童的Ⅷ因子半衰期可能更短，因此需要更加频繁的输注。需监测Ⅷ因子的峰值和谷值以判断输注的合适剂量和时间间隔。治疗必须持续达到 2 周以避免术后出血影响伤口愈合。行骨或关节手术的患者需要更长时间的治疗（4 ～ 6 周）。长期使用浓缩Ⅷ因子或重组Ⅷ因子的严重血友病 A 患者中，高达 30% 会产生Ⅷ因子抑制物。FFP、去氨加压素、纤溶蛋白抑制物如 ε 氨基乙酸和氨甲环酸可用于辅助治疗。

　　2. 先天性Ⅸ因子缺乏　血友病 B 该病的临床表现与血友病 A 类似。Ⅸ因子水平低于 1% 可能出现严重出血。Ⅸ因子水平在 1% ～ 5% 的患者病情为中度。Ⅸ因子水平在 5% ～ 40% 时病情轻微，可能直到手术或拔牙时才发现患病。血友病 B 患者同样 PTT 延长而 PT 正常。

　　a. 麻醉注意事项　重组或纯化Ⅸ因子或Ⅸ因子-PCC 用于治疗轻度出血或作为小手术的预防性用药。然而这些因子的使用将增加血栓栓塞性并发症的风险。因此，仅有实施大型矫形外科手术的患者以及严重创伤或肝疾病患者可以大剂量使用。血友病 B 患者发生出血时纯化Ⅸ因子或重组Ⅸ因子需使用数天。首先给予 100 U/kg（体重 70 kg 的患者需要 7000 U），然后每 12 ～ 24 h 重复输注初始剂量一半的量以保证Ⅸ因子的血浆水平大于 50%。30 ～ 50 U/kg 的用量可使Ⅸ因子平均水平达到 20% ～ 40%（足以应对不严重的出血）。

　　3. 获得性Ⅷ因子或Ⅸ因子抑制物　大约 30% ～ 40% 严重缺乏Ⅷ因子的患者循环中出现Ⅷ因子抑制物。血友病 B 患者不常出现Ⅸ因子抑制物（发生率 3% ～ 5%）。基因正常人群中如果出现获得性Ⅷ因子或Ⅸ因子的自身抗体，将出现严重的血友病样综合征。此类患者通常为中老年，没有异常出血的病史或家族史，突然发生严重的自发性出血。

　　a. 诊断　　通过一个混合实验诊断是否存在抑制物（inhibitor）。将患者的血浆和正常血浆以 1 : 1 的比例混合，观察延长的 PTT 是否缩短。循环中无Ⅷ因子抑制物的典型血友病 A 患者，PTT 通常缩短至与正常值差值在 4 s 内或更短，有抑制物者则纠正很小或没有纠正。抑制物的测量采用 Bethesda 单位。出现Ⅷ因子抑制物的患者分为两类。一类是高反应者（＞ 10 Bethesda U/ml），何种因子输注后都会出现显著的抑制物反应，而且对治疗产生明显的记忆应答。此类患者的抑制物水平不能通过替代治疗中和。低反应者（5 ～ 10 Bethesda U/ml）产生和维持相对较低水平的抑制物，对输注浓缩Ⅷ因子没有记忆应答。

　　b. 麻醉管理　　出现抑制物时的麻醉管理取决于血友病 A 患者是高反应性还是低反应性。低反应者通常可以浓缩Ⅷ因子治疗。高反应者应用浓缩Ⅷ因子治疗是不可行的。威胁生命的严重出血可以应用凝血途径旁路产物（如活化 PCC 或重组Ⅶ a 因子）治疗。考虑到 PCC 会增加血栓形成风险，目前通常选择重组Ⅶ a 因子治疗获得性抑制物。对于活动性出血，推荐静脉输注剂量为 90 ～ 120 μg/kg，每 2 ～ 3 h 一次直至达到止血。出现Ⅸ因子抑制物的患者通常可应用重组Ⅶ a 或 PCC 进行紧急治疗。无血友病病史、出现Ⅷ因子或Ⅸ因子自身抗体的患者可能出现致命性出血，抑制物水平可能很高。需要使用重组Ⅶ a 因子或活化凝血酶原复合物治疗；单独使用Ⅷ或Ⅸ因子无效。

B. Ⅺ因子缺乏（Rosenthal 病）　　能够单独使 PTT 延长以及产生出血倾向的唯一其他缺陷是Ⅺ因子缺乏（Rosenthal 病）。出血倾向十分轻微，可能仅在手术后有所表现。血肿和关节出血非常罕见。

　　1. 麻醉注意事项　　治疗措施取决于缺乏的严重程度以及既往的出血史。大多数Ⅺ因子缺乏患者可通过输注 FFP 治疗。出现活动性出血的Ⅺ因子缺乏患者可使用 PPC 或重组Ⅶ a 因子（20 ～ 30 μg/kg，根据 PTT 结果决定是否再次应用）。Ⅺ因子抑制物的治疗与血友病 A 和 B 抑制物的治疗相似。

C. 先天性纤维蛋白原生成异常　先天性纤维蛋白原生成异常显然会干扰纤维蛋白凝块生成的最终阶段。

1. 纤维蛋白原水平降低（低纤维蛋白原血症，无纤维蛋白原血症）　纤维蛋白原缺损罕见。无纤维蛋白原血症的患者具有严重的出血倾向，无论自发性出血或是创伤后出血。低纤维蛋白原血症患者通常不发生自发性出血，但实施手术可能有困难。血浆纤维蛋白原浓度低于 50 ～ 100 mg/dl 时可能出现严重出血。

2. 异常纤维蛋白原血症（异常纤维蛋白原生成）　是一种更为常见的疾病。临床表现比较多变。纤维蛋白原数量减少同时存在纤维蛋白原功能异常（低异常纤维蛋白原血症）的患者通常表现为出血过多。大多数异常纤维蛋白原血症患者虽然凝血功能检查异常但无出血倾向。某些患者发生血栓形成的风险反而增加。

a. 诊断　实验室检查包括测量纤维蛋白原的浓度和功能。凝血酶时间（TT）和凝血时间对检测纤维蛋白原功能异常非常敏感。异常纤维蛋白原血症的确诊以及分类需要进行纤维蛋白肽链分析和氨基酸序列分析。

3. 麻醉注意事项　多数患者没有临床表现，无需特殊治疗。对那些有症状或存在出血风险的手术，可采用冷沉淀治疗。中等体型的成年人，为了使纤维蛋白原浓度至少达到 100 mg/dl，需要输注冷沉淀 10 ～ 12 单位，之后每日输注 2 ～ 3 单位。具有血栓形成倾向的异常纤维蛋白原血症患者需要长期抗凝治疗。

D. XIII 因子缺乏　XIII 因子具有稳定血凝块的作用。XIII 因子缺乏患者出生时即有所表现（持续的脐带或包皮环切伤口出血）。成年后具有严重出血倾向（反复软组织出血、伤口愈合差、颅内出血、自发流产）。出血通常因凝块形成而延迟，但凝块薄弱而无法维持止血。

1. 诊断　凝血检查（PT、PTT、纤维蛋白原水平、血小板计数、出血时间）正常但是存在严重出血倾向的患者应当考虑 XIII 因子缺乏。凝块在 5 M 尿素中的溶解可以作为筛查实验，确诊需要酶联免疫吸附试验。有严重出血风险的患者 XIII 因子水平仅为正常值的 1%。

2. 麻醉注意事项   XIII 因子缺乏患者可以给予 FFP、冷沉淀或血浆中提取的浓缩 XIII 因子（Fibrogammin P）。XIII 因子的半衰期长（7～12 天），血浆浓度达到 1%～3% 即可充分止血。

动脉凝血

I. 影响血小板数量的疾病

创伤相对较小的手术（导管置入、活检、腰穿）要求血小板浓度大于 20 000～30 000/μl。大手术时血小板浓度应尽可能达到 50 000～100 000/μl。1 单位成分血小板或 6 单位随机捐赠血小板可以使正常体型的成年人血小板浓度上升 50 000/μl。1 单位单供体成分血小板等同于随机供体血小板 4～8 单位。随机和单供体血小板不需要 ABO 血型匹配。然而，Rh 阴性育龄期女性应当接受 Rh 阴性供体血小板或者在输注 Rh 阳性血制品后使用抗 Rh 免疫球蛋白（RhoGAM）。血小板计数极低（< 15 000/μl）的患者可能出现严重的多部位出血，包括鼻、黏膜、胃肠道、皮肤、血管穿刺部位。血栓性血小板减少的一个体征是皮肤或黏膜瘀点。

A. 导致血小板生成减少的疾病

1. 先天性

a. 先天性发育不良性血小板减少伴桡骨缺如（TAR 综合征） 常染色体隐性遗传病，在妊娠晚期或出生后早期出现血小板减少症。血小板减少症常在发病初期比较严重（< 30 000/μl），但是随着时间的推移缓慢改善，在 2 岁前接近正常。

b. Fanconi 综合征   血液学表现通常在 7 岁左右后才出现。骨髓表现是细胞结构减少，巨核细胞减少。干细胞移植可以治愈大多数患儿。

c. May-Hegglin 异常   此种异常的典型表现是在循环中出现巨型血小板和白细胞中出现 Döhle 小体（嗜碱性粒细胞包涵体）。三分之一的患者存在严重的血小板减少和出血风险。

d. Wiskott-Aldrich 综合征　是 X 连锁疾病，临床表现包括湿疹、免疫缺陷、血小板减少。循环血小板体积小于正常、由于颗粒缺陷而功能差、存活时间缩短。

e. 常染色体显性遗传血小板减少症　表现为巨核细胞增多、无效生成，有些病例释放大细胞性血小板进入循环。很多患者伴有神经性耳聋和肾炎（Alport 综合征）。

2. 获得性　血小板生成障碍可由以下原因造成：骨髓损伤（放疗和（或）化疗；杀虫剂或苯中毒；噻嗪类、酒精、雌激素和病毒性肝炎引起的反应），肿瘤骨髓浸润（多发性骨髓瘤、急性白血病、淋巴瘤），骨髓增生异常性疾病。血小板生成无效也见于维生素 B_{12} 或叶酸缺乏，包括酗酒和叶酸代谢性缺乏者。这种血小板生成障碍在适当的维生素治疗后迅速改善。

a. 麻醉注意事项　血小板输注是主要的治疗方法。维生素 B_{12} 或叶酸缺乏引起的血小板生成无效应立即以适当的维生素治疗。血小板计数在数日内恢复正常，因此不需要输注血小板，除了某些急症情况。

B. 血小板破坏引起的疾病

1. 非免疫性破坏

a. 血栓性血小板减少性紫癜（**thrombotic thrombocytopenic purpura，TTP**）　体征包括发热、血小板减少、DIC 检验阴性（PT、PTT、纤维蛋白原水平正常）、多部位（肾、中枢神经系统、皮肤、肢体远端）多发性小血管堵塞以及微血管病性溶血性贫血和裂红细胞症，即红细胞通过微动脉内血小板血栓时由于机械力形成的红细胞碎片。

i. 诊断　存在血小板减少、微血管病性溶血性贫血（贫血、裂红细胞症、网状细胞过多症、结合珠蛋白水平降低、LDH 升高、Coombs 试验阴性作为溶血的证据）可考虑该诊断。TTP 可以是家族性、散发性（特发性）、慢性复发性、骨髓移植或药物治疗（奎宁、噻氯匹定、丝裂霉素 C、干扰素 α、喷司他丁、吉西他滨、他克莫司、环孢素）的并发症，或先兆子痫的并发症。血浆置换对某些病例可能有效。

b. 溶血-尿毒症综合征（hemolytic-uremic syndrome，HUS）最常见于儿童，有继发于大肠杆菌或其他相关细菌感染的血性腹泻，并且进展到急性肾衰竭的，血小板减少和贫血不如 TTP 明显。多数年龄小的儿童通过血液透析支持后能够自愈；但是成人和大龄儿童的死亡率很高，不管疾病的类型如何，都需要同时进行血浆置换和透析。

c. HELLP 综合征　高达 50% 的先兆子痫孕妇分娩时出现 DIC 样严重血小板减少（血小板计数 20 000 ～ 40 000/μl）。当同时出现红细胞溶血（H）、肝酶升高（EL）和血小板减少（LP）时称为 HELLP 综合征。治疗包括控制高血压和娩出胎儿。一些患者分娩后出现严重的 TTP-HUS，威胁生命。

d. 麻醉注意事项　对于非免疫性血小板破坏的患者，输注血小板和血浆是一种支持疗法。唯一真正有效的疗法是治疗原发病。手术应尽可能推迟直到原发病得到控制。

2. 自身免疫性血小板破坏　血小板减少的严重程度变异性很大。某些情况下，血小板计数低至 1000 ～ 2000/μl。诊断通常根据临床表现、外周血中网织血小板（含有 RNA）增多、骨髓中巨核细胞增多（循环中血小板的寿命缩短，因此需要血小板生成速率提高）。

a. 成人血小板减少性紫癜　成人可以在输注血制品（红细胞或血小板最常见）后出现输血后紫癜。患者血浆内通常容易检测到 PLA-1 特异的自身抗体。

b. 药物诱导的自身免疫性血小板减少性紫癜　最常见于奎宁、奎尼丁和司眠脲用药后。血小板减少程度可以很严重（血小板 < 20 000/μl）。

c. 肝素诱导的血小板减少（heparin-induced thrombocytopenia，HIT）

i. Ⅰ型 HIT（非免疫性）　Ⅰ型 HIT 即大多数患者第一天使用全量普通肝素（UH）治疗时出现轻微血小板减少的现象。病因是肝素与血小板的被动结合，造成血小板寿命轻度缩短。这种改变为暂时性，无临床意义。

ii. Ⅱ型 HIT（免疫性）　Ⅱ型 HIT 可见于使用肝素时间超过 5 天的患者。肝素-血小板复合物的抗体形成导致血小板活化和聚积。另外，肝素-血小板复合物与内皮细胞结合刺激凝血酶生成。导致的结果是血小板清除增加（血小板减少）以及静脉和（或）动脉血栓形成，引起重要脏器损伤和不常见位置（肾上腺、门静脉、皮肤）的血栓形成。牛来源肝素的发生率高于猪来源肝素。全剂量普通肝素使用超过 5 天的患者或以前曾经使用过肝素的患者需要隔天监测血小板计数。血小板计数下降超过 50% 可能是Ⅱ型 HIT 抗体出现的标志，需要停止使用肝素，以直接凝血酶抑制剂（重组水蛭素、阿加曲班）替代。急性Ⅱ型 HIT 见于在前次使用肝素 20 天内再次用药的患者。当 HIT 抗体已经形成，重新使用肝素的患者将出现急性药物反应（严重呼吸困难、寒战、大汗、高血压、心动过速）。此类患者如果继续使用肝素，发生致命性血栓栓塞的风险极高。诊断是基于称作"4Ts 系统"的方法，见表 20-3。

d. 药物诱导的血小板减少症的麻醉注意事项　如果患者正处于致命性出血或闭合腔隙的出血（如颅内出血）情况，治疗方法是输注血小板。如果血小板减少与药物反应有关，最重要的措施是停止用药。糖皮质激素治疗可能加快特发性血小板减少症（idiopathic thrombocytopenic purpura，ITP）患者的康复。HIV 感染的血小板减少患者术前（1～2 个月）齐多夫定治疗可能有益。糖皮质激素、静脉免疫球蛋白和静脉抗 -D（WinRho）也可用于获得性免疫缺陷综合征的患者。

i. 对 HIT 患者，任何类型的肝素制剂都必须立刻停用。低分子肝素（LMWH）替代并不可选，因为存在显著的抗体交叉反应。如果 HIT 患者需要继续抗凝治疗，需要选用凝血酶直接抑制剂（重组水蛭素、阿加曲班）。重组水蛭素的用法是静脉给予负荷量 0.4 mg/kg，然后持续输注速度为 0.15 mg/（kg·h），调整剂量使 PTT 在正常值的 1.5～2.5 倍。阿加曲班静脉输注速度约 2.0 μg/（kg·min），滴定剂量使 PTT 在正常值的 1.5～3 倍。在凝血酶直接抑制剂成功地产生持续抗凝作用前不可使用口服抗凝药。华法林治疗所致的蛋白 C 水

表 20-3　肝素诱导的血小板减少的 4Ts 评分系统[*]

分类	2分	1分	0分
血小板减少（Thrombocytopenia）	血小板计数较基础值下降 > 50% 且血小板最低值 ≥ 20 000/mm³	血小板计数较基础值下降 30% ~ 50% 或血小板最低值为 10 000 ~ 19 000/mm³	血小板计数较基础值下降 < 30% 或血小板最低值 < 10 000/mm³
血小板减少的时间（Timing of the platelet decrease）	应用肝素后 5 ~ 10 天明确发病，或 30 天内再次应用肝素后一天内出现血小板减少	应用肝素后 5 ~ 10 天与发病相符的血小板计数减少，但由于缺少血小板计数检查不能确定确切发生时间，或应用肝素 10 天以后发病，或 30 ~ 100 天内再次应用肝素后一天内出现血小板减少	应用肝素 4 天内出现血小板减少
血栓或其他后遗症（Thrombosis or other sequelae）	新生血栓，皮肤坏死，或应用普通肝素后的急性全身反应	进展性或复发性血栓形成，或临床高度怀疑但不能确定的血栓形成	没有血栓形成或既往的肝素应用
血小板减少的其他原因（Other causes of Thrombocytopenia）	不明显	可能存在其他原因	很有可能存在其他原因

Data from Crowther MA，Cook DJ，Albert M，et al. The 4Ts scoring system for heparin-induced thrombocytopenia in medical-surgical intensive care unit patients. *J Crit Care*. 2010；25：287-293.

[*] 评分分为高（6 ~ 8 分），中（4 ~ 5 分），低（≤ 3 分）三组

平的迅速降低能引起血栓形成加重。如果出现这种情况，需要停用华法林同时给予维生素 K 以逆转其作用。

　　3. 特发性血小板减少性紫癜（ITP）　ITP 是与药物、感染或自

身免疫性疾病无关的血小板减少症。只有排除所有其他非免疫性和免疫性血小板减少的原因后才能做出该诊断。通常在出现出血问题前，血小板减少已经十分严重。ITP 患者即使血小板计数低至 2 000/μl，重要脏器或颅内出血的风险通常也并不高。慢性 ITP 患者的血小板减少严重程度一般较低，血小板计数在 20 000 ～ 100 000/μl。

a. 麻醉注意事项　严重 ITP 伴有出血表现的成人应当作为紧急情况给予治疗，前三天使用大剂量糖皮质激素。若行急诊手术或有颅内出血的临床证据，患者还应静脉输注免疫球蛋白和血小板，至少每 8 ～ 12 小时一次，不论对血小板计数是否有效。慢性 ITP 患者应考虑行脾切除术。

b. 妊娠期慢性 ITP　这种情况常不需要药物治疗，或者仅需小剂量泼尼松或间断静脉输注免疫球蛋白。严重血小板减少的治疗选择包括大剂量激素疗法（泼尼松 0.5 ～ 1 mg/kg Qd）以及在妊娠最后 2 ～ 3 周静脉输注免疫球蛋白。ITP 孕妇产下的婴儿可能同样出现血小板减少，需要进行监测。仍有部分产科医生推荐预防性剖宫产，以降低 ITP 孕妇产下的婴儿颅内出血的发生率。

C. 血小板质量障碍

1. 先天性血小板功能障碍

a. von Willebrand 病（vWD）　有症状的 vWD 病的典型临床表现是鼻出血、月经过多、易淤伤、牙龈和胃肠道出血。

i. 诊断　全面评估 vWD 患者需要检测Ⅷ因子活性、vWF 抗原、vWF 活性以及 vWF 多聚体的分布。这些检测对于 vWD 的分型具有诊断意义，进而对于临床管理具有重要作用。

ii. 1 型 vWD　1 型 vWD 病因是 vWF 释放异常，而不是血小板减少或内皮细胞储存减少。应用 DDAVP 可以改善 vWF 的释放。此型的临床严重程度多变。对于反复严重出血的患者和家族，vWF 抗原和 vWF 活性通常低于正常值的 15% ～ 25%。这些患者需要积极治疗出血和给予预防性治疗，即使是进行小手术。vWF 水平中度降低（< 50%）本身并不能诊断 vWD。大多数这样的患者并没有出血倾向增加，不应该认为患 vWD。

iii. 2 型 vWD　2 型 vWD 病因是血浆 vWF 质量下降，导致 vWF 活性（瑞斯西丁菌素辅因子活性）与 vWF 抗原相比呈不成比例的降低。

iv. 3 型 vWD　3 型 vWD 的特点是循环中确无 vWF 抗原，vWF 活性和Ⅷ因子水平均非常低（正常的 3% ～ 10%）。该型患者出现类似于血友病 A 或 B 严重出血（黏膜出血、关节出血和肌肉血肿）。然而，与典型的血友病不同，患者的出血时间明显延长。

v. 麻醉注意事项　有效的治疗药物是 DDAVP（刺激内源性 vWF 释放）和含有高浓度 vWF 的血制品（冷沉淀）。Ⅰ 型 vWD 患者对 DDAVP 的疗效反应最好。DDAVP 可静脉给药（0.3 μg/kg）。1 型 vWF 患者出现月经量过多或准备拔牙、行小手术时可以自行应用浓缩 DDAVP 经鼻喷雾（总量 300 μg）。由于 DDAVP 的作用时间短以及快速抗药性，严重出血和手术前预防给药时，vWF 替代是更为可靠的治疗方法，通过输注冷沉淀或纯化浓缩的 vWF- Ⅷ因子复合物。控制出血和手术预防用药的推荐剂量［vWF 和Ⅷ因子均以国际单位表示（IU）］是初始负荷剂量 40 ～ 75IU/kg Ⅳ，然后每 8 ～ 12 h 重复给予 40 ～ 60 IU/kg。出血被控制后，每天给予单次剂量即可。3 型 vWD 出血必须以 vWF 和Ⅷ因子治疗。

D. 获得性血小板功能障碍

1. 骨髓增生性疾病　骨髓增生性疾病（即真性红细胞增多症、骨髓化生、特发性骨髓纤维化、原发性血小板减少症、慢性髓性白血病）常伴有血小板功能异常。出血时间可能延长，但不是异常出血的良好预测指标。出血患者最稳定的实验室检测异常指标是肾上腺素诱导的聚集与致密颗粒和 α - 颗粒功能障碍。

2. 异常蛋白血症　异常蛋白血症可能伴有血小板黏附、聚集以及促凝活性缺陷。接近三分之一的 Waldenström 巨球蛋白血症或 IgA 骨髓瘤患者有明显血小板缺陷；IgG 多发性骨髓瘤患者则很少受累。单克隆蛋白的峰浓度可能与血小板功能异常相关。

3. 尿毒症　血小板黏附、活化和聚集异常，血栓素 A_2 的生成减少。出血时间延长，但血液透析可以使之恢复正常。对于急性出血，DDAVP 治疗可以暂时性改善血小板功能。

4. 肝疾病 肝疾病会出现多层面的凝血功能障碍。脾亢进和促血小板生成素反应减弱导致的血小板减少常见。血小板功能障碍继发于循环中高浓度的纤维蛋白降解产物。Ⅶ因子生成减少以及低度慢性 DIC 伴发纤溶增强是附加因素。

5. 药物抑制 很多药物影响血小板功能（表 20-4）。

6. 麻醉注意事项 由于血小板功能障碍，血小板计数的绝对值不能预测出血风险。DDAVP 可以治疗轻到中度的血小板缺陷，或者需要输注血小板。血小板功能分析的出血时间或血栓弹力图并不能保证血小板功能是否能充分应对手术。低温和酸中毒对自身的和输注的血小板都有不良影响。

表 20-4 抑制血小板功能的药物

强相关

阿司匹林（和含有阿司匹林的药物）

氯吡格雷，噻氯匹定

阿昔单抗（ReoPro）

非甾体抗炎药：萘普生、布洛芬、吲哚美辛、保泰松、吡罗昔康、酮咯酸

轻到中度相关

抗生素，通常仅见于大剂量
　　青霉素、羧苄西林、青霉素 G、氨苄西林、替卡西林、萘夫西林、美洛西林
　　头孢菌素类
　　呋喃妥英

扩容剂：右旋糖酐、羟乙基淀粉

肝素

纤溶药物：ε- 氨基乙酸

弱相关

抗癌药物：柔红霉素、普卡霉素

心血管药物：β 受体阻滞药、钙通道阻滞药、硝酸甘油、硝普钠、奎尼丁

酒精

Ⅱ. 高凝障碍

A. 高凝的遗传性原因（表 20-5）

1. 抗凝蛋白减少导致的血栓形成倾向

a. 遗传性抗凝血酶（AT）缺乏 是一种常染色体显性遗传病。纯合子是一种致命的胎儿期缺陷；杂合子的 AT Ⅲ 水平在正常值的 40%～70%。此类患者静脉血栓栓塞的风险增加 20 倍。

b. 遗传性蛋白 C（PC）和蛋白 S（PS）缺乏 此类缺陷干扰凝血酶生成的限速机制，导致凝血酶过度生成，临床表现与抗凝血酶缺乏相同。PC 和 PS 的合成都具有维生素 K 依赖性，PC 缺乏患者开始华法林治疗前如果没有预先保护性给予肝素抗凝，血栓形成的风险明显增加。对于 PC 缺乏的患者，可应用纯化浓缩 PC 和活化蛋白 C（APC）。

2. 血栓前蛋白增加导致的血栓形成倾向

a. V_{Leiden} 因子 是一种异常的 Ⅴ 因子，对正常的 APC 裂解和灭活作用具有抵抗性。因此 V_{Leiden} 因子的作用时间延长，增加凝血酶的生成。V_{Leiden} 因子基因杂合子出现 DVT 的风险增加 5～7 倍，而纯合子个体的风险增加 80 倍。高达二十分之一的常规手术患者可能由于上述基因导致深静脉血栓形成风险增加。

b. 凝血酶原 G20210A 基因突变 该基因导致凝血酶原水平升

表 20-5 与高凝状态相关的主要遗传因素	健康对照组患病率	第一次出现 DVT 的患病率（%）	60 岁后发生 DVT 的可能性（%）
抗凝血酶缺乏[*]	0.2	1.1	62
蛋白 C 缺乏[*]	0.8	3	48
蛋白 S 缺乏[*]	1.3	1.1	33
V_{Leiden} 因子[*]	3.5	20	6
凝血酶原 G20210A[*]	2.3	18	< 5

[*] 所有数据均属于杂合子状态。

DVT，深静脉血栓形成

高。单独该基因突变仅使得 DVT 的风险中度增加。这种血栓形成倾向的重点是基因出现的频率，而非其效能。

B. 高凝状态的获得性病因

1. 骨髓增生异常　此类异常与血栓性静脉炎、肺栓塞（PE）、动脉栓塞的发生率增加相关，但是这些患者发生血栓的发病机制尚不明确。

2. 恶性肿瘤　某些腺癌（胰腺、结肠、胃、卵巢）患者可能首发表现是单次或反复深静脉血栓或游走性浅表血栓性静脉炎。发病机制为肿瘤释放多种促凝血因子、肿瘤侵犯造成内皮细胞损伤、血流淤滞的共同作用。

3. 妊娠和口服避孕药　妊娠和口服避孕药使血栓形成的风险增加 5 ～ 6 倍。妊娠晚期和产后初期发生 PE 的风险最大。PE 是造成产妇死亡的首要原因。抗凝血酶 III 缺乏的女性风险最大，应当在整个妊娠期间抗凝治疗。V_{Leiden} 因子和凝血酶原 G20201A 基因突变患者风险较低，除非患者有 PE 或反复 DVT 病史，否则不需要抗凝。服用口服避孕药同时吸烟、有偏头痛病史或者是遗传性高凝缺陷携带者的女性发生静脉血栓、PE、脑血栓的风险增加（30 倍）。

4. 肾病综合征　肾病综合征患者有发生血栓栓塞性疾病的风险，包括肾静脉血栓。病因尚不明确，但可能与抗凝血酶 III 或 PC 水平低于正常、XII 因子缺乏、血小板活性增高、纤溶活性异常、其他凝血因子水平高于正常有关。高脂血症和低白蛋白血症也可能起一定作用。

5. 抗磷脂抗体　抗磷脂抗体（如狼疮抗凝剂）与静脉、动脉血栓形成倾向增加均有相关性。因此，"anticoagulant"（抗凝剂）这个称谓实际在临床上并不恰当。作用机制尚不明确；抗体可能激活内皮细胞进而增加血管黏附因子 1 和 E- 选择素的表达，增加白细胞和血小板在内皮细胞表面的黏附，导致血栓形成。

6. 静脉高凝状态的麻醉注意事项　目前的抗凝策略从简单的处理（早期下床活动）到肝素皮下注射同时穿血栓弹力袜，出院后转换为实验室监测下应用华法林。

a. DVT 预防药物　包括肝素（普通肝素或 LMWH）、华法林、直接凝血酶抑制剂（水蛭素）、Ⅹa因子抑制剂（磺达肝素）。使用肝素可以使 DVT 风险降低 60%～70%。分级加压弹力长袜可使风险降低 40%～45%，预防性疗法仅应用间断气囊压迫时，降低风险的程度与肝素相似。

b. 区域麻醉　虽然研究显示区域麻醉可以减少 DVT，但是即使患者术中使用区域麻醉、穿上血栓弹力袜、并且术后早期下床活动，DVT 的风险仍然很高。采用常规的抗血栓预防措施后，区域麻醉是否优于全身麻醉尚不清楚，因此对于接受围术期预防血栓治疗的患者，椎管内麻醉是否仍可降低 DVT 的风险尚存疑问。术后预防性抗凝药物治疗（如华法林、皮下注射肝素）是目前高危手术（如膝关节和髋关节手术）的标准治疗。

c. 下腔静脉滤网　在有抗凝绝对禁忌证或者伴有严重出血性并发症的患者，可用于防止肺栓塞复发。

7. 长期抗凝治疗患者的麻醉注意事项　大多数抗凝患者使用的药物是华法林。高危患者应考虑 UH 或 LMWH 桥接治疗。桥接治疗可使静脉血栓栓塞风险降低高达 80%。华法林应在手术前 5 天停药，并在最后一次华法林用药后 36 h 开始肝素治疗。应用 LMWH 的患者，最后一次用药距离术前不能少于 18 h（BID 方案）或 30 h（QD 方案）。持续 UH 输注应该在手术前 6 h 停用。华法林的作用有延迟，因此应该在手术后尽快恢复应用，除非患者存在很高的出血风险；可考虑桥接治疗，直到 INR 达到治疗水平。接受区域麻醉的患者，在神经阻滞或硬膜外置管前通常需要停用一段时间的抗凝药（表 20-6）。

C. 获得性动脉系统高凝状态

1. 房颤（AF）　房颤患者需要终生进行中等剂量的华法林治疗（表 20-7 和表 20-8），特别是有瓣膜病、心房扩大、心功能衰竭证据或既往有栓塞病史的患者。由于室壁运动异常，急性前壁心肌梗死的患者容易形成附壁血栓，需要接受华法林治疗 2～3 个月，才能降低栓塞的风险。

2. 抗磷脂抗体　见"获得性因素导致高凝状态"。

表 20-6　预防性抗血栓治疗患者的椎管内麻醉管理

抗凝药	推荐
皮下应用普通肝素	每天 2 次、总剂量 ≤ 10 000 单位时无禁忌。如果预计有技术困难，可以考虑阻滞完成后再应用肝素
手术中静脉应用普通肝素	椎管内阻滞后 1 h 可以肝素化。最后一次肝素给药后 24 h 可移除导管。如果阻滞置管是有创的，并不强制延迟手术
LMWH	一天两次剂量：最后一次术前给药后至少 24 h 才可以进行椎管内阻滞。无论麻醉技术如何，术后第一次给药不能早于术后 24 h。移除硬膜外导管 2 h 后才可术后第一次给药　一天一次剂量：最后一次术前给药后至少 12 h 才可以进行椎管内阻滞。术后第一次给药可以在术后 6 ~ 8 h，下一次给药在 24 h 后。硬膜外导管可以留置。最后一次给药后 12 h 才可移除硬膜外导管
华法林	实施椎管内麻醉前 INR 必须正常。恢复华法林治疗期间 INR ＜ 1.5 才可移除硬膜外导管
磺达肝素	只有在使用无创伤针一次穿刺成功且不置管的情况下才可应用椎管内阻滞
直接凝血酶抑制物	避免椎管内操作

Adapted from Horlocker TT，Wedel DJ，Rowlingson JC，et al. Regional anesthesia in the patient receiving antithrombotic or thrombolytic therapy：American Society of Regional Anesthesia and Pain Medicine Evidence-Based Guidelines（third edition）. *Reg Anesth Pain Med.* 2010；35：64-101.

INR，国际标准化比值；LMWH，低分子肝素

表 20-7　CHADS$_2$ 评分系统评估非风湿性房颤的卒中风险 *

	状况	分数
C	充血性心力衰竭	1
H	高血压	1
A	年龄 ≥ 75 岁	1
D	糖尿病	1
S$_2$	既往有卒中或短暂性脑缺血发作	2

*CHADS$_2$ 评分的风险分级见表 20-8

表 20-8　围术期血栓栓塞事件的风险分层

风险分类	机械心脏瓣膜	房颤	VTE
高	任何人工二尖瓣笼球或斜碟主动脉瓣 近期（6个月内）卒中或 TIA	CHADS$_2$ 评分 5～6 近期（3个月内）卒中或 TIA 风湿性心脏病	近期（3个月内）VTE 严重血栓形成倾向（如蛋白 C、蛋白 S 或抗凝血酶Ⅲ缺陷）；存在抗磷脂抗体；或多种异常
中	人工双叶主动脉瓣和以下之一：房颤，既往卒中或 TIA，高血压，糖尿病，充血性心力衰竭，年龄＞75 岁	CHADS$_2$ 评分 3～4	过去3～12个月内 VTE 轻度到中度血栓形成倾向状况 反复 VTE 活动性癌症（6个月内治疗或姑息疗法）
低	人工双叶主动脉瓣、无房颤、无其他卒中危险因素	CHADS$_2$ 评分 0～2 既往无卒中或 TIA	单次 VTE 发生于至少12个月前，没有其他危险因素

Data from Douketis JD, Berger PB, Dunn AS, et al. The perioperative management of antithrombotic therapy: American College of Chest Physicians Evidence-Based Clinical Practice Guidelines（8th edition）. *Chest*. 2008；133（6 Suppl）：299S-339S.

TIA，短暂性脑缺血发作；VTE，静脉血栓栓塞

第21章

皮肤和肌肉骨骼疾病

韩琦 译 乔青 审校

皮肤和肌肉骨骼系统的疾病通常会有明显的临床症状，但这些疾病的一些潜在的全身影响也应引起重视。

皮肤和结缔组织病

I. 大疱性表皮松解症

大疱性表皮松解症（epidermolysis bullosa，EB）是一种黏膜和皮肤，尤其是口咽和食管的遗传性疾病。

A. 体征和症状　EB 的特征是表皮因液体聚集分离形成大疱。当予以皮肤横向力的时候，会促进大疱形成。垂直于皮肤的力不会造成太大危害。EB 分为单纯型、交界型和营养不良型。

1. 单纯型 EB 是一良性病程。

2. 交界型 EB 在幼年时易造成脓毒血症，死亡率高。其特点是出生后即可起疱，没有瘢痕形成，侵及全身黏膜。

3. 营养不良型 EB 也会引起儿童早期高死亡率。它会引起严重的瘢痕、手指和脚趾的融合、小口畸形、食管狭窄以及牙齿发育不良。营养不良、贫血、电解质紊乱和低白蛋白血症可引起慢性感染。

B. 治疗　主要是对症和支持治疗，通常会使用皮质激素。

C. 麻醉管理（表 21-1）

表 21-1　大疱性表皮松解症的麻醉管理

围术期需要糖皮质激素治疗

避免皮肤和黏膜的创伤（例如用纱布缠绕或缝合静脉通路，血压计袖带下加护垫，身下放置胶垫，使用无黏着力的脉搏氧饱和度探头，摘下心电图电极片的胶黏剂，用凡士林纱布固定）

尽量减少上气道用具的应用，避免使用经食管听诊器，润滑喉镜片

气管内插管似乎是安全的（较少累及喉部）

琥珀胆碱似乎是安全的

避免口咽吸引

区域阻滞技术可能有益

II. 天疱疮

天疱疮是慢性自身免疫性起疱（囊泡）性疾病，这种病侵袭广泛的皮肤和黏膜组织。天疱疮在口腔的表现类似于营养不良型 EB（进食疼痛，可造成营养不良）。天疱疮可能与潜在的恶性肿瘤相关，如淋巴网状细胞瘤。

A. 治疗　主要使用糖皮质激素治疗。麦考酚吗乙酯、利妥昔单抗、硫唑嘌呤、甲氨蝶呤和环磷酰胺也可用于早期天疱疮的治疗。免疫球蛋白已替代大剂量糖皮质激素作为补救治疗。

B. 麻醉管理　与 EB 患者管理方式相似。围术期评估需要考虑目前的药物治疗策略。由于大疱性皮肤损害导致慢性液体丢失，患者可能存在电解质紊乱和脱水。口咽部的大疱病损，造成气道管理困难。气道操作，如应用直接喉镜和气管插管都会造成严重的大疱形成，进而造成上呼吸道梗阻和出血。

III. 银屑病

银屑病是一种常见的慢性皮肤病，发病率是世界人口的 1% ～ 3%，特点是快速生长的表皮造成炎性红斑丘疹，表层覆盖松散的鳞

屑（慢性斑块型银屑病）。约 5% ～ 8% 的患者发生不对称的关节病变。

A. 治疗 银屑病的治疗主要是遏制表皮细胞的快速增殖。局部治疗包括煤焦油、水杨酸、局部使用糖皮质激素、卡泊三醇软膏和他扎罗汀。全身治疗包括甲氨蝶呤或者环孢素以及生物疗法，如依那西普（一种肿瘤坏死因子抑制剂）、英夫利昔（肿瘤坏死因子的单克隆抗体）、阿法西普（一种免疫调节融合蛋白）、依法利珠（CD11a 的单克隆抗体）。这些药物可用于病情严重的患者。药物的毒副作用包括肝硬化、肾衰竭、高血压和肺炎。

B. 麻醉管理 管理包括评估现用的药物，包括局部使用的糖皮质激素和化疗药物。银屑病患者常由于皮肤血流增加造成体温调节发生变化。

IV. 肥大细胞增多症

肥大细胞增多症是一种罕见的肥大细胞增生异常的疾病，可以发生于皮肤（色素性荨麻疹）或者全身。

A. 症状和体征 由于过敏反应造成的肥大细胞脱颗粒可以表现为皮肤瘙痒、荨麻疹、潮红。这些症状可伴随血压降低（有时威胁生命）和心动过速。H_1 和 H_2 受体拮抗剂通常没有保护作用，支气管痉挛的发病率很低。尽管肥大细胞有肝素的成分，但是很少有出血倾向。

B. 麻醉管理 麻醉过程一般平稳，但尽管是小手术也有发生威胁生命的过敏反应的报道（肾上腺素需要随手可得）。可以考虑术前使用 H_1 和 H_2 的受体拮抗药。围术期监测类蛋白酶的血浆浓度，有助于发现肥大细胞脱颗粒的发生。

V. 过敏性皮炎

过敏性皮炎是遗传过敏症的皮肤表现（面部、颈部及上臂和下肢屈曲面表现出干燥、鳞片状、湿疹及瘙痒斑）。瘙痒是初期症状，抗组胺药及糖皮质激素治疗有效。呼吸系统的过敏表现（如哮喘、花粉热、中耳炎、鼻窦炎）影响患者的麻醉管理。

VI. 荨麻疹

荨麻疹可以分为急性荨麻疹、慢性荨麻疹或物理性荨麻疹（表21-2）。麻醉管理中注意避免触发药物及事件，适当使用 H_1 及 H_2 受体拮抗药以及糖皮质激素。为了避免寒冷引起的荨麻疹，静脉输注液体和药物需要事先加温，并且升高室内环境温度。

表 21-2　慢性荨麻疹常见类型的特点

荨麻疹的类型	年龄分布（岁）	临床特点	血管性水肿	诊断实验
慢性特发性	20～50	粉色或苍白水肿性丘疹或风疹，风疹通常是环形的；瘙痒	有	
皮肤划痕症候群	20～50	刺激部位线性风疹，向周围扩张；瘙痒	无	轻划皮肤即可引起风疹
物理性荨麻疹				
寒冷	10～40	接触寒冷物体或液体的部位出现苍白水肿或红肿；瘙痒	有	接触冰袋后移开冰袋5 min内出现风疹（冷刺激试验）
压力	20～50	持续压迫≥2～24 h的部位（脚底、手掌、腰部）出现风疹；疼痛；瘙痒	无	垂直皮肤施加压力，在1～4 h潜伏期后出现持续的红疹
日光	20～50	在紫外线或可见光下暴露的皮肤出现苍白或红疹；瘙痒	有	在太阳能模拟器下照射30～120 s后30 min内引起风疹
胆碱能的	10～50	单一形态的苍白或粉色风疹分布于躯干、颈部和四肢；瘙痒	有	运动或热水淋浴后引起风疹

VII. 多形红斑

多形红斑是一种复发性的皮肤和黏膜疾病，其特征是病变表现可以从水肿性斑疹和丘疹，到小疱或大疱病损，甚至溃烂。

A. Stevens–Johnson 综合征　重型多形红斑（Stevens-Johnson 综合征）主要表现为严重的多系统功能障碍（发热、心动过速、呼吸窘迫）。治疗这种综合征的药物包括抗生素、镇痛药和一些非处方药。糖皮质激素用于严重病例。麻醉关注点与大疱性表皮松解症患者相似。

VIII. 硬皮病

硬皮病（系统性硬化症）是一种以炎症、血管性硬化和皮肤及内脏纤维化改变为特征的疾病。部分患者进展为 CREST 综合征（钙质沉着，calcinosis；雷诺现象，Raynaud's phenomenon；食管功能障碍，esophageal hypomotility；指端硬化，sclerodactyly；毛细血管扩张，telangiectasia）。预后差，且与内脏受累程度有关。没有安全有效的药物或治疗方法可以改善疾病的进程。

A. 临床症状和体征（表 21-3）

B. 麻醉关注点　可能会发生气管插管困难、开放静脉困难、慢性高血压造成的血管内容量不足、反流和肺误吸。患者对阿片类药物的呼吸抑制效应敏感，有严重肺部疾病的患者术后需要呼吸支持。肾功能不全影响麻醉药物的选择。减少使外周血管收缩的因素，包括将手术室温度调至 21℃以上、静脉输注加温的液体。保护眼睛，防止角膜擦伤。

IX. 弹性纤维性假黄瘤

弹性纤维性假黄瘤是罕见的遗传性弹性组织（变性和钙化）变性疾病，引起视力丧失、消化道出血、系统性高血压和缺血性

表 21-3	硬皮病的症状和体征
皮肤和骨骼肌	挛缩（手指，嘴） 肢体近端肌肉无力
神经系统	结缔组织增厚压迫神经 三叉神经痛 干燥性角膜结膜炎
心血管系统	心律失常 传导异常 充血性心力衰竭 外围血管痉挛（雷诺现象）
肺	肺纤维化 肺动脉高压 肺源性心脏病 动脉低氧血症
肾	肾动脉狭窄 加重系统性高血压
胃肠道	吞咽困难 口腔干燥 胃肠排空减慢 反流

心肌病。

A. 麻醉管理　管理基于对疾病造成的异常的评估。心血管的改变是主要考虑的内容。对麻醉药物和技术的选择没有具体建议。

X. Ehlers-Danlos 综合征

Ehlers-Danlos 综合征包括一系列由于遗传引起的结缔组织病变，原因是前胶原蛋白和胶原蛋白合成异常。只有第 IV 型（血管型）患者死亡风险高。此型患者可发生大血管破裂或肠破裂。

A. 症状和体征　关节过度伸展，皮肤脆弱或松弛、擦伤和瘢痕，肌肉骨骼不适，易患骨关节炎。胃肠道、子宫和血管有大量 III 型胶原蛋白，可导致自发性肠、子宫或大血管破裂的并发症。气管扩张很常见，气胸的发生风险增加。患者可能会因一个小创伤就出现大面积的瘀斑，然而并没有发现凝血缺陷。

A. 麻醉管理（表 21-4）

XI. 马方综合征

马方综合征是一种常染色体显性遗传病，主要表现为骨骼异常（额部圆凸、漏斗胸、脊柱后侧凸、关节过伸）、眼部异常（晶体半脱位、近视、视网膜脱离）和心血管异常（主动脉扩张、动脉夹层或破裂、二尖瓣脱垂、心内膜炎危险性升高、心脏传导异常）。

A. 麻醉管理　术前评估着重于心血管异常。注意避免任何可能造成血压升高的因素，以避免主动脉夹层的风险。

XII. 肌肉和骨骼疾病

A. 多肌炎和皮肌炎　多肌炎和皮肌炎是原因未明的多系统疾病，主要表现为炎性肌肉病变。皮肌炎有典型的皮肤改变（上眼睑变色、眶周水肿、面颊疹、关节伸肌面皮肤萎缩），此外还有肌肉无力。

　　1. 症状和体征（表 21-5）

　　2. 诊断　当出现近端肌肉无力、血清肌酸激酶浓度升高、典型的皮疹时，应考虑此诊断。

　　3. 治疗　通常使用糖皮质激素治疗。免疫抑制疗法（甲氨蝶

表 21-4　Ehlers-Danlos 综合征的麻醉管理关注点
• 避免肌内注射或经鼻或食管放置器具（出血倾向）
• 器具置入部位可能产生巨大血肿
• 由于皮肤松弛，静脉内液体渗出不易被发现
• 正压通气时，维持低的气道压力，防止发生气胸
• 避免区域阻滞麻醉
• 手术并发症包括出血和伤口裂开

表 21-5　多肌炎的症状和体征
● 近端骨骼肌无力（颈、肩、髋）；上楼梯困难
● 吞咽困难和误吸（咽喉肌肉麻痹）
● 通气功能不全（呼吸肌麻痹）
● 血清肌酸激酶升高
● 心脏传导阻滞
● 左心室功能不全
● 心肌炎
● 与系统性红斑狼疮、硬皮病和类风湿关节炎有关联

呤、硫唑嘌呤、环磷酰胺、麦考酚吗乙酯、环孢素）可能有效。静脉注射免疫球蛋白可以用于难治的病例。

4. 麻醉管理　应警惕多发性肌炎患者易发生误吸性肺炎。对非去极化肌松药和琥珀胆碱的反应是正常的。

B. 肌营养不良症　肌营养不良症是一组遗传性疾病，特征是无痛性肌肉变性及萎缩。

1. 假性肥大型肌营养不良症（Duchenne 肌营养不良症）　这是最常见也是最严重的儿童进展性肌营养障碍疾病。这种疾病由 X- 连锁隐形基因引起，至 2～5 岁（男孩）时症状变得明显（步履蹒跚、经常摔倒、爬楼梯困难）。血清肌酸激酶的浓度是正常的 20～100 倍。

a. 心肺功能障碍　这种疾病一般会伴随心肌的退化。心电图特征性变化是 V_1 导联高 R 波、肢导深 Q 波、短 PR 间期以及窦性心动过速。慢性呼吸肌无力和咳嗽能力减弱使得肺储备功能丧失和分泌物聚集。

b. 麻醉管理（表 21-6）

2. 肢带型肌营养不良症　这是一种缓慢进展而且相对良性的疾病，仅累及肩和髋的肌肉。

3. 面肩胛肱型肌营养不良症　该疾病以面部、胸部和肩带肌肉缓慢进展性萎缩为特征，通常从青少年时期开始发病。不累及心肌，血清肌酸激酶浓度很少升高。

表 21-6　假性肥大型肌营养不良症的麻醉注意事项

患者误吸的风险高（喉部反射减弱、胃肠动力减低）
禁用琥珀胆碱（横纹肌溶解、高钾血症、心搏骤停）
非去极化肌松药的作用延长
挥发性麻醉药可能与横纹肌溶解相关
恶性高热的发生率增加（应备好丹曲林）
可以使用区域麻醉
注意监测恶性高热和心功能不全
可能发生术后肺功能不全

4.杆状体肌病　这是一种常染色体显性遗传病，以缓慢进行性或非进行性对称性骨骼肌及平滑肌萎缩为特征。常见小颌畸形和牙齿咬合不正。限制性肺疾病可能由于肌病和（或）脊柱侧凸造成。也可见到由于扩张型心肌病造成的心力衰竭。

a.麻醉关注点：包括困难气道、呼吸衰竭、反流（球麻痹）、无法预测的肌松药反应（琥珀胆碱似乎是安全的）以及心肌抑制。

5.眼咽型肌营养不良　这是一种罕见的肌营养不良症，以进行性吞咽困难和上睑下垂为特征。这些患者在围术期可能有误吸的风险，他们可能对肌松药的敏感性增加。

6. Emery-Dreifuss 肌营养不良症　一种 X 染色体连锁的隐性遗传病，这种疾病主要特点为骨骼肌挛缩出现在骨骼肌无力之前。心脏受累可危及生命，可表现为充血性心力衰竭、血栓栓塞或心动过缓。与其他肌营养不良疾病相比，女性携带者可能有心脏损害。

C.强直性肌营养不良　强直性肌营养不良包括一组遗传性骨骼肌退行性疾病，特征为肌肉主动收缩或受到电刺激后表现为肌肉持续性收缩（肌痉挛）。外周神经及神经-肌肉接头不受影响。

1.营养不良性肌强直　这是一种好发于成人的最常见也是最严重的一种强直性肌营养不良。常于 60 多岁时死于肺炎或心力衰竭。治疗为对症治疗及使用苯妥英。

a.症状和体征（表 21-7）

b.麻醉管理（表 21-8）

表 21-7   强直性肌营养不良的症状和体征
面部肌肉无力（面无表情）
上睑下垂
构音障碍
吞咽困难，胃排空延迟，误吸
无法放松拳头
智力迟钝
内分泌功能紊乱（性腺萎缩、糖尿病、甲状腺功能减退、肾上腺功能减退）
中枢性睡眠呼吸暂停
心肌病（节律异常、心脏传导异常）

表 21-8   营养不良性肌强直患者的麻醉关注点
挥发性麻醉药可造成严重的心肌抑制
琥珀胆碱会造成肌肉持续收缩
对非去极化肌松药的反应是正常的
肌松拮抗药通常不引起肌肉收缩
对呼吸抑制剂较敏感
术后寒战可诱发肌强直

2. 先天性肌强直症   先天性肌强直症不累及其他器官系统，不会进展，不影响预期寿命。患者对苯妥英、美西律、奎宁的治疗反应好。对琥珀胆碱的反应异常。

3. 先天性副肌强直症   特征是全身性肌强直，运动和受凉后加重。治疗与先天性肌强直相似。

4. 软骨营养障碍性肌强直症   一种罕见的儿童疾病，与渐进的肌肉僵硬、肌痉挛有关，有眼肌、面肌和骨骼肌异常，包括小颌畸形。可能存在气管插管困难。这种患儿可能易发生恶性高热。

D. 周期性瘫痪   周期性瘫痪是一种间断急性发作的骨骼肌无力或瘫痪，与低钾血症或高钾血症相关（表 21-9）。在发作间期，肌力是正常的。

1. 麻醉管理   原则是避免引发骨骼肌无力的诱因（低体温、电解质异常、低血钾性麻痹患者的碳水化合物过负荷）。如果需要肌

表 21-9　家族性周期性瘫痪的临床特征

种类	发作时血清钾离子浓度（mEq/L）	诱发因素	其他特征
低血钾性	< 3.0	进食大量碳水化合物饮食，剧烈运动，输注葡萄糖，应激，月经，妊娠，麻醉，低体温	心律失常，心电图有低血钾的表现
高血钾性	> 5.5	运动，输注钾，代谢性酸中毒，低体温	骨骼肌的无力可能局限于舌和眼睑

肉松弛，推荐使用短效肌松药。避免使用含糖液体，因为会使钾离子转移至细胞内。低钾周期性瘫痪患者可以使用琥珀胆碱，但避免用于高钾周期性瘫痪患者。高钾周期性瘫痪患者围术期可使用排钾利尿剂，以降低血钾。要频繁监测血清钾离子水平。

E. 重症肌无力　重症肌无力是一种慢性自身免疫性疾病，由循环中抗体破坏或灭活神经肌肉接头处的乙酰胆碱受体，使其功能降低所致。该病的特征是自主肌肉重复活动后无力和快速疲惫，休息后可部分恢复。受脑神经支配的骨骼肌（眼肌、咽部肌肉和喉部肌肉）易受累，表现为上睑下垂、复视和吞咽困难，这也是该病的早期表现。其他导致头颅和躯体肌肉无力的疾病必须与重症肌无力相鉴别（表 21-10）。

　　1. 分型（表 21-11）

　　2. 症状和体征（表 21-12）

　　3. 治疗（表 21-13）

　　4. 麻醉管理（表 21-14）

F. 肌无力综合征（Eaton–Lambert 综合征）　肌无力综合征是一种类似于重症肌无力的神经肌肉传导障碍（表 21-15）。这种综合征在肺小细胞癌患者以及无癌患者中均有报道。肌无力综合征是一种获得性自身免疫性疾病，此类患者体内存在针对电压敏感性钙通道的 IgG 抗体，这种抗体会导致运动神经末梢处的钙通道活性不足。抗

表 21-10　重症肌无力的鉴别诊断

疾病	症状和特征	注释
先天性肌无力综合征	罕见，早发，不是自身免疫性疾病	需要电生理和免疫细胞化学检验进行诊断
药物诱导的重症肌无力 　青霉胺 　非去极化肌松药 　氨基糖苷类 　普鲁卡因胺	触发自身免疫重症肌无力 对药物的敏感性增强	停药后数周内恢复 停药后恢复
肌无力综合征	小细胞肺癌，疲劳	重复神经电刺激反应增强，存在钙通道抗体
甲状腺功能亢进	重症肌无力的恶化原因	甲状腺功能异常
Graves 病	复视，突眼	存在促甲状腺素免疫球蛋白
肉毒杆菌中毒	全身无力，眼肌麻痹	重复神经电刺激反应增强，瞳孔散大
进展性眼外肌麻痹	上睑下垂，复视，一些病例有全身乏力	线粒体异常
颅内占位压迫脑神经	眼肌麻痹，脑神经支配无力	CT 和 MRI 成像上有异常

表 21-11　重症肌无力的分型

Ⅰ 型	只是眼外肌受累
Ⅱa 型	进展缓慢，不累及呼吸肌，对抗胆碱酯酶治疗反应好
Ⅱb 型	严重，进展快，可累及呼吸肌，对抗胆碱酯酶治疗反应差
Ⅲ 型	起病突然，迅速恶化（6 个月内），死亡率高
Ⅳ 型	由 Ⅰ 型和 Ⅱ 型发展来的严重肌无力

表 21-12 重症肌无力的症状和体征

上睑下垂和复视（最常见的始发症状）

吞咽困难，构音障碍，流涎

活动时肌肉无力不对称

没有肌萎缩

心肌炎（心肌病，心房颤动，传导阻滞）

甲状腺功能亢进（发生于 10% 的患者）

偶见单独出现呼吸衰竭

与风湿性疾病相关（类风湿关节炎、系统性红斑狼疮、恶性贫血）

使用氨基糖苷类抗生素会加重肌肉无力

表 21-13 重症肌无力的治疗

抗胆碱酯酶药物	吡啶斯的明 60 mg 口服（30 min 起效，2 h 达峰效应） 治疗数周或数月后，治疗效果可能会减弱
胸腺切除	可缓解症状或减少免疫抑制剂的用量 如果肺活量 < 2 L，术前血浆置换可能增强术后自主呼吸 胸腺切除术的最大效果要在切除几个月后才能体现出来
免疫抑制治疗	糖皮质激素、硫唑嘌呤、环孢素、麦考酚吗乙酯 用于抗胆碱酯酶药物不能完全控制肌无力时
短期免疫疗法	血浆置换术（去除抗体，效果短暂） 免疫球蛋白

表 21-14 重症肌无力的麻醉管理

术前	避免使用阿片类药物
肌肉松弛药	对非去极化肌松药敏感性增强 初始剂量需根据对周围神经刺激仪的反应滴定式给予 患者可能对琥珀胆碱耐药
诱导	使用短效静脉药 考虑不使用肌松药插管
维持	使用氧化亚氮加挥发性麻醉药维持（减少肌松药的剂量） 使用短效或中效肌松药，初始剂量减少到一半或 2/3
术后	可能需要术后机械通气（尤其是病程 > 6 个月，存在 COPD，吡啶新斯的明用量 > 750 mg/d，肺活量 < 2.9 L）

COPD，慢性阻塞性肺疾病

表 21-15   肌无力综合征与重症肌无力的比较

参数	肌无力综合征	重症肌无力
表现	近端肢体无力（下肢多于上肢），运动可以改善肌力，肌肉疼痛常见，反射消失或减弱	眼外肌、喉部及面部肌肉无力、运动后疲劳；肌肉疼痛不常见；反射正常
性别	男性多于女性	女性多于男性
共存疾病	小细胞肺癌	胸腺瘤
对肌肉松弛药的反应	对琥珀胆碱和非去极化肌松药敏感 对抗胆碱酯酶反应差	对琥珀胆碱耐药，对非去极化肌松药敏感 对抗胆碱酯酶反应好

胆碱酯酶药物不能有效治疗肌无力综合征患者。患者对去极化和非去极化肌肉松弛药都敏感。

G. 骨关节炎　骨关节炎是一种侵袭关节软骨的退行性病变，涉及关节的微小炎症反应，尤其是膝关节、髋关节和脊柱。退行性病变最显著的部位是颈椎中下部和腰椎下部区域。

　　1. 治疗　物理治疗和功能锻炼可以保持肌肉的功能。热疗、镇痛药如对乙酰氨基酚和非甾体抗炎药（NSAIDs）可以缓解疼痛。全身性皮质醇激素不用于骨关节炎的治疗。当骨关节炎引起的疼痛持续存在和关节功能丧失或严重受限时，可以推荐进行关节置换手术。

H. 脊柱侧弯　脊柱侧弯是一种脊柱畸形，它以脊柱前屈（驼背）和侧弯（脊柱侧凸）为特征。

　　1. 症状和体征　当脊柱侧弯大于40度时有可能发生限制性肺病及肺动脉高压，甚至进展为肺心病。

　　2. 麻醉管理　肺功能检查可以反映限制性肺病的严重程度。动脉血气有助于发现可能导致肺动脉高压的潜在低氧血症或酸中毒。没有特定的麻醉药物或药物组合作为脊柱侧弯患者麻醉时的最佳选择。氧化亚氮可能会增加肺血管阻力。控制性低血压可减少脊柱手术的出血量。唤醒测试或监测躯体感觉和（或）运动诱发电位可以帮助我们发现脊柱矫形术中发生的脊髓压迫或缺血，这些监测可能影响麻醉药的选择（通常选用全静脉麻醉）。对于严重的脊柱侧弯患者术后可能需要机械通气。

I. 背痛　腰痛是最常见的需要医疗护理的肌肉骨骼疾病（表 21-16）。

1. 急性腰痛　90% 的患者疼痛在 30 天内缓解。非甾体抗炎药对急性腰痛的镇痛有效。硬膜外给予皮质类固醇激素治疗机械或化学损伤引起的神经根炎症性疼痛有效。神经根病变的（$L_{4\sim5}$，

表 21-16　腰痛的原因	
机械性腰腿痛（97%）	
特发性腰痛（腰部扭伤或拉伤）（70%）	创伤性骨折（＜1%）
腰椎间盘和小关节面退行性变（年龄相关）（10%）	先天性疾病（＜1%）
椎间盘突出（4%）	严重脊柱后凸
椎管狭窄（3%）	严重脊柱侧弯
骨质疏松压缩性骨折（4%）	脊椎峡部裂
脊椎滑脱（2%）	
非机械性脊柱情况（1%）	
癌症（0.7%）	骨髓炎
多发性骨髓瘤	脊椎旁脓肿
转移癌	硬膜外脓肿
淋巴瘤和白血病	炎症性关节炎
脊髓肿瘤	强直性脊柱炎
腹膜后肿瘤	银屑病性脊柱炎
原发性椎体肿瘤	Reiter 综合征
感染（0.01%）	炎性肠病
内脏疾病（2%）	
盆腔内器官疾病	肾周脓肿
前列腺炎	主动脉瘤
子宫内膜异位症	胃肠道疾病
盆腔炎	胰腺炎
肾疾病	胆结石
肾结石	溃疡穿孔
肾盂肾炎	

百分数表示这些疾病在成人患者中的估算发病率

$L_5 \sim S_1$）患者应考虑椎间盘突出，此类患者通常伴有腿部放射性疼痛或直腿抬高出现症状。对于有持续性神经根病变或神经性疼痛的患者可以考虑进行外科干预。

2. 腰椎管狭窄　腰椎管狭窄是指脊柱结构发生了肥厚性退行性改变，导致椎管狭窄或旁侧受压，常见于老年患者的慢性腰痛和坐骨神经痛。确诊手段主要是磁共振成像或脊髓造影。对于进行性功能退化的患者，需要减压融合手术来缓解症状。

J. 类风湿关节炎　类风湿关节炎是最常见的慢性炎症性关节炎，其发病率大约占成年人的1%（女性多于男性），其特征为晨起关节僵硬，对称性多关节病和明显的全身性受累（表21-17）。类风湿关节炎通常累及的是手指和足趾的近端指间关节和掌指关节，而骨关节炎则通常影响负重关节和远端指间关节，这是两种疾病的鉴别点之一。该疾病具有恶化和缓解交替的特征。

1. 体征和症状

a. 受累关节　患者的手指、手腕、膝和趾关节通常为对称性受

表21-17　类风湿关节炎和强直性脊柱炎的比较		
参数	**类风湿关节炎**	**强直性脊柱炎**
家族史	少见	常见
性别	女性（30～50岁）	男性（20～30岁）
关节受累	对称性的关节病变	不对称关节病
骶髂关节受累	无	有
椎体受累	颈椎	所有脊椎（渐进）
心脏改变	心包积液，主动脉瓣反流，心脏传导异常，心脏瓣膜纤维化，冠状动脉动脉炎	心脏扩大，主动脉瓣反流，心脏传导异常
肺部改变	肺纤维化，胸腔积液	肺纤维化
眼	干燥性角膜结膜炎	结膜炎，葡萄膜炎
类风湿因子	阳性	阴性
HLA-B27	阴性	阳性

累。当颞下颌关节受累时可以产生明显的下颌运动受限。当颈椎受累时可出现寰枢椎半脱位，随后可出现寰齿关节分离。环杓关节炎常常伴有声音嘶哑的症状。

b. 受累脏器　在心血管系统中，可表现有心包炎、心肌炎、冠状动脉炎、冠状动脉粥样硬化加重、心脏瓣膜纤维化和心脏传导系统中形成类风湿结节。患者可能表现出神经病变（如多发性单神经炎）、皮肤溃疡和紫癜。当累及肺部时可发生胸腔积液、肺结节和肺纤维化。肋软骨受累可能导致限制性通气改变，如肺容量和肺活量下降。此类疾病也可发生贫血、干眼症、口干症（斯耶格伦综合征）和轻度肝功能异常。肾功能不全可能由于肾淀粉样变性、肾血管炎或药物治疗导致。

c. 治疗　治疗目标是缓解疼痛、维持关节功能和力量、预防畸形和减少全身并发症。药物治疗用于提供镇痛、控制炎症和免疫抑制。

i. 非甾体抗炎药　包括阿司匹林在内的非甾体抗炎药对缓解类风湿关节炎的症状有重要作用，但对改变疾病进程几乎没有作用。

ii. 皮质醇激素　使用皮质醇激素可以减轻关节肿胀、疼痛和晨僵现象，但应注意其长期应用的副作用，如骨质疏松症、骨坏死、感染的易感性增加、肌病、高血糖症、伤口愈合不良等。

iii. 改善疾病的抗风湿药物（DMARDs）　DMARDs 包括甲氨蝶呤、柳氮磺胺吡啶、雷公藤甲素、抗疟药、D- 青霉胺、硫唑嘌呤和米诺环素。这些药物通常需要 2 ～ 6 个月才能达到效果。在类风湿关节炎的发病机制中细胞因子起着重要作用。英夫利昔单抗（Remicade）和依那西普（Enbrel）是肿瘤坏死因子抑制剂，是有效的治疗药物，尽管其存在值得关注的长期毒副作用，如感染（结核）和脱髓鞘综合征。Anakinra 是白细胞介素 -1 受体拮抗剂，治疗有效，但起效较慢。金剂是一种非常有效的疗法，但鉴于其毒性而不普遍采用。

iv. 手术　类风湿关节炎的手术适应证包括难治性疼痛、关节功能障碍或关节不稳定。

d. 麻醉管理 在颈椎、颞下颌关节和环杓关节受累时，可出现困难气道。寰枢关节半脱位（通过影像学检查诊断）可能会因颈部运动导致颈髓受压。如果术前评估直视下显露声门困难，则建议清醒、镇静下通过纤维喉镜行气管内插管。累及肺部的类风湿关节炎患者术后可能需要通气支持。我们必须考虑阿司匹林或非甾体抗炎药对血小板凝血功能的影响。长期接受激素治疗的患者，应补充激素。环杓关节炎患者拔除气管导管后可能发生喉梗阻。

K. 系统性红斑狼疮 系统性红斑狼疮（SLE）（表 21-18）是一种多系统性慢性炎症性疾病，好发于年轻女性，95% 的 SLE 患者体内会产生抗核抗体。SLE 的致病原因可以是药物诱发或是自然发病。SLE 的自然病程差异较大，一旦出现肾炎和高血压则预后较差。如果怀孕，尤其是伴有肾炎和高血压时，导致疾病恶化并对胎儿产生严重影响的风险极高。重症系统性红斑狼疮的有效治疗方法是皮质醇激素。麻醉管理应重点关注重要脏器功能障碍的严重程度和治疗用的药物。

L. 脊柱关节病 脊柱关节病是一组包括强直性脊柱炎、反应性关节炎（Reiter 综合征）、青少年慢性多关节病、银屑病关节炎和肠病性关节炎的非风湿性关节病。这些疾病的特征是脊柱受累，无类风湿结节或类风湿因子（见表 21-17）。此类疾病通常有新骨形成（关节强直）和眼部炎症。

1. 强直性脊柱炎 强直性脊柱炎是一种慢性、常常为进展性的炎性疾病，通常累及脊柱关节和邻近软组织。患者可存在心脏扩大、主动脉瓣反流、心脏传导异常、肺纤维化和单侧葡萄膜炎等。

表 21-18　系统性红斑狼疮的临床表现	
皮疹、面颊疹	认知功能障碍、精神改变、脑炎
对称的关节炎	抗磷脂抗体
心包炎、心肌炎、心力衰竭	肌病
胸膜炎、限制性肺疾病	血液病：贫血、溶血性贫血、血小板减
肾炎、高血压、血尿	少、白细胞减少、脾功能丧失和血栓
肝功能异常（30% 的患者）	栓塞

a. 治疗 治疗包括运动疗法和药物治疗，运动疗法旨在维持关节活动度和功能位置，药物治疗主要采用抗炎药，如吲哚美辛或双氯芬酸。局部用皮质醇激素滴眼液可用于治疗葡萄膜炎。

b. 麻醉管理 由于患者存在颈椎病变，可能需要清醒纤维光镜下气管插管。必须重视肋骨软骨僵硬和胸椎屈曲畸形所导致的限制性肺部疾病。如果患者存在明显的主动脉瓣反流，很难耐受全身血管阻力突然或过度增加。对于施行矫正性脊柱手术的患者可以考虑术中神经系统监测。可采用区域麻醉，但由于关节活动度受限和椎间隙闭合，可能存在技术困难。

c. 反应性关节炎 这是一种关节外发生感染而累及关节的无菌性关节炎，尤其是衣原体、沙门菌和志贺菌感染。治疗主要是抗生素治疗原发病，非甾体抗炎药或柳氮磺吡啶类药缓解关节症状。

d. 青少年慢性多关节病 青少年慢性多关节病与成人类风湿关节炎相似。有一种类型为急性多发性关节炎（发生于类风湿因子和 HLA-B27 阴性的幼儿，发热、皮疹、淋巴结病、脾大）又称 Still 病。

e. 肠病性关节炎 这是一种炎症性多关节炎，最常累及下肢大关节，可发生于克罗恩病或溃疡性结肠炎的患者。

M. Paget 病 Paget 病的骨骼特征是成骨细胞和破骨细胞过度活动，导致骨骼异常厚而脆弱。该病最常见的症状是骨痛。

1. 并发症 并发症涉及骨骼（骨折和骨瘤样变）、关节（关节炎）和神经系统（神经受压、截瘫）。也可发生高钙血症和肾结石。

2. 治疗 Paget 病的主要治疗药物是降钙素和双膦酸盐。

N. 侏儒症 侏儒症通常有两种类型：成比例侏儒症，其四肢、躯干和头部大小与正常成人的比例相同；不成比例侏儒症，患者的四肢、躯干和头部大小与正常成人的比例不同。

1. 软骨发育不全 软骨发育不全是导致不成比例侏儒症的最常见原因，女性更常见。软骨发育不全的预期高度男性为 132cm（52英寸），女性为 122 cm（48 英寸）。颅底骨骼过早融合可导致枕骨大孔狭窄。还可能存在寰枕关节功能性融合、寰枢椎不稳定和严重的颈椎后凸畸形。

a. 中枢性睡眠呼吸暂停　在软骨发育不全的侏儒症患者中，中枢性睡眠呼吸暂停可能是枕骨大孔狭窄使脑干受压导致的。此类患者中最常见的心血管疾病是肺动脉高压引起的肺心病。

b. 麻醉管理　麻醉过程中应重点关注：可能存在的困难气道、颈椎不稳定、颈部伸展导致脊髓创伤的危险以及睡眠呼吸暂停。使用直接喉镜时应避免患者颈部过伸。选择气管导管尺寸时，最重要的考虑因素应当是体重而不是年龄。开放静脉时可能有技术难度。区域麻醉可用于剖宫产，但由于患者存在后凸畸形和硬膜外间隙及椎管狭窄，可能存在技术难度。

2. 不对称身材矮小性发育异常综合征（Russell-Silver Syndrome）　这是一种以胎儿宫内发育迟缓、面部发育畸形（包括下颌和面部发育不良）、肢体不对称、先天性心脏缺陷以及一系列内分泌异常（包括低血糖、肾上腺皮质功能不全和性腺功能减退症）为特征的侏儒症。

a. 麻醉管理　术前评估应考虑患者血糖浓度，特别是对有低血糖风险的新生儿，可以术前静脉输注葡萄糖溶液。气管插管可能存在困难，可以选择小于预测尺寸的气管内导管。

O. 瘤样钙质沉着症　瘤样钙质沉着症是一种罕见的遗传性疾病，表现为大关节相邻组织特发性钙化。麻醉时应考虑舌骨、甲状腺韧带或颈椎间关节受累可能导致的插管困难。

XIII. 其他肌肉骨骼综合征

A. 肩袖撕裂　这是累及肩关节的最常见的病理性改变。年龄大于55 岁的患者中有超过一半的患者在关节影像中检查出肩袖撕裂。

1. 治疗　肩峰下间隙注射皮质类固醇可缓解症状。关节镜松解或麻醉下手法操作可用于恢复肩部运动。

2. 麻醉管理　通过肌间沟路径连续输注局部麻醉剂进行臂丛阻滞可为肩部手术提供麻醉和术后镇痛。

B. 松软婴儿综合征　那些软弱无力、骨骼肌张力低下的婴儿，考虑患有松软婴儿综合征。此类患者通常存在咳嗽反射减弱和吞咽困难，容易导致误吸，并且反复发生肺炎。

1. 麻醉管理　如果需要麻醉，如骨骼肌活检以明确诊断，应注意患儿对非去极化肌肉松弛药的敏感性增加、使用琥珀胆碱后的高钾血症和心搏骤停以及恶性高热的可能性。

C. 巨大气管症　巨大气管症的特点是气管和支气管明显扩张，这是因为气管支气管树中的弹性蛋白和平滑肌纤维先天性缺陷或放射治疗后被破坏。

D. 酒精性肌病　酗酒患者常发生急性和慢性近端骨骼肌无力。鉴别酒精性肌病与酒精性神经病变基于近端而不是远端骨骼肌受累、血清肌酸激酶浓度升高、急性病例发生肌红蛋白尿，停止饮酒后迅速恢复。

E. Prader–Willi 综合征　Prader-Willi 综合征患者在出生时表现为肌张力减退，可导致咳嗽无力，吞咽困难和上呼吸道阻塞。

1. 麻醉关注　麻醉时应重点关注肌张力低下、脂肪和碳水化合物代谢改变（低血糖）。骨骼肌肉无力所致的不能咳嗽增加吸入性肺炎的发病率。体温调节紊乱的特征是术中高热和代谢性酸中毒，但尚不能确定为恶性高热。

F. Prune–Belly 综合征　Prune-Belly 综合征（梅干腹综合征）这种疾病的特征是下腹部肌肉组织先天性发育不全，同时存在尿路异常。

G. 线粒体肌病　是一种骨骼肌能量代谢障碍的疾病，线粒体肌病的特征是持续运动后异常疲劳、骨骼肌疼痛和进行性无力。

1. Kearns-Sayre 综合征　这是一种伴有心脏传导阻滞的罕见线粒体肌病。可能存在扩张型心肌病和充血性心力衰竭。

H. 多核肌病　多核肌病是一种异质性疾病，以近端骨骼肌无力和肌肉骨骼异常（脊柱侧凸，上颚高拱）为特征。心肌病可伴有此肌病。识别多核肌病和恶性高热之间的潜在关系是很重要的。

I. 中央核肌病　这种类型肌病的特征是眼外肌、面肌、颈部和四肢肌肉的渐进性肌无力。进展为脊柱侧凸伴限制性肺病是疾病严重程度的重要表现。麻醉管理受骨骼肌无力程度、限制性肺病的出现和胃食管反流的影响。避免使用肌肉松弛药，可应用非肌松全身麻醉技术。

J. Meige 综合征　Meige 综合征是一种特发性肌张力障碍，表现为中年和老年妇女的眼睑痉挛和口下颌肌张力障碍。

K. 痉挛性发音障碍　以声带内收肌或外展肌张力障碍、痉挛为特征的喉部疾病，痉挛性发音障碍表现为发声异常，但在极少数情况下与呼吸窘迫相关。

1. 麻醉关注　喉部狭窄可能需要使用比平常更小的气管导管。由于治疗性干预如肉毒杆菌毒素注射或阻断喉返神经引起的声带功能障碍，可能会增加肺部误吸的风险。

L. 青少年透明纤维瘤病　这是一种罕见的综合征，其特征是存在许多皮肤和皮下结节。有文献报道了这些患者对琥珀胆碱的作用有抵抗性。

M. 点状钙化软骨发育不良　这种疾病表现为不规则的软骨钙化，导致骨和皮肤病变、白内障、心脏畸形、矮小症、后凸畸形和髋关节半脱位。可能发生气管狭窄，这可能会使围术期气道管理复杂化。

N. 红斑性肢痛　字面上红斑性肢痛意味着红色、疼痛的四肢。该病的特点是受累肢体红斑，剧烈灼痛和皮温升高。中枢性阿片类药物和局部麻醉药可缓解疼痛。

O. Farber 脂肪肉芽肿病　Farber 脂肪肉芽肿与神经酰胺在组织（胸膜，心包膜，关节的滑膜衬里，肝，脾，淋巴结）中的积聚有关。导致渐进性关节病、精神运动性迟缓和营养衰竭。由于咽喉部形成肉芽肿，困难气道是常见问题，最好避免气管插管，因为有可能发生喉头水肿或肉芽肿出血。

P. McCune Albright 综合征　该综合征由三个体征组成：骨性病变（多发性纤维性发育不良）、黑色素皮肤斑（咖啡色斑点）和性早熟（自主性卵巢激素分泌）。传导性和神经性耳聋伴有内分泌功能障碍（甲状腺功能亢进，肢端肥大症，低磷血症）。

Q. Klippel-Feil 综合征　Klippel-Feil 综合征的特征是短颈，原因是

颈椎数量减少或多个椎骨融合。颈部运动受限,相关的骨骼异常包括椎管狭窄和脊柱后侧凸。

R. 成骨不全症 是遗传性结缔组织病,成骨不全影响骨骼、巩膜和内耳。由于胶原蛋白生成缺陷,骨骼非常脆弱。

1. 麻醉注意(见表 21-19)

S. 骨化性纤维发育不良 这是一种罕见的遗传性常染色体显性疾病,特点是肌炎和结缔组织增生。颈椎受累很常见,颞下颌关节受累可能影响气管插管。

T. 胸骨畸形 鸡胸(胸骨向外突出)和漏斗胸(胸骨向内凹陷)会产生美容问题,但常造成功能损害。阻塞性睡眠呼吸暂停在漏斗胸幼儿中很常见。

U. 巨舌症 巨舌症罕见,但在坐位后颅窝开颅术后可引起致命的并发症。可能的原因是颈部过度屈曲或头向下的位置引起动脉压迫和静脉压迫,以及牙齿、口咽通气道或气管内导管对舌头的机械压迫。如果术后即刻出现巨舌症,则很容易识别,会延迟气管拔管,也就不会发生气道阻塞。但是,术后巨舌症的表现可能会延迟 30 min 或更长时间才显现出来,会造成意外的完全气道阻塞的风险。

表 21-19 成骨不全症的麻醉注意事项
骨骼脆弱(气道操作时可发生颈椎和下颌骨骨折)
牙列不良(气管插管期间容易损伤)
骨折倾向(琥珀胆碱诱发的肌颤和血压袖带充气会导致骨折)
脊柱侧弯和漏斗胸(肺活量下降,动脉低氧血症)
血小板功能障碍(去氨加压素可能是有效的治疗方法)
血清甲状腺素浓度增加和氧耗量增加
轻度发热并不是恶性高热的先兆

第 22 章

感染性疾病

于流洋 译 张熙哲 审校

I. 抗生素耐药

在最近几十年里，许多已经被认为根除的传染性疾病（如结核病）正在死灰复燃；一些病原体对之前有效的抗生素产生了耐药性，如多重耐药（multidrug-resistant，MDR）结核病和广泛耐药（extensively drug-resistant，XDR）结核病。MDR 生物是导致越来越多的院内感染的罪魁祸首。目前，人们的注意力主要集中在革兰氏阳性病菌，如耐甲氧西林金黄色葡萄球菌（MRSA），但对耐药革兰氏阴性菌的抗生素治疗几乎没有什么进展。

II. 手术部位感染

手术部位感染（surgical site infections，SSI）占所有医院感染的 15%，其中腹腔外手术的发生率为 2% ～ 5%，腹腔内手术的发生率则高达 20%。

A. 感染类型（表 22-1 和图 22-1）

B. 高危人群（表 22-2）

C. 症状和体征 SSI 通常发生于术后 30 天内，表现为手术部位的炎症及愈合不良。可伴有发热及不适。

D. 诊断（表 22-3）

表 22-1　手术部位感染的类型

1. 表面感染：皮肤和皮下组织
2. 深部感染：筋膜和肌肉或组织间隙感染

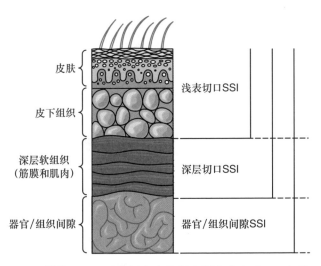

图 22-1　腹壁的横截面，显示美国疾病控制和预防中心（CDA）的 SSI 分类（From Horan TC，Gaynes RP，Martone WJ，et al. CDC definitions of nosocomial surgical site infections，1992：a modification of CDC definitions of surgical wound infections. Infect Control Hosp Epidemiol. 1992；13：606-608）

表 22-2　SSI 的危险因素

患者相关因素	微生物因素	创伤相关因素
高龄	产生酶	失活组织
营养状况差	多糖荚膜	无效腔
ASA 分级 ≥ 2	结合到纤连蛋白	血肿
糖尿病	生物被膜和黏液形成	污染
吸烟		异物
肥胖		
并存感染		
定植		
免疫缺陷		
术前长期住院		

表 22-3　SSI 的诊断

SSI 的类型	时程	标准（至少符合一条）
浅表切口 SSI	手术后 30 天内	表面排脓 浅表组织或体液中发现病菌 症状和体征（疼痛、发红、肿胀和发热）
深部切口 SSI	手术后 30 天内或假体植入 1 年内	深部排脓 切口裂开或外科切开伤口（因体温 > 38℃、疼痛以及触痛） 脓肿（如影像学发现）
器官或组织间隙 SSI	手术后 30 天内或假体植入 1 年内	器官/腔隙的引流管排脓 器官/腔隙的组织或液体中培养出微生物 波及器官/腔隙的脓肿

SSI，手术部位感染

E. 麻醉管理

1. 术前　择期手术应延期至感染治愈。矫形手术前戒烟 4 ～ 8 周可降低切口相关并发症的发生率。酗酒者术前戒酒 1 个月可减少术后并发症。优化糖尿病的治疗有利于降低围术期的感染。大手术前适当的饮食和减轻体重可能是有益的。鼻前孔局部施用莫匹罗星可有效消灭金黄色葡萄球菌，并降低术后感染的风险（但可能会引起莫匹罗星耐药）。术区备皮应该采用剪除毛发而非刮除。术前用氯己定清洁皮肤可降低 SSI 的发生率。

2. 术中

a. 预防性抗生素　术区菌群多（如结肠或阴道的手术）或需置入人工材料（如髋关节假体或心脏瓣膜）时，预防性应用抗生素可防止术后伤口感染。理想的预防性抗生素应用时间应在切皮前 60 min 内。长时间手术（超过 4 h）可能需要追加第二次抗生素。预防性抗生素应在手术的 24 h 内停止；心脏手术除外，应持续 48 h。一代头孢菌素（头孢唑林）对于很多类型的手术有效。万古霉素适用于 MRSA。在大肠和妇科手术期间，尤其是在高危患者中，抗生素覆盖革兰氏阴性菌是很重要的（厄他培南，头孢替坦）。某些患者（人工心脏瓣膜、先心病、既往感染性心内膜炎病史或瓣膜病患者接受心脏移植）可能需要特殊的预防用药以防止亚急性细菌性心内膜炎。

b. 物理及生理性预防措施

i. 氧气　皮下组织氧张力和伤口感染发生率呈负相关已经得到了证实。组织缺氧增加对感染的易感性。

ii. 正常体温　低体温与感染率升高相关。

iii. 镇痛　良好的术后镇痛可增加伤口的氧分压，降低感染的发生率。

iv. 二氧化碳　术中轻度高碳酸血症可增加皮下及结肠的氧分压，减少手术部位感染。

v. 围术期补液　可增加组织灌注和组织氧分压，但过量液体会增高并发症发生率，尤其是肺部并发症。

vi. 葡萄糖　目标是将血糖水平维持在较窄的生理范围内；血糖升高可抑制白细胞的功能，促进细菌的生长。应用葡萄糖、胰岛素和钾可以恢复糖尿病患者的免疫能力。

vii. 清创　清创似乎能减少污染伤口的感染。

III. 血流感染

中心静脉置管（central venous catheters，CVC）是医院菌血症及真菌血症的主要原因。这种感染的死亡率为 12% ～ 25%。

A. 症状和体征　体征通常是非特异性的（精神状态的改变、血流动力学不稳定、营养耐受性改变以及乏力不适），除留置管外无其他明显原因。患者状况突然改变时，临床医师应警惕血流感染（bloodstream infection，BSI）的可能。

B. 诊断　导管相关的 BSI 是指留置血管内导管的患者出现菌血症或真菌血症，至少一次外周血培养呈阳性结果，并有感染的临床表现，而除导管外无其他明显的感染源。如果取出的导管尖端培养出的菌群与外周血相同，则诊断更加明确。表 22-4 列出了一些与 BSI

表 22-4　血流感染的常见病原体（1992—1999）	
凝固酶阴性的葡萄球菌（37%）	● 肠杆菌类（5%）
金黄色葡萄球菌（13%）	● 铜绿假单胞菌（4%）
肠球菌（13%）	● 肺炎克雷伯杆菌（3%）
革兰氏阴性杆菌（14%）	念珠菌类（8%）
● 大肠杆菌（2%）	

From National Nosocomial Infections Surveillance（NNIS）system report，data from January 1990-May 1999，issued June 1999. Am J Infect Control. 1999；27（6）：520-532

相关的病原体。

C. 治疗　预防是最好的治疗方法。应该去除感染源（通常是 CVC）；在培养结果出来之前，应开始经验性广谱抗菌素治疗；待培养结果回报后应采用针对性的治疗。

D. 麻醉管理

1. 术前管理　很多 CVC 由麻醉医师放置，后者并不知道几天后发生的 BSI。锁骨下静脉和颈内静脉置管的感染风险要小于股静脉置管。洗手、中心静脉置管时采取的全面预防措施、氯己定清洁皮肤、尽量避免股静脉置管以及移除不必要的导管，都可有效减少导管相关性 BSI。接近管口时必须保持无菌。涂布或灌注杀菌剂或抗生素的导管可降低血流感染的发生率。

2. 术中管理　输血与免疫抑制以及传播病原体［肝炎病毒、人类免疫缺陷病毒（HIV）］相关。

a. 免疫抑制　去除血制品中的白细胞可减少输血导致的免疫抑制。

b. 传播疾病　HIV 和丙肝病毒感染早期存在"窗口期"，此时血中存在大量的病毒，但循环中尚无抗体存在。血制品细菌污染发生率最高的是血小板（大约每 1000～3000 血小板单位中有 1 单位被污染）。能够感染的病原体包括凝固酶阴性葡萄球菌、金黄色葡萄球菌、蜡状杆菌、沙雷氏菌、链球菌和铜绿假单胞菌。每输注 5 万单位浓集血小板或 50 万单位浓集红细胞，可发生一例输血相关的严重细菌性脓毒症。只有能在寒冷环境下生长的菌群（例如小肠结肠炎耶尔森菌）才能在冷藏的血液中生长。避免输血是远离输血感染并发症的最好方法。

3. 术后管理　一旦患者不再需要中心静脉及肺动脉导管，应该尽早拔除。避免不必要的肠外营养甚至是含葡萄糖液体，因为可能增加 BSI 的风险。

Ⅳ. 脓毒症

脓毒症包含一系列的紊乱，一方面既有某一部位的局部炎症，另一方面又具有严重全身炎症反应并伴随多器官衰竭（图 22-2）。手术和麻醉应该延迟，直到脓毒症至少得到部分治疗后。但是，有时候脓毒症的基础病因（脓肿、心内膜炎、肠穿孔以及坏死性筋膜炎）需要紧急手术干预。

A. 症状和体征　脓毒症的体征常没有特异性。全身炎症反应综合征（表 22-5）是脓毒症的重要组成部分。脓毒症可能导致多器官系统功能衰竭。典型表现包括低血压、水冲脉和脉压增宽。

B. 诊断　结合病史、症状及体征可推测诊断。确诊依据血、尿、痰、脑脊液（CSF）或组织标本中分离出特异的病原体。

C. 治疗（图 22-3）

1. 尽快开始广谱抗生素覆盖治疗　这是第一步治疗。应根据特异性病原体及其药敏调整治疗。抗生素的选择除了考虑其抗菌谱外，还应根据抗生素对各种组织的穿透性，包括骨、脑脊液、肺及脓腔。

2. 支持治疗　对于器官系统功能障碍，支持治疗是必不可少的。支持治疗应以优化氧供和心输出量为目标。混合静脉或中心静脉的氧饱和度可作为治疗终点的有效指标。通常需要进行早期液体复苏。合理使用正性肌力药和缩血管药是非常重要的（图 22-3）。

D. 预后　预后取决于病原菌的毒力、合理治疗的开始时机、患者的炎症反应和免疫状态及器官系统功能不全的程度。

E. 麻醉处理

1. 术前　最重要的问题是，在脓毒症治疗之前是否要推迟手

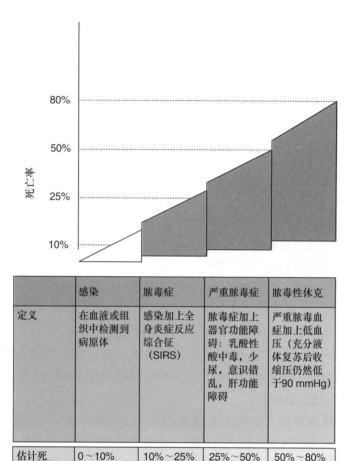

	感染	脓毒症	严重脓毒症	脓毒性休克
定义	在血液或组织中检测到病原体	感染加上全身炎症反应综合征（SIRS）	脓毒症加上器官功能障碍：乳酸性酸中毒，少尿，意识错乱，肝功能障碍	严重脓毒血症加上低血压（充分液体复苏后收缩压仍然低于90 mmHg）
估计死亡率	0～10%	10%～25%	25%～50%	50%～80%

图 22-2　脓毒症的发展历程及定义和大概死亡率（Adapted from Bone RC. Toward an epidemiology and natural history of systemic inflammatory response syndrome. JAMA. 1992；268：3452-3455.）

表 22-5　全身炎症反应综合征

至少两项以下表现：

- 白细胞计数大于 12 000/mm³，或者小于 4000/mm³，或者幼稚型多于 10%
- 心率大于 90 次 / 分
- 体温高于 38℃，或者低于 36℃
- 呼吸频率大于 20 次 / 分，或者 $PaCO_2$ 低于 32 mmHg

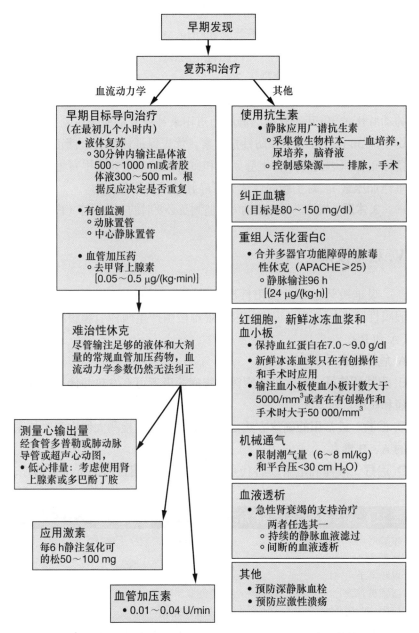

图 22-3 脓毒症的处理。APACHE，急性生理和慢性健康评估第二版

术，以及对于紧急手术，患者的情况能否在术前得到改善。术前复苏的目标应达到平均动脉压高于 65 mmHg、中心静脉压 8 ～ 12 mmHg、尿量充足、正常 pH 值而无代谢性（乳酸性）酸中毒以及混合静脉或中心静脉血氧饱和度高于 70%。

2. 术中　通常有指征进行有创监测（动脉血压、中心静脉压或肺动脉压）。应开通充足的静脉通道用来补液及输血或血制品成分。切皮前 30 min 应给予预防性抗生素。优先保证体温及血糖正常。准备好正性肌力药（如肾上腺素）和血管收缩剂（如去甲肾上腺素和垂体加压素）。对于顽固性休克可静脉给予类固醇药物。

3. 术后　继续进行血流动力学监测及必要时的支持治疗（图 22-3）。

V. 艰难梭菌

艰难梭菌是革兰氏阳性厌氧芽胞菌，是抗生素相关性腹泻和假膜性肠炎的主要可识别病因。艰难梭菌产生两种引起腹泻的毒素（A 和 B）。

A. 危险因素（表 22-6）

B. 症状和体征　最常见为腹泻和腹痛。患者可有发热并伴有腹部触痛和腹胀。

C. 诊断　最常用的确诊方法是采用酶联免疫学检测大便中艰难梭菌的 A、B 毒素。

D. 治疗　液体和电解质替代疗法，尽可能停用目前的抗生素治疗，

表 22-6　艰难梭菌相关腹泻的危险因素	
年龄增加（不包括婴儿）	长期的抗生素治疗（超过三天危险加倍）
严重的基础疾病	多重抗生素治疗
胃肠道手术	免疫功能低下
留置鼻胃管	免疫抑制治疗
应用抗溃疡药物	近期手术操作
入住 ICU	与感染艰难梭菌的患者在同一个病房
长期住院	

并给予针对艰难梭菌的抗生素治疗（口服甲硝唑 400 mg，3 次 / 日，或口服万古霉素 125 mg，4 次 / 日）。通常至少治疗 10 天，但应持续到症状和腹泻缓解。

E. 麻醉管理

1. 术前 一般来说，艰难梭菌肠炎的重症患者（包括常规治疗无改善者）需要进行手术治疗，如次全结肠切除和回肠造口。这类手术的死亡率很高。

2. 术中 可能出现血流动力学不稳，有创监测可以指导液体管理和正性肌力药以及血管加压药的应用。多次腹泻后可出现脱水、酸碱及电解质紊乱。阿片类药物减少肠蠕动，会加重毒素介导的致病作用。

3. 术后 最需要考虑的问题之一是预防艰难梭菌的播散；因此，必须采取预防接触和隔离措施，常规使用一次性手套和隔离衣也很重要。用肥皂和流水用力洗手可去除芽胞。

VI. 坏死性软组织感染

坏死性感染包括气性坏疽、中毒休克综合征、Fournier 坏疽、严重蜂窝织炎和食肉菌感染等。严重性可能在起病时被低估。相关病原微生物毒力强大、病程凶险，死亡率很高（高达 75%）。

A. 症状和体征 包括感染的一般特点，例如不适、发热、出汗以及精神状态的改变。总是会出现疼痛，可和体征不相称。由于感染起源于深部组织层，皮肤表现往往很轻，不能反映组织坏死的程度或疾病的严重性。低血压是预后不良的征兆。

B. 诊断 易感因素包括酒精滥用史、营养不良、肥胖、创伤、癌症、烧伤、高龄、血管性疾病、糖尿病以及免疫抑制。辅助检查包括血白细胞计数升高、血小板减少、凝血病、电解质紊乱、酸中毒、高血糖、炎症反应标记物升高（如 C 反应蛋白）以及广泛坏死性炎症伴皮下气体的影像学证据。CT 或 MRI 可显示坏死组织的范围。血、尿以及组织标本应送检进行培养。

C. 治疗　进行广泛的坏死组织清创术，同时给予合适的抗生素治疗，抗生素谱应覆盖革兰氏阳性、革兰氏阴性以及厌氧菌。

D. 预后　死亡率较高，即使在最初的感染中幸免，患者仍然容易发生继发感染。

E. 麻醉管理

　　1. 术前　麻醉医师应将这类患者与严重脓毒症者同等对待，设法在术前予以复苏。但外科清创术不应延迟以免增加死亡率。

　　2. 术中　依托咪酯在脓毒性休克患者的应用越发受到关注，因为这类患者已存在肾上腺功能不足，因此理论上即使单次剂量依托咪酯也可能使肾上腺功能恶化。术中也可出现大量的液体转移、失血及细胞因子的释放。建立良好的静脉通路是必需的，有创动脉和中心静脉的监测也非常有用。应进行交叉配血并备血。患者存在发生低血容量休克和脓毒性休克的双重危险。

　　3. 术后　与脓毒症一样，患者有发生多器官功能衰竭的风险。建议术后入 ICU。术后应继续抗生菌治疗，应根据组织标本培养结果选择抗生素。

VII. 破伤风

　　破伤风梭菌滋养体产生的破伤风痉挛毒素是一种神经毒素，引起破伤风的临床表现。破伤风痉挛毒素抑制了脊髓抑制性联络神经元，引起全身骨骼肌收缩（痉挛）。一般认为大脑第 4 脑室对破伤风痉挛毒素具有选择性通透作用，造成牙关紧闭和颈强直早期表现。可出现交感神经系统的过度兴奋。

A. 症状和体征（表 22-7）

B. 治疗

　　1. 控制骨骼肌痉挛　可通过给予地西泮、肌松剂和机械通气来控制骨骼肌痉挛。

　　2. 预防交感神经系统过度兴奋　可应用 β 受体阻滞药。

　　3. 呼吸支持　气管插管用于控制分泌物，通气支持包括预防喉

表 22-7　破伤风的症状和体征
牙关紧闭（75%）
喉痉挛
面部肌肉僵硬（"苦笑面容"）
吞咽困难
腹部及腰部肌肉僵硬（角弓反张姿势）
外界刺激可触发剧痛的骨骼肌痉挛，例如突然暴露于光线中、意外的噪音或气管内吸痰
骨骼肌做功增加导致体温升高
低血压（心肌炎）或一过性高血压
快速性心律失常
外周血管收缩
发汗
抗利尿激素分泌异常导致低钠血症及血浆渗透压降低

痉挛引起的气道梗阻。

4. 中和循环中的外毒素　肌内注射抗破伤风人免疫球蛋白。

5. 外科清创　外科清创可消除外毒素的来源。

6. 抗生素治疗　青霉素可破坏产生外毒素的破伤风梭菌滋养体。

C. 麻醉管理　通常采用全身麻醉，给予挥发性麻醉药（以降低交感神经系统的活性）并行气管插管（因为喉痉挛的可能性增加）。由于破伤风痉挛毒素可在外科切开时进入循环系统，所以需待患者接受抗毒素治疗后几个小时再行清创手术。常需进行有创血压及中心静脉压监测。应准备诸如利多卡因、艾司洛尔、美托洛尔、镁、尼卡地平以及硝普钠等药物。

Ⅷ. 肺炎

A. 类型

1. 社区获得性肺炎　是美国十大死亡原因之一。肺炎链球菌是最常见的成人细菌性肺炎（典型肺炎）病因。其他常见的病原体包括流感嗜血杆菌、肺炎支原体、金黄色葡萄球菌、嗜肺性军团菌、肺炎克雷伯杆菌、肺炎衣原体和流感病毒（非典型性肺炎）。

2.吸入性肺炎 危险因素包括意识抑制（酒精滥用、药物滥用、头部创伤、癫痫和其他神经系统疾病、应用镇静剂），因为放置鼻胃管、食道癌、肠梗阻、反复呕吐、口腔卫生不良和牙周病，以及麻醉诱导和恢复期造成的吞咽功能障碍和食管运动异常。临床表现取决于吸入物的性质和容量，可表现为爆发性动脉低氧血症、气道阻塞、肺不张和肺炎。

3.术后肺炎 最常发生于接受较大的胸部、食管或上腹部手术的患者，但在进行其他类型手术的既往体健者中罕见。合并慢性肺部疾病的患者术后肺炎的发病率是正常人的三倍。

4.肺脓肿 肺脓肿可能继发于细菌性肺炎。胸片上的气液平面表示脓肿破入支气管树，臭痰是标志性特征。只有当发生脓胸等并发症时才进行手术治疗。

B.诊断 细菌性肺炎的早期特征性表现是发冷，然后突然出现发热、胸痛、呼吸困难、疲劳、寒战、咳嗽、多痰。干咳是非典型肺炎的特点。病史可以提示可能的病原菌，比如居住旅馆和接触浴缸（嗜肺性军团菌）、洞穴探险（夹膜组织胞浆菌）、潜水（尖端赛多孢子菌）、接触鸟类（鹦鹉热衣原体）、接触绵羊（贝氏立克次体）、酒精中毒（肺炎克雷伯杆菌），以及免疫缺陷如艾滋病（卡氏肺囊虫肺炎）。胸片、痰培养及镜检、尿检查嗜肺性军团菌抗原、血液抗体效价检测肺炎支原体、痰聚合酶链反应检测衣原体以及血清学检查 HIV，这些检查对诊断均有一定帮助。

C.治疗 严重肺炎的治疗通常需根据经验进行（典型治疗方式为联合头孢菌素及大环内酯类抗生素如阿奇霉素或克拉霉素）。病原体确定后，选用针对性的抗生素治疗。

D.预后（表 22-8）

E.麻醉管理 急性肺炎患者应延迟麻醉及手术。液体管理极富挑战性；入量过多会加重缺氧。全麻期间通气参数应设为潮气量 6～8 ml/kg 理想体重以及平均气道压小于 30 cmH$_2$O。

表 22-8　肺炎严重指数的内容	
年龄	收缩压＜ 90 mmHg
性别	体温＜ 35℃或＞ 39.9℃
疗养院居留	脉搏＞ 124 次 / 分
肿瘤病史	pH ＜ 7.35
肝疾病	血尿素氮（BUN）＞ 29 mg/dl
充血性心力衰竭	血钠＜ 130 mmol/L
脑血管疾病	血糖＞ 249 mg/dl
肾疾病	血细胞比容＜ 30%
精神状态改变	PaO_2 ＜ 60 mmHg
呼吸频率＞ 29 次 / 分	X 线胸片示胸腔积液

IX. 呼吸机相关肺炎

呼吸机相关肺炎（ventilator-associated pneumonia，VAP）是 ICU 内最常见的医院感染，占医院感染的三分之一。死亡率为 15% ～ 50%。一些简单的干预措施可以减少 VAP 的发生，包括注意手卫生、口腔护理、限定镇静深度、置患者为半坐位、吸出声门下的分泌物、限制插管时间以及考虑适度的无创通气支持。

A. 诊断（表 22-9）（美国）国家医院感染监测系统（National Nosocomial Infections Surveillance System，NNIS）采用标准化的 VAP 诊断流程和临床肺部感染评分，促进临床医师和研究者的诊断趋向一致。临床肺部感染评分超过 6 分即符合 VAP 的诊断。NNIS 和临床感染评分对诊断 VAP 都相对敏感（＞ 80%），但缺乏特异性。

B. 治疗（图 22-4）

C. 麻醉管理

VAP 的患者常需麻醉下行气管造口术。大手术应延迟到肺炎痊愈及呼吸功能改善后进行。呼吸衰竭患者需要呼气末正压通气（PEEP）。手术期间的呼吸参数设置应保持与 ICU 相同，包括同样的通气模式及 PEEP 水平。在保证充足氧合（SpO_2 ＞ 95%）的情况下，应采用最低吸入氧浓度。

表 22-9　临床肺部感染评分

参数	选项	评分
体温（℃）	≥ 36.5 且 ≤ 38.4	0
	≥ 38.5 且 ≤ 38.9	1
	≥ 39 或 ≤ 36	2
血白细胞（mm³）	≥ 4000 且 ≤ 11 000	0
	< 4000 或 > 11 000	1
	＋带状核型白细胞 ≥ 50%	＋ 1
气管分泌物	无	0
	有，非脓性	1
	有，脓性	2
氧合：PaO_2/FiO_2（mmHg）	> 240 或 ARDS	0
	≤ 240 且无 ARDS	2
胸片	无浸润	0
	弥漫（或片状）浸润	1
	局灶浸润	2
肺部浸润进展	胸片无进展	0
	胸片显示进展（除外心力衰竭和 ARDS 后）	2
气管吸出物培养	病原菌数量稀少或少量	0
	病原菌数量中等或很多	1
	革兰氏染色见相同病原菌	＋ 1

ARDS，成人呼吸窘迫综合征。

Reproduced from Luyt CE，Chastre J，Fagon JY. Value of the clinical pulmonary infection score for the identification and management of ventilator-associated pneumonia. Intensive Care Med. 2004；30：844-852；with permission

X. 严重急性呼吸综合征（SARS）及流感

　　某些病毒可爆发流行、具有高毒性及高死亡率，甲型流感病毒和 SARS 相关病毒就是其中两例。

A. 症状和体征　包括非特异性主诉（咳嗽、咽喉痛、头痛、腹泻、关节痛以及肌肉痛）。更严重的病例可出现呼吸困难、意识混

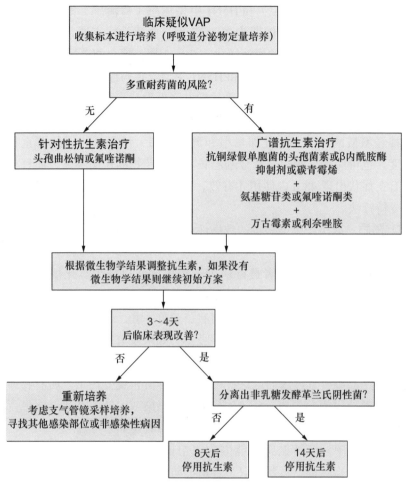

图 22-4　呼吸机相关肺炎的处理。NLF GN，非乳糖发酵革兰氏阴性菌（Adapted from Porzecanski I，Bowton DL. Diagnosis and treatment of ventilator-associated pneumonia. Chest. 2006；130：597-604.）

乱（脑炎）以及咯血。其他体征包括发热、心动过速、出汗、结膜炎、皮疹、呼吸急促、动用呼吸辅助肌肉、发绀，以及肺炎的肺部表现、胸腔积液或气胸。胸片有助于明确诊断。

B. 诊断　结合起病、病史、症状和临床表现通常足以提示诊断。

SARS 冠状病毒（CoV）和 H5N1 甲型流感（禽流感）的潜伏期大约为 1 周。流感的潜伏期为 2～17 天。血清学检查通常对诊断并无帮助，因为感染后的血清转化需 2～3 周，聚合酶链反应（PCR）有助于诊断 SARS 冠状病毒和 H5N1 甲型流感病毒感染。

C. 治疗　疫苗开发是预防感染播散并降低发病率和死亡率的关键措施。目前尚无针对 SARS 冠状病毒和 H5N1 甲型流感病毒的疫苗。神经氨酸酶抑制剂（扎那米韦和奥塞米韦）可降低流感的严重程度。也可应用金刚烷胺及金刚乙胺。这些药物的作用不大，而且只有在症状出现 48 h 内使用才有效。流感和 SARS 的主要治疗措施是支持疗法。

D. 预后　取决于感染病毒的致病性和患者的易感性。

E. 麻醉管理

1. 术前　受染患者最好应置于负压房间以减少雾化播散和传染。对于感染 SARS 冠状病毒和新进化的强流感毒株的患者应做好防护措施，包括全身一次性隔离衣、双重手套、护目镜以及带有高效气体微粒滤过器的空气净化呼吸器。如果没有这些设备，可采用 N95 口罩（阻断 95% 的微粒）而不是普通外科口罩。呼吸回路的两个通路都应放置过滤器以保护呼吸机和麻醉机免受污染。所有物体表面都应以酒精消毒，SARS 冠状病毒感染或 H5N1 甲型流感患者停留过的房间在 48 h 内不应再用于其他患者（如果可行）。

2. 术中　麻醉医师不能因为害怕被感染而忽视这些脆弱患者所需的精心照料。只要采取了合适的防护措施，就可以防止感染播散。如果需要机械通气，应采取与急性呼吸窘迫综合征相同的保护性通气策略。潮气量应限制在 6～8 ml/kg 瘦体重，平均气道压应低于 30 cmH$_2$O。

3. 术后　应继续预防感染扩散。

XI. 结核

结核分枝杆菌是一种引起结核的专性需氧菌，在氧浓度高的组织中最容易存活。目前美国结核的大部分病例发生在少数族裔、出生于结核地方性流行区域者（亚洲和非洲）、静脉药物滥用者、HIV感染或 AIDS 患者。所有结核患者都应检测 HIV。结核杆菌的多重耐药株导致了结核的全球再流行。另外，广泛耐药的结核杆菌对二线治疗药物具有耐药性，包括氟喹诺酮类药物，以及三种静脉注射药物（阿米卡星、卡那霉素、卷曲霉素）中的至少一种。

A. 诊断　结核的诊断基于临床表现（持续干咳、厌食、体重减轻、胸痛、咯血和盗汗）、感染的流行病学可能性以及诊断试验的结果。最常用的结核检测是结核菌素皮肤试验（Mantoux 试验）。接种过卡介苗或曾接触过结核者的结核菌素试验结果可为阳性，即使在进行皮试时体内并没有活的分枝杆菌。两种干扰素释放试验（QuantiFERON-TB gold In-Tube 试验和 T-SPOT.TB 试验）与结核皮肤试验在敏感性和特异性方面等同，甚至可能优于后者。这两种都是血液测试，都不受既往卡介苗的影响。胸片显示肺尖或其下方的浸润，或双侧上叶浸润伴空洞。AIDS 患者的胸片常不典型。结核性脊椎骨髓炎（Pott 病）是肺外结核的常见表现。痰涂片可见抗酸杆菌。

B. 麻醉医师的高风险　麻醉医师是医院结核的高危人群，应每年接受结核菌素筛查，皮肤试验阳性者可接受化疗。

C. 治疗　异烟肼化疗。其他药包括吡嗪酰胺、利福平以及乙胺丁醇。为达到治愈，推荐肺结核治疗 6 个月。肺外结核通常需要更长疗程。

D. 麻醉管理

　　1. 术前评估　详细询问病史，包括是否持续咳嗽以及结核菌素试验的情况。择期手术应延期至患者不再具有传染性（即，已接受抗结核药物治疗、临床表现正在改善以及连续三次痰涂片阴性）。如果手术不能延期，尽量减少参加手术的人员。高危操作（支气管镜检、气管插管和气管吸引）应在负压环境下进行。被运送的患者以及工作人员都应佩戴贴紧面部的 N95 面罩。

　　2. 术中　对于脊柱结核的患者，进行气道操作时应采取特殊预防措施以免伤及脊柱。高效空气颗粒过滤器（HEPA）应置于 Y 形接头与面罩、喉罩或气管导管之间。细菌过滤器应置于麻醉传输回路的呼气侧以减少结核杆菌向周围空气的排放。推荐使用专用的麻醉机和呼吸机。

3. 术后 应在隔离房间进行护理，最好有负压。

XII. 实体器官移植受体的传染性疾病

实体器官移植后的免疫抑制变化较大，取决于免疫抑制剂使用的剂量和持续时间以及移植后的时间。在移植后的最初几个月里，免疫抑制是最强烈的，随着时间的推移，治疗逐渐减少，免疫抑制也变得不那么强烈。除了药物对免疫系统的作用外，代谢异常、对皮肤黏膜屏障的损伤以及可能存在的免疫调节病毒［巨细胞病毒（CMV），HIV］都会影响免疫抑制。传染病对移植后患者的影响根据时间可分为三类：移植后的第一个月，2～6个月，6个月之后。

A. 关键时间段和影响因素

1. 第一个月 活动性感染可潜伏在异体移植物中，通常是细菌或真菌。在移植后的第一个月里最常见的病毒感染是重新激活的单纯疱疹病毒。

2. 2 到 6 个月 可发生罕见感染，要么是社区获得性的，要么是机会性感染。在实体器官移植后的头 6 个月，甲氧苄啶-磺胺甲噁唑常用于肺孢子虫肺炎的预防，心、肺移植后的使用时间更长。潜伏的受体感染可重新激活：结核病常见，发生于约 1% 的移植受者。

3. 6 个月以后 大多数感染与在社区中所见相似。然而，有些人可发生乙肝病毒、丙肝病毒、CMV 或 EB 病毒的进行性感染。最常见的病毒感染是水痘-带状疱疹，临床表现为带状疱疹。

4. 慢性排异病例 因为大剂量的免疫抑制剂，患者容易发生机会性感染。感染 HIV 和（或）AIDS 的患者需要密切随访是否有感染的表现，包括常见感染和机会性感染。必须维持高效抗逆转录病毒的治疗方案。

B. 麻醉管理

1. 术前　评估的重点是免疫抑制程度和同种异体移植器官的功能。实验室评估包括全血细胞计数（CBC）和分型、代谢检查、肝功能试验、必要时的病毒学检查、胸片和心电图（ECG）。免疫抑制剂的血药浓度可能也需要检测。活动性排异是择期手术的禁忌证。所有的抗微生物药物和免疫抑制剂都应在围术期继续应用。

2. 术中　麻醉技术的选择基于手术、患者的并发症、是否有特殊的麻醉禁忌，以及免疫抑制剂与麻醉药物之间可能的相互作用。尽管对区域麻醉技术可能造成感染的担忧有所增加，但支持的证据不足。不首选经鼻插管，因为可能会引起菌血症。环孢素可延缓神经肌肉阻断药的代谢，尤其是泮库溴铵和维库溴铵。进行有创的导管置入操作时，必须严格应用无菌技术。

3. 术后　主要的考虑是监测移植物功能或潜在感染的恶化。所有的抗生素治疗方案都应该严格遵守。应注意，感染的症状和体征可能会被减弱而难以察觉。

XIII. 获得性免疫缺陷综合征（AIDS）

估计全球有 4000 万人感染 HIV，迄今已造成 2500 万人死亡。HIV 的主要传播方式是异性性接触。患者感染病毒但仍然保持健康的时期不固定。

A. 发病机制　感染后很快发生急性血清转化病，体内出现高载量的病毒。几个月后，患者的免疫反应使病毒血症减少。随后发生淋巴结的逐渐退化，伴随辅助 T 淋巴细胞（CD4 T 细胞）减少及病毒载量的增加，最终不可避免地发生 AIDS。肺孢子虫肺炎通常在 CD4 细胞减少至 200 个 /ml 以下时才发生。

B. 症状和体征（表 22-10）

C. 诊断　通过酶联免疫吸附法（ELISA）进行诊断；结果通常在感染后 4～8 周 HIV 抗体增加时呈阳性。在此期间，患者的传染性更高。Western 蛋白质印迹法或测量血中 HIV 的病毒载量可确定感染。

表 22-10	AIDS 的症状和体征
体质	盗汗，体重减轻
呼吸系统	呼吸困难，胸片异常 机会性肺炎，气胸 Kaposi 肉瘤和淋巴瘤伴咯血 HIV 引起的肺部综合征（与肺气肿类似） 播散性肺结核
淋巴结	弥漫性淋巴结肿大
神经系统	痴呆 脑弓形虫病 中枢神经系统淋巴瘤 进展性多灶性脑白质病 脑膜炎（隐球菌、HIV、结核） 周围神经病变
心脏	常无症状 ECG 异常达 50% 心包积液达 25% 心脏疾病（尤其是早期动脉粥样硬化）可能因 HAART 而加重 心肌炎；由弓形体病、隐球菌病、柯萨奇 B 病毒、巨细胞病毒、淋巴瘤、曲霉菌病和 HIV 引起
全身血管疾病	腹主动脉瘤和主动脉夹层
肾上腺功能不全	低血压
Kaposi 肉瘤	皮肤及支气管内受累；可导致咯血
血液系统	淋巴细胞增多症（CD8$^+$T 淋巴细胞） 骨髓受累于 HIV 或感染 白细胞减少症，淋巴细胞减少症，血小板减少症 齐多夫定治疗引起的骨髓抑制
肾	HAART 引起的急性中毒性肾小管坏死和肾结石 肾病综合征 肾结石

HAART，高效抗逆转录病毒治疗；HIV，人类免疫缺陷病毒

如果患者在最初感染后很快即接受测试，ELISA 检测结果可能是阴性或不确定的。HIV 病毒 RNA 的核酸检测对 HIV 的特异性和敏感性最强。$CD4^+$细胞水平显示了 HIV 进展的程度，最初急剧下降，然后再次上升，在 8～12 年的过程中缓慢下降。AIDS 定义诊断（表 22-11）中存在一条，即可对 HIV 阳性患者作出 AIDS 诊断。

D. 治疗　目前应用的抗逆转录病毒药物有六大类（表 22-12）。

　　典型的抗逆转录病毒方案包括三种药物：一种蛋白酶抑制剂（PI）或非核苷逆转录酶抑制剂（NNRTI）联合两种核苷逆转录酶

表 22-11　HIV 血清阳性患者的诊断标准

多重或者复发的细菌感染
Burkitt 淋巴瘤
细支气管、支气管、肺或食管的念珠菌感染
$CD4^+$ T 淋巴细胞计数＜ 200/mm³
侵袭性宫颈癌
球孢子菌病，播散性或者肺外
隐球菌病，肺外
隐孢子虫病，慢性肠道（＞ 1 个月）
巨细胞病毒视网膜炎或巨细胞病毒感染（失明）
单纯性疱疹伴慢性溃疡（＞ 1 个月），支气管炎，肺炎，或食管炎
HIV 相关性脑病
组织胞浆菌病，播散性或肺外
异孢子球病，慢性（＞ 1 个月）
免疫母细胞淋巴瘤
Kaposi 肉瘤
脑淋巴瘤，原发
结核分枝杆菌复合体或结核分枝杆菌感染，播散性或肺外
分枝杆菌感染，任何其他菌群，肺内或者肺外
结核分枝杆菌感染，任何部位
肺孢子虫肺炎
肺炎，复发
进展性多灶性脑白质病（PML）
复发性沙门氏菌败血症
脑弓形虫病
HIV 导致的消耗综合征

表 22-12　高效抗逆转录病毒治疗的药物相互作用

分类	常用药物与 HARRT 的相互作用	麻醉药与 HAART 的相互作用
NRTIs（核苷类逆转录酶抑制剂）	抗惊厥剂：苯妥英 抗真菌剂：酮康唑，氨苯砜 酒精 H_2 阻断剂：西咪替丁	HAART 可能影响药物的清除和效果： 阿片类：美沙酮
NNRTIs（非核苷类逆转录酶抑制剂）	抗凝剂：华法林 抗惊厥剂：卡马西平、苯妥英、苯巴比妥 抗结核药：利福平 草药：圣约翰草	HAART 延长药物的半衰期和（或）效果： 镇静药：地西泮，咪达唑仑，三唑仑 阿片类：芬太尼，哌替啶，美沙酮
PIs（蛋白酶抑制剂）	抗凝剂：华法林 抗惊厥剂：卡马西平、苯妥英、苯巴比妥 抗抑郁药：舍曲林 钙通道阻滞药 抗结核药：利福平， 草药：圣约翰草 免疫抑制剂：环孢素	HAART 延长药物的半衰期和（或）效果： 抗心律失常药：胺碘酮，地高辛，奎宁 镇静药：地西泮，咪达唑仑，三唑仑 阿片类：芬太尼，哌替啶，美沙酮 局麻药：利多卡因
INSTIs（整合酶链转移抑制剂）	质子泵抑制剂：奥美拉唑 抗结核药：利福平	无
进入抑制剂	抗惊厥剂：卡马西平 抗结核药：利福平 口服避孕药 质子泵抑制剂：奥美拉唑 草药：圣约翰草	HAART 可能影响药物的清除和效果： 镇静药：咪达唑仑

抑制剂（NRTIs）。许多副作用（过敏反应，严重的肌病，呼吸肌功能障碍）和药物相互作用使治疗复杂化，降低患者的依从性。对麻醉医师尤其重要的是，患者经历长期的代谢并发症，包括血脂异

常和葡萄糖耐受不良，这可能会导致糖尿病、冠状动脉疾病和脑血管疾病的发生。对高效抗逆转录病毒治疗（HAART）的反应可引起IRIS（immune reconstitution inflammatory syndrome，免疫重建炎症综合征），导致临床状态的异常恶化，虽然 CD4$^+$计数改善、病毒载量降低。IRIS 的特征是既往静息状态的疾病出现和（或）恶化，例如甲型、乙型和丙型肝炎，肺孢子虫病，结核病和其他机会性感染。

E. 预后　抗逆转录病毒药物的持续研发已将 AIDS 从一种迅速致命的疾病变成了一种慢性疾病，很多患者可长期存活。

F. 麻醉管理

1. 术前　HAART 可以影响多种器官系统，术前应进行全血细胞计数、代谢检查、肾功能检查、肝功能试验和凝血检查。胸片和心电图检查也需要。CD4$^+$细胞计数和病毒载量是否有必要尚未得到证实。

2. 术中

a. 全面防范　每一位患者都必须视为血液传染性病毒的潜在感染者。一旦发生接触高危体液的意外时（如针刺伤），应在伤后尽快开始实施暴露后预防措施，最好在 1～2 h 内，但伤后 1～2 周内仍可考虑施行。推荐的暴露后预防方案为持续 4 周的用药：叠氮胸苷 250 mg/12 h、拉米夫定 150 mg/12 h 以及印地那韦 800 mg/8 h。

b. 局灶性神经病变　这些病变可升高颅内压，禁用椎管内麻醉。神经病变可能使琥珀胆碱的应用变得异常危险。对于无法解释的低血压应考虑给予类固醇。

3. 术后　HIV 感染并不增加术后并发症的风险（包括术后 30日的死亡）。对于 HIV 血清学阳性患者，相关麻醉及手术风险的资料并不多。在对 HIV 血清学阳性的产妇实行区域麻醉的研究中，并没有发生与麻醉或产科相关的神经病变或感染并发症。产后即时的免疫功能和疾病的严重程度并无改变。已有报道在 HIV 血清学阳性患者应用硬膜外血补丁治疗硬膜穿刺后头痛是安全的，但是考虑到理论上有可能将病毒带入中枢神经系统的风险，应首选其他治疗措施。

第23章

癌症

王广 译 乔青 审校

癌症是美国第二大常见死亡病因，仅位居心脏疾病之后。

I. 机制

癌症是调控细胞增殖的基因（癌基因）突变累积的结果。例如肿瘤抑制基因 *p53* 是关键基因之一。*p53* 在监测 DNA 损伤及调节细胞活力方面发挥关键作用。*p53* 基因失活是许多癌症演变中的早期重要步骤。美国 80% 癌症发病与烟草、酒精、日光等致癌物质刺激和致癌基因形成相关。免疫系统在对抗癌症的过程中起重要的保护作用，最有利的证据是免疫功能受抑制患者（如存在获得性免疫缺陷综合征以及接受器官移植的患者）癌症的发生率显著升高。

II. 诊断

当肿瘤增大损害到重要器官功能时，癌症往往非常明显并容易被诊断。初步诊断的方法包括细胞学检查及活检（针刺活检、切开活检以及切除活检）。针对不同癌症的单克隆抗体（前列腺、肺、乳腺及卵巢等）的检查可能有助于诊断。目前常用的实体肿瘤分期系统为 TNM 分期，其中 T 代表肿瘤大小，N 代表淋巴结受侵情况，M 则代表是否存在远处转移。这种分期系统进一步将患者分为 I～IV 期。I 期患者预后最好，而 IV 期患者预后最差。影像技术

（包括 CT 以及 MRI）常用来进一步描述并确定肿瘤范围以及转移情况。

III. 治疗

癌症治疗方法包括化疗、放疗以及手术。癌症的初步诊断（活检）以及接下来的彻底治疗都离不开外科手术。姑息或康复治疗的患者也可能需要手术治疗。充分缓解与癌症相关的急性和慢性疼痛也是治疗的必要组成部分。

A. 化疗　癌症化疗可产生明显的副作用（表 23-1），可能对麻醉管理产生重要影响。

1. 传统化疗　牵涉到细胞毒性药物使用，能够作用于快速分裂细胞并干扰其复制。

2. 靶向化疗　利用一系列化疗药物直接针对肿瘤细胞增殖和迁移过程，发挥其靶向作用。与乳腺癌中的雌激素受体结合、抑制内皮或血管内皮生长因子、抑制肿瘤血管生成均属于靶向化疗。

B. 手术　癌症的初步诊断（活检）以及彻底治疗经常需要外科手术，姑息治疗的患者也可能需要手术治疗。

C. 放疗　通过毁损肿瘤细胞 DNA 发挥作用。放疗可以通过外照射和放射活性粒子植入来进行。

IV. 癌症治疗的副作用

A. 心血管

1. 心脏毒性　阿霉素和柔红霉素具有心脏毒性，能够引起心肌病，尤其当总的累积药物剂量处于高水平时（如阿霉素 > 300 mg/m^2）。治疗早期出现急性毒性反应（QT 间期延长，心律失常，心肌病），通常停止治疗后毒性反应就会消失。慢性毒性作用可以早发（治疗1 年内）也可以晚发（治疗后数年）。如果患者同时进行放疗或使用其他心脏毒性药物，心脏毒性的风险会增加。使用自由基制剂（右

表 23-1　常用化疗药物毒性

药物	副作用
阿霉素	心脏毒性，骨髓抑制
三氧化二砷	白细胞增多症，胸腔积液，QT 间期延长
天冬酰胺酶	凝血障碍，出血性胰腺炎，肝功能障碍，血栓栓塞
贝伐单抗	出血，充血性心力衰竭，胃肠穿孔，高血压，伤口愈合受损，肺出血，血栓栓塞
博来霉素	肺动脉高压，肺毒性
白消安	心脏毒性，骨髓抑制，肺毒性
卡莫司汀	骨髓抑制，肺毒性
苯丁酸氮芥	骨髓抑制，肺毒性，抗利尿激素分泌失调综合征
顺铂	心律不齐，镁消耗，黏膜炎，耳毒性，周围神经病变，抗利尿激素分泌失调综合征，肾小管坏死，血栓栓塞
环磷酰胺	脑病 / 谵妄，出血性膀胱炎，骨髓抑制，心包炎，心脏压塞，抗利尿激素分泌失调综合征，肺纤维化
尼洛替尼	深静脉血栓，肺毒性
依托泊苷	心脏毒性，骨髓抑制，肺毒性
氟尿嘧啶	急性小脑共济失调，心脏毒性，胃炎，骨髓抑制
异环磷酰胺	心脏毒性，出血性膀胱炎，肾功能不全，抗利尿激素分泌失调综合征
甲氨蝶呤	脑病，肝功能障碍，黏膜炎，血小板功能障碍，肺毒性，肾衰竭，骨髓抑制
丝裂霉素	骨髓抑制，肺毒性
米托蒽醌	心脏毒性，骨髓抑制
紫杉醇	共济失调，自主神经功能障碍，骨髓抑制，周围神经病变，关节痛，心动过缓
索拉非尼	心肌缺血，高血压，伤口愈合受损，血栓栓塞
舒尼替尼	肾上腺功能不全，心肌缺血，高血压，血栓栓塞
三苯氧胺	血栓栓塞

表 23-1 常用化疗药物毒性（续）

药物	副作用
沙利度胺	心动过缓，神经毒性，血栓栓塞
维 A 酸	骨髓抑制，维 A 酸综合征
长春碱	心脏毒性，高血压，骨髓抑制，肺毒性，抗利尿激素分泌失调综合征
长春新碱	自主神经功能障碍，心脏毒性，周围神经病变，抗利尿激素分泌失调综合征，肺毒性

雷佐生）和脂质体制剂可能会降低毒性反应。其他与心肌病相关药物包括米托蒽醌、环磷酰胺、氯法拉滨和酪氨酸激酶抑制剂。

2. 心肌缺血 氟尿嘧啶和卡倍他滨能够引起心肌缺血。

3. 化疗的其他心脏副作用 可发生心包炎，心绞痛，冠状动脉痉挛，心电图（ECG）改变，传导系统异常。紫杉醇和沙利度胺可引起严重心动过缓，需要植入起搏器。三氧化二砷、拉帕替尼、尼洛替尼能够延长 QT 间期。

4. 高血压 贝伐单抗、曲妥单抗、索拉非尼、舒尼替尼与高血压有关。发生率为 35% ～ 45%。

5. 放疗其他心脏副作用 心肌纤维化，瓣膜纤维化，心包炎，传导系统异常，加速冠状动脉疾病发生。

B. 呼吸

1. 化疗 博来霉素化疗会导致肺毒性（3% ～ 20%）。数十年后会发生肺纤维化。手术室中使用高浓度氧易发生术后肺功能衰竭。围术期使用激素能够减轻其作用。白消安、环磷酰胺、甲氨蝶呤、洛莫司汀、卡莫司汀、丝裂霉素、长春碱类药物能够引起肺损伤。阻滞表皮生长因子受体被认为是厄洛替尼和吉非替尼引起肺泡损伤的基础。拥有表皮生长因子受体的肺泡 II 型上皮细胞，在肺泡的修复中发挥重要作用。

2. 放疗 放疗肺损伤包括间质性肺炎和肺纤维化。症状往往出现在治疗后 2 ～ 3 个月内，治疗结束后 12 个月内症状会减退。如果患者放疗结束后，再次接触肺毒性药物，会发生"再放射反应"。

C. 肾

1. 肾毒性 顺铂、高浓度甲氨蝶呤和异环磷酰胺可引起肾毒性。可能会出现低镁血症。亚叶酸有助于治疗甲氨蝶呤引起的肾衰竭。

2. 抗利尿激素分泌失调综合征 环磷酰胺治疗后会发生。

3. 出血性膀胱炎 这种状况与环磷酰胺治疗有关。

4. 高尿酸血症和急性肾衰竭 因诱导化疗法或大剂量放疗后，肿瘤溶解和大量尿酸的释放而引发。

5. 肾小球肾炎 放射治疗后可发生。

D. 肝

1. 急性肝功能不全 甲氨蝶呤、天冬酰胺酶、阿糖胞苷、普卡霉素和链脲霉素可引起急性肝功能不全。慢性肝损害很少见。放疗相关肝功能障碍通常是剂量依赖和可逆的。

2. 肝窦阻塞综合征 是最严重的肝功能损害。此综合征通常会发生在全身放疗后，但与白消安、环磷酰胺、长春新碱和放线菌素D等药物也有关。死亡率20%～50%。

E. 气道和口腔

1. 黏膜炎 大剂量化疗后比较常见，特别是使用蒽环类、紫杉类、铂类化合物、甲氨蝶呤、氟尿嘧啶等药物。通常化疗开始一周内起病，终止化疗后会好转。

2. 放疗相关的组织纤维化 组织纤维化可限制气道、张口、颈部和舌的活动程度。

F. **胃肠道系统** 常见恶心、呕吐、腹泻、肠炎。放疗可引起胃肠道粘连和狭窄病变。出血性胰腺炎与天冬酰胺酶有关。

G. **内分泌系统** 高血糖与糖皮质激素治疗有关。肾上腺功能会受到抑制。某些药物会引起抗利尿激素分泌失调综合征，但很少引起有症状的低钠血症。全身放疗和头颈部放疗可引起垂体功能减退和（或）甲状腺功能减退症和甲状腺癌。

H. **血液系统** 可能会发生骨髓抑制（贫血，白细胞减少，血小板

减少，血小板功能障碍伴出血）。考虑到血管生成抑制剂相关出血，术前应停止贝伐单抗治疗。肿瘤因子释放和某些化疗药物使用（沙利度胺、来那度胺、顺铂、三苯氧胺）会导致高凝状态和较高的静脉血栓栓塞的风险。血管内皮细胞坏死会导致放疗后出血。

I. 神经系统

1. 周围神经病变和自主神经病变　长春新碱会发生此类作用，通常情况下是可逆的。

2. 粗神经纤维病变　顺铂可导致粗神经纤维病变。它可以损伤背根神经节，降低本体感觉；治疗后这些病变需要数月方能恢复。紫杉醇与剂量依赖性共济失调有关。

3. 糖皮质激素　糖皮质激素可引起近端肢体和颈部肌肉神经病变。

4. 中枢神经系统　大剂量应用环磷酰胺和甲氨蝶呤可能会发生脑病、谵妄、小脑共济失调。长期应用甲氨蝶呤可造成永久性痴呆。

J. **肿瘤溶解综合征**　化疗和放疗后释放出大量尿酸、钾和磷酸盐可引起肿瘤溶解综合征，最常见于血液肿瘤治疗后。可发生急性肾衰竭、高钾血症、心律失常、低钙血症（继发于高磷血症）、肌肉痉挛和手足抽搐。

V. 癌细胞免疫学

肿瘤细胞具有不同于正常细胞的抗原，因此可出现类似于同种异体移植排斥的免疫反应。只存在于癌细胞而不存在于正常细胞中的抗原被称之为肿瘤特异性抗原。肿瘤相关抗原［如甲胎蛋白、前列腺特异性抗原（PSA）及癌胚抗原（CEA）］既存在于肿瘤细胞又存在于正常细胞中，但肿瘤细胞中抗原浓度更高。肿瘤相关抗原的抗体可用于癌症的免疫学诊断。大多数自发肿瘤具有弱抗原性。

A. **癌症疫苗**　目前市场销售有两种预防疫苗：一种为抗人乳头瘤病毒（HPV）6、11、16、18型疫苗，另一种为抗乙型肝炎疫苗。宫颈癌中约70%由HPV16、18型引起，而且与阴道、外阴、肛门、阴茎和口咽部癌症有关。慢性乙型肝炎感染是肝细胞癌的危险因素。

VI. 副肿瘤综合征（表 23-2）

　　副肿瘤综合征是伴随癌症出现的病理生理紊乱。

A. 发热和恶病质　肿瘤坏死、炎症以及癌细胞释放的毒性物质或者产生的内生致热源均可引起发热。恶病质与癌症的心理效应、肿瘤细胞对正常组织的营养剥夺以及癌症治疗的胃肠道效应有关。

B. 神经肌肉异常　5% ～ 10% 的患者存在神经肌肉异常。最常见的是与肺癌相关的骨骼肌无力（肌无力综合征）。副肿瘤综合征的神经病学大约有 80% 会在癌症诊断前表现出来。Eaton-Lambert 综合征和重症肌无力可发生于肺癌和胸腺瘤。

C. 内分泌异常和异位激素的产生　许多肿瘤可产生活性激素，并引起可预见的生理作用（表 23-3），包括抗利尿激素分泌失调综合征。

D. 高钙血症　在住院患者中，高钙血症常由癌症引起。骨转移（特别是乳腺癌）引起的局部溶骨作用，与肾、肺、胰腺或卵巢肿瘤相关的异位甲状旁腺激素均可导致高钙血症。癌症患者的高钙血症可表现为嗜睡及昏迷、多尿和（或）脱水。

E. Cushing 综合征　由促肾上腺皮质激素（ACTH）或促肾上腺皮质激素释放因子（CRF）分泌过剩所导致，常与肺神经内分泌肿瘤有关。症状包括高血压、体重增加、肥胖和水肿。根据 ACTH 或 CRF 血清水平和地塞米松抑制试验的表现来进行诊断，地塞米松给

表 23-2　副肿瘤综合征病理生理表现	
发热	肿瘤溶解综合征
厌食	肾上腺功能不全
体重减轻	肾病综合征
贫血	输尿管梗阻
血小板减少症	肺性肥大性骨关节病（杵状指）
凝血障碍	心包积液
神经肌肉异常	心脏压塞
产生异位激素	上腔静脉梗阻
高钙血症	脊髓压迫
高尿酸血症	

表 23-3　异位激素产生

激素	相关癌症	临床表现
促肾上腺皮质激素	肺癌（小细胞癌），甲状腺癌（髓样癌），胸腺瘤，类癌，胰岛细胞瘤	Cushing 综合征
抗利尿激素	肺癌（小细胞癌），胰腺癌，淋巴瘤	水中毒
促性腺激素	肺癌（大细胞癌），卵巢癌，肾上腺肿瘤	男性乳房发育症，性早熟
甲状旁腺激素	肺癌，肾癌，胰腺癌，卵巢癌	色素沉着过度，甲状旁腺功能亢进
促甲状腺素	绒毛膜癌，睾丸（胚胎）癌	甲状腺功能亢进
降钙素	甲状腺癌（髓样癌）	低钙血症
胰岛素	腹膜后肿瘤	低血糖症

药不能抑制皮质醇的产生。使用药物（酮康唑，米托坦）阻断产生类固醇来进行治疗。

F. 低血糖　当胰腺胰岛细胞瘤分泌胰岛素，或者胰腺非胰岛细胞瘤分泌类似胰岛素的生长因子 2（IGF-2），就会发生低血糖。

G. 肾异常　可能会发生膜性肾小球肾炎、肾病综合征和淀粉样变（最常见于肾细胞癌）。

H. 皮肤病学和风湿病学异常

　　a. 黑棘皮症　皮肤增厚，色素沉着过多。如果在手掌发现此类表现，往往跟癌症有关，通常为腺癌。

　　b. 皮肌炎　皮肤变化（包括眼睑和手部皮疹）和近端肌无力。最常见于卵巢、乳腺、肺、前列腺和结肠直肠癌。

　　c. 肥大性骨关节病（杵状指）　骨膜下骨内沉积。最常见于胸内肿瘤。

　　d. 血液系统异常　嗜酸性粒细胞增多症与产生特异性白细胞介素相关（ILS），最常见于淋巴瘤和白血病。粒细胞增多症可发生于实性肿瘤，尤其是大细胞癌。纯红细胞再生障碍性贫血与胸腺瘤有关，也与白血病和淋巴瘤有关。血小板增多症（血小板计数＞400 000/mm^3）与三分之一潜在恶性肿瘤病例有关，由肿瘤释放的细胞因子（IL-6）所引起。

VII. 局部肿瘤影响

A. 上腔静脉梗阻　癌症扩散到纵隔或直接侵犯腔静脉壁，导致心脏水平以上的静脉充血、上肢及面部水肿，甚至会出现呼吸困难、声音嘶哑以及气道梗阻。颅内静脉压力升高会导致颅内压升高，可引起恶心、癫痫发作以及一定程度的意识障碍。可立即给予放疗或者化疗使肿瘤体积缩小，进而减轻静脉及气道的梗阻症状。对并存气道梗阻及纵隔内的静脉压升高的患者，为获得组织学诊断而进行气管镜和（或）纵隔镜检查操作是非常危险的。

B. 脊髓压迫　肿瘤或转移瘤（乳腺、肺、前列腺、淋巴瘤）侵及硬膜外腔可造成脊髓压迫。放疗对于部分神经功能受损以及神经功能障碍处于进展期的患者有效。激素能使炎症和水肿减到最小。对于已经完全瘫痪的患者，治疗效果欠佳。

C. 颅内压升高　转移瘤造成的颅内压升高表现为智力下降、局灶性神经功能缺损或出现癫痫。治疗方法包括皮质激素、利尿剂、甘露醇或者放疗，对于单一转移病灶可以通过手术来切除。肿瘤如侵犯脑膜可以采用椎管内化疗进行治疗。

VIII. 急性和慢性疼痛治疗

疼痛的原因可能是病理性骨折、肿瘤转移、手术、放疗以及化疗。疼痛治疗已成为癌症治疗的重要部分。

1. 病理生理学　可将癌痛细分为伤害性和神经病理性疼痛两类。

a. 伤害性疼痛　伤害性疼痛包括躯体痛及内脏痛，产生的原因是躯体（骨骼和肌肉）或内脏伤害感受器受到了刺激。伤害性疼痛一般对阿片及非阿片类药物均有较好的反应。

b. 神经病理性疼痛　神经病理性疼痛涉及外周或中枢传入神经通路，通常为烧灼样或者针刺样疼痛，并且往往对阿片类药物反应较差。

c. 手术相关创伤　切除肿瘤组织的创伤可能引起急性或慢性疼痛。治疗中常常采用局麻药物和加巴喷丁联合使用的多模式镇痛方法。研究表明应用加巴喷丁可以减少术后急性疼痛止痛药的用量，但对进展为慢性疼痛的作用并不明显。

2. 药物治疗

a. 非甾体抗炎药（NSAIDs）　初始治疗一般选用 NSAIDs 和对乙酰氨基酚。非甾体抗炎药在治疗骨痛方面具有较好的疗效（骨痛是最为常见的癌痛）。

b. 可待因　对于中度或重度疼痛可以采用可待因或其类似物进行治疗。

c. 阿片类药物　最常用的阿片类药物包括吗啡（应用途径为口服、静脉、皮下、硬膜外、蛛网膜下腔、黏膜、皮肤）和芬太尼（通过黏膜或者皮肤给药）。吗啡和 μ 阿片受体激动剂治疗癌痛没有剂量限制。用药过程中可能会产生耐药性，但只要合理应用，很少会出现成瘾。

d. 三环类抗抑郁药物（TCAs）　推荐用于抑郁症的治疗，还可以增强阿片类药物的镇痛效果。

e. 抗癫痫药　常用于慢性神经病理性疼痛的治疗。

f. 激素类药物　降低对疼痛的感知，减少阿片类药物的用量，改善患者情绪，提高食欲进而增加患者的体重。

g. 辅助药物　包括氯胺酮和加巴喷丁。

3. 椎管内镇痛　椎管内镇痛是癌症术后有效的镇痛方法。对于通过口服或者静脉方式给药不能缓解疼痛的患者，使用局麻药进行椎管内镇痛可以立即缓解疼痛。吗啡可经硬膜外或者蛛网膜下腔给药。阿片类药物可通过皮下隧道、埋植式鞘内或硬膜外药物输注系统给药，可以维持数周到数月。一些患者还需要通过椎管内给予额外低浓度局麻药才能充分缓解疼痛。

4. 神经损毁术   目的是破坏神经的感觉成分达到镇痛作用，但是也会造成运动神经和自主神经的损伤。对于持续性疼痛的治疗效果远好于间歇性疼痛。腹腔神经丛阻滞（乙醇或者苯酚）已经用来治疗腹腔内脏疼痛（例如胰腺癌引起的疼痛），而且可以持续长达6个月。

5. 神经外科手术   包括神经消融术及神经刺激术，可用于对其他创伤较小的镇痛方式无效的患者。脊髓前侧柱切断术（在脊髓水平切断脊髓丘脑侧束）考虑用于下肢、胸部或者上肢的单侧疼痛。背根切断术（切断感觉神经根）用于疼痛局限于特定皮节区域的患者。背柱刺激或深部脑刺激可用于特定选择的患者。

IX. 麻醉管理

癌症患者的术前评估包括考虑疾病本身所引起的病生理变化（表 23-2 和表 23-3）以及识别化疗药物潜在副作用（表 23-1）。表 23-4 中列举的术前检查项目用于发现化疗引起的副作用。

A. 化疗副反应

1. 心肺毒性   如果存在药物所致的肺纤维化（呼吸困难、干咳）或充血性心力衰竭的病史，麻醉管理会受到影响。应用博来霉素进行化疗的患者，肺间质纤维化可引起淋巴引流障碍，因此这类患者很容易出现肺间质水肿。接受博来霉素化疗的患者，吸入高浓度氧会增加氧中毒风险，因此在满足患者脉搏氧饱和度的基础上尽

表 23-4 癌症患者的术前检查	
血细胞比容	肾功能检查
血小板计数	血糖浓度
白细胞计数	动脉血气
凝血酶原时间	胸部 X 线片
电解质	心电图
肝功能检查	

量采用最低氧浓度。化疗药物所致的心脏毒性可加重麻醉药物引起的心肌抑制作用。

B. 术前准备　术前改善患者营养状况，纠正贫血、凝血功能障碍以及电解质异常都是十分必要的。存在肝、肾功能不全可影响麻醉药及肌松药物的选择。

C. 术中注意事项　操作时应注意无菌技术，因为大部分化疗药物都有免疫抑制作用。头、颈及胸部肿瘤的患者可能存在威胁生命的困难气道和上呼吸道梗阻。接受类固醇激素治疗超过 3 周的患者存在肾上腺受到抑制的危险。考虑应用类固醇替代疗法（诱导时静脉注射氢化可的 100 mg，每 8 h 给予一次，用至 24 h）。麻醉药可能具有免疫调节作用（见第 24 章），其中一些药物可能会促进肿瘤细胞增殖。应记录下操作前已存在的周围神经病变，尤其是使用区域阻滞技术时。应考虑预防感染和血栓栓塞。

D. 术后　存在药物所致肺间质纤维化的患者，进行创伤性手术或手术时间较长时，术后可能需要机械通气。存在药物所致心脏毒性的患者，术后出现心脏并发症风险更大。

X. 临床上常见癌症

A. 肺癌　肺癌是成人癌症死亡的首要病因，几乎占美国所有癌症死亡的 1/3。肺癌是一种可以预防的疾病，因为超过 90% 的肺癌死亡与吸烟相关。

　　1. 病因　除吸烟外，肺癌也与吸食大麻、电离辐射、吸入石棉以及氡气相关。

　　2. 症状和体征　通常反映疾病的严重程度，包括局部或区域表现、肿瘤转移所引起的症状和体征以及与癌症非直接相关的多种副肿瘤综合征（表 23-2）。

　　3. 组织学分类　肺癌的临床表现与组织学类型相关。鳞状细胞癌发生在主支气管或其初级分支（中央来源），往往生长缓慢。腺癌通常起源于肺的外周并倾向侵犯胸膜。大细胞癌通常起源于外周并早期转移，尤其会转移至中枢神经系统。小细胞癌通常起源支气管，早期侵犯淋巴系统，广泛转移。它们往往与副肿瘤综合征有关。

4. 诊断　痰液细胞学分析是常用的确诊手段。经纤维支气管镜活检、刷片检查或肺泡灌洗检查可用于初步评估。周围型肺病变可以在透视、超声或者 CT 引导下经皮细针穿刺吸引活检进行确诊。电视胸腔镜手术可以用于周围型肺病变以及胸膜肿瘤的诊断。纵隔镜以及电视胸腔镜检查可以对淋巴结进行活检并对肿瘤进行分期。

5. 治疗　最有效的治疗方式是手术切除（肺叶切除或者全肺切除术）。肺功能检查有助于确定患者能否进行手术（$FEV_1 > 2$ L，$D_{LCO} > 80\%$ 预后良好；预测术后 $FEV_1 < 0.8$ L 预后不良）。当一侧纵隔淋巴结出现转移时，手术治疗对存活率几乎无影响。放疗、化疗、免疫治疗或者联合这些治疗手段的综合治疗都不能提高患者的 5 年生存率。放疗可有效缓解多数患者肿瘤侵犯引起的症状。放疗联合新辅助化疗适用于治疗小细胞癌。

6. 麻醉管理　对于肺癌患者术前应仔细了解肿瘤所引起的症状，包括营养不良、肺炎、疼痛和异位内分泌的影响（包括低钠血症）（表 23-3）。一旦手术方式确定下来，应对患者的心肺功能进行充分的评估，特别是存在肺动脉高压的患者。

a. 纵隔镜检查　纵隔镜检查最为常见的并发症是出血及气胸。纵隔镜检查过程中可能会压迫右侧无名动脉，从而导致远端脉搏消失，进而出现心脏停搏假象。右侧颈总动脉是右无名动脉的分支，压迫右无名动脉可能会造成术后神经系统症状。纵隔镜检查过程中牵拉迷走神经或者压迫气管会引起心动过缓。

B. 结肠癌　在美国，结肠癌是仅次于肺癌的第二大癌症死亡原因。

1. 病因　大多数结肠癌起源于癌前腺瘤性息肉。动物脂肪摄入过多可导致结肠癌发病增加。具有结肠癌家族史、肠道炎性病史以及吸烟均增加患结肠癌的风险。

2. 诊断　对无症状患者，早期发现及局部切除浅表性病变和癌前病变能够提高治愈率。对有结肠癌家族史的人群进行筛查（直肠指诊、便隐血检查以及结肠镜检查）是十分有益的。

3. 症状和体征　结肠癌的症状和体征可以反映癌症的部位，出现贫血和乏力等症状预示病变位于升结肠，梗阻症状预示病变位于降结肠。结肠癌首先转移至区域淋巴结，而后通过门静脉转移至肝，这是结肠癌最常见的内脏转移途径。

4. 治疗　根治性手术切除，切除范围包括血管及受累肠管的引流淋巴结，能够达到治愈的可能。对于直肠肿瘤患者，由于存在术后复发的风险，因此应考虑术后放疗。

5. 麻醉管理　结肠癌患者的贫血和肝、肺、骨骼以及脑内转移病灶都可能影响术中麻醉管理。结肠癌切除术术中输血与降低患者的生存时间相关，其原因可能为输血造成的免疫抑制作用。鉴于此，应谨慎权衡输血的利弊。

C. 前列腺癌　前列腺癌是男性癌症死亡的第二大病因。

1. 诊断　无症状男性血清中 PSA 含量增高（特别是大于 10 ng/ml）预示可能患有前列腺癌，应尽快给予直肠指诊。直肠指诊只能评估前列腺后面和侧面的病变。一旦直肠指诊提示患有前列腺癌的可能，无论 PSA 浓度高低均需行经直肠超声检查以及活检。

2. 治疗　经尿道前列腺切除术通常可以治愈局灶性分化较好的前列腺癌。如果出现淋巴结转移，则推荐进行根治性前列腺切除术或者决定放疗。放疗可以分为外照射和植入放射性粒子两种。大部分前列腺癌转移灶受雄激素营养作用的影响，因此对于远处转移的患者，可以应用激素治疗。一旦晚期前列腺癌对激素治疗出现抵抗，往往会因骨痛而丧失运动功能。米托蒽醌加用皮质激素或雌莫司汀加上紫杉醇的全身化疗可有效缓解疼痛。在疾病的终末期，短期大剂量泼尼松可以改善患者的主观感受。

D. 乳腺癌　美国女性一生中患乳腺癌的风险为 12%。

1. 危险因素　乳腺癌发病的主要危险因素是年龄的增长和家族史。其他危险因素包括月经初潮过早、绝经较晚、第一次怀孕较晚以及未产妇。乳腺癌易感基因（*BRCA1*，*BRCA2*）的突变也是危险因素，而这种突变具有常染色体显性遗传特征。

2. 筛查 乳腺癌筛查包括乳腺自查、专科医师临床乳腺检查以及筛检性乳腺 X 线摄影。

3. 预后 决定早期乳腺癌预后的两个重要因素是腋窝淋巴结受侵犯的程度和肿瘤的大小。肿瘤细胞缺乏雌、孕激素受体表达提示预后较差。

4. 治疗

a. 手术 保留乳腺疗法（乳腺肿瘤切除术＋放疗）、单纯乳腺切除术以及乳腺癌改良根治术生存率相似。远处微小转移灶与肿瘤侵犯的淋巴结数目有关。乳腺癌手术相关（并发症）发病率很大程度上与淋巴结清扫的副作用有关（淋巴水肿以及上肢活动受限）。

b. 放疗 由于单纯乳腺切除术具有很高的复发率，因此放疗是乳腺癌保乳治疗的重要措施之一。大剂量放疗会造成臂丛病变或神经损伤、引起肺炎、肺纤维化以及心脏损伤。

c. 全身治疗 许多早期乳腺癌女性患者在诊断时已经存在远处的微小转移灶。对于这些患者应用他莫昔芬治疗、化疗以及卵巢切除治疗，可预防或者延缓肿瘤复发。最严重的化疗晚期后遗症是白血病以及阿霉素引起的心脏损害。

d. 支持治疗 对晚期乳腺癌患者的支持治疗，除了应用激素治疗或者化疗外，还可给予双膦酸盐（帕米膦酸钠和氯膦酸盐）减轻骨痛。通过给予缓释的口服阿片类药物和（或）透皮吸收的阿片制剂达到充分镇痛。

5. 麻醉管理 术前评估包括回顾化疗相关的潜在副作用。应避免在可能发生淋巴水肿的上肢放置静脉导管，因为这样可能会加重淋巴水肿并易于引发感染。同时该上肢还应避免受压（例如测压袖带）以及避免受热。在考虑采取区域麻醉以及摆放体位时应注意是否存在骨痛以及病理性骨折。如果术中注射异硫蓝染料，患者的脉搏血氧饱和度会出现一过性的假性降低。

XI. 临床中少见肿瘤

A. 心脏肿瘤　可能是原发或者继发，良性或者恶性。心脏转移性肿瘤通常来源于临近的肺癌，发生率是心脏原发恶性肿瘤的 20 ～ 40 倍。

　　1. 心脏黏液瘤　占成人心脏良性肿瘤的绝大多数。

　　a. 症状和体征　症状反映受侵心腔的充盈与排空障碍（如心力衰竭、晕厥、心律失常以及肺动脉高压）和栓塞，栓子由瘤栓或肿瘤血栓构成。

　　b. 诊断　超声心动图可以明确肿瘤的位置、大小、形状、附着物以及活动性。

　　c. 治疗　手术切除通常可以治愈。

　　d. 麻醉管理　应考虑由于肿瘤阻塞二尖瓣或者三尖瓣所造成的低心排及动脉低氧血症的情况。体位改变可能加重梗阻症状。右房黏液瘤患者应禁止放置右心房或肺动脉导管。

B. 头颈部肿瘤　占美国所有癌症患者的 5%，多数是 50 岁以上的老年男性。大多数患者有过度饮酒及吸烟史。头颈部肿瘤最常见的转移部位是肺、肝以及骨骼。术前应给予患者营养支持治疗。

C. 甲状腺癌　甲状腺乳头癌及滤泡癌是可以治愈的。甲状腺髓样癌可能与嗜铬细胞瘤伴发，这是一种常染色体显性遗传疾病，被称为多发性内分泌瘤病 2 型。采用甲状腺全切或次全切除术是首要治疗方法，体外放疗可作为姑息性治疗以缓解梗阻及骨转移症状。

D. 食管癌　过量饮酒和吸烟是食管鳞状细胞癌的危险因素，而 Barrett 食管（一种胃食管反流的并发症）是食管腺癌的主要危险因素。放疗与根治性手术治疗具有同样的疗效。在食管癌患者的麻醉管理中应考虑患者可能存在酒精性肝病、吸烟所致的慢性阻塞性肺疾病以及由于酒精滥用所造成的对麻醉药物的交叉耐受的情况。

E. 胃癌　胃酸缺乏（胃酸分泌减少）、恶性贫血、慢性胃炎以及幽门螺杆菌感染是发生胃癌的危险因素。当出现体重下降、触及明显的上腹部肿块、黄疸或者出现腹水等症状时，通常提示胃癌已是晚期。完全手术切除是治愈胃癌唯一的治疗方式。

F. 肝癌 肝癌通常继发于乙肝、丙肝、酒精性肝病以及血色沉着症的男性患者。根治性手术或者肝移植是患者生存的唯一希望。但是大多数肝癌患者由于广泛性肝硬化、肝功能损害以及存在肝外疾病而不能耐受手术。

G. 胰腺癌 腹痛、厌食以及体重减轻是胰腺癌最常见的初期症状。疼痛预示肿瘤侵犯了后腹膜，而黄疸则提示肿瘤位于胰头，造成胆道梗阻。完全手术切除（全胰切除术和胰十二指肠切除术或Whipple 手术）是胰腺导管癌唯一有效的治疗方法。对于肿瘤不能切除的患者中位生存期为 5 个月。应用酒精或苯酚进行腹腔神经丛阻滞是治疗胰腺癌相关疼痛最有效的措施。

H. 肾细胞癌 肾癌的临床症状通常表现为贫血、血尿和腰痛。危险因素包括肾癌家族病史及吸烟。副肿瘤综合征比较常见，尤其是由异位甲状旁腺激素分泌所引起的高钙血症以及由促红细胞生成素分泌所致的红细胞增多症。

I. 膀胱癌 膀胱癌与吸烟以及长期接触用于染料、皮革和橡胶工业中的化学物质有关。最常见的症状为血尿。膀胱癌的无创治疗包括内镜下切除以及膀胱内化疗。

J. 睾丸癌 睾丸癌是年轻男性最常见的癌症。睾丸癌是一种可以治愈的肿瘤（即使存在远处转移）。睾丸癌最常见的临床表现为无痛性睾丸肿物。行睾丸切除术即可确诊。

K. 宫颈癌 宫颈癌是 15～34 岁女性中最常见的妇科恶性肿瘤。人乳头瘤病毒感染是宫颈癌发病的主要原因。对于宫颈巴氏涂片发现的宫颈原位癌，可用宫颈锥切活检术治疗。对于更广泛的局部病变或者已经转移的病变，应采用手术、放疗和化疗相结合的治疗方式。

L. 子宫癌 最常见。临床表现为绝经后阴道出血或者阴道不规则出血。初步评估通常采用分段刮宫。对于无转移的患者，应采用经腹子宫全切加双侧输卵管、卵巢切除治疗（采用或不采用放疗）。

M. 卵巢癌 卵巢癌被发现时通常已是晚期。即使不能完全切除癌变组织，也应采取积极的外科肿瘤减灭术，这样可以延长患者的生存时间及改善患者生活质量。多数患者术后应给予腹腔内化疗，通常患者能够很好地耐受。

N.皮肤黑色素瘤　对于可疑的皮肤黑色素瘤病变，采取切除活检，要保证足够的切除范围（宽度和深度要够），往往同时切除前哨淋巴结。黑色素瘤可以转移至全身任何器官。转移性黑色素瘤的治疗方向是姑息性治疗，包括孤立转移灶切除、化疗或联合应用化疗和免疫治疗。

O.骨肿瘤

1.多发性骨髓瘤　也称为浆细胞骨髓瘤或骨髓瘤病，特点是产生某一单克隆免疫球蛋白的单克隆浆细胞的过度增生。

a.症状和体征　骨痛（通常由椎体压缩骨折引起）、贫血、血小板减少、白细胞减少、高钙血症（由骨质破坏所致）、肾衰竭（由本周蛋白沉积在肾小管或肾淀粉样变性所致）以及复发性细菌感染（由肿瘤细胞侵犯骨髓从而减弱细胞免疫所致）。

b.治疗　包括自体干细胞移植以及化疗。姑息性放疗仅限于患有致残性疼痛以及具有明确的病灶，并且对化疗无反应的患者。对于高钙血症患者应立即给予静脉生理盐水及利尿剂治疗。

c.麻醉管理　对于存在压缩性骨折的患者，摆体位时应特别小心。肋骨病理性骨折可能损害通气功能并易发展为肺炎。

2.骨肉瘤　常发生于青少年，典型病变部位是股骨远端及胫骨近端。治疗上采用手术切除或截肢，并给予联合化疗。

3.尤因肉瘤　常见于儿童或青年人，病变部位通常在骨盆、股骨和胫骨。尤因肉瘤是一种高度恶性肿瘤，往往在病变诊断时已经出现转移。治疗方式包括手术切除、局部放疗以及联合应用化疗。

4.软骨肉瘤　常见于青年人及中年人，病变部位通常在骨盆、肋骨、股骨上端或肱骨上端。对于病变范围较大的应采用根治性手术切除，而病变较小的患者则可以采用放疗。

XII. 淋巴瘤和白血病

A. 霍奇金病　霍奇金病是淋巴瘤的一种，其发生可能与感染（EB病毒）、基因以及环境因素有关。免疫功能低下的患者易患淋巴瘤（如器官移植术后患者或者感染 HIV 的患者）。

　　1. 症状与体征　包括淋巴结肿大、盗汗以及无法解释的体重下降。通常存在中重度贫血。由于肿瘤生长可能出现周围神经病变以及脊髓压迫症状。

　　2. 治疗　放疗可以治愈早期局限性霍奇金病。体积较大或者更晚期的霍奇金病采用联合化疗。

B. 非霍奇金淋巴瘤　可以源自于 B 细胞、T 细胞或自然杀伤细胞。化疗是一线治疗方法。难治性病例可以考虑应用自体干细胞移植。

C. 白血病　白血病是由于淋巴母细胞或者骨髓母细胞发生癌性突变，从而引起白细胞的生成失去控制。淋巴细胞白血病病变开始于淋巴结，而粒细胞白血病起病于骨髓中的骨髓母细胞并扩散到髓外器官。骨髓衰竭可引起致命感染或血小板减少导致的出血。白血病细胞也可能侵犯肝、脾、淋巴结和脑膜，从而出现相应器官功能障碍。

　　1. 急性淋巴细胞白血病　成人白血病中约有 15% 为急性淋巴细胞白血病。中枢神经系统障碍是常见症状。多达 80% 儿童和 40% 成人能够通过化疗治愈。

　　2. 慢性淋巴细胞白血病　罕见于儿童，大约占所有白血病的25%。症状和体征多变，骨髓受侵程度决定了病变的临床进程。常用治疗方法为皮质激素疗法、脾切除术及单用或联合应用化疗。局部包块或脾大可应用放疗。5 年生存率为 75%。

　　3. 急性粒细胞性白血病　特点是骨髓中不成熟粒细胞数量增加，从而导致造血功能障碍（粒细胞减少、血小板减少及贫血）。许多患者可出现致命性感染。其他症状包括疲劳、牙龈出血或鼻出血、面色苍白以及头痛。白细胞增多（超过 100 000 个 /mm³）可能引起白细胞滞积症（伴随眼睛和脑血管功能障碍）或出血症状。最常用的治疗方式是化疗和骨髓移植。联合应用化疗药物和全反式维A酸，治疗急性早幼粒细胞白血病可能会发生致命的视黄酸综合征，表现为呼吸窘迫、肺部浸润、发热、低血压，大剂量激素是最常见的治疗方法。

4. 慢性粒细胞白血病　表现为粒细胞增多以及脾大。细胞减灭治疗包括采用羟基脲、化疗、白细胞去除法，必要时可行脾切除术。也可考虑行骨髓移植。

D. 白血病的治疗

1. 化疗　化疗的目的是为了减少肿瘤细胞数量从而达到缩小肿大器官及改善骨髓功能。化疗主要使用能够抑制骨髓活动的药物。因此出血和感染决定了化疗药物的最大剂量。化疗造成肿瘤细胞破坏并产生大量尿酸，可能引起尿酸盐肾病和（或）痛风性关节炎。

2. 骨髓移植　使治愈白血病成为可能，从而避免出现其他致命性疾病。自体骨髓移植是指收集患者自己的骨髓细胞，随后再回输给患者。同种异体骨髓移植是指采用免疫相容的捐赠者的骨髓或外周血干细胞。受者在输入骨髓细胞前要接受全身放疗及化疗，从而达到骨髓消融。

a. 骨髓移植的麻醉　髂嵴采髓手术可以采用全麻或区域麻醉。供者手术中应避免应用氧化亚氮，因为氧化亚氮存在潜在的骨髓抑制作用。但目前还没有证据证明氧化亚氮会影响骨髓移植以及移植后的骨髓功能。需要输血时，可输注自体血或回输采髓时分离出的红细胞。

b. 骨髓移植并发症

i. 移植物抗宿主病（GVHD；表 23-5）是骨髓移植中致命的并发症，其产生原因为供者骨髓细胞攻击受者细胞抗原。表现为受者器官系统功能障碍，通常累及皮肤（皮疹和脱屑）、肝（黄疸）以及胃肠道（腹泻）。急性移植物抗宿主病发生于移植后 30 ～ 60 天内，通常采用大剂量激素治疗。体外光分离置换疗法包括将患者白细胞分离出来，经过紫外线处理，再将其输回体内。这样可以诱导细胞凋亡，引起急性炎症反应，降低移植排斥风险。慢性移植物抗

表 23-5　移植物抗宿主病的临床表现

脱屑，红皮病，斑疹丘疹	肝炎伴随凝血障碍
间质性肺炎	肾小球肾炎，肾病综合征
胃炎，腹泻，腹部绞痛	免疫缺陷，全血细胞减少
黏膜溃疡，黏膜炎	

宿主病有自身免疫特性，可发生皮肤硬化、口腔干燥、筋膜炎、转氨酶升高、心包炎、肾炎和限制性肺疾病。

ii. 移植排斥　受者的免疫活性细胞破坏供者骨髓细胞。

iii. 肺部并发症　可发生感染、成人呼吸窘迫综合征、化疗引起的肺损伤和间质性肺炎（通常为巨细胞病毒或者真菌感染）。

iv. 肝小静脉闭塞病　表现为黄疸、轻度肝大、腹水以及体重增加。可能出现进行性肝衰竭以及多器官功能衰竭，此时患者的死亡率较高。

第 24 章

免疫系统功能障碍相关疾病

郭莎莎 译 张熙哲 审校

免疫系统的作用可分为先天性免疫和适应性/获得性免疫。先天性免疫为快速反应，包括中性粒细胞、巨噬细胞、单核细胞、杀伤细胞、补体系统、急性期蛋白和接触激活通路，没有特定的记忆。获得性免疫为延迟反应，由 B 细胞、抗体和通过 T 细胞发生的细胞反应介导，对先前的暴露有记忆。每种免疫类型的特定缺陷一般都容易感染病原微生物的特殊亚型（表 24-1）。两种免疫表现出的缺陷都可分为三种损伤类型：①免疫反应不足，②免疫反应过度，③免疫反应偏差。

I. 先天性免疫不足

A. 中性粒细胞减少症　粒细胞绝对计数低于 1500/mm³ 即为中性粒细胞减少症。当粒细胞计数低于 500/mm³ 时，感染风险增加；如果计数低于 100/mm³，感染风险将急剧增加（表 24-2）。

B. 吞噬功能异常　包括慢性肉芽肿病（金黄色葡萄球菌感染率高），中性粒细胞葡萄糖 -6- 磷酸脱氢酶（G6PD）缺乏症（过氧化氢酶阳性菌感染），Chédiak-Higashi 综合征（部分白化病、反复细菌感染、轻度出血、神经病变以及脑神经缺陷），特殊粒细胞缺乏综合征（中性粒细胞趋化性以及杀菌活性受损导致的反复脓肿和真菌感染）以及白细胞黏附功能缺陷。

C. 中性粒细胞减少或吞噬功能异常患者的处理　在接受化疗和 HIV

表 24-1　特定免疫缺陷相关的病原体

病原体	吞噬细胞缺陷	补体缺陷	B 细胞缺陷及抗体缺乏	T 细胞缺陷或缺乏	B 细胞和 T 细胞均缺乏
细菌	葡萄球菌，假单胞菌属，肠道菌群	奈瑟菌，化脓菌	链球菌，葡萄球菌，血杆菌，奈瑟脑膜炎菌	细菌性脓毒症，尤其是伤寒杆菌	与抗体缺乏类似，尤其是奈瑟脑膜炎菌
病毒			肠道病毒	巨细胞病毒，EB 病毒，水痘，慢性呼吸道和肠道病毒	全部
分枝杆菌	非结核性分枝杆菌			非结核性分枝杆菌	
真菌	念珠菌，奴卡（放线）菌，曲霉		严重的肠内贾第鞭毛虫病	念珠菌，肺囊虫，组织胞浆菌，曲霉	类似于 T 细胞缺陷，尤其是肺囊虫病和弓形虫
特征			复发性鼻窦肺感染症，慢性脑膜炎	脓毒，机会病原体引起的侵袭性疾病，不能清除感染	

表 24-2　中性粒细胞减少症的病因	
儿科患者	新生儿脓毒症 短暂性新生儿中性粒细胞减少症（母体疾病或药物引起） 周期性中性粒细胞减少症（常染色体显性遗传疾病） Kostmann 综合征（中性粒细胞成熟方面的常染色体隐性遗传疾病）
成年患者	获得性中性粒细胞减少症（癌症化疗或 HIV 感染） 其他药物副作用（氯金酸钠、氯霉素、抗甲状腺药物、镇痛药、 　三环类抗抑郁药、酚噻嗪类药物） 自身免疫性中性粒细胞减少症（狼疮、类风湿性关节炎、Felty 　综合征） 淋巴瘤，其他骨髓增生性疾病 伴有门脉高压的严重肝病 脓毒症 酗酒 HIV 感染 慢性良性中性粒细胞减少症

感染治疗的患者，重组粒细胞集落刺激因子（G-CSF）缩短中性粒细胞减少症的持续时间。它还缩短了抗生素治疗时间，降低中性粒细胞减少症患者发生致命性菌血症或真菌血症的风险。

D. **补体系统成分缺乏**（表 24-3）

E. **脾功能减退**　脾功能障碍的最常见原因是脾切除，但多种临床情况（如镰状细胞性贫血）可能会损害系统功能。脾功能减退患者易

表 24-3　补体系统成分缺乏	
经典途径的早期成分：C1q，C1r， 　C2，C4	类似狼疮的自身免疫性疾病
共同途径成分 C3	通常宫内死亡
终端成分 C5 ~ C8	反复感染及风湿性疾病
C9 和替代途径的成分	奈瑟球菌感染
H 因子缺乏	家族性复发性溶血尿毒症综合征
C1 抑制因子缺乏	遗传性血管水肿

致肺炎链球菌、脑膜炎奈瑟球菌、大肠杆菌、流感嗜血杆菌及疟疾杆菌感染。治疗主要通过对肺炎链球菌、B 型流感嗜血杆菌、脑膜炎奈瑟球菌的免疫预防。5 岁以下儿童在脾切除术后预防性应用青霉素现已受到质疑，因为抗生素耐药菌的出现和大多数患者免疫治疗的有效。

II. 先天性免疫过度

A. 中性粒细胞增多症　中性粒细胞绝对计数大于 7000/mm^3 即为中性粒细胞增多症。中性粒细胞计数超过 100 000/mm^3 才引起体征或症状。中性粒细胞增多的主要原因见表 24-4。这种明显的白细胞增多可引起白细胞淤滞，造成脾梗死或减少肺氧弥散量。白细胞中度增多的临床表现取决于原发病。

B. 哮喘　与免疫系统无关的支气管痉挛触发因素（如寒冷、运动、紧张或吸入刺激物）引起内源性哮喘，被认为是先天性免疫的一部分。治疗包括给予 β 激动剂、抗胆碱药物、肾上腺皮质激素以及白三烯抑制剂。

III. 先天性免疫偏差

A. 血管性水肿　皮肤和黏膜的发作性水肿（或称为血管性水肿）可

表 24-4　导致中性粒细胞增多的临床情况	
疾病	机制
感染，炎症	中性粒细胞生成增多，骨髓释放中性粒细胞
应激，代谢性疾病（先兆子痫、糖尿病酮症酸中毒）	中性粒细胞生成增多
类固醇治疗	中性粒细胞活性减弱
骨髓组织增生性疾病	骨髓释放中性粒细胞增加，中性粒细胞活性减弱
脾切除术	脾内俘获的中性粒细胞减少

为遗传性或获得性。

1. 遗传性血管性水肿　病因通常是常染色体显性缺陷或 C1 酯酶抑制因子功能障碍，导致血管活性介质释放，增加血管通透性、产生水肿。

2. 获得性血管性水肿　见于 C1 抑制因子抗体导致的某些淋巴增生性疾病。血管紧张素转化酶抑制药在约 0.5% 的患者也会引起血管性水肿，原因是可利用的缓激肽增加。

3. 预防　无论是遗传性还是获得性，反复发作血管性水肿的患者在进行刺激性操作（例如气管插管）前，都需要预防性应用达那唑或司坦唑醇（促蛋白合成类固醇可增加肝合成 e1 酯酶抑制因子）。急性发作者应给予 C1 抑制因子浓缩物（25 U/kg）或新鲜冰冻血浆（2 ～ 4 U）以代替缺乏的酶。

4. 麻醉管理　遗传性血管性水肿患者在接受预计需要气道操作（包括喉罩置入）的择期手术前，应进行预防性治疗。应准备好 C1 抑制因子浓缩物。儿茶酚胺类药物和抗组胺药对血管性水肿的治疗无效。

5. 紧急气道管理　急性发作期间的紧急气道管理包括给氧和气管插管，同时应做好紧急气管切开的人员和设备方面的准备。气管切开术在严重气道水肿时可能极度困难。

Ⅳ. 获得性免疫不足

A. 抗体生成缺陷

1. 性连锁的无丙球蛋白血症　这是一种 B 细胞成熟方面的遗传缺陷，不能产生功能性抗体。受累男婴在出生后 6 个月至 1 年期间会发生化脓性感染。治疗方法为每 3 ～ 4 个月静脉注射免疫球蛋白。大多数患儿可以活到成年。

2. 选择性免疫球蛋白 A（IgA）缺乏　每 600 ～ 800 名成人中会发生 1 例选择性 IgA 缺乏。特征是反复出现鼻窦和肺部感染。约 40% 患者产生 IgA 抗体，这些人如果输注含有 IgA 的血制品会发生致命性过敏反应。因此他们需要的血液成分应来自 IgA 缺乏的献血者。

3. Waldenstrom 巨球蛋白血症 恶性浆细胞克隆产生 IgM，导致血浆黏度增加。骨髓、肝、脾、肺被恶性淋巴细胞浸润。治疗方法为血浆置换和（或）化疗。

4. 冷自身免疫性疾病（冷球蛋白血症、冷凝集素病） 特点是循环中的异常蛋白（IgM 或 IgA 抗体）在体温下降时（33℃以下）凝集。

5. 淀粉样变性 淀粉样变性包括几种疾病，特点是不溶性纤维蛋白（淀粉）在心脏、血管平滑肌、肾、肾上腺、胃肠道（GI）、周围神经和皮肤蓄积。原发性淀粉样变性是免疫球蛋白轻链蓄积的浆细胞病。继发性淀粉样变性与多发性骨髓瘤、类风湿性关节炎和长期抗原刺激（慢性感染）相关。治疗主要是对症。X 因子的陷落和纤溶亢进使患者容易发生出血并发症。

a.巨舌症 20% 淀粉样变性患者发生巨舌症，可引起上呼吸道梗阻。

b.心脏受累 心脏的影响包括心脏传导阻滞、右心衰竭和猝死。

c.肾受累 可能发生肾病综合征。

d.胃肠道受累 可引起吸收不良、肠梗阻、胃排空延迟和肝大。

e.关节和周围神经受累 可能导致周围神经卡压和运动范围缩小。

B. T 淋巴细胞缺陷

1. DiGeorge 综合征（胸腺发育不全） DiGeorge 综合征包括胸腺发育的缺失或迟缓、甲状腺和甲状旁腺发育不全、心脏畸形和面部畸形。免疫缺陷的程度与胸腺的总量有关，胸腺完全缺如可引起重症联合免疫缺陷（severe combined immunodeficiency，SCI）综合征。完全的 DiGeorge 综合征治疗需要胸腺移植或输注成熟的 T 细胞。部分 DiGeorge 综合征则无需治疗。

2. 联合免疫系统缺陷

a. 重症联合免疫缺陷（SCI）综合征 SCI 综合征是由多个基因突变引起的。性连锁的 SCI 约占总病例的一半。唯一的治疗方法是骨髓或干细胞移植。

b. 腺苷脱氨酶缺乏症　在联合免疫缺陷中占 15%。毒性嘌呤中间体（正常情况下由腺苷脱氨酶控制）在 T 细胞中蓄积引起 T 细胞死亡。治疗方法是骨髓或干细胞移植，或应用牛腺苷脱氨酶进行酶替代。

c. 运动失调性毛细血管扩张症　运动失调性毛细血管扩张症由小脑共济失调、眼皮肤毛细血管扩张、慢性窦肺疾病和免疫缺陷组成。患者容易发生淋巴细胞功能障碍和恶性肿瘤，尤其是淋巴瘤和白血病。治疗为支持治疗，包括静脉注射免疫球蛋白。

V. 获得性免疫过度

A. **过敏反应**　根据机制可将过敏反应分为 4 型。Ⅰ 型过敏反应（如速发型过敏反应）由 IgE 介导，并涉及肥大细胞和嗜碱性粒细胞。Ⅱ 型过敏反应是由 IgG、IgM 和补体介导的细胞毒性反应。Ⅲ 型过敏反应是由免疫复合物形成或沉积而导致的组织损害。Ⅳ 型过敏反应是由 T 淋巴细胞介导的迟发的高敏反应。类过敏性反应是由肥大细胞和嗜碱粒细胞经非免疫机制释放的介质诱发。

1. **速发型过敏反应**　是一种致命性的抗原抗体反应，既往曾暴露于抗原后再次接触该抗原时可以产生特异性 IgE 抗体。肥大细胞和嗜碱性粒细胞脱颗粒后释放的血管活性物质引起速发型过敏反应的临床表现（表 24-5）。麻醉期间的发生率是 1/（5000～20 000）。

表 24-5　速发型过敏反应期间释放的血管活性物质

介质	生理作用
组胺	增加毛细血管通透性，外周血管扩张，支气管收缩
白三烯	毛细血管通透性增加，剧烈的支气管收缩，负性肌力作用，冠状动脉收缩
前列腺素	支气管收缩
嗜酸细胞趋化因子	趋化嗜酸细胞
嗜中性粒细胞趋化因子	趋化中性粒细胞
血小板活化因子	血小板聚集并释放血管活性胺

估计死亡率为3%～6%。危险因素有哮喘病史、长时间麻醉、女性、多次手术史、存在其他过敏性疾病或系统性肥大细胞增多症。

a. 诊断 与接触特定抗原有密切时间关系的临床表现可提示该诊断，反应常较剧烈，类似肺栓塞、急性心肌梗死、误吸或者血管迷走反应。

i. 低血压和心血管虚脱 可能是全麻状态下发生过敏反应的唯一表现。

ii. 过敏反应的证据 血浆纤溶酶浓度在可疑反应发生后1～2 h内升高。血浆组胺水平在过敏反应发生后30～60 min内可回落到基础水平。

iii. 确定过敏原 皮内试验结果阳性（风团和红斑反应）可确定抗原，该结果证实了特异性IgE抗体的存在。

b. 治疗 紧急治疗包括即刻处理低血压和低氧血症、补充血管内容量、抑制进一步细胞脱颗粒及血管活性物质的释放（即静脉补液、血管加压药如静脉应用肾上腺素10～100μg，可每间隔1～2 min给予双倍剂量直至血压回升、抗组胺药物、支气管扩张剂、肾上腺皮质激素以及氧合和通气的支持治疗）（表24-6）。

2. 药物过敏 麻醉相关死亡中3.4%～4.3%涉及药物过敏。不论致命性药物过敏反应的机制是什么，临床表现和治疗方案都与速发型过敏反应相同。药物过敏反应必须与药物不耐受、特异性反应以及药物毒性相区别。

a. 围术期 麻醉期间应用的大多数药物都有引发过敏反应的报道（表24-7），但氯胺酮和苯二氮䓬类药物可能除外。围术期药物诱发的过敏反应中，约60%是肌松药引起的。

i. 心血管虚脱 是麻醉下患者出现致命性药物过敏反应的主要表现。少数患者有支气管痉挛。

ii. 乳胶 麻醉和手术期间的心血管虚脱可由乳胶过敏引起。起病常在接触乳胶后30 min以上。皮试可以确定对乳胶的高敏感性。接触玩具气球或佩戴乳胶手套或使用乳胶手套进行口腔或妇科检查后出现瘙痒、结膜炎、鼻炎、皮疹或哮鸣，都可以帮助确定致敏患

表 24-6　麻醉过程中过敏反应的管理

初步处理
一般措施

通知外科医师　　　　　　　　　　吸入纯氧维持气道开放
立即请求援助　　　　　　　　　　条件允许时，抬高下肢
停用所有药物、胶体液、血液制品

肾上腺素应用

根据症状严重程度和临床反应滴定剂量
成人：单次 10 μg ～ 1 mg，按需每 1 ～ 2 min 可重复
静脉输注，初始剂量 0.05 ～ 1 μg/（kg·min）
儿童：单次 1 ～ 10 μg/kg，按需每 1 ～ 2 min 可重复

液体治疗

晶体液：20 min 内输注生理盐水 10 ～ 25 ml/kg，按需可加量
胶体液：20 min 内输注 10 ml/kg，按需可加量

对肾上腺素耐药的速发型过敏反应

胰高血糖素：单次 1 ～ 5 mg，然后静脉滴注 1 ～ 2.5 mg/h
去甲肾上腺素：静脉输注 0.05 ～ 0.1 μg/（kg·min）
血管加压素：静脉单次 2 ～ 10 U，然后静脉输注 0.01 ～ 0.1 U/min

后续处理
支气管扩张剂

β$_2$ 受体激动剂用于治疗支气管痉挛的症状

抗组胺药

H$_1$ 受体拮抗剂：苯海拉明 0.5 ～ 1 mg/kg 静注
H$_2$ 受体拮抗剂：雷尼替丁 50 mg 静注

糖皮质激素

成人：氢化可的松 250 mg 静注或甲泼尼龙 80 mg 静注
儿童：氢化可的松 50 ～ 100 mg 静注或甲泼尼龙 2 mg/kg 静注

后期护理

病人可能复发；严密观察
获取血液样本进行诊断检测
在术后 6 ～ 8 周安排过敏测试

Adapted from Mertes PM，Tajima K，Regnier-Kimmoun MA，et al. Perioperative anaphylaxis. Med Clin North Am. 2010；94：780

表 24-7　围术期药物过敏反应

药物	估计发生率（%）	机制	备注
肌肉松弛剂	50%～60%	主要是 IgE 非特异性组胺释放	药物之间常有交叉过敏，主要因为季铵和叔铵离子
乳胶	15%	IgE	常表现为延迟的临床反应
抗生素：β-内酰胺药物，喹诺酮类，磺胺类药，万古霉素	10%～15%	IgE，IgG 非特异性组胺释放	青霉素类与头孢菌素类之间发生交叉反应的概率＜1%
镇静催眠药：巴比妥酸盐，丙泊酚	＜3%	IgE	
合成胶体：右旋糖酐，羟乙基淀粉	＜3%	IgE，IgG	
阿片类：吗啡，可待因，芬太尼	＜3%	IgE，非特异性组胺释放	
造影剂	＜2%	IgE，IgG 非特异性组胺释放	
鱼精蛋白，抑肽酶	＜2%	IgE，IgG	
血液及血制品	＜2%	IgA	
局麻药（酯类多于酰胺类）	＜2%	IgG	

Ig，免疫球蛋白

者。手术室工作人员和脊柱裂患者的乳胶过敏发生率升高。

（a）术中管理　必须保持不含乳胶的环境。静脉输液导管以及导尿管、引流管、麻醉药物输注泵管、呼吸机风箱、气管插管、喉罩、鼻胃管、血压袖带、脉搏氧饱和度探头、心电图电极片以及注射器都必须不含乳胶。

iii. *抗生素*　头孢菌素类的致命性过敏反应发生率较低（0.02%），在有青霉素过敏史的患者仅轻度升高。

iv. *血液及扩容剂*　约 1% ～ 3% 患者对正确交叉配血的血液会出现过敏反应。人工胶体液会引发过敏反应和类过敏反应。右旋糖酐也可以激活补体系统。

v. *局麻药物诱发的过敏反应*　这类反应罕见。酯类局麻药被代谢为具有高度抗原性的化合物对氨基苯甲酸，比酰胺类局麻药更可能诱发过敏反应，因为后者并不代谢成该化合物。过敏反应也可由药物中防腐剂产生的抗体所诱发，而非由局麻药本身。有酯类局麻药过敏史的患者可以应用酰胺类局麻药物。

vi. *鱼精蛋白*　对海鲜过敏的患者以及应用含鱼精蛋白胰岛素制剂的糖尿病患者，在应用鱼精蛋白后更可能发生过敏反应（鱼精蛋白提取自鲑鱼的精子）。

vii. *造影剂*　约 5% 患者可发生造影剂相关的过敏反应。很多这类反应似乎是类过敏反应，预先给予肾上腺皮质激素和组胺拮抗剂以及限制碘剂量可减轻反应。

3. 嗜酸性粒细胞增多症　定义为嗜酸性粒细胞绝对计数持续超过 1000 ～ 1500/mm^3，常见于寄生虫感染、系统性变态反应性疾病、胶原血管疾病、皮炎、药物反应以及肿瘤（霍奇金淋巴瘤）。嗜酸性粒细胞增多（计数大于 5000/mm^3）常伴有心内膜心肌纤维化引发的限制型心肌病。患者需要同时应用皮质激素和羟基脲积极治疗。白细胞清除法也可能有效。

VI. 获得性免疫偏差

A. 自身免疫性疾病（表 24-8）

1. 对麻醉的影响　自身免疫性疾病的影响取决于疾病的特定器官病理、治疗效果、动脉粥样硬化加速发展的风险和相关的心血管并发症，例如心脏病和卒中（自身免疫性疾病本身使心血管并发症发生率和死亡率增加约 8 倍，应用皮质激素治疗则可增加 50 倍）。

表 24-8　自身免疫性疾病的例子	
风湿类	
类风湿关节炎	干燥综合征
硬皮病	系统性红斑狼疮
胃肠道	
慢性活动性肝炎	原发性胆汁性肝硬化
克罗恩病	溃疡性结肠炎
内分泌	
Grave 病	1 型糖尿病
桥本甲状腺炎	
神经系统	
多发性硬化症	重症肌无力
血液系统	
自身免疫性溶血性贫血	恶性贫血
特发性血小板减少性紫癜	
肾	
肺出血肾炎综合征	
多器官系统	
强直性脊柱炎	结节病
多肌炎	血管炎
银屑病	

VII. 麻醉与免疫力

许多围术期因素影响患者的免疫力，可能改变感染的发生率及机体对癌症的反应。

A. 输血相关免疫调节（TRIM）　TRIM 的效应包括降低自然杀伤（NK）细胞和吞噬细胞功能，损害抗原表达，抑制淋巴细胞产生。TRIM 或可解释对感染的易感性增加和促进肿瘤生长，也可解释移植后移植肾的存活率得到改善。去白细胞的库存血可以减轻部分

TRIM 效应。

B. 神经内分泌应激反应 围术期儿茶酚胺、促肾上腺皮质激素、皮质醇释放，导致单核细胞、巨噬细胞、T 细胞的受体激活，通过多种机制（如细胞因子释放）引起免疫抑制。急性疼痛会抑制 NK 细胞活性和淋巴细胞功能。继发于皮质醇分泌的高血糖也会促进细菌生长。

C. 麻醉药对免疫反应的影响 手术和麻醉会促进肿瘤进展是人们所担心的，因为手术破坏肿瘤、释放生长因子和抑制抗血管生成因子、细胞介导的免疫受到组织损伤相关性抑制。异体红细胞输注可能增加肿瘤复发的风险。麻醉药和镇痛药影响免疫反应；氯胺酮、硫喷妥钠和所有挥发性麻醉药抑制 NK 细胞数量和活性。挥发性麻醉药抑制中性粒细胞的功能。氧化亚氮损害 DNA 和核苷酸的合成。最近的研究聚焦于丙泊酚对乳腺癌的治疗作用，因为丙泊酚抑制细胞黏附、促进乳腺癌细胞凋亡。阿片类对免疫反应的抑制可能超过其非阿片类作用。应用区域麻醉进行术后镇痛可以明显降低癌症的复发，原因可能是减少了全麻药或阿片类药物的用量。局麻药可能具有一些抗肿瘤活性。区域麻醉在这方面较全身麻醉的优点仍不明确，可能随肿瘤类型而不同。

第25章

精神疾病、药物滥用、药物过量

陈镜伊 译 乔青 审校

心境障碍

I. 抑郁

　　抑郁是最常见的精神障碍，占人群的 2% ～ 4%。依据情绪紊乱的严重程度和持续时间区分抑郁与正常悲伤。重度抑郁的病理生理学机制仍不清楚，目前认为最可能的因素是单胺类神经递质通路异常。

A. 诊断　临床表现出至少 5 种表 25-1 中的症状并持续 2 周即可诊断为抑郁症。酗酒和重度抑郁常并存。在老年患者中区分抑郁和痴呆可能存在困难。所有抑郁症患者均需要评估其自杀倾向。耐人寻味的是医生的自杀率较普通人群高。

B. 治疗　治疗包括抗抑郁药物、精神疗法及电休克治疗（ECT）。70% ～ 80% 患者对药物治疗有效，对药物治疗不敏感的患者中至少 50% 对 ECT 有效。

表 25-1　重度抑郁的症状	
情绪低落	疲倦
几乎对所有事物缺乏兴趣	自觉无价值或负罪感
体重及食欲波动	精力难以集中
失眠或嗜睡	自杀倾向
坐立不安	

1. 抗抑郁药　几乎所有抗抑郁药均影响中枢神经系统儿茶酚胺和（或）5- 羟色胺作用（表 25-2）。

a. 选择性 5- 羟色胺再摄取抑制剂（selective serotonin reuptake inhibitors，SSRIs）　可以在突触前膜阻断 5- 羟色胺的再摄取，而对肾上腺素能、胆碱能、组胺能以及其他神经化学物质系统的影响却很小，因此相关的副作用很少。

i. 血清素综合征　血清素综合征是在药物治疗、药物过量以及血清素源性药物相互作用过程中发生的一种具有潜在生命危险的综合征。有很多药物都会导致血清素综合征的发生（表 25-3）。症状包括易激惹、谵妄、自主神经功能亢进、反射亢进、阵挛以及高热。血清素综合征与其他综合征的鉴别诊断参见表 25-4。治疗包括支持疗法和对自主神经系统功能紊乱、肌肉过度运动和高热的处理。赛庚啶作为一种口服的 5-HT_{2A} 拮抗剂可用来结合 5- 羟色胺受体。

b. 三环类抗抑郁药　可以抑制突触再摄取去甲肾上腺素和 5-

表 25-2　常用抗抑郁药		
药物分类	**通用名**	**商品名**
选择性 5- 羟色胺再摄取抑制剂	氟西汀 帕罗西汀 舍曲林 氟伏沙明 西酞普兰	百忧解 赛乐特 左洛复 兰释 喜普妙
三环抗抑郁剂	阿米替林 丙米嗪 丙氮环庚烯 盐酸多塞平	依立维 托法尼 普罗替林 多虑平
单胺氧化酶抑制剂	苯乙肼 硫酸反苯环丙胺	拿地尔 反苯环丙胺
非典型抗抑郁药	安非他酮 曲唑酮 奈法唑酮 文拉法辛	乐孚亭 曲拉唑酮 奈法唑酮 郁复伸

表 25-3   血清素综合征相关的药物和药物相互作用
诱发血清素综合征的药物
选择性 5- 羟色胺再摄取抑制剂
非典型及环类抗抑郁药物
单胺氧化酶抑制剂
抗惊厥药：丙戊酸钠
镇痛药：哌替啶、芬太尼、曲马多、喷他佐辛
止吐药：昂丹司琼、格拉司琼、甲氧氯普胺
抗偏头痛药：舒马曲坦
治疗肥胖症药物：西布曲明
抗菌素：利奈唑胺、利托那韦
非处方止咳药：右美沙芬
滥用药物：麦角酸酰二乙氨（LSD）、N- 双异吡嗪酰胺、叙利亚芸香
食品添加物：圣约翰麦芽汁、人参
其他：锂
严重血清素综合征相关的药物相互作用
苯乙肼和哌替啶
反苯环丙胺和丙咪嗪
苯乙肼和选择性 5- 羟色胺再摄取抑制剂
帕罗西汀和丁螺环酮
利奈唑胺和西酞普兰
吗氯贝胺和选择性 5- 羟色胺再摄取抑制剂
曲马多、文拉法辛和米氮平

Modified from Boyer EW，Shannon M. The serotonin syndrome. *N Engl J Med.* 2005；352：1112-1120.

羟色胺并影响其他神经化学系统包括组胺能和胆碱能系统。该类药物也具有广泛的副作用（包括体位性低血压、心律失常和尿潴留）。服用丙咪嗪的患者应用肌松剂泮库溴铵后可出现快速性心律失常。氯胺酮、哌替啶和加入肾上腺素的局麻药也可能导致类似的副作用，应当尽量避免。

   c. 单胺氧化酶抑制剂（monoamine oxidase inhibitor，MAOI）通过抑制体内去甲肾上腺素和 5- 羟色胺降解而改变神经递质浓度。

表 25-4　药物诱发的高热综合征

综合征	起效时间	诱发药物	显著特征	治疗
恶性高热	数分钟内	琥珀胆碱 吸入性麻醉药	肌肉僵直 严重的高碳酸血症	丹曲林 支持疗法
抗精神病药物恶性综合征	24 ～ 72 h	多巴胺拮抗剂 抗精神病药	肌肉僵直 木僵 / 昏迷 运动迟缓	溴隐亭或丹曲林 支持疗法
血清素综合征	12 h 后	血清素能药物包括 SSRIs、MAOIs 和非典型抗抑郁药物	阵挛 反射亢进 易激惹 可能发生肌肉僵直	赛庚啶 支持疗法
类交感神经综合征	30 min 后	可待因 苯异丙胺	易激惹 幻觉 心肌缺血 心律失常 无肌强直	血管舒张剂 α 及 β 受体阻滞药 支持治疗
抗胆碱能药物中毒	12 h 后	阿托品 颠茄	中毒综合征 皮肤热、红、干燥 瞳孔扩大 谵妄、无肌强直	毒扁豆碱 支持疗法
环类抗抑郁药过量	6 h 后	环类抗抑郁药	低血压 木僵 / 昏迷 宽波心律失常 无肌强直	血浆碱性磷酸酶 镁

MAOIs，单胺氧化酶抑制剂；SSRIs，选择性 5- 羟色胺再摄取抑制剂

因为酪胺和拟交感神经药物可有效地引起去甲肾上腺素释放，所以如果患者进食含酪胺的食物（奶酪或红酒）或者接受拟交感神经药物治疗可能会发生严重的系统性高血压。直立性低血压则是 MAOI 治疗的最常见副作用。

i. 服用 MAOIs 患者的麻醉管理（表 25-5）

2. 电休克治疗 该疗法的作用机制尚不清楚。ECT 主要应用于药物治疗无效或者有严重自杀倾向的患者。

a. 副作用（表 25-6） ECT 对心血管及中枢神经系统有显著影响，慎用于缺血性心肌病的患者。由于会显著增加脑血流及颅内压，所以 ECT 禁用于颅内占位性病变、脑动脉瘤或者颅脑损伤患者。

b. 麻醉管理（表 25-7）

表 25-5 服用单胺氧化酶抑制剂患者的麻醉要点	
术前	麻醉前无需停用单胺氧化酶抑制剂 术前可应用苯二氮䓬类镇静药物
术中	麻醉药物可能需要增加 大多数静脉诱导药物可安全使用 芬太尼可安全使用 避免使用氯胺酮 琥珀胆碱剂量应减少（血清胆碱酯酶活性可能降低） 以吸入性麻醉药来维持麻醉，复合或不复合氧化亚氮 可以选择区域麻醉但是低血压发生率可能会增高 避免在局麻药中加入肾上腺素 避免浅麻醉，给予可卡因以及间接作用的血管收缩剂（如麻黄碱） 低血压处理应选用直接作用于血管的药物（去氧肾上腺素）
术后	避免应用哌替啶（严重的血清素综合征） 可选择阿片类麻醉性镇痛药物

表 25-6 电休克治疗的副作用	
刺激副交感神经系统兴奋	心律失常
心动过缓	脑血流量增加
低血压	颅内压升高
刺激交感神经系统兴奋	眼内压升高
心动过速	胃内压升高
高血压	

表 25-7	电休克治疗的麻醉管理
术前	患者应禁食、禁水
	避免应用术前镇静药物以免苏醒延迟
	给予抗胆碱能药物（阿托品、格隆溴铵）可减少分泌物并降低心动过缓的发生率
	麻醉诱导前静注艾司洛尔 1 mg/kg 可以减轻插管引起的心动过速和高血压（硝酸甘油也可以用于治疗高血压）
	应屏蔽起搏器，但应备好体外用磁铁
	治疗前先关掉体内除颤器，治疗结束后重新打开
术中	麻醉诱导采用美索比妥 0.5 ~ 1.0 mg/kg
	可应用丙泊酚，但可能会缩短抽搐持续的时间并降低电休克治疗的效果
	给予琥珀胆碱 0.3 ~ 0.5 mg/kg 可以减弱骨骼肌收缩，可降低惊厥状态下骨折的风险
	脑电图是惊厥发作最好的监测
	注射琥珀胆碱前，先在一侧肢体绑缚袖带并充气至动脉压力，这样可以监测电击惊厥治疗下该肢体的强直-阵挛运动情况以作为惊厥发作的征象
术后	通气支持并供给氧气直至恢复

II. 双相情感障碍

双相情感障碍的特点是抑郁和躁狂状态的转换，在转换的间期可以是正常的表现（表 25-8）。其中对躁狂状态的评估要严格排除药物滥用、治疗药物及医疗条件的相关作用。

A. 治疗　锂仍然治疗的主要药物，但抗癫痫药物如卡马西平、丙戊酸盐也常使用。还可以选择奥氮平。

1. 锂　由于其治疗窗很窄，所以治疗过程中必须要监测其血浆浓度以防中毒。

a. 中毒（表 25-9）　血浆锂浓度超过 2 mEq/L 则会出现中毒症状。噻嗪类利尿剂可促进肾对锂离子的重吸收，因此应避免使用（髓袢利尿剂是安全的）。

表 25-8 躁狂症的临床表现	
外显，欣快状态	较平时话多
自我膨胀感	注意力分散
睡眠需求降低	精神运动性躁动
思维跳跃	

表 25-9 锂中毒表现	
骨骼肌无力	心脏传导阻滞
共济失调	低血压
镇静	癫痫发作
QRS 波群增宽	

b. 麻醉管理　应评估患者有无锂中毒，包括近期血清锂离子浓度。避免使用噻嗪类利尿剂。常规监测心电图以便发现锂离子诱导的心脏传导异常和心律失常。锂可延长所有肌肉松弛剂的作用时间。

III. 精神分裂症

精神分裂症是一类常见的精神疾病，以行为及思维反常为特征。症状主要包括妄想、幻觉、情感障碍、冷漠、社交/工作能力障碍或丧失、外表和卫生状况改变等。

A. 治疗　精神分裂症可能是由于神经递质功能异常而引起，主要神经递质为多巴胺和 5- 羟色胺。多巴胺受体抑制剂（尤其是针对 D_2 和 D_4 受体）可以改善精神分裂症的症状，特别是错觉和幻觉。副作用包括迟发性运动障碍（舞蹈手足徐动症样运动）、静坐不能（坐立不安）、急性肌张力障碍（颈部、口和舌的骨骼肌强直），以及帕金森症。新的"非典型"抗精神病药物可作用于多个多巴胺受体亚型和 5- 羟色胺受体（尤其是 $5-HT_{2A}$ 受体），可有效减轻精神分裂症症状，并且与传统药物相比，较少引起锥体外系症状（表 25-10）。

1. 麻醉要点　抗精神病类药物的主要作用包括阻断 α- 肾上腺

表 25-10　常用抗精神病药物

分类	通用名	商品名	锥体外系副作用	其他副作用
传统药物				
吩噻嗪类	氯丙嗪	冬眠灵	常见	
	羟哌氯丙嗪	奋乃静		
	氟非那嗪	氟奋乃静		
	三氟拉嗪	司他嗪		
	硫利达嗪	硫利达嗪		
丁基苯醌	氟哌啶醇	好度	常见	视网膜色素沉着
硫杂蒽类	甲哌硫丙硫蒽	氨砜噻吨	常见	视网膜色素沉着
非典型药物				
	利培酮	维思通	不常见	
	氯氮平	氯氮平	罕见	粒性白细胞缺乏症
	喹硫平	思瑞康	不常见	白内障
	奥氮平	再普乐	不常见	嗜中性白细胞减少症
	齐拉西酮	卓乐定	不常见	QT 间期延长

素能受体，可引起的体位性低血压、QT 间期延长导致严重尖端扭转型室性心动过速、癫痫、转氨酶升高、体温调节异常和镇静作用。药物产生的镇静可减少麻醉药物需要量。

B. 抗精神病药物恶性综合征　抗精神病药物恶性综合征是抗精神病药物治疗过程中一种罕见的、潜在致命的并发症。其临床症状包括体温过高、严重的骨骼肌僵直、横纹肌溶解、自主神经功能亢进（心动过速、高血压和心律失常）、意识改变以及酸中毒。骨骼肌痉挛严重以至于需要进行机械通气治疗。血红蛋白尿和脱水可能会导致肾衰竭。

1. 治疗　立即停止抗精神病药物的治疗，并进行支持治疗（机械通气、输液、降温）。溴隐亭（5 mg/6 h 口服）或者丹曲林（持续静脉输注，每日达到 6 mg/kg）可降低骨骼肌僵直。未治疗患者病死率约为 20%。目前为止没有证据证明抗精神病药物恶性综合征和恶性高热之间有任何病理生理学联系。

IV. 焦虑症

焦虑症可出现焦躁、失眠、疑病症以及躯体症状。可分为两种类型：慢性焦虑和阶段性处境依赖性焦虑。特定应激因素导致的焦虑往往是自限性的，且很少需要进行药物治疗。苯二氮䓬类药物可能有疗效。丁螺环酮，一种 5-HT$_{2A}$ 受体阻滞药，是非苯二氮䓬类抗焦虑药，没有镇静作用和耐药性，但起效慢，需每天多次服用。β受体阻滞药可用于演出焦虑症（"怯场"）的治疗。认知行为治疗、放松疗法、催眠或者心理治疗也可能有效。惊恐障碍不同于一般的焦虑状态，往往表现为间断性无诱因的紧张恐慌、忧惧和厄运迫近感。SSRI、苯二氮䓬类药物、三环类抗抑郁药和 MAOI 都是有效的治疗药物。

V. 进食障碍

典型的进食障碍常发生于青春期少女或年轻女性，尽管 5% ～ 15% 的神经性厌食症和贪食症以及 40% 的暴食症发生于男孩和年轻男性。

A. 神经性厌食症　相对罕见，其病死率为 5% ～ 10%（一半都是由于自杀导致）。

1. 症状和体征　症状包括无法解释的体重显著下降，这种体重下降通常与为了减肥而过度体力活动有关。神经性厌食症对机体最严重的影响是引起心血管系统疾病，例如心肌病和室性心律失常。呕吐和滥用泻药及利尿剂会导致低血钠、低血氯、低血钾和代谢性碱中毒。其他症状包括月经失调、消瘦、体温降低、直立性低血压、骨密度降低和认知功能损伤。可出现贫血、中性粒细胞减少及血小板减少。

2. 治疗　可应用三环类抗抑郁药、锂、抗精神病药和选择性 5-羟色胺再摄取抑制剂。

3. 麻醉管理　依据饥饿引起的病理生理改变实施麻醉管理。

B. 神经性暴食症　神经性暴食症主要特征是暴饮暴食、补偿性减重、饮食限制。

1. 症状和体征　可出现皮肤干燥、脱水、双侧唾液腺无痛性肥大。也可发生静息性心动过缓。实验室检查常有血淀粉酶升高。由于反复呕吐可出现代谢性碱中毒，胃酸腐蚀牙齿导致牙釉质缺损。

2. 治疗　最好的治疗方法是认知行为疗法。三环类抗抑郁药和（或）选择性 5- 羟色胺再摄取抑制剂可能对治疗有一定帮助。由于慢性低钾血症，临床上需要补充钾离子。

C. 暴食症　暴食症和神经性暴食症相似，但是不伴有补偿性减重。其饮食限制时间亦较短。对体重持续增高或周期性增长的病态肥胖患者，应考虑此诊断。暴食症常伴有抑郁、焦虑和人格障碍。抗抑郁治疗可能有效。

VI. 药物滥用

精神类药物依赖的诊断标准是患者至少具有表 25-11 中所述 9 种症状中的 3 种，而其中某些症状应至少持续出现一个月或反复发作。药物滥用最初常常发生在接受医学治疗的一些情况下（如肝炎、艾滋病、孕期等）。反社会人格特征（如辍学、犯罪、多种药物滥用）是诱发药物成瘾的原因而非结果。药物过量也是急诊室中患者意识丧失的首要原因。药物过量的治疗方法相似（与摄入的药

表 25-11　精神类药物依赖的特点
大剂量或长期服用相关药物
药物减量失败
花更多的时间去寻获药物
经常出现药物中毒或戒断综合征的表现
药物的应用导致社交或工作能力受限
用药后出现社交或身体问题后仍持续用药
出现药物耐受的证据
出现戒断综合征
应用避免戒断综合征的药物

物种类无关）。首先考虑气道通畅，之后保证通气及循环稳定。依据摄入的药物种类决定是否尝试清除摄入的药物（包括洗胃、强效利尿、血液透析）。

A.酗酒　酗酒是一种慢性疾病，遗传、社会和环境因素影响其发展和表现。超过 1/3 的成年酗酒者有与酒精相关的健康问题（表25-12）。

　　1.治疗　酗酒者应禁止酒精摄入。双硫仑可使酗酒者在摄入酒精后产生许多不愉快的体验（面红、眩晕、出汗、恶心和呕吐），

表 25-12　酗酒相关的健康问题	
中枢神经系统	
精神疾病（抑郁症、反社会行为） 营养不良（韦尼克-科尔萨科夫综合征） 戒断综合征	小脑退化 脑萎缩
心血管系统	
心肌病 心律失常	高血压
胃肠道和肝胆系统	
食管炎 胃炎 胰腺炎	肝硬化 门脉高压
皮肤和骨骼肌肉	
蜘蛛痣 肌病	骨质疏松症
内分泌和代谢	
血清睾酮浓度降低（阳痿） 血糖降低（低血糖症） 酮症酸中毒	低蛋白血症 低镁血症
血液系统	
血小板减少症 白细胞减少症	贫血

可以与心理治疗一起应用。

2. 过量　在非酒精成瘾的人群中，如果血液酒精浓度超过25 mg/dl，其认知和协调能力就会下降。血液酒精浓度超过 100 mg/dl，就会出现前庭和小脑功能障碍（眼球震颤、构音障碍及共济失调）。酒精中毒的标准是血液酒精浓度在 80 ～ 100 mg/dl。酒精浓度超过500 mg/dl 时会导致呼吸抑制而致死。此时应该采取机械通气并按需对症治疗低血糖。

3. 酒精戒断综合征（表 25-13）

4. 韦尼克–科尔萨科夫综合征（Wernicke-Korsakoff syndrome）常伴随酒精中毒出现，表现为小脑神经元缺失（韦尼克脑病）和记忆丧失（科尔萨科夫精神症），病因为硫胺素（维生素 B_1）缺乏。硫胺素是碳水化合物代谢中所必需的。韦尼克–科尔萨科夫综合征

表 25-13　酒精戒断综合征	
早期症状（在停止酒精摄入后的 6 ～ 8 h 开始出现，在 24 ～ 36 h 内症状显著）	震颤
	梦魇、幻觉、失眠、思维混乱
	自主神经系统功能亢进（心动过速、高血压、心律不齐）
	恶心、呕吐
	可给予苯二氮䓬类药物、β 受体阻滞药或 α_2 受体激动药
震颤性谵妄（停止酒精摄入后的 2 ～ 4 天开始出现）具有生命危险！	幻觉、具有侵略性
	高热、心动过速
	高血压或低血压
	惊厥
震颤性谵妄的治疗	
	每 5 min 静注地西泮 5 ～ 10 mg 直至患者平静下来
	静注 β 受体阻滞药（普萘洛尔、艾司洛尔）直至心率低于 100 次 / 分
	纠正液体和电解质紊乱
	用利多卡因治疗心律不齐
	如果意识消失则要保护气道
	为避免自伤和伤人，必要时可采取身体约束措施

的症状包括思维混乱、嗜睡、眼球震颤、直立性低血压和周围神经病变。治疗包括静脉给予硫胺素，必要时继续口服。

5. 酒精与妊娠　酒精可以透过胎盘并导致低体重儿。血液中酒精浓度过高（＞150 mg/dl）则可以导致胎儿酒精综合征（头颅畸形、发育迟缓、智力缺陷）。此外先天性心脏畸形（动脉导管未闭、间隔缺损）的发生率也会增加。

6. 麻醉管理　接受双硫仑治疗的酒精中毒患者，需要注意此药物产生的镇静作用和肝毒性。全麻过程中出现突发且原因不明的低血压则可能反映体内去甲肾上腺素含量不足，这是由于双硫仑对多巴胺 β-羟化酶的抑制作用。此时，应用直接作用的拟交感活性药物（去氧肾上腺素）比间接作用的药物（麻黄碱）更为有效。双硫仑诱导的神经病变可能影响区域麻醉的效果。接受双硫仑治疗的患者应尽量避免使用含酒精的制剂进行皮肤消毒。

B. 可卡因　可卡因通过阻断突触前膜对去甲肾上腺素和多巴胺的再摄取，从而增加突触后膜这些神经递质的浓度导致交感神经系统兴奋性增高。因间隙内多巴胺浓度增高而产生特征性的"可卡因兴奋"（cocaine high）状态。

1. 副作用　快速注射可卡因可出现高血压、心动过速、冠状动脉痉挛、心肌缺血、心肌梗死、室性心律失常甚至室颤。吸食可卡因可以出现肺损伤和肺水肿。滥用可卡因的产妇发生自发流产、胎盘早剥、胎儿畸形的概率远远高于一般产妇。长期吸食可卡因会导致鼻中隔萎缩、易激惹、妄想症以及反射增强。可卡因戒断症状包括乏力、抑郁以及食欲增加。

2. 治疗　可卡因过量可应用硝酸甘油与 α-肾上腺素能受体阻断剂控制心肌缺血和冠状动脉血管收缩。静脉给予苯二氮䓬类镇静药物（如地西泮）可以有效控制惊厥。通过有效的降温可使高温得以缓解。

3. 麻醉管理　注意可卡因急性中毒的患者容易发生心肌缺血和心律失常（备好硝酸甘油）。滥用可卡因可诱发血小板减少，慎重选择区域麻醉。长期滥用可卡因（但未发生急性中毒）与麻醉药之间无不良反应。

C. 阿片类药物　阿片类药物成瘾，尤其是静脉滥用药物的患者会引起诸多医学问题（表 25-14）。但是术后应用阿片类药物镇痛很少会导致成瘾。

1. 药物过量　阿片类药物（通常是海洛因）过量的最显著症状是呼吸频率减慢，伴潮气量正常或增加。瞳孔通常会缩小。中枢神经系统表现范围从烦躁不安到意识丧失；很少出现惊厥。海洛因过量患者会出现肺水肿。特异性的拮抗药纳洛酮经常用以维持正常的呼吸频率。

2. 戒断综合征　停用阿片类药物虽然使患者不愉悦但不会危及生命。可乐定可以减轻阿片类药物的戒断症状（出汗、瞳孔散大、高血压、心动过速）。其他症状包括失眠、腹部痉挛性痛、腹泻、高热、骨骼肌肉痉挛以及腿部肌肉痉挛。全麻过程中快速戒毒治疗可先应用大剂量阿片类药物拮抗剂（纳美芬），继而使用纳曲酮维持治疗，这种性价比高的方法可替代传统方法。

3. 治疗　治疗阿片类药物依赖的药物包括 μ- 受体激动剂（如美沙酮）、左醋美沙朵和部分激动剂。丁丙诺啡（Subutex）或者其联合纳洛酮（Suboxone）已被证实可治疗阿片类药物依赖。

4. 麻醉管理　阿片类药物成瘾者在围术期应持续使用阿片类药物或者美沙酮。成瘾者会对术后疼痛更加敏感。虽然原因未明，但在每日维持剂量的美沙酮或其他阿片类药物的基础上添加常规剂量的哌替啶可以达到满意的术后镇痛效果。其他缓解术后疼痛的有效方法还包括使用局麻药物进行连续区域麻醉、应用椎管内阿片类药

表 25-14　长期滥用阿片类药物的相关疾病	
肝炎	获得性免疫缺陷综合征
蜂窝组织炎	吸入性肺炎
浅表皮肤脓肿	营养不良
脓毒性血栓性静脉炎	破伤风
心内膜炎	横贯性脊髓炎
全身脓毒性栓塞	

物以及经皮电刺激神经疗法。

D. 巴比妥类药物

1. 药物过量 中枢神经系统受抑制是巴比妥类药物过量的主要表现。治疗方面主要以对症维持为主：维持气道通畅、防止误吸，必要时可以进行气管插管支持通气。可能会出现低血压、低体温、急性肾衰竭以及横纹肌溶解。利尿剂和碱化尿液可以加速消除苯巴比妥，但对于其他巴比妥类药物中毒的效果不佳。

2. 戒断综合征（表 25-15） 与阿片类药物相比，过量巴比妥类药物突然停药，会导致迟发却可能致命的反应。巴比妥类药物的戒断症状包括：焦虑、骨骼肌震颤、反射亢进、出汗、心动过速、直立性低血压、癫痫大发作以及心血管危象。如果发生巴比妥类药物戒断反应，可给予戊巴比妥。苯巴比妥和地西泮也可以用于缓解巴比妥类药物戒断综合征。

3. 麻醉管理 目前尚无长期巴比妥类药物滥用者接受麻醉时对麻醉药物需要量（MAC）增加的报道。静脉注射巴比妥药物滥用者静脉通路一般很难建立，因为巴比妥类药物的碱性溶剂常常导致静脉血管硬化。

E. 苯二氮䓬类
摄入大量苯二氮䓬类药物才会出现成瘾性。苯二氮䓬类药物的戒断症状通常比巴比妥类药物出现的时间更晚，症状更轻，因为大部分苯二氮䓬类药物及其活性代谢产物在体内半衰期较长。在麻醉处理方面，与使用苯巴比妥类患者类似。

1. 急性苯二氮䓬类药物过量 对症治疗并给予特异性拮抗药物氟马西尼可治疗严重或致命的药物过量。

表 25-15 巴比妥类药物戒断综合征时程

	发作时间（h）	达峰时间（天）	持续时间（天）
戊巴比妥	12～24	2～3	7～10
司可巴比妥	12～24	2～3	7～10
苯巴比妥	48～72	6～10	10^+

F. 苯丙胺　苯丙胺可刺激儿茶酚胺释放，导致应激亢进、食欲下降以及睡眠需求降低。苯丙胺已被批准用于治疗发作性睡眠症、注意力缺陷障碍和儿童轻微脑功能障碍引起的多动症。

1. 过量　可引发焦虑、精神状态异常、渐进性中枢神经系统激惹（过度兴奋、反射亢进和惊厥发作），心血管系统症状（高血压、心动过速以及心律失常）、胃肠道蠕动减弱、瞳孔散大、出汗以及高热。

a. 治疗　治疗方法有催吐、洗胃、活性炭吸附或者使用导泻剂。也可以使用吩噻嗪或地西泮治疗。酸化尿液利于苯丙胺的排出。

2. 戒断综合征　过量使用苯丙胺后突然戒断症状包括嗜睡、有自杀倾向的抑郁症、食欲和体重增加。

3. 麻醉管理　长期应用苯丙胺的慢性病患者（发作性睡眠症、注意力缺陷障碍症）择期手术前不需要停药。对于需行紧急手术的急性中毒患者，需要注意苯丙胺中毒的影响，包括高血压、心动过速、高热、对吸入性麻醉药物需要量增大、颅内压升高以及心搏骤停。术中应首选直接作用于血管的升压药物如去氧肾上腺素和肾上腺素来治疗低血压，因为间接作用的药物如麻黄碱的升压效果会因为苯丙胺消耗儿茶酚胺的作用而减弱。

G. 致幻剂　麦角酸二乙胺（LSD）、苯环己哌啶以及类似的致幻剂通常是口服摄入。目前还没有发现致幻剂有药物依赖或者戒断症状。这类药物的作用包括视觉、听觉和触觉的幻觉，以及对周围环境与躯体产生错觉。此外还有拟交感神经症状包括瞳孔散大、体温升高、高血压和心动过速。

1. 过量　往往不致命。应将患者置于安静的环境中，尽量减少外界刺激。苯二氮䓬类药物有效。通常会采用支持疗法（包括气道管理、机械通气、控制惊厥以及对症处理交感神经系统的高反应性）。利尿并酸化尿液可加速苯环己哌啶的排出，但会增加液体超负荷以及电解质紊乱的风险，尤其是低钾血症。

2. 麻醉管理　围术期管理可因极度恐慌和对拟交感药物反应过度而变得复杂。使用地西泮有益。

H. 大麻　吸食大麻可以产生嗜睡、镇静、心动过速、直立性低血压和支气管炎（与吸食有关）。吸食四氢大麻酚（THC）后几分钟内发挥药理作用，并持续 2～3 h。

1. 麻醉管理　目前已知四氢大麻酚会对心脏、肺和中枢神经系统产生作用。动物实验表明大麻可以延长巴比妥类药物和氯胺酮的镇静催眠时间，也可以增强阿片类药物的呼吸抑制作用。

I. 药物滥用是一种麻醉医师的职业危害　在接受成瘾性治疗的医生群体中麻醉医生的数量比其他科别医师高出 3 倍。

1. 药物成瘾麻醉医师的特征及流行病学调查

- 50% 药物成瘾的麻醉医师年龄小于 35 岁。
- 主要集中于住院医师人群。
- 67%～88% 是男性医师，75%～96% 是白人医师。
- 76%～90% 嗜用阿片制剂。
- 33%～50% 嗜用多种药物。
- 33% 具有成瘾性疾病的家族史，多数为嗜酒。
- 65% 有药物成瘾史的麻醉医师在学术研究单位。

2. 最常滥用的药物　芬太尼和舒芬太尼是最常滥用的药物，其次是哌替啶和吗啡。酗酒则多发生于那些 5 年以上的麻醉住院医生当中。此外吸入麻醉药七氟烷也有报道。

3. 成瘾行为的临床表现　任何异常的持续性行为改变都应引起足够的警惕。通常这些行为包括各种情绪方面的改变，如周期性萎靡不振、愤怒、易激惹与欣快状态交替出现。

- 通常都采取否认态度。
- 通常在最后阶段才会在工作时表现出症状（首先在社交中出现症状，其次在家中）。
- 成瘾者被发现时通常表现为昏睡。
- 未治疗的成瘾者发现时常已死亡！

最容易忽视的嗜药症状包括：

- 渴望独自工作。
- 拒绝茶歇或午餐休息。

- 经常分担别人工作。
- 自愿参加额外的工作或值班。
- 在 PACU 的患者镇痛需求与给镇痛药的记录不相称。
- 体重下降。
- 频繁出入洗手间。

4. 医师嗜药导致的其他危险

a. 医师　麻醉医师复吸概率要远高于其他医生，并且最常发生在治疗后的五年内。复吸者可致死亡。

b. 患者　受影响医师（尤其是正在嗜药的医师）增加误诊误治案例的风险。

5. 如果怀疑医师嗜药该怎么做

a. 报告并进行干预　对于嗜酒或者嗜药医师的治疗计划通常不用上报给省或国家相关部门。当某位医师被发现嗜药等待处置结果之前不应该让其独处，因为近来被发现的成瘾医师自杀概率增高。

b. 治疗　成瘾后不能完全治愈，往往需要很长的时间才能恢复。最有效的办法是采用多学科的综合措施并提供长期的跟踪随访。

J. 三环类抗抑郁药物过量　三环类抗抑郁药物过量是药物摄入过量致死的常见原因。症状包括抗胆碱能效应（谵妄、发热、心动过速、瞳孔散大、皮肤潮红、肠梗阻、尿潴留）、癫痫和心血管毒性（心动过速，PR 间期、QRS 复合波及 QT 间期延长，室性心律失常，心肌抑制）。致死性心律失常的风险可持续数天。

1. 治疗　保留气道反射的患者可以采用洗胃和活性炭方法进行治疗。由于存在误吸的风险所以不建议采用催吐法。碱化血浆可以增加药物与血浆蛋白结合，减少游离药物从而降低其毒性作用，因此可作为主要治疗措施。静点碳酸氢钠或者过度通气以使血液 pH 值介于 7.45 至 7.55 之间，治疗终点包括 QRS 波群缩窄或者心律失常消失。利多卡因也可以用于治疗心律失常。如果发生了尖端扭转型室性心动过速应补充镁剂。还需要给予血管升压药以维持循环稳定。地西泮用于控制惊厥发作。血液透析对环类抗抑郁药过量的治疗无效。

K. 水杨酸过量 症状和体征包括耳鸣、恶心、呕吐、发热、惊厥、迟钝、低血糖、脑脊液中糖浓度下降、凝血紊乱、肝功能障碍和对呼吸中枢的直接刺激。在服用阿司匹林过量后 24 h 内很容易出现非心源性肺水肿。

1. **初始治疗** 包括洗胃及应用活性炭、给予葡萄糖以增加其脑脊液浓度、给予碳酸氢钠以增加 pH 到 7.45 或 7.55（碱化尿液可以有效增加肾对水杨酸的排泄），如果遇到致死剂量的水杨酸中毒（> 100 mg/dl）及难治性酸中毒、昏迷、惊厥、容量超负荷、肾衰竭则可以采用血液透析。

L. 对乙酰氨基酚过量

1. **治疗** 用活性炭治疗可以减少药物吸收。服药后 4 h 内，测定血浆中对乙酰氨基酚浓度，并描记于 Rumack-Matthew 列线图上，可以评估患者的肝中毒情况。所有可能、可疑或不明服用时间的患者都应先使用乙酰半胱氨酸来解救，后者通过谷胱甘肽与 N- 乙酰苯唑喹啉亚基连接，可以增强其与对乙酰氨基酚的结合能力。所以只要在服药后 8 h 内给予 N- 乙酰半胱氨酸就可以 100% 有效地预防患者的肝毒性损伤。

中毒

I. 甲醇

甲醇常见于涂料清除剂、汽油防冻剂、玻璃清洗剂以及露营燃料等。它被乙醇脱氢酶降解为甲醛和甲酸，导致阴离子间隙性酸中毒。毒性作用多累及视网膜、视神经以及中枢神经系统。

A. 治疗 包括支持治疗以及气道管理。静脉给予乙醇可降低甲醇的代谢。另外，甲吡唑可以特异性抑制乙醇脱氢酶。血液透析可以治疗难治性的酸中毒和视力损害。

Ⅱ. 乙二醇

乙二醇常见于防冻液、除冰剂以及多种工业溶剂中。

A. 治疗　治疗方法与甲醇中毒相似。可以通过给予乙醇或甲吡唑来抑制毒性产物的生成。还可给与硫胺素、维生素 B_6 和足量的钙剂（逆转低钙血症）治疗。紧急时可以采用血液透析治疗。

Ⅲ. 有机磷杀虫剂、氨基甲酸酯类杀虫剂和有机磷复合农药

有机磷杀虫剂、氨基甲酸酯类杀虫剂和有机磷复合农药（"神经毒素"用做化学武器和恐怖袭击）都可以抑制乙酰胆碱酯酶的活性，导致胆碱能效应过度。杀虫剂和其他神经毒性化学制剂中毒的临床表现取决于其被人体吸收的途径，而其中吸入引起的临床反应最严重（表 25-16）。

A. 治疗　主要包括三个关键的步骤：即刻给予抗胆碱药物以中和急性胆碱能危象；随后给予肟类药物以恢复乙酰胆碱酯酶的活性；另外还需要采用抗惊厥药物预防和治疗癫痫发作（表 25-17）。

表 25-16　有机磷中毒症状	
毒蕈碱效应	
大量分泌物	流鼻涕
流涎	支气管痉挛
流泪	瞳孔缩小
出汗	胃肠蠕动亢进
痰多	心动过缓
烟碱效应	
肌肉震颤	肌肉麻痹
肌无力	
中枢神经系统效应	
惊厥	中枢性呼吸抑制
昏迷	

表 25-17　有机磷中毒的临床治疗

逆转有机磷中毒后出现的急性胆碱能危象
　　每 5 ～ 10 min 静注 2 mg 阿托品直至通气功能改善
恢复乙酰胆碱酯酶的功能
　　解磷定 600 mg 静注
预防和治疗惊厥
　　需要时给予地西泮或咪达唑仑
支持治疗

IV. 一氧化碳中毒

A. 病理生理　一氧化碳（CO）与氧气竞争结合血红蛋白，使氧合血红蛋白解离曲线左移，导致血红蛋白在组织中释放氧气的能力下降（图 25-1）。同时 CO 干扰机体的氧代谢，增加一氧化氮浓度，引起大脑脂质过氧化，产生氧自由基，并影响其他代谢继而产生神经和心脏毒性。CO 对婴儿血红蛋白的结合力高于成人，导致对婴儿损害更大。

B. 症状和体征　症状包括头痛、恶心、呕吐、无力、精神涣散、思维混乱、晕厥以及抽搐。低氧血症导致的心输出量增加可能会导致心绞痛、心律失常以及肺水肿。持续性或者迟发神经损害（认知功能障碍、记忆缺失、癫痫发作、人格改变、帕金森病、痴呆、缄默症、失明以及严重精神病）往往在急性 CO 中毒恢复期出现。

C. 诊断　如果怀疑患者为 CO 中毒，需要检测血清碳氧血红蛋白的浓度，此时 SpO_2 数值可能不准确。

D. 治疗　包括将患者移出 CO 环境、即刻吸氧并采取支持治疗：气道管理、维持血压、尽力保持心血管系统稳定。氧疗可以通过竞争性结合血红蛋白以缩短 CO 消除半衰期，并可改善组织氧合。高压氧疗可以加速 CO 消除，适用于已出现昏迷或者神经功能异常的患者，通常这类患者的碳氧血红蛋白浓度高于 40%，在孕妇中该浓度一般高于 15%。

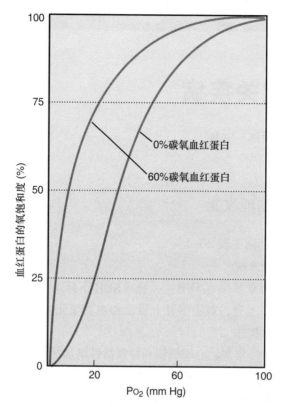

图 25-1　碳氧血红蛋白使氧解离曲线左移并更加凸起。导致血红蛋白的携氧能力下降、组织中氧释放减少（Adapted from Ernst A，Zibrak JD. Carbon monoxide poisoning. *N Engl J Med*. 1998；339：1603-1608. Copyright 1998 Massachusetts Medical Society. All rights reserved.）

第26章

妊娠相关疾病

黄鹤　译　鞠辉　审校

I. 妊娠期生理改变

A. 一般生理变化（表 26-1）

1.心血管系统

a.全身血管阻力（SVR）下降　SVR 下降。孕酮、一氧化氮、前列环素水平上升，对去甲肾上腺素和血管紧张素反应减弱导致肾动脉和主动脉扩张。

b.心脏输出增加　心率增快和肾素活性增加导致心脏输出增加。

c.全身体液增加　肾素活性增加导致全身体液增加（7～10 L）。容量在第 4 周开始增加，6～12 周增加 10%～15%，28～34 周增加 30～50%。

d.血容量增加　足月时血容量增加 100 ml/kg。

e.分娩时血容量的急剧变化　一般来说，当子宫的交感神经系统激活和子宫收缩导致"自体输血"会引起心输出量在第一产程增加 20%，第二产程增加 50%，胎盘娩出后增加 80%。心输出量可在 24～48 h 后回降至分娩前水平。双胎妊娠比单胎妊娠额外增加 20% 心输出量。

f.心室肥厚　左心室质量增加 6%，右心室增加 15%～20%。心脏增大和心腔扩张会导致除主动脉瓣之外的所有心脏瓣膜轻度关闭不全。

g.心电图变化　心脏抬高和旋转会引起电轴变化：Ⅰ导深 S 波、

表 26-1　妊娠期生理改变	
指标	与非妊娠相比平均变化（%）
血管内容量	＋ 35
血浆容量	＋ 45
红细胞容量	＋ 20
心输出量	＋ 40
每搏量	＋ 30
心率	＋ 15
外周循环	
收缩压	不变
体循环血管阻力	－ 15
舒张压	－ 15
中心静脉压	不变
股静脉压	＋ 15
每分通气量	＋ 50
潮气量	＋ 40
呼吸频率	＋ 10
PaO_2	＋ 10 mmHg
$PaCO_2$	－ 10 mmHg
pHa	不变
肺总量	不变
肺活量	不变
功能残气量	－ 20
补呼气量	－ 20
残气量	－ 20
气道阻力	－ 35
氧耗	＋ 20
肾血流量和肾小球滤过率	－ 50
血清胆碱酯酶活性	－ 25

Ⅲ 导和 aVF 导联 Qs 和倒置 T 波较常见。

    h. 下腔静脉阻塞　15% 孕妇仰卧位时妊娠子宫压迫下腔静脉导致仰卧位低血压综合征。可以通过使患者侧卧位或者人为将子宫推至左侧来缓解。

    2. 呼吸系统

    a. 肋骨的水平移位和胸腔韧带放松，妊娠早期子宫增大之前膈肌即开始上抬。

    b. 胸廓直径增加（＞ 5 cm），至足月时肺容积增加 40%。补呼气量降低 25%，残气量下降 15%，功能残气量（FRC）下降 20%。

    c. 孕酮对呼吸的影响：潮气量增加，呼吸频率增快，每分通气量增加（50%）。

    d. 血气变化：呼吸性碱中毒（pH 7.44，$PaCO_2$ 28 ～ 32 mmHg，HCO_3^- 20 mmol/L），PaO_2 上升至 104 ～ 108。这些变化促进母胎气体交换。

    e. 氧耗量增加 20%，窒息时去饱和作用更快（充分预氧合的健康的非妊娠患者时间为 9 min，健康的产妇为 3 ～ 4 min，肥胖产妇为 98s）。

    f. 气道解剖：雌激素、孕酮导致口咽黏膜水肿和充血，腺体高度敏感，毛细血管充血，松弛肽导致上呼吸道狭窄。气管插管失败率是非妊娠患者的 8 倍。

    3. 血液系统

    a. 高凝状态：因子Ⅰ、Ⅶ、Ⅷ、Ⅸ、Ⅹ、Ⅻ活性增加，抗凝物质（蛋白 S、活化的蛋白 C）活性降低。

    b. 双下肢深静脉血栓（DVT）风险增加 5 倍。

    c. 纤溶系统激活：因子Ⅺ、ⅩⅢ活性降低；因子Ⅺ、ⅩⅢ相对缺乏。

    d. 消耗性凝血病倾向：D- 二聚体水平和纤维蛋白降解产物增加。

    4. 胃肠道系统

    a. 胃位置上升和孕酮导致的肌肉松弛使食管下段括约肌张力减弱。

b. 胆汁分泌增加和胆汁酸成分改变增加胆石症的患病率。

5. 内分泌系统

a. 孕酮、雌激素和胎盘催乳素的增加导致胰岛素抵抗。空腹血糖较非妊娠女性低。

b. 甲状腺素球蛋白水平升高导致总 T_3 和 T_4 水平升高，而游离 T_3、T_4 水平保持稳定。

6. 其他

a. 孕酮和内啡肽导致痛阈上升。对吸入性麻醉剂的敏感性无明显增加。

b. 脑脊液减少，但是颅内压不变。

c. 肾血流量和肾小球滤过率增加（50%），血清尿素氮（BUN）和肌酐水平降低。

B. 麻醉注意事项——非产科手术

1. 麻醉诱导及苏醒 每分通气量增加、FRC 下降和吸入麻醉剂最低肺泡有效浓度（MAC）下降，麻醉诱导及苏醒较非妊娠患者更快。

a. 局部麻醉药效果增加；区域麻醉剂量需降低 25% ～ 30%。局部麻醉药在较低的血浆水平时即可产生心脏毒性。

2. 致畸性 几乎没有研究表明麻醉药和镇静剂在麻醉过程中的剂量会有致畸影响。

a. 地西泮 有研究表明妊娠早期高剂量的地西泮与腭裂有相关性；治疗剂量的苯二氮䓬类药物治疗围术期焦虑是安全的。

b. 一氧化氮 动物实验中极端条件下才会出现畸形生长，在临床过程中不可能重复这样的条件。

c. 挥发性麻醉药 最新发现大鼠的神经细胞凋亡可能与其有关，但是如何在人体内解释这一现象仍是问题。

3. 避免宫内胎儿窒息 维持母体 PaO_2、$PaCO_2$（母体碱中毒会导致子宫血管收缩，氧解离曲线左移，胎儿体内氧释放减少），子宫血流（避免低血压、碱中毒、子宫刺激）

4. 早产 术中和术后期间早产都可能发生。至少术前和术后需行胎心率和子宫活性监测。

5. 手术时机 择期手术需在患者恢复至妊娠前生理状态时进行（大约 2 ～ 6 周），但是妊娠中期手术降低畸形和早产的理论风险。急诊手术时使用哪种麻醉方法尚无明确推荐。

C. 产科麻醉

a. 区域麻醉分娩镇痛 第一产程时疼痛主要是内脏性的，由脊髓神经 T_{10} ～ L_1 控制。第二产程时疼痛主要是躯体痛，由 $S_{2 \sim 4}$ 脊神经分出的阴部神经支配。分娩早期椎管内麻醉不增加剖宫产发生率，与全身性镇痛方式相比缩短分娩时间。

b. 腰部硬膜外镇痛：镇痛方案参考表 26-2。确定硬膜外管位置不在血管内或蛛网膜下腔内，通过给予试验剂量的局麻药和肾上腺素 15 μg 确定。心动过速和（或）高血压提示误入血管内，痛觉消失过快提示误入蛛网膜下腔。低血压时需要使用小剂量的麻黄碱（5 ～ 10 mg 静脉推注）或去氧肾上腺素（20 ～ 100 μg IV）

c. 腰硬联合镇痛 分娩时腰硬联合镇痛是硬膜外镇痛之外的另一种镇痛方法。优点在于镇痛快速起效，可靠性更高，在产程快速进展时更有效，运动阻滞较小。分娩第一产程时蛛网膜下腔注射低剂量的阿片类药物（芬太尼 12.5 ～ 25 μg，舒芬太尼 5 ～ 10 μg）

表 26-2　硬膜外分娩镇痛

首次剂量（10ml）	持续剂量	
	局麻药	阿片类药物
0.125% 布比卡因＋氢吗啡酮 10 μg/ml	0.0625% ～ 0.125% 布比卡因	氢吗啡酮 3 μg/ml
0.125% 布比卡因＋芬太尼 5 μg/ml	0.0625% ～ 0.125% 布比卡因	芬太尼 2 μg/ml
0.125% 布比卡因＋舒芬太尼 10 μg/ml	0.0625% ～ 0.125% 布比卡因	舒芬太尼 2 μg/ml
0.075% 罗哌卡因可与阿片药合用，与上类似	0.0625% ～ 0.125% 罗哌卡因	与上类似

几乎可以完全缓解疼痛。腰硬联合镇痛的缺点是操作复杂，有硬脊膜穿刺后头痛的风险。

d. 剖宫产的麻醉 硬膜外分娩镇痛可以通过调节药物剂量和浓度来完成手术麻醉。蛛网膜下腔麻醉时重比重的布比卡因可提供可靠的麻醉效果，追加吗啡或哌替啶可作为术后镇痛。全身麻醉仅限用于急诊剖宫产或有区域麻醉禁忌证者。

i. 有效性 美国妇产科医师协会 / 美国麻醉医师协会共识认为，尽管不是所有的剖宫产都应该在 30 min 内开始，但是医院应该具有决定剖宫产后 30 min 开始手术的能力。

ii. 产妇的麻醉风险（表 26-3） 3/4 麻醉相关孕产妇死亡归因于吸入性肺炎和插管失败。术前使用 H_2 受体阻滞剂、抑酸剂和（或）甲氧氯普胺和（或）法莫替丁有预防作用。尽量避免全身麻醉；如果需要全身麻醉可行环状软骨压迫和气管插管。产妇插管失败率是普通外科手术患者的 10 倍。

II. 妊娠期高血压病

妊娠期高血压病是一系列的疾病包括慢性高血压、慢性高血压合并先兆子痫、妊娠期高血压（非蛋白尿高血压）、先兆子痫（蛋白尿高血压）和子痫。

A. 妊娠期高血压 妊娠 19 周后或产后即刻出现高血压（血压＞139/89 mmHg），无蛋白尿或水肿。持续 6 h 血压＞ 159/109 mmHg 时为重度高血压。

B. 先兆子痫 妊娠 20 周后出现的一系列症状，先兆子痫表现为高

表 26-3　导致麻醉风险增加的相关因素	
肥胖	面部、嘴或牙齿畸形
面部颈部水肿	甲状腺增大
身材极度矮小	肺部疾病
张口困难	心脏疾病
颈部关节炎、短颈、小下颌	

血压、蛋白尿和全身性水肿。先兆子痫和重度先兆子痫的诊断标准分别见表 26-4、表 26-5。

1. 病因 先兆子痫可影响所有器官系统，与胎盘着床异常导致的胎盘缺血有关。浅层血管内侵阻止滋养内皮细胞相互作用，蜕膜动脉收缩，血管高阻力，导致不能为胎儿提供足够的氧气和营养。胎盘释放血管活性物质，导致母体血管内皮功能异常。血管收缩物质血浆浓度、氧化应激标记物和炎症细胞因子均增加，血管舒张物质（一氧化氮和前列环素）浓度降低。抗血管生成蛋白引起内皮损伤，特别是肾、肝和脑。正常妊娠期间对血管紧张素Ⅱ敏感性降低，而先兆子痫增加。

2. 低白蛋白血症 低白蛋白血症和偶发的肝合成功能异常导致胶体渗透压降低，第三间隙液体增加，血管内容量减少。

3. 先兆子痫风险因素（表 26-6）

4. 治疗（表 26-7） 关键治疗为终止妊娠。轻度先兆子痫且孕期较短，可卧床休息保守治疗，持续监测直至妊娠 37 周或母体或胎儿情况恶化。重度先兆子痫的产妇，无需考虑孕周，立即终止妊娠。系统性治疗包括硫酸镁预防惊厥、降压治疗（肼屈嗪、拉贝洛尔、尼非地平），液体复苏，持续监测动脉压和中心静脉压。轻度

表 26-4 先兆子痫诊断标准

既往血压正常，妊娠 20 周后血压 > 139/89 mmHg
24 h 尿蛋白 ≥ 0.3 g

表 26-5 重度先兆子痫诊断标准

两次血压 > 159/109 mmHg，两次测量间隔至少 6 h
24 h 尿蛋白 ≥ 5 g 或两次尿蛋白 ≥ 3 +，两次测量间隔至少 4 h
少尿（24 h < 500 ml）
肺水肿或发绀
肝功能异常
右上腹疼痛或胃区疼痛
中枢系统异常
血小板减少

表 26-6　先兆子痫风险因素

因素	相对风险
未产妇	3
非裔美国人	1.5
年龄 < 15 岁或 > 35 岁	3
多胎妊娠	4
先兆子痫家族史	5
慢性高血压	10
慢性肾疾病	20
糖尿病	2
胶原血管病	2 ～ 3
血管紧张素原 T235 等位基因	
纯合子	20
杂合子	4

表 26-7　先兆子痫的治疗

维持舒张压 < 110 mmHg
　肼屈嗪 5 ～ 10 mg iv，每 20 ～ 30 min
　肼屈嗪 5 mg IV 后 5 ～ 20 mg/h 持续泵入
　拉贝洛尔 50 mg IV 或 100 mg 口服
　拉贝洛尔 20 ～ 160 mg/h 持续泵入
　硝酸甘油 10 μg/min IV，根据反应滴定给药速度
　硝普钠 0.25 μg/（kg·min）IV，根据反应滴定给药速度
　非诺多泮 0.1 μg/（kg·min）IV，可增加 0.05 ～ 0.2 μg/（kg·min）直至
　　达到理想效果；平均剂量为 0.25 ～ 0.5 μg/（kg·min）
预防惊厥
　根据血镁浓度使用硫酸镁 4 ～ 6 g IV，持续泵入硫酸镁 1 ～ 2 g/h（目标维
　　持血清镁浓度为 2.0 ～ 3.5 mEq/L）
硫酸镁毒性检测
　4.0 ～ 6.5 mEq/L 导致恶心、呕吐、复视、嗜睡、膝跳反射消失
　6.5 ～ 7.5 mEq/L 导致骨骼肌麻痹、窒息
　≥ 10 mEq/L 导致心搏骤停

先兆子痫的高血压不需治疗。妊娠期间高血压治疗的指征有慢性高血压、分娩时重度高血压和待产者先兆子痫。血压控制目标为< 160/110 mmHg。

5. 预后

a. 产妇 先兆子痫和子痫导致的脑出血是产妇死亡的主要原因（占孕产妇死亡的 15% ~ 20%）。产妇可在分娩后 24 ~ 48 h 内出现抽搐或肺水肿；抗惊厥治疗和降压治疗需要持续到产后 48 h 或更久。

6. 麻醉管理

a. 液体管理 先兆子痫患者血容量相对不足，椎管内麻醉时容易发生低血压，但是仍存在肺水肿的风险。椎管内麻醉前可以提前给予 500 ~ 1000 ml 晶体液。如果患者肺水肿或补液后仍尿少时需要行有创血压监测。如果患者有顽固性高血压，特别是需要降压治疗时需行有创动脉测压。

b. 分娩镇痛 先兆子痫产妇无胎儿宫内窘迫时可阴道试产。如无禁忌证，硬膜外镇痛是分娩镇痛的首选（降低母体内儿茶酚胺水平并有利于控制血压）。产妇血管对儿茶酚胺类物质敏感性增高，应考虑局部麻醉剂中不添加肾上腺素。

c. 剖宫产麻醉

i. 蛛网膜下腔麻醉 先兆子痫产妇可首选这种麻醉，除非凝血功能障碍。先兆子痫患者的高血压和血管收缩是血管紧张素 II 受体高度敏感的结果。蛛网膜下腔麻醉不会影响血管紧张素系统，因此先兆子痫患者较健康患者较少发生低血压。

ii. 全身麻醉 拒绝椎管内麻醉或者凝血功能障碍或脓毒症患者欲行剖宫产时可选用全身麻醉。全麻风险包括插管困难、误吸风险和对拟交感神经能药物和甲基麦角新碱反应过度。产妇因镁剂治疗导致对非去极化肌松剂敏感性增强，宫缩乏力和围产期出血风险也增加。

C. HELLP 综合征 表现为溶血反应、肝转氨酶升高、血小板减少（Hemolysis, Elevated Liver transaminase enzymes, and Low Platelet counts）。除了先兆子痫症状外，HELLP 综合征患者还有上腹部疼

痛、上腹部肌紧张、黄疸。弥散性血管内凝血（DIC）风险增加，产妇及胎儿死亡率增加。

1. 治疗　HELLP 综合征关键性治疗是终止妊娠，可不用考虑孕周行剖宫产。

a. 硫酸镁预防子痫。

b. 纠正凝血功能障碍　地塞米松可提高血小板数量。

2. 麻醉管理

a. 凝血功能障碍不能行区域麻醉。肝肾功能障碍会影响药物清除、代谢和排泄。

D. 子痫　先兆子痫发生抽搐时称为子痫。高血压程度与子痫风险无对应关系。子痫导致产妇死亡的发生率约 2%。16% 的案例中子痫发生在产后 48 h 以后。子痫患者的麻醉和产科关键点在于控制抽搐（气道支持；供氧；硫喷妥钠、苯二氮䓬类、镁剂抗惊厥治疗），保护患者避免发生吸入性肺炎。颅内出血的首要体征是一侧的神经系统症状。1/3 患者会出现呼吸衰竭、肾衰竭、凝血功能障碍、脑血管意外或心搏骤停。胎儿死亡率约 7%。

1. 麻醉管理： 子痫不是剖宫产的指征。子痫发作后处于稳定状态的产妇的麻醉管理要点和先兆子痫产妇相同。

Ⅲ. 产科合并症

包括出血并发症、羊水栓塞、子宫破裂、剖宫产术后阴道分娩、胎位异常、多胎妊娠。

A. 产科出血（表 26-8）

1. 前置胎盘　1% 的产妇有前置胎盘，表现为无痛性阴道出血。完全性前置胎盘是胎盘覆盖整个宫颈口，不完全前置胎盘指宫颈口闭合时胎盘覆盖宫颈口，充分扩张时不完全覆盖，边缘性前置胎盘指胎盘覆盖宫颈口边缘。完全性或不完全性前置胎盘产妇需剖宫产分娩。建立大流量静脉通路，交叉配血随时备用。

2. 胎盘植入　胎盘异常附着子宫肌层称为胎盘植入。胎儿分娩

表 26-8   妊娠晚期出血的不同诊断

参数	前置胎盘	胎盘早剥	子宫破裂
症状和体征	无痛性阴道出血	腹痛，局部出血或隐匿性出血，子宫激惹，休克，急性肾衰竭，胎儿宫内窘迫	腹痛，阴道疼痛，先露部凹陷，胎心消失，胎心过缓，血流动力学不稳定
诱因	高龄，多次分娩	多次分娩，高龄妊娠，吸烟，可卡因滥用，创伤，子宫畸形，下腔静脉压迫，慢性高血压	先前子宫切口，急产，子宫过度刺激，头盆不称，多次分娩，羊水过多

后试图剥离胎盘时会导致大出血，大部分患者需行子宫切除术。需建立大流量静脉通路，交叉配血随时备用。需准备 4U 压积红细胞和 4U 新鲜冰冻血浆，复杂案例中可能需要压积红细胞、新鲜冰冻血浆、血小板各 10U。一旦有出血需紧急分娩，氯胺酮和依托咪酯是全身麻醉的首选。子宫切除术是剖宫产时传统治疗方法，但是现在可通过动脉栓塞实现保留子宫。

a. 失血   产后紧急行子宫切除术的患者失血性休克的发生率超过 50%，25% 发生凝血功能障碍或 DIC。

b. 自体血液回输   缺少证据支持可用于妊娠患者，有羊水污染可能和严重低血压的风险。

c. 损害控制性复苏   1∶1∶1 比例输注红细胞、新鲜冰冻血浆和血小板，尽量减少胶体液和晶体液的输注。战场上的研究显示这会导致死亡率明显下降（65% 降至 19%），但这一做法应谨慎用于产妇人群，因为创伤导致的凝血功能障碍与产妇相关凝血功能改变是不同的。

d. 纤维蛋白原   产后出血时需要高水平的纤维蛋白原来止血（ $2 \sim 3$ g/L *vs.* 1 g/L）。因子XIII活性保持在 50% ∼ 60%。建议尽早输注冷沉淀物。

e. VII因子   给予 $80 \sim 95$ μg/kg VII因子可降低出血，且不增加血栓栓塞的风险。

f. 监测　需要监测部分凝血活酶时间，凝血酶原时间，血小板计数，纤维蛋白原的基础值，并且每小时重复检测来指导治疗。可以使用血栓弹力描记图进行目标导向治疗方法。需监测血电解质基础水平以及每小时重复检测，检测有无高钾血症、低镁血症、低钙血症和高氯血症。

3. 胎盘早剥　妊娠 20 周以后胎盘从子宫剥离，会引起大量出血、胎儿宫内窘迫或死亡、凝血功能异常和急性肾衰竭。通常表现为腹痛，隐匿性出血。关键治疗是终止妊娠、取出胎盘，剖宫产多见。麻醉管理与前置胎盘相似。产妇有出血及 DIC 风险，应及时备好血及血制品。胎盘早剥围产儿死亡率高达 25 倍。

4. 产后出血

a. 宫缩乏力　静脉使用缩宫素加强宫缩，如静脉或肌注甲基麦角新碱或肌注或子宫内使用卡前列素氨基丁三醇（米索前列醇）。极少案例中需要紧急行子宫切除。

b. 胎盘残留　硬膜外或蛛网膜下腔麻醉下可手法剥离残余胎盘。低剂量（40 μg）静脉使用硝酸甘油可使子宫松弛方便剥离胎盘。

B. 剖宫产后试产（TOLAC）　子宫破裂的风险随既往剖宫产的次数增加而增加。美国妇产科协会和美国麻醉医师协会推荐当产妇尝试剖宫产后阴道分娩时，所有有关部门（包括产科、麻醉科和手术室）人员应该随时可完成急诊剖宫产。TOLAC 失败风险或 VBAC 后子宫破裂风险见表 26-9。

1. 麻醉管理　硬膜外镇痛是 VBAC 产妇的理想镇痛方案。约 60% ～ 80% 的 VBAC 患者最终行剖宫产，硬膜外镇痛可快速转换为外科麻醉。

2. 子宫破裂　临床表现为腹部剧痛（可放射至肩部）、产妇低血压和胎心消失。腹部 B 超可帮助诊断。需立即行剖宫产手术、终止妊娠，子宫修复或子宫切除。产妇死亡率不高，但是胎儿死亡率约 35%。

C. 羊水栓塞　是一种极其罕见的危及生命的妊娠并发症，表现为突发呼吸困难、动脉氧分压降低、发绀、惊厥、意识丧失和与出血不

表 26-9　剖宫产后试产相关风险因素	
试产失败风险因素	非裔美国人或西班牙裔 高龄产妇 单身母亲 产妇受教育时间＜ 12 年 等级较低医院 产妇合并症：高血压、糖尿病、哮喘、癫痫、肾疾病、 　心脏疾病、肥胖 引产 孕周＞ 40 周 胎儿体重＞ 4000 g 宫颈扩张较差
子宫破裂风险因素	瘢痕子宫 引产 孕周＞ 40 周 2 次或更多次剖宫产 产妇肥胖 胎儿体重＞ 4000 g 医院等级较低 妊娠间隔＜ 18 个月 既往剖宫产时单层缝合

成比例的低血压，同时可伴有胎儿宫内窘迫。提示 DIC 的凝血功能障碍指标伴出血可能是唯一表现。产妇血液内出现羊水物质（胎儿鳞状细胞、脂肪、黏蛋白）可确诊。治疗方案包括气管插管、纯氧机械通气、强心、纠正凝血功能障碍。即使积极治疗，羊水栓塞死亡率大于 80%。

D. 异常分娩和多胎妊娠

　　1. 臀位　臀位阴道分娩可导致产妇死亡率增加（宫颈撕裂伤、会阴撕裂伤、胎盘残留、失血性休克）、新生儿发病率和死亡率增加。终止妊娠方式首选剖宫产。如需使用阴道器具，需行会阴区麻醉，且需快速完成（硬膜外 3% 2- 普鲁卡因或全身麻醉可以实现）。

　　2. 多胎妊娠　三胎妊娠和更多胎妊娠需经过剖宫产终止妊娠。

双胞胎选择分娩方式时需考虑胎儿体位。双胞胎均为头位可考虑阴道分娩。如果一个为臀位，推荐剖宫产。

　　a. 麻醉关键点　功能残气量恶化，仰卧位综合征加重，产后出血相关风险增加。

IV. 内科合并症

A. 心脏疾病

　　1. 循环系统改变和心脏疾病　妊娠和分娩引起的心输出量增加会导致已有心血管系统疾病患者循环功能紊乱。

　　2. 妊娠分娩期间心脏事件风险　可根据相关风险因素进行量化评估（表 26-10）。额外风险包括肺动脉高压（产妇通常不建议怀孕）、心律失常、妊娠前心脏药物治疗、中重度二尖瓣或三尖瓣反流、存在机械瓣膜。心脏事件发生概率见表 26-11。

　　3. 妊娠期心肌病　妊娠晚期或产后 6 周内左心室衰竭被称为妊娠期心肌病，具体原因未知。围产期心肌病药物治疗与扩张型心肌病治疗方案类似，除外血管紧张素转化酶抑制药，因为 ACEI 类药物常用于非妊娠患者以降低后负荷，但是妊娠患者的禁忌。可用硝酸甘油或硝普钠降低后负荷。约 50% 的患者心脏衰竭是暂时的，产后 6 个月可恢复。其余患者持续存在特发性心肌病，死亡率约 25% ~ 50%。

　　a. 麻醉管理　需行有创血流动力学监测。分娩时心功能不全可

表 26-10　妊娠及分娩时心脏事件风险评估

- 心脏骤停史
- NYHA II级
- 发绀
- 左心梗阻（二尖瓣面积 < 2 cm^2，主动脉瓣面积 < 1.5 cm^2，超声心动图检查提示左室流出道最高压差 > 30 mmHg）
- 左室收缩功能减弱（EF < 40%）

每个风险因素 1 分。风险评估：0 分 5%，1 分 27%，≥ 2 分 75%

表 26-11　以心脏事件和矫正孕周和孕次的新生儿并发症为观察终点的多因素模型

	比值比	P 值
心律失常病史	4.3	0.0011
妊娠前心脏药物用药史	4.2	< 0.0001
NYHA 功能分级	2.2	0.0298
左心梗阻（峰压 > 50 mmHg，主动脉瓣面积 < 1.0 cm^2）	12.9	< 0.0001
中重度主动脉瓣关闭不全	2.0	0.0427
中重度肺动脉瓣关闭不全	2.3	0.0287
人工瓣膜	74.7	0.0014
发绀性心脏病（无论是否纠正）	3.0	< 0.0001
新生儿并发症		
双胎或多胎妊娠	5.4	0.0014
妊娠期吸烟	1.7	0.0070
发绀性心脏病（无论是否纠正）	2.0	0.0003
人工瓣膜	13.9	0.0331
妊娠前心脏药物用药史	2.2	0.0009

Adapted from ZAHARA investigators. Predictors of pregnancy complications in women with congenital heart disease. *Eur Heart J.* 2010；31（17）：2124-2132. Epub Jun 28，2010

通过静脉使用硝酸甘油或硝普钠（前负荷、后负荷降低）和多巴胺或多巴酚丁胺（强心）来治疗。早期硬膜外分娩镇痛可通过减轻疼痛降低心脏应激。如果需要剖宫产，硬膜外或蛛网膜下腔麻醉均可选用，通过有创监测来指导液体管理。如果需要全身麻醉，推荐使用高剂量的阿片类药物；阿片类药物可导致新生儿呼吸抑制，需做好新生儿复苏准备。

B. 糖尿病　妊娠期呈现胰岛素抵抗状态。不能产生足够的胰岛素来代偿这一现象的产妇将出现妊娠期糖尿病。妊娠前糖尿病患者在孕期有更多的胰岛素需求。孕期较低血糖水平时即可出现糖尿病酮症酸中毒。

1. 诊断 如果 1 h 糖耐量检测异常，需行 3 h 糖耐量检测；如果结果都异常，可诊断为妊娠期糖尿病（表 26-12）。

2. 治疗 控制血糖（血糖 60 ~ 120 mg/dl 为目标范围）。糖尿病酮症酸中毒的治疗方法与非妊娠患者相同。妊娠期糖尿病患者首选进行控制饮食，控制不理想时使用胰岛素治疗。

3. 产前检测 孕晚期第 28 周以后每周两次行无应激试验。无应激试验无反应性需行生物物理评分来决定分娩时机和分娩方式。通常选择择期引产避免因母亲糖尿病导致的新生儿风险。

4. 糖尿病胎儿影响 胎儿畸形，胎儿宫内死亡、死产，剖宫产，肩难产，分娩损伤的风险增加。新生儿低血糖和呼吸窘迫风险增加。

5. 麻醉管理 自主神经系统功能紊乱的患者硬膜外麻醉后更容易出现低血压，需提高警惕，积极治疗。剖宫产时硬膜外麻醉优于腰硬联合麻醉，应确保硬膜外麻醉效果以减少需要使用全身麻醉的机会。

C. 重症肌无力 自身免疫系统损害或突触后膜乙酰胆碱受体受累、以骨骼肌无力和易疲劳为特点的疾病。早期妊娠或产后 10 天内可急性加重。孕期和分娩时需持续服用抗胆碱酯酶药物。硬膜外麻醉

分级	定义
A1	饮食控制妊娠期糖尿病
A2	妊娠期糖尿病需要使用胰岛素控制血糖
B	既往糖尿病病史，无并发症（病程 > 10 年或发病年龄 > 20 岁）
C	既往糖尿病病史，无并发症（病程 10 ~ 19 年或发病年龄 10 ~ 19 岁）
D	既往糖尿病史（病程 > 20 年或发病年龄 < 10 岁）
F	既往糖尿病合并糖尿病肾病
R	既往糖尿病合并糖尿病视网膜病变
T	既往糖尿病合并肾移植术后
H	既往糖尿病合并心脏疾病

表 26-12 妊娠期糖尿病的 White 分级

可用于临产和阴道分娩。剖宫产可选用区域麻醉，但是合并肌无力时会导致麻醉期间肺通气不足。全身麻醉需注意非去极化肌松剂的作用效果可能会延长，且拮抗非去极化肌松剂会诱发胆碱能危象。肌无力产妇新生儿短期发生肌无力比例约为 20% ~ 30%。新生儿需行抗胆碱酯酶药治疗至出生后 21 天。

D. 肥胖　肥胖可导致高血压病患病率增高，包括慢性高血压、先兆子痫、妊娠期糖尿病、血栓相关疾病、异常分娩、剖宫产、难产、产妇死亡、感染和麻醉相关气道困难。包括巨大儿、分娩损伤、肩难产、胎粪吸入综合征、神经管畸形、其他先天性畸形在内的围生期风险增加。

　　1. 麻醉管理　硬膜外麻醉是分娩镇痛和外科手术镇痛的合理选择。坐位比侧卧位更容易定位硬膜外间隙。肥胖患者剖宫产发生率增加，延长外科手术时长，手术出血量增加。肥胖患者首选区域麻醉，但可能发生局部麻醉剂扩散过广（蛛网膜下腔麻醉平面过高）。

E. 高龄产妇　年龄 > 35 岁是产妇相关发病率增加的独立危险因素，包括妊娠期糖尿病、先兆子痫、胎盘早剥和剖宫产。高龄产妇也是剖宫产率增加的独立因素，因为高龄产妇更可能有合并症或剖宫产要求增加。麻醉注意事项主要是对合并症的管理。

F. 药物滥用

　　1. 酗酒　妊娠期间每天饮酒大于 3 盎司（约 87.81 ml）的产妇分娩的婴儿中约有三分之一患有胎儿酒精综合征（神经行为缺陷、胎儿宫内发育迟缓、先天性畸形）。麻醉管理与非妊娠患者相似。

　　2. 吸烟　吸烟与低出生率、胎盘早剥、新生儿呼吸系统功能损害、急性新生儿猝死综合征高度相关。麻醉注意事项与非妊娠患者相似。

　　3. 阿片类药物滥用　相关并发症包括人类免疫缺陷病毒（HIV）感染、肝炎、脓肿、心内膜炎和血栓性静脉炎。已接受慢性阿片类药物治疗的妊娠患者用药需覆盖整个妊娠期和产后期。新生儿需观察是否有停药反应，及时治疗。

　　4. 可卡因滥用　产妇可卡因滥用与产妇心血管系统、呼吸系统、神经系统和血液系统并发症相关，与非妊娠患者类似。可卡因滥用产妇妊娠期间发生产科并发症（自然流产、死产、早产、胎盘早剥）的发生率增高（表 26-13）。胎儿并发症包括出生体重降低、胎儿宫内发育迟缓、小头畸形和早产。

a. 麻醉注意事项　区域麻醉前确认患者是否有可卡因相关血小板减少症。低血压时去氧肾上腺素作用直接，优于麻黄碱。可卡因毒性导致的体温升高和拟交感神经反应与恶性高热相似。

V. 胎儿评估和新生儿疾病

A. 电子胎儿监护仪　对 FHR 监护数据的分类整理见表 26-14。

1. 胎心率

a. 胎心基线　正常的胎心基线为 110 ～ 160 次 / 分；持续 10 min 以上心率低于 110 次 / 分为胎心过缓，持续 10 min 以上心率大于 160 次 / 分为胎心过速。

b. 胎心变异　胎心率变化范围在 5 ～ 20 次 / 分（正常胎心率为 120 ～ 160 次 / 分）。脐动脉供氧不足、酸中毒或中枢精神系统损伤导致的胎儿窘迫会导致胎心变异减小甚至消失。可导致胎心变异消失的药物有苯二氮䓬类、阿片类、巴比妥类、抗胆碱类、连续硬膜外麻醉的局麻药。胎心变异相关术语如下：

- 消失：无法检测到胎心变异
- 减少：5 次 / 分或更少
- 正常：6 ～ 25 次 / 分
- 增多：大于 25 次 / 分

表 26-13　妊娠期间可卡因滥用相关产科并发症

自然流产	死产
早产	产妇高血压
胎膜早破	胎粪吸入综合征
胎盘早剥	出生低 Apgar 评分
急产	

表 26-14　电子胎心监护仪结果分类

分类	特征
Ⅰ类（必须包括所有特征）	频率：110 ～ 160 次 / 分 变异性：中度 晚期减速或变异减速：无 早期减速：有或无 加速：有或无
Ⅱ类（所有不符合Ⅰ类和Ⅲ类的；必须包括所有特征）	胎心基线： 心动过缓，不伴有变异性消失 心动过速 基础胎心率变异性： 最小变异 无变化不伴有反复减速的情况 显著的基线变异 加速： 胎儿兴奋后无加速出现 反复或偶然减速： 经常变化的减速伴随着最小或适度的基线变异性 延长减速≥ 2 min，但< 10 min 经常出现的晚期减速和中等基线变异 具有其他特性的可变减速，如缓慢返回基线、超射或"肩膀型波型"
Ⅲ类（包括右栏任何一个特点）	无胎心基线变异并且合并下列任何一项： 反复晚期减速 反复变异减速 心动过缓 正弦型曲线

c. 加速　胎心率明显上升称为胎心加速，延长加速持续时间大于 2 min 小于 10 min。持续时间大于 10 min 的胎心加速使胎心基线发生改变。

d. 减速

i. 早期减速　子宫开始收缩时 FHR 下降，收缩峰值时下降最大，收缩结束恢复基线，与胎儿宫内窘迫无关。减少幅度小于 20

次 / 分，减少值极少小于 100 次 / 分。

ii. 晚期减速　宫缩开始后 10 ～ 30 s 内出现 FHR 下降，下降最大值在宫缩峰值以后。轻度的晚期减速下降幅度小于 20 次 / 分，重度晚期减速下降幅度大于 40 次 / 分。晚期减速与胎儿宫内窘迫有关，可能也反映了胎盘功能不足继发的心肌供氧不足。治疗措施包括子宫左倾，静脉输液，低血压时应用麻黄碱。

iii. 变异减速　分娩时最常见的胎心变化。胎心减速的大小、持续时间和开始时间随着子宫收缩而改变。持续 15 ～ 30 min 的重度变异减速与胎儿酸中毒有关，通常由脐带受压诱发，如果持续变异减速或加重需考虑终止妊娠。

iv. 延长减速　FHR 下降大于 15 次 / 分，持续时间大于 2 min小于 10 min。持续时间大于 10 min 被认为是胎心基线的改变。

v. 正弦型　表现为光滑、正弦波浪形，3 ～ 5 min 为一周期，持续时间 20 min 或更长。

2. 胎儿头皮血样检查　这项技术用来评估胎心监护异常的胎儿。一旦确认胎儿缺氧，需立即终止妊娠。pH 小于 7.20 的胎儿需紧急终止妊娠。

3. 胎儿脉搏氧饱和度　传感器置于子宫颈部接触胎儿面颊或太阳穴持续监测胎儿动脉血氧饱和度。正常胎儿血氧饱和度为 30% ～ 70%，低于 30% 提示胎儿酸中毒。

4. 超声检查　临产产妇超声检查可确定胎儿先露部，确认子宫内胎儿健康或死亡，诊断胎盘早剥或前置胎盘。

B. 新生儿评估

1. Apgar 评分　新生儿出生后 1 min、出生后 5 min 根据五项生命体征进行数值评分（表 26-15）。Apgar 评分与出生后酸碱度测量密切相关。评分大于 7 分，新生儿血气正常或轻度呼吸性酸中毒。4 ～ 6 分为中度呼吸抑制；3 分及 3 分以下有混合性代谢性和呼吸性酸中毒。轻中度胎儿抑制（3 ～ 7 分）可通过面罩通气供氧改善，正压通气与否均可。评分小于 3 分需气管插管，也可能需要体外心脏按摩。

表 25-15 新生儿 Apgar 评分

参数	0	1	2
心率（次/分）	无	< 100	> 100
呼吸	无	慢而不规则	哭
反射兴奋性	无反应	皱眉	哭
肌力	软	四肢屈曲	活跃
皮肤颜色	苍白或发绀	身体粉红，四肢发绀	粉红

2. 氧供和通气 胎儿娩出后钳夹脐带，外周血管阻力增加，左心房压增加，卵圆孔分流停止。肺扩张使肺血管阻力下降，右心室输出量被引导至肺。PaO_2 增加至 60 mmHg 使动脉导管功能性闭合。分娩后氧供和通气不足时，胎儿血液循环机制持续存在（肺血管阻力增加，肺血流减少），动脉导管和卵圆孔保持开放，导致心脏内大量右向左分流，引起动脉低氧血症和酸中毒。

3. 分娩中及分娩后异常

a. 血容量减少 新生儿平均动脉压高于 50 mmHg 时可能是因为血容量减少导致。胎儿宫内窘迫时大量胎儿血液分流至胎盘，残留至胎盘和脐带，从而导致血容量减少。

b. 低血糖 低血糖可表现为低血压、颤动、惊厥。胎儿宫内发育迟缓或母亲患有糖尿病或重度胎儿宫内窘迫的胎儿更易发生低血糖。

c. 胎粪吸入综合征 胎儿主气道内可能存在胎粪，且随着自主呼吸扩展至周边气管。小气道梗阻引起通气血流比失调。严重的肺动脉高压和右向左分流（通过卵圆孔和动脉导管）导致严重动脉低氧血症。分娩后常规吸引口咽部分泌物。低 Apgar 评分或胎粪吸入的新生儿需紧急复苏，包括气管插管并尝试吸出胎粪。

d. 鼻腔狭窄或闭锁畸形 当新生儿呼吸运动正常但闭嘴时出现发绀可判断为鼻腔梗阻。单侧或双侧鼻腔狭窄可通过经鼻插入较细导管失败而诊断；插管失败可反映先天性（解剖学上）梗阻或由血液、黏液或胎粪导致的功能性闭锁。外科纠正畸形前需置入口咽通气道来缓解解剖学梗阻。功能性后鼻孔闭锁可通过吸引来治疗。

e. 膈疝　表现为出生后重度呼吸窘迫、发绀、舟状腹。首选治疗为气管插管，供氧。

f. 气管食管瘘　羊水过多时可出现气管食管瘘（见第 27 章）。分娩后，无法经食管将导管插入胃时可初步诊断气管食管瘘。多数可见大量口腔分泌物，胸片显示导管通过瘘管可确诊。

g. 喉部异常和声门下狭窄　表现为出生后喘鸣。将导管插入气道狭窄以远的部位可缓解症状。

儿科疾病

闫琦 译 高岚 审校

I. 关于儿科患者的特殊考虑

A. 心理因素　儿科患者及其家属常会表现出围麻醉期焦虑（表 27-1）。围术期麻醉计划的制订包含对麻醉诱导状况的模拟、视频解说以及提前进行单独的术前访视，这些均能帮助缓解焦虑。允许家属在麻醉后恢复室（PACU）对患者进行探视，对患者及家属均有正面的积极作用。

II. 解剖及生理

A. 体型及体温调节　新生儿寒战产热的作用较小，其主要的产热机制是棕色脂肪调节的非肌颤性产热。"中性温度"是指氧耗最少时

表 27-1　年龄相关的围麻醉期焦虑	
年龄段	**心理状态评估**
新生儿（出生后 30 天内）	患儿家长可能极度焦虑
婴儿（1～12 个月）	8～10 个月开始出现分离焦虑
幼儿（1～3 岁）	难以控制行为
儿童（4～12 岁）	学龄前儿童：想法具体 学龄儿童：渴望达到家长的期望
青少年（13～19 岁）	死亡恐惧，隐藏情绪

的环境温度。"临界温度"是指低于这一温度时，一个未穿衣物且未被麻醉的人无法维持其正常核心温度的环境温度（表 27-2）。大多数手术室的室温均低于足月新生儿的临界温度。减少机体热量丧失的方法包括用保温箱运送新生儿；升高手术室室温；采用加热床垫、辐射加温器和充气式加温仪以及湿化和加温吸入气体。

B. 中枢神经系统 新生儿的大脑约占体重的 10%，而成年人的大脑仅占总体重的 2%。2 岁时，小儿大脑可达到成人容量的 75%。3 或 4 岁时，完成髓鞘化和突触连接。出生时，脊髓终于 L_3，但三岁时变为终于 L_1 或 L_2。

C. 气道解剖 新生儿的头颅和舌体相对较大，会厌易移动，喉头位置靠前，这些特点使得新生儿的头部处于中立位或轻度屈曲位时比颈过伸位时更易于气管插管。环状软骨是喉头最狭窄的部位（成人声带处最狭窄），因而需要选择适宜型号的气管导管，以减小气道损伤以及继发声门下水肿的风险。

D. 呼吸系统（表 27-3） 儿科患者最重要的一个特点是氧耗和肺泡通气量显著高于成人（按每千克体重计算，新生儿约为成人的两倍）。

E. 心血管系统 在胎儿血液循环中，肺循环血管阻力高，而体循环血管阻力（胎盘）低，血液通过卵圆孔和未闭的动脉导管（patent ductus arteriosus，PDA）可有右向左分流。出生时，肺循环血管阻力降低，肺血流量增加。随着左心房压力以及动脉氧饱和度的升高，卵圆孔和 PDA 均功能性关闭。出生后 3 个月到 1 年，卵圆孔解剖学上关闭，出生后 4 ～ 6 周，动脉导管解剖学上关闭。新生儿高度依赖心率维持心输出量和体循环血压。

表 27-2　中性温度和临界温度

患儿年龄	中性温度（℃）	临界温度（℃）
早产儿	34	28
足月儿	32	23
成人	28	1

表 27-3　肺功能平均值

参数	新生儿（3 kg）	成人（70 kg）
氧耗量［ml/（kg·min）］	6.4	3.5
肺泡通气量［ml/（kg·min）］	130	60
二氧化碳生成量［ml/（kg·min）］	6	3
潮气量（ml/kg）	6	6
呼吸频率（min）	35	15
肺活量（ml/kg）	35	70
功能残气量（ml/kg）	30	35
气管长度（cm）	5.5	12
PaO_2（室内空气，mmHg）	65～85	85～95
$PaCO_2$（室内空气，mmHg）	30～36	36～44
pH	7.34～7.40	7.36～7.44

F. 体液和肾系统　新生儿的体液总量和细胞外液（extracellular fluid，ECF）量增加。新生儿代谢率增加，这使得 ECF 的转换加速，从而要求对术中补液给予精确管理（表 27-4）。新生儿及小婴儿需要补充葡萄糖液，新生儿可给予葡萄糖 6～8 mg/（kg·min）进行维持。表 27-5 总结了卡路里、水分及液体维持需求。足月新生儿的肾小球滤过率大大降低，但 3～5 周即可增加约 4 倍。失血可用等渗晶体液以 3∶1 进行补充。

G. 肝　新生儿肝糖原储备水平至少与成人相当。维生素 K 水平为成人的 50%，但并不会造成额外的出血情况。

H. 胎儿血红蛋白（Fetal Hemoglobin，FHb）　FHb 比成人 Hb 的氧亲和力高，因此新生儿对组织的氧供相对减少，Hb 浓度代偿性增加。4～6 个月时，氧解离曲线接近于成人。计算血细胞比容以及计算可接受的红细胞丢失量可为术中输血提供有益的指导（表 27-6）。对小于 1 岁儿童进行常规术前血红蛋白检查很少会影响麻醉管理或推迟择期手术。

表 27-4　儿科患者术中液体治疗

手术类型	生理盐水或乳酸林格液 [ml/（kg·h）]		
	维持量	补充量	总量
小手术（疝修补术）	4	2	6
中等手术（幽门肌切开术）	4	4	8
大手术（肠切除术）	4	6	10

表 27-5　Holliday-Segar 公式计算卡路里消耗量

体重	卡路里消耗量	水分需要量	液体维持量*
0 ～ 10 kg	100 kcal/（kg·d）	100 ml/（kg·day）	4 ml/（kg·h） （第一个 10 kg）
11 ～ 20 kg	50 kcal/（kg·d）	50 ml/（kg·day）	2 ml/（kg·h） （第二个 10 kg）
> 20 kg	20 kcal/（kg·d）	20 ml/（kg·day）	1 ml/（kg·h） （20 kg 以上）

*液体维持量是需要累加的。例如，一个 25 kg 的孩子，第一个 10 kg 需要 4 ml/（kg·h）（40 ml/h），第二个 10 kg 需要 2 ml/（kg·h）（20 ml/h），剩余的 5 kg 需要 1 ml/（kg·h）（5 ml/h），因此每小时液体维持量共需要 65 ml/h（40 + 20 + 5）。

表 27-6　估算可接受的失血量*

一个 3.2 kg 足月新生儿拟行腹部手术，术前血细胞比容 50%。那么维持血细胞比容为 40% 时，术中允许的最大失血量是多少呢？

参数	计算
估计血容量	85 ml/kg×3.2 kg ＝ 272 ml
估计红细胞总量	272 ml×0.5 ＝ 136 ml
维持血细胞比容为 40% 的红细胞总量	272 ml×0.4 ＝ 109 ml
术中可接受的红细胞丢失量	136 ml － 109 ml ＝ 27 ml
术中可接受的维持血细胞比容在 40% 的血液丢失量	27×2[†] ＝ 54 ml

*此计算方法并未考虑因静脉输注晶、胶体溶液对血细胞比容的潜在影响，仅仅是一指导方针。

[†]将初始血细胞比容定义为 50%

I. 药理学反应

1. 麻醉需要量 新生儿的最低肺泡有效浓度（minimum alveolar concentration，MAC）比婴儿低 25%，而早产儿的 MAC 值更低。出生后 MAC 值不断增加直至 2～3 个月龄时，此后随着年龄的增长稳步下降。七氟烷的 MAC 值比较特殊，在儿童期并不随年龄增长而下降，而是维持在 2.5%。

2. 肌肉松弛药 婴儿的膈肌与外周肌肉可同时被肌松剂麻痹（与之相反，成人的膈肌麻痹晚于外周肌肉）。根据体重计算的初始剂量与成人剂量相似。神经肌肉阻滞的拮抗作用在婴儿中较为可靠。新生儿和婴儿每千克体重所需的琥珀胆碱剂量高于年长儿（可能由于 ECF 容量增加，琥珀胆碱的分布容积更大）。琥珀胆碱的不良反应［肌红蛋白尿、恶性高热（malignant hyperthermia，MH）、高钾血症］限制了此药在儿童中（尤其是 < 5 岁）快速获得气道安全和治疗喉痉挛方面的应用。

3. 药代动力学 婴儿对吸入麻醉药的摄取比年长儿或成人快，且对巴比妥类和阿片类药物更为敏感。与成人相比，新生儿所需丙泊酚的剂量更高，5～15 岁的儿童所需硫喷妥钠的剂量也要高于成人。药物在新生儿中的肝肾清除率降低，使得药效延长。5～6 个月龄时清除率才增至成人水平。

4. 监测 应该包括用大小适宜的袖带测量血压，体温和呼末 CO_2（由于吸入气体流量高，可能在新生儿和婴儿中会假性降低）。存在 PDA 时，如果动脉置管，从动脉导管远端的动脉（左桡动脉、脐动脉、胫后动脉）采集的血样可能不能准确反映视网膜或脑血供中的 PaO_2。

J. 麻醉中发生的儿科心搏骤停 据报道，每 10 000 例婴儿麻醉会出现 15 例心搏骤停。在儿童中的总发生率为每 10 000 例发生 3.3 例，在所有儿科患者中为每 10 000 例发生 0～4.3 例。

1. 原因 在一项研究中，药物原因所致的心搏骤停占 37%，最常见的是由挥发性麻醉药引起的心血管抑制。其他药物相关的心搏骤停可发生于用错药，琥珀胆碱相关的高钾血症，局麻药入血，局麻药毒性反应。

2. 管理　初步处理原则与其他儿科心搏骤停相同。推荐儿科麻醉医生按照儿童高级生命支持进行管理。

Ⅲ. 新生儿疾病

孕 37 周以前出生的婴儿为"早产儿"（表 27-7）。

A. 呼吸窘迫综合征　呼吸窘迫综合征（respiratory distress syndrome，RDS）或透明膜病是一种由于表面活性物质产生和分泌不足所导致的肺泡水平的进行性气体交换功能损害。表面活性物质直到孕 35 周才达到成熟水平。

1. 体征和症状　通常在出生后几分钟内即表现明显（呼吸急促、明显呼噜声、肋间和肋下凹陷、鼻翼煽动、肤色灰暗）。呼吸暂停和不规则呼吸是预后不良的征兆。

2. 诊断　诊断可通过临床病程、胸片（细小网状颗粒影、支气管气像）和血气分析（进行性低氧血症、高碳酸血症、多变性代谢性酸中毒）来明确。

3. 治疗　表面活性物质现可用于早产儿。但表面活性物质治疗并不能降低对高吸入氧浓度的需求，更不能减少继发慢性肺疾病或支气管肺发育不良（bronchopulmonary dysplasia，BPD）的发生率。其他治疗包括经鼻持续气道正压通气（continuous positive airway pressure，CPAP）。若 CPAP 无效，可能需要进行气管插管。

4. 麻醉管理　动脉内置管有助于评价氧合情况，避免氧分压过高，预防呼吸和代谢性酸中毒。如氧合状况突然恶化，应考虑继发

表 27-7　早产程度分级

早产程度	胎龄
临界早产	36 ～ 37 周
中度早产	31 ～ 36 周
重度早产	24 ～ 30 周

于气压伤的气胸。对合并 RDS 的早产儿输注白蛋白（1 g/kg，IV）可能会增加血容量和肾小球滤过率。维持新生儿血细胞比容在 40% 左右可改善组织氧供。应避免过度补液，因其可能导致动脉导管重新开放。

B. 支气管肺发育不良（bronchopulmonary dysplasia，BPD） BPD 是一种肺实质和小气道的慢性疾病，常见于需长期机械通气发生肺损伤的早产儿。

1. 体征和症状 表现为持续呼吸窘迫，特点为气道反应性和阻力增加、肺顺应性降低、通气 / 血流比例失调、低氧血症、高碳酸血症、气促以及严重病例可出现右心衰竭。

2. 诊断 BPD 是一种临床诊断，其定义为出生体重小于 1500 g 的婴儿校正胎龄 36 周时仍依赖吸氧治疗，且需氧（维持 PaO_2 > 50 mmHg）超过 28 天。

3. 治疗 必须维持足够的氧合（PaO_2 > 55 mmHg，SpO_2 > 94%）以预防肺源性心脏病并促进肺组织发育和肺血管床重塑。反应性支气管收缩可应用支气管扩张剂治疗。可能需要限制液体输入和应用利尿剂以减轻肺水肿并改善气体交换。

4. 麻醉管理 呼吸暂停期间氧饱和度可能会迅速降低。可能存在声门下狭窄、气管软化以及支气管软化。由于支气管痉挛的风险增加，因此在气道操作之前应确保达到较深的麻醉深度。机械通气期间的气道高压可能导致气胸。应对补液进行监测并尽量限制补液以避免肺水肿。

C. 喉软骨软化症（简称"软喉症"）和支气管软化 软喉症是一种获得性疾病，其喉部组织过度松弛，特别是会厌以及杓状软骨，在持续喘鸣的新生儿以及小婴儿中，超过 70% 存在软喉症。这可能是因为缺乏神经控制。支气管软化多见于 ICU 滞留婴儿。随着婴儿发育以及良好的营养支持，软喉症以及支气管软化均会好转。

D. 早产儿视网膜病变 早产儿视网膜病（retinopathy of prematurity，ROP）或晶状体后纤维组织增生症，是一种血管增生性视网膜病变，几乎只发生于早产儿。发病风险与出生体重和孕周呈负相关。

危险因素尚不完全清楚，可能包括高氧、败血症、先天性感染、先天性心脏病、机械通气、RDS、输血、脑室内出血（intraventricular hemorrhage，IVH）、低氧、高碳酸血症和低碳酸血症、窒息以及维生素 E 缺乏。

1. 体征和症状　体征包括轻度一过性改变到重度进行性视网膜外血管增生（覆盖视网膜表面并深入玻璃体）、瘢痕形成以及继发视网膜剥离（ROP 中视力受损和失明的主要原因）。

2. 诊断　出生体重不足 1500 g 和孕 28 周以前出生的婴儿推荐在出生后 6 周或校正胎龄 32 周时行眼科检查。

3. 治疗　经巩膜冷冻疗法或激光光凝术破坏视网膜周围无血管区，减慢或逆转血管的异常生长并降低视网膜剥离的风险。以损失一定周边视觉为代价从而保留中央视觉。

4. 预后　80% ～ 90% 的病例可自行恢复，几乎对视力没有影响或不遗留任何视力缺陷。发生 ROP 的婴儿日后发生眼部疾病（视网膜撕裂、视网膜剥离、近视、斜视、弱视、青光眼）的风险更高。

5. 麻醉管理　麻醉管理的困难之处是对那些易发生动脉低氧血症的新生儿给予尽可能少的氧气。尚无证据显示脉搏氧饱和度在 96% ～ 99% 时辅助供氧可恶化业已存在的 ROP。也尚无文献显示校正胎龄大于 32 周的婴儿，高氧饱和度会增加 ROP。应尽量维持 PaO_2 在 50 ～ 80 mmHg，$PaCO_2$ 35 ～ 45 mmHg，脉搏氧饱和度达到 89% ～ 94%。进行周边视网膜消融的婴儿在术中及术后 3 天发生呼吸暂停和心动过缓的风险增加。

E. 早产儿呼吸暂停　早产儿呼吸暂停（apnea of prematurity，AOP）指呼吸停止伴有发绀和心动过缓或持续超过 20 s。早产儿周期性呼吸和呼吸暂停常由原发性早产儿呼吸暂停所致，但也可能是其他新生儿疾病的一种体征。原发性早产儿呼吸暂停是一种呼吸控制障碍，可能是阻塞性、中枢性或混合性的。

1. 体征和症状　在中枢性呼吸暂停中，气流和呼吸动作完全停止。在阻塞性呼吸暂停中，有胸壁运动但无气流。大多数（50% ～ 70%）早产儿呼吸暂停发作均为混合性病因所致。

2. 治疗　对有呼吸暂停危险的婴儿应该进行呼吸监测。

a. 输血治疗　针对血细胞比容低的婴儿。

b. 经鼻 CPAP 治疗　严重病例需要机械通气。

c. 甲基黄嘌呤

3. 预后　AOP 通常到校正胎龄 36 周时缓解。不存在显著危及生命的事件时，通常在校正胎龄 44 ～ 45 周时可停止监测。

4. 麻醉管理　即使是很小的手术，早产儿也会发生危及生命的呼吸暂停。贫血（血细胞比容＜ 30%）以及使用吸入和静脉麻醉药的婴儿发生呼吸暂停的风险增加。早产儿应在手术后给予脉搏氧饱和度和呼吸暂停监测至少 12 h。术后呼吸暂停的风险在校正胎龄 50 ～ 52 周后显著降低。应尽可能将择期手术推迟至这一时间。

F. 低血糖症　低血糖症是新生儿最为常见的代谢性问题。孕龄越小低血糖风险越高。病因包括母体代谢的改变、新生儿固有疾病以及内分泌或代谢障碍（表 27-8）。

1. 体征和症状　可表现为易激惹、呼吸暂停、发绀发作、癫痫、肌张力减退、嗜睡以及喂养困难。许多临床表现很轻微或为非特异性，需要保持高度警惕。

2. 诊断　出生 72 h 之内早产儿血清葡萄糖浓度低于 20 mg/dl，足月儿低于 30 mg/dl，出生 72 h 之后低于 40 mg/dl 可出现低血糖的体征。

3. 治疗　出现低血糖症状而无癫痫发作的婴儿应给予 10% 葡萄糖 2 ml/kg 静脉推注（如果伴有癫痫发作，则给予 4 ml/kg），随后以 8 mg/（kg·min）的速度持续输注，直至血清葡萄糖维持在 40 mg/dl 以上。

4. 预后　发生一过性低血糖症的无症状新生儿预后良好。而有症状的婴儿，尤其是低体重儿、持续高胰岛素血症的低血糖患儿以及糖尿病母亲的婴儿，预后则略差。

5. 麻醉管理　低血糖症的体征可能会被麻醉药掩盖，术中应该监测血糖并补充葡萄糖［如，5% 葡萄糖和 0.2 生理盐水，4 ml/（kg·h）］。血清葡萄糖浓度为 125 mg/dl 可导致渗透性利尿、继发脱水，以及

表 27-8　新生儿低血糖原因	
母体因素	分娩时使用葡萄糖 药物治疗： β - 肾上腺素能受体阻滞药（间羟叔丁肾上腺素，利托君，普萘洛尔） 　口服降糖药 　水杨酸盐 母体糖尿病，妊娠期糖尿病
新生儿因素	糖原储备耗竭 　窒息 　围产期应激 葡萄糖利用增加（代谢需要） 　败血症 　红细胞增多症 　低体温 　呼吸窘迫综合征 　充血性心力衰竭（发绀型先天性心脏病） 糖原储备有限 　宫内发育迟缓 　早产 胰岛功能亢进或内分泌失调 　糖尿病母亲的婴儿 　胎儿成红细胞增多症，胎儿水肿 　胰岛素瘤 　Beckwith-Wiedemann 综合征 　垂体功能减退症 糖原分解、糖异生或其他能源物质的利用减少 　先天性代谢缺陷 　肾上腺功能不全

胰岛素进一步释放伴反跳性低血糖。

G. 低钙血症　宫内发育迟缓的婴儿、胰岛素依赖型糖尿病患儿以及在产程延长、分娩困难中出现窒息的婴儿，均存在发生低钙血症的风险。发生在出生后 5 ～ 10 天的迟发型新生儿低钙血症通常由摄入牛乳所致，牛乳中含有高浓度的磷。其他引起新生儿低钙血症的主要原因包括母体高钙血症和 DiGeorge 综合征。

1. 体征和症状 体征包括易激惹、癫痫、骨骼肌张力增加、颤搐、震颤以及低血压。新生儿低钙血症的其他非特异性症状如喂养困难、呕吐以及嗜睡，需与败血症、颅内出血以及脑膜炎鉴别。

2. 诊断 低钙血症的实验室诊断依赖于不同机构的正常值。低白蛋白血症可能会错误提示低钙血症，因为总血清钙很低，但离子钙浓度维持正常。在真正的低钙血症中是离子钙浓度低，而不是总血清钙低。

3. 治疗 补钙。纠正低镁血症以及其他代谢紊乱或酸碱失衡。给予 10% 的葡萄糖酸钙 100～200 mg/kg（1～2 ml/kg），每 6～8 h 重复一次直至钙浓度稳定。必须进行心电监测，应备好阿托品以治疗可能出现的心动过缓。其他治疗相关的潜在并发症包括药物外渗所致的软组织坏死，当与碳酸氢盐联合给药时可能在静脉输液管和小静脉中沉积，以及用于服用地高辛的患者可能引起洋地黄中毒。

4. 预后 对于无症状的新生儿，早发型新生儿低钙血症通常在数天内缓解而不需要治疗。有症状的早发型新生儿低钙血症在治疗 1～3 天内血清钙浓度也会恢复正常。

5. 麻醉管理 应在术前对低钙血症予以纠正。应避免易引起低钙血症的事件（碱中毒、给予碳酸氢钠或快速输注白蛋白和枸橼酸盐血制品）。

Ⅳ. 新生儿外科疾病

A. 先天性膈疝 常伴有肺发育不全，由于胎儿期疝出的内脏压迫正在发育的肺所致。

1. 体征和症状 表现为舟状腹、桶状胸、胸内检出肠鸣音以及严重的动脉低氧血症。胸片显示胸腔内有肠袢，纵隔移向对侧。持续存在的胎儿循环通过 PDA 引起右向左分流，导致动脉低氧血症。先天性心脏病和肠扭转不良的发生率也较高。

2. 诊断 由于常规超声检查，目前常在产前即能作出诊断。与预后不良相关的产前所见包括羊水过多、胃移位至横膈之上以及在孕 20 周以前即作出诊断。

3. 治疗　即刻治疗包括采用口胃或鼻胃管进行胃内减压并给予吸氧。应避免使用面罩正压通气（胃胀气可进一步损害肺功能）。正压通气压力不应超过 25 ~ 30 cmH$_2$O（气道压过高可对新生儿的正常肺脏造成损害）。镇静、骨骼肌麻痹、肺机械通气（包括高频振荡通气，high frequency oscillatory ventilation，HFOV）或术前体外膜式氧合法（extracorporeal membrane oxygenation，ECMO）治疗可能降低不稳定患者的死亡率。在允许性高碳酸血症（PCO$_2$ < 60 mmHg）下进行柔和通气可尽量降低气道充气压和气压伤以提高生存率。吸入 NO 并不能提高先天性膈疝致肺动脉高压患儿的生存率。

4. 预后　生存率为 42% ~ 75%，与肺发育不良及相关畸形的程度相关。

5. 麻醉管理　首先是预充氧后清醒气管插管。动脉导管前动脉置管非常有用，或应用新生儿脐动脉插管，脉搏氧饱和度探头应放置在右手。静脉通路应避免置于下肢（因为膈疝还纳后下腔静脉受压，静脉回流可能受限）。应避免使用 N$_2$O（肠道扩张可损害肺功能）。气道压应低于 25 ~ 30 cmH$_2$O 以降低气胸的风险。肺顺应性突然降低，氧合或血压突然恶化提示气胸。必须注意避免低体温（使肺血管阻力增加导致右向左分流）。膈疝还纳后，不推荐膨胀发育不良的肺。它不太可能张开，且可能导致对侧肺损伤。

6. 术后病程　可能包括快速改善，随后突然恶化，出现动脉低氧血症、高碳酸血症和酸中毒（由于胎儿循环模式以及经卵圆孔和 PDA 的右向左分流重新出现）并可能导致死亡。镇静是必要的（应激刺激可能进一步升高肺动脉压，增加分流）。

B. 食管闭锁和气管食管瘘　超过 90% 的食管闭锁（esophageal atresia，EA）患者伴有气管食管瘘（tracheoesophageal fistula，TEF）。最常见的 EA 类型为近端食管闭锁，远端食管形成 TEF（图 27-1）。约 50% 的 EA 患儿有其他畸形，最常见为 VATER（脊椎缺陷 vertebral

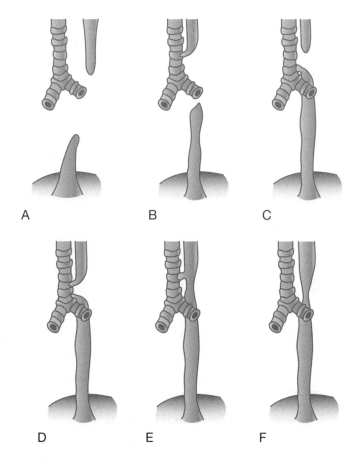

图 27-1 食管闭锁（EA）的类型。**A**，单纯食管闭锁；**B**，近端瘘管；**C**，食管闭锁，远端瘘管；**D**，近端和远端均有瘘管；**E**，单纯气管食管瘘；**F**，食管狭窄（Adapted from Ravitch MM，et al，eds. Pediatric Surgery，Vol 1. 3rd ed. Chicago：Year Book Medical Publishers；1979；and Smith BM，Matthes-Kofidis C，Golianu B，Hammer GB：Pediatric general surgery. In Jaffe RA，Samuels SI，eds：Anesthesiologist's Manual of Surgical Procedures. 3rd ed. Philadelphia：Lippincott Williams & Wilkins；2004：1019）

defects、肛门闭锁 imperforate *a*nus、气管食管瘘 *t*racheo*e*sophageal fistula、肾发育不良 *r*enal dysplasia）或 VACTERL（VATER 再加心脏 *c*ardiac 和肢体畸形 *l*imb anomalies）。患有 EA 且无相关缺陷的新生儿

生存率接近 100%。

1. 体征和症状　患有 EA 的新生儿表现为呼吸窘迫（咳嗽、发绀以及口鼻起沫）。喂养可加重这些症状并引起反流。

2. 诊断　出生前如果母体羊水过多，应怀疑胎儿存在 EA。出生后当经口导管不能插至胃部或新生儿经口喂养过程中出现发绀、咳嗽和噎塞时，通常可诊断 EA。单纯 EA 可能表现为无气的舟状腹。

3. 治疗　包括维持气道通畅、预防误吸、停止喂养并置婴儿于头高位以减少反流。尽可能避免气管插管，因有加重胃扩张的可能性。如果发生危及生命的胃扩张，可能需要单肺通气。TEF 应行紧急手术修复。但一些新生儿可能需要采取分期手术，先行胃造口术，随后再进行彻底修复。

4. 预后　拔管后气管塌陷和食管狭窄并不罕见。慢性胃食管反流和吞咽困难可能使患儿反复出现吸入性肺炎。早期死亡常由心脏或染色体异常所致，晚期死亡通常由呼吸系统并发症所致。

5. 麻醉管理　理想状况下，应保持自主呼吸进行清醒插管，这样可使气管导管位置适宜，同时降低正压通气所致胃扩张引起通气障碍的风险。但对于精力充沛的婴儿，清醒插管可能较困难且易造成损伤。可用吸入麻醉诱导保留自主呼吸。如果选择吸入麻醉诱导，通气期间必须尽可能降低吸气相峰压（peak inspiratory pressure，PIP）防止胃胀气。气管导管位置是否适宜非常关键（应在隆嵴之上 TEF 以下）。外周动脉置管可以连续监测体循环血压及检测动脉血气。术中不显性蒸发以及第三间隙的液体丢失均应以晶体液替代 [6～8 ml/（kg·h）]。失血可输注 5% 白蛋白和血液以维持血细胞比容大于 35%。肺回缩可能损害通气，对气管进行手术操作可能造成气道梗阻，血液和分泌物可能阻塞气管导管，需要经常吸引甚至更换气管导管。足月儿最好在术毕拔管，如果术中出现心肺并发症或通气不足时需要保留插管进行通气。过度颈伸和再插管可能损伤新的吻合口。

C. 腹壁缺陷：脐疝和腹裂　脐疝是指腹腔脏器通过脐带的基底部向外疝出。腹裂是指腹部内脏通过腹前壁的一个小缺损（通常

< 5 cm）向外疝出（表 27-9）。

1. 诊断　脐疝和腹裂可在出生前通过胎儿超声检查诊断。

2. 治疗　腹裂需要紧急修复。婴儿出生后立即将其下半身和暴露的肠管置于一个带细绳的塑料肠袋中，可减少大面积肠管暴露所致的液体蒸发和热量丢失。脐疝也需要紧急矫形手术，但相关的心脏畸形需要进行术前心脏评估和超声心动图检查。

3. 预后　腹裂的生存率为 90% 以上。脐疝的生存率为 70% ～95%。死亡率与合并的心脏和染色体异常有关。

4. 术前准备　最主要的注意事项是预防感染并减少液体和热量从暴露的腹部内脏丢失。应采用口胃管进行胃部减压以降低误吸的风险。液体需要量为每日生理维持量的 2 ～ 4 倍［≥ 8 ～16 ml/（kg·h）］。为维持正常的血液渗透压，含蛋白质的液体（5% 白蛋白）应占补液量的 25%。

5. 麻醉管理　最重要的是保持体温和补液。一期闭合可能需要对高 PIP 的患者行辅助通气直至术后。如果吸气压高于 25 ～30 cmH$_2$O 或腹内压、胃内压大于 20 cmH$_2$O 时，不推荐一期闭合

表 27-9　脐疝和腹裂的比较

	脐疝	腹裂
病因	腹腔内容物不能由疝囊移回至腹腔	右侧脐肠系膜动脉或脐静脉发育异常伴右脐旁区域缺血
部位	脐带内	脐周（通常在脐带右侧）
覆盖物	疝囊	无（内脏暴露）
伴随情况	Beckwith-Wiedemann 综合征 先天性心脏病 13、18、21 三体 胃肠道旋转不良 Cantrell 五联症 膀胱外翻	胃肠道旋转不良，早产儿肠道闭锁

Adapted from Roberts JD Jr, Cronin JH, Todres ID. Neonatal emergencies. In: Cote CJ, Todres ID, Goudsouzian NG, Ryan JF, eds. *A Practice of Anesthesia for Infants and Children*. 3rd ed. Philadelphia: Saunders; 2001

术。腹腔脏器应覆盖人工膜，经过几天至 1 周缓慢还纳。较大缺损的修复需要术中以及术后初期最大程度的肌肉松弛。应避免使用 N_2O 因其有肠扩张作用。腹部手术闭合过紧可导致下腔静脉受压和横膈运动减少，造成腹部器官灌注受损和肺顺应性降低。有证据表明腹内压过大时应拆除筋膜缝合线，仅闭合皮肤或增加补片。建议在术中和术后进行密切监测。直接动脉血气和 pH 监测有助于指导液体治疗。手术修补较大的腹部缺损时术中液体需要量至少应为估计血容量的 25%。术后 24 ~ 48 h 可能需要机械通气。

D. Hirschsprung 病　又称先天性无神经节性巨结肠，是足月儿低位肠梗阻最常见的原因，其特点为大肠缺乏副交感神经节细胞。

1. 体征和症状　包括便秘、近端肠道扩张以及腹胀。进行性肠扩张导致腔内压持续增加，血流减少，使黏膜屏障受损。持续肠淤滞可造成细菌繁殖，导致小肠结肠炎（表现为腹胀、发热、突发性腹泻）。

2. 诊断　任何足月新生儿出现排便延迟时均应怀疑 Hirschsprung 病。造影剂灌肠后的典型 X 线所见为正常扩张的近端结肠和狭窄痉挛的远端结肠之间存在一个过渡区，远端结肠的狭窄痉挛是由于无神经节的肠管不能舒张所致。直肠活检是诊断的金标准，证实缺乏神经节细胞并且存在乙酰胆碱酯酶染色阳性的肥大神经束。

3. 治疗　手术治疗，将有神经节的肠管下拉至肛门。

4. 预后　大多数患者可保留排便节制功能。残留的或获得性神经节细胞缺失症的患者、严重狭窄、肠功能障碍以及肠神经发育不良的患者可能需要再次手术。

5. 麻醉管理　术中失血通常较少，但第三间隙液体丢失很可观。患者可能需要晶体液初始量 10 ~ 20 ml/kg 静脉输注以弥补肠道准备和禁食所致的容量不足。硬膜外麻醉可为行开腹手术的患者提供良好的术中和术后镇痛。手术结束时常规拔除导管。

E. 肛门直肠畸形　包括一系列畸形，其中大部分都包括低位肠道与泌尿生殖器官之间的瘘管。小部分患者为肛门闭锁不伴瘘管形成，尤其是唐氏综合征患者。肛门直肠畸形患者中高达 50% 均合并脊髓和脊椎畸形。肛门闭锁患者中有三分之一存在心血管畸形［房间隔缺损（atrial septal defect，ASD）、PDA、法洛四联症、室间隔缺损（ventricular septal defect，VSD）］。

1. 体征和症状 会阴检查显示肛门直肠畸形。新生儿可能在生后 24 ～ 48 h 不能排便。

2. 诊断 在新生儿会阴部观察到胎粪是直肠会阴瘘的证据。尿液中含有胎粪提示直肠尿道瘘。女婴直肠阴道瘘和男婴直肠尿道瘘最常见。

3. 治疗 高位病变的初步治疗是粪便分流结肠造口术，之后进行最终的根治性手术。低位病变（会阴瘘）可在新生儿期进行修复，不需要行保护性结肠造口术。

4. 预后 骶骨畸形的程度越大，尿便失禁的可能性越大。而大多数会阴瘘和直肠闭锁的患者在修补术后尿便节制功能可以完全恢复。

5. 麻醉管理 手术过程中采用电刺激鉴别肌肉结构和确定新肛门的前界和后界。失血量和第三间隙液体丢失量通常中等。静脉通路应置于上肢，因为下肢的手术体位可能会阻碍静脉回流或限制静脉通路的使用。通常在手术结束时拔管。

F. 幽门狭窄 幽门狭窄是婴儿胃出口梗阻的一种常见病因。幽门括约肌特发性肥大导致幽门管受压和狭窄。

1. 体征和症状 体征包括生后 2 ～ 5 周出现非胆汁性喷射性呕吐。有些婴儿可能出现黄疸，可能是由于饥饿引起的肝葡萄糖醛酸转移酶缺乏。最常见的代谢性临床表现为原发性低钾低氯性代谢性碱中毒，继发呼吸性酸中毒。

2. 诊断 上腹部常可扪及橄榄大小的肿块。喂养后，可看到胃蠕动波从左至右横跨腹部。可通过腹部超声检查确诊。

3. 治疗 幽门肌切开术（开腹或腹腔镜）。严重脱水患儿在术前需要液体复苏，可在血清电解质浓度测量值（对评估脱水、碱中毒以及代谢紊乱的程度非常重要）的指导下进行。通常手术后 4 ～ 6 h 内即可开始喂养。

4. 麻醉管理　胃液误吸入肺对于胃出口梗阻患儿是一种明确风险。术前给予阿托品，麻醉诱导之前置入大口径口胃管使胃排空。如果预计插管困难，可采用清醒气管插管。否则推荐快速序贯诱导。通常不需要骨骼肌松弛。局部麻醉药切口浸润常可提供充分的术后镇痛。术后经常发生不明原因的通气抑制，针对术后呼吸暂停的监测应持续 12 h。手术矫正幽门狭窄后 2～3 h 可能发生低血糖症，最可能的原因是肝糖原储备不足和停止静脉输注葡萄糖。

G. 坏死性小肠结肠炎（necrotizing enterocolitis，NEC）　特点为不同程度的肠管黏膜或透壁坏死，是新生儿最常见的外科急症，伴有较高的围产期发病率和死亡率。早产是 NEC 最大的危险因素，其他危险因素包括围产期窒息、全身感染、脐动脉插管、换血治疗、低血压、RDS、PDA、发绀型先天性心脏病以及积极高渗配方喂养。

1. 体征和症状　体征包括反复呼吸暂停、嗜睡、体温不稳定、葡萄糖水平不稳定以及休克。NEC 更特异的体征为腹胀、喂养后大量胃潴留以及血性或黏液性腹泻。常见代谢性酸中毒、中性粒细胞减少以及血小板减少。

2. 诊断　可通过临床表现与腹部平片所见相结合确定。肠壁囊样积气、肠壁内积气对新生儿 NEC 有诊断价值。

3. 治疗　内科治疗（停止喂养、胃部减压、静脉补液、应用抗生素）往往有效。有可能需要行机械通气、液体复苏、输血和正性肌力药物支持。内科治疗失败的新生儿（50% 的 NEC 患儿）需行手术治疗。

4. 预后　出现肠壁囊样积气的患儿预后较差（20% 内科治疗失败，25% 死亡）。手术后可能出现短肠综合征、中心静脉置管并发症以及胆汁淤积性黄疸。

5. 麻醉管理　包括液体复苏以及必要时输血。动脉压和血气监测非常有益。早产儿快速补液可能会导致颅内出血或动脉导管重新开放。需要警惕饱胃患儿术中出现腹内压升高和肺顺应性降低。可能需要正性肌力药以维持足够的心输出量和肠灌注。应注意液体及手术室温度以维持正常体温。由于腹胀及合并 RDS，术后通常需要机械通气。考虑可能发生菌血症，不推荐应用神经阻滞麻醉及镇痛。

H. 胆道闭锁　胆道闭锁的特征是肝外胆管系统闭塞或不连续。常合并肠道异常扭转，内脏转位和多脾症。

1. 体征和症状　体征包括出生后数周持续性黄疸，伴有尿液发黑，大便灰白色。所有持续 2 周以上黄疸的足月儿均需怀疑此病。可表现为混合胆红素血症。

2. 诊断　由化验检查（胆红素，转氨酶水平，肝合成功能试验，γ-谷氨酰转移酶水平）和超声进行诊断。偶尔需行内镜下逆行胰胆管造影（endoscopic retrograde cholangiopancreatography，ERCP）以及磁共振检查。肝活检可以确诊。

3. 治疗　Kasai 手术（肝门肠吻合术）和肝移植术是首选治疗。

4. 预后　如不处理，2 岁时，胆道闭锁会导致肝硬化甚至死亡。

5. 麻醉管理　术前改善凝血功能非常重要。对腹水患者推荐使用快速序贯诱导。可能需行中心静脉置管。推荐进行外周动脉置管监测血流动力学而且可以频繁抽血。应避免应用氧化亚氮（N₂O）。维持体温非常重要。若手术操作压迫下腔静脉（inferior vena cava，IVC）可出现突发的严重低血压。术后需回 ICU。如果没有凝血异常，可考虑使用硬膜外镇痛。

I. 先天性肺叶型肺气肿　是新生儿呼吸窘迫的一种罕见病因，由局限性支气管梗阻、积气以及肺叶过度膨胀所致。获得性肺叶型肺气肿是由支气管肺发育不良治疗相关的气压伤引起。先天性心脏病（VSD、PDA）的发生率也增加。

1. 体征和症状　从轻度呼吸急促和喘鸣到重度呼吸困难和发绀。

2. 诊断　可通过胸片、CT 以及通气 / 血流扫描确诊。

3. 治疗　治疗是切除病变肺叶。有些仅伴有非常轻微症状且无病情进展证据的婴儿可能不需要手术。

4. 预后　肺叶切除术后的远期肺发育和肺功能情况良好。

J. 先天性肺囊性腺瘤样畸形　表现为先天性的囊性组织，与气管支气管树交通，由于空气滞留，肺可能过度伸展。因正常肺组织受压，多达 80% 的患儿在新生儿期可表现为呼吸窘迫。症状和体征与先天性肺叶型肺气肿相似，X 线表现类似先天性膈疝。治疗方法是手术切除异常肺叶，预后取决于剩余肺组织的数量和健康状况。

1. 麻醉管理　建议吸入诱导，可避免打开胸腔前的正压通气，减少空气滞留。推荐保留自主呼吸，避免使用氧化亚氮。外科医生在诱导时即应到场，因为可能出现突发的心肺衰竭需要紧急开胸。应置入外周动脉导管方便频繁的血气检测。可能需要单肺通气，在小儿患者中，可通过支气管插管或应用支气管封堵管完成。通常术后即可拔管。可通过静脉给药或神经阻滞进行术后镇痛。

V. 中枢神经系统异常

A. 脑性麻痹　脑性麻痹（cerebral palsy，CP）是一个症候群而不是一种具体疾病，是一组继发于脑发育过程中的损害或畸形的非进展性运动损伤综合征。CP 可根据受累的肢体（单瘫、偏瘫、双瘫、四肢瘫痪）以及神经系统障碍的特点（痉挛性、低张力性、张力障碍性、手足徐动症性）进行分类。CP 伴有较高的癫痫和认知障碍发生率。大多数病例的病因不明。

1. 体征和症状　最常见的临床表现为骨骼肌痉挛。锥体外系 CP 伴有舞蹈手足徐动症；无张力性 CP 的特点为张力障碍和小脑性共济失调。CP 可能合并不同程度的智力发育迟缓和语言缺陷。

2. 治疗

a. 手术治疗　这些患儿通常需要接受择期矫正手术（跟腱延长、髋内收肌和髂腰肌松解、股骨旋转截骨术、脊柱侧凸矫正术）；立体定位性外科手术以减轻骨骼肌强直、痉挛和运动障碍；需要全身麻醉的牙齿修复术；由于反流性疾病的发生率较高，还可能接受抗反流手术。

b. 药物治疗　缓解肌肉痉挛的药物包括丹曲林、肉毒杆菌神经毒素（Botox）注射以及巴氯芬。巴氯芬在围术期不应突然停药，因可发生撤药症状（癫痫发作、幻觉、谵妄、瘙痒），且持续达 72 h。丙戊酸具有肝毒性，可能引起骨髓抑制和血小板功能障碍。

3. 麻醉管理 推荐行气管插管（由于反流，存在误吸风险）。琥珀胆碱并不会引起钾异常释放。由于肝酶诱导作用，服用抗惊厥药的患儿可能对非去极化肌松剂有抵抗。麻醉苏醒可能延迟。应该在患儿完全清醒且体温接近正常时再拔管。

B. 脑积水 是一种先天性或获得性脑脊液（cerebrospinal fluid，CSF）增加导致的脑室扩大。脑积水可由 CSF 流动受阻所致（如肿瘤），也可由 CSF 产生过多或吸收减少所致。脑积水患者常表现为颅内压（intracranial pressure，ICP）升高。

1. 体征和症状 体征取决于患儿的年龄和是否存在 ICP 升高。先天性脑积水出生时或出生后很快即表现为头大、颅缝分离、双眼向下偏斜（"落日眼征"）、头皮静脉扩张以及皮肤薄透。正常颅压脑积水表现为三联征：异常步态、痴呆和尿失禁。

2. 诊断 连续头围测量、头颅 X 线以及 CT 可确诊。

3. 治疗 取决于脑积水的病因。当手术切除梗阻病灶不可行或不成功时，需行分流术（脑室腹腔分流、房室分流、脑室胸腔分流）。最常采用的为脑室腹腔（ventriculoperitoneal，VP）分流。由于分流感染或分流功能障碍（80% 在分流近端），VP 分流常需要翻修或替换。继发于分流功能障碍的 ICP 升高患者，可以穿刺近端储存囊使 ICP 迅速降低。

4. 麻醉管理

a. 术前 如无临床或影像学证据表明存在严重的颅内压增高，可以采用吸入诱导。

b. 术中 ICP 未控制以及血流动力学不稳定的患者应行动脉置管。由于婴儿的交感自主神经系统不成熟，推荐使用阿托品作为术前用药。喉镜检查可能导致 ICP 显著升高，但是提前给予利多卡因预防 ICP 升高的益处尚未在婴幼儿中得到证实。也有病例报道，诱导时给予利多卡因 $1.0 \sim 1.5$ mg/kg IV 的婴儿发生心搏骤停。轻度低碳酸血症（$32 \sim 35$ mmHg）可预防 ICP 进一步升高。ICP 正常的患者应维持血中二氧化碳正常。由于存在气体栓塞和气胸（在脑室腹腔分流中）的风险，不推荐术中保留自主呼吸。也不推荐使用

N_2O，因其可增加脑血流量和容积（升高 ICP），并且可引起恶心和呕吐，会混淆对患者术后的评估。氯胺酮禁忌使用，因会导致 ICP 突然增高。脑室分流术通常不会造成显著失血或第三间隙液体丢失。由于手术准备期间较大体表面积暴露，可能会发生低体温。体位变化非常重要：头部位置的变化可能造成异常结构进一步错位（Chiari 畸形），影响静脉回流，导致 ICP 增加。拔管前患者应已清醒。

C. 脑血管畸形　在小儿患者中，脑血管畸形并不多见，但确是脑卒中与脑出血的主要原因。脑卒中是儿童死亡原因前 10 位之一。脑血管畸形（动静脉畸形，arteriovenous malformation，AVM；海绵状血管瘤和动脉瘤）是儿童出血性脑卒中的重要病因。儿童脑血管动脉疾病（如烟雾病），是缺血性脑卒中的主要原因。

1. 麻醉管理　麻醉管理的目标是将颅内出血的风险最小化，同时预防脑缺血。睡眠状态和清醒状态的基础血压有助于确定患儿能耐受的最低血压值。应避免长时间禁食及脱水。术前抗焦虑有一定益处；哭闹和过度通气引起的低二氧化碳血症会增加脑缺血的风险。应放置动脉导管持续监测血压及血气。AVM 患者，应避免出现高血压，且需要建立较粗的静脉通路。应尽快拔管，以进行神经功能评估。

D. 脊柱裂与脊髓脊膜膨出症　发育期间神经管闭合失败可导致脊柱裂或脑脊膜囊样疝出（脑脊膜膨出），或含有神经成分的疝出（脊髓脊膜膨出）。

1. 体征和症状　脑脊膜膨出的患儿通常出生时没有任何神经系统缺陷；而脊髓脊膜膨出的患儿则通常伴有不同程度的运动和感觉缺陷，包括弛缓性截瘫、针刺感觉消失以及肛门和膀胱括约肌张力消失。伴随的先天性畸形包括畸形足、脑积水、髋关节脱位、膀胱外翻、子宫脱垂、克利佩尔-费尔（Klippel-Feil）综合征以及先天性心脏缺陷。患者易发生反复尿路感染（urinary tract infections，UTIs）、革兰氏阴性菌血症以及脊柱侧凸。

2. 诊断　这些缺陷可在出生时被发现（Arnold-Chiari Ⅱ 畸形），或因其他原因拍摄平片时被偶然发现（脊柱裂）。MRI 是证实存在神经管缺陷和（或）脊髓畸形的最有用的影像学检查。

3. 治疗 脊髓脊膜膨出症早期行神经外科手术修复可使患者恢复更为正常的脊柱构型。出生时发现的畸形越严重，越需要在出生后 24 h 内进行手术干预以降低暴露的中枢神经系统组织感染的风险。

4. 麻醉管理

a. 术前 拟行脊髓脊膜膨出修复的婴儿罕有 ICP 升高。患有脊髓脊膜膨出症的新生儿可能对低氧血症和高碳酸血症的通气反应异常，可能合并胃食管反流以及声带运动异常。在膨出囊较大的情况下，术中失血可能较为隐匿。较大缺损需要剥离较多皮肤的多节段脊髓脊膜膨出症患者，应采用有创监测。由于所暴露组织的表面积较大和患者的年龄较小，低体温在这些手术过程中比较常见。

b. 术中 如果选择全身麻醉，患儿可能需要采取侧卧位（以避免给脑脊膜膨出囊施加压力）或仰卧位行清醒气管插管，仰卧位时应采用环形支架将脑脊膜膨出处抬高予以保护。避免使用长效非去极化肌松剂，因手术可能需要使用神经刺激器确定功能性神经成分。琥珀胆碱并不会引发这些患者的高血钾反应。由于长期使用乳胶留置导管，脊髓脊膜膨出症患儿对乳胶敏感的发生率增加。

E. 颅缝早闭 是指一个或多个颅缝过早闭合导致颅骨局部或整体生长延迟的疾病，颅缝早闭可导致面貌畸形以及功能障碍（ICP 升高、脑积水、发育延迟、弱视）。

1. 诊断 存在头围、头形以及囟门大小异常，且沿受累颅缝可扪及骨性隆起时可怀疑此诊断。确诊可通过平片、超声检查、CT 和（或）MRI。

2. 治疗 婴儿期早期手术干预以预防畸形进一步发展以及 ICP 升高相关的潜在并发症。

3. 麻醉管理 有症状的患儿可能出现 ICP 升高，由于伴随其他颅面畸形，气道管理可能较为困难（上呼吸道梗阻）。应备好其他气道管理技术（如喉罩 LMA、纤维支气管镜）。ICP 升高时，必须考虑到特殊的麻醉措施（避免高碳酸血症、低氧血症、低血压）。需要较粗的静脉通路，推荐行动脉插管以便进行实时血压监测和重复血液取样。降低异体输血的措施包括血液回收、术前急性等容稀释以及控制性降压。控制性降压可通过使用挥发性麻醉药、阿片类药物和（或）肾上腺素能受体阻滞药实现。ICP 升高的患者不应进行控制性降压。可能需要放置心前区多普勒超声波探头检测术中静脉空气栓塞。可放置一根长的中心静脉插管，一旦发生显著空气栓塞，可从右心抽气。因空气栓塞较常见，应避免使用氧化亚氮。手术所致的面部肿胀可能非常显著（尤其是当手术延伸至眶嵴以下时），需要术后机械通气。

F. 颅面部畸形

1. 唇裂和腭裂　属于最常见的先天畸形。唇腭裂可能是一种独立的畸形或是某综合征的一部分（如 Pierre Robin 综合征、Treacher Collins 综合征）。

a. 体征和症状　可能包括气道梗阻、喂养问题、误吸、发育停滞以及慢性中耳炎。

b. 诊断　最常在出生后发现，有时需要对硬腭和软腭进行细致地望诊和触诊。

c. 治疗　为手术矫正，首选在语言发育之前进行。

d. 预后　良好，尽管可能需要多次矫正手术。

e. 麻醉管理　无症状的唇腭裂婴儿，通常首选吸入诱导，建立静脉通路后，给予小量神经肌肉阻滞药和阿片类药物（芬太尼或吗啡），随后经口气管插管。有其他症状的唇腭裂婴儿，应维持自主通气直至安全气道建立。应采用局部麻醉药减少术中和术后疼痛。患儿完全清醒且在确认手术期间塞入的咽部填塞物已全部取出之后方可拔管。术后凉风雾化可使患儿更为舒适并预防气道并发症。

2. 下颌骨发育不全　可能出现上气道梗阻和插管困难。

a. Pierre Robin 综合征　Pierre Robin 综合征包括小颌，常伴有舌后坠（舌向后移位）和腭裂。急性上气道梗阻、喂养问题、发育停滞以及发绀是早期并发症。常伴有先天性心脏病。

b. 半侧颜面短小　在面部畸形中，发生率仅次于唇腭裂。典型累及下面部。Goldenhar 综合征表现为单侧下颌骨发育不良。相关的异常可包括受累同侧的眼、耳和脊椎畸形。插管的难易程度可能会完全不同。

c. Treacher Collins 综合征　是下颌骨颜面发育不全中最常见的类型，与患 Pierre Robin 综合征的婴儿相似，也可引起早期气道问题。此综合征常伴有先天性心脏病（VSD）。其他特征包括颧骨发育不全、缺损（下眼睑凹陷）以及睑裂倾斜。与患 Pierre Robin 综合征的婴儿相似，气管插管可能困难，甚至有时不可能插管。

d. 麻醉注意事项

i. 术前　包括气道评估、插管计划以及对心血管系统和血红蛋白浓度的评估。术前用药通常避免使用阿片类和其他抑制通气的药物。

ii. 术中　应备好行紧急支气管镜检查、环甲膜切开或气管造口术的器具。开始直接喉镜检查之前应预充氧。在安全气道建立之前不推荐使用肌松剂。可以考虑清醒气管插管，但更常采取的做法是使用挥发性麻醉药行吸入诱导之后采用纤支镜完成气管插管。对某些患者或不能进行气管插管时，使用喉罩通气也是一种备选方案。当所有其他试图维持气道的方法均失败时，可能需要在局部麻醉下行气管造口术。术后，当患者完全清醒且反射恢复后才可拔管。应备好行再次紧急气管插管的器具，确保立即可用。

3. 面中部发育不良和眼距过宽　面中部发育不良和眼距过宽（两眼之间距离过宽）与多种颅面畸形相关。

a. Apert 综合征　是一种少见的常染色体显性疾病，以尖头并指畸形为特征：颅缝早闭，面中部发育不良，对称性并指畸形。也可表现为后鼻孔闭锁、气管狭窄、颈椎融合、先天性心脏病、泌尿生殖系统畸形和发育迟缓。常合并阻塞性睡眠呼吸暂停（obstructive sleep apnea，OSA），可发展为肺心病。眼球突出、眼球突出导致的角膜损伤、弱视、斜视和视神经萎缩。

b. Crouzon 综合征　与 Apert 综合征的临床表现相似。Crouzon 综合征的患者可能不会出现神经发育迟缓，但可表现为 ICP 增高。常见传导性听力丧失。5% 患儿会出现黑棘皮病。

c. 治疗　需要进行复杂的外科手术，最好在颅面骨骼骨化前完成。

　　d. 麻醉管理　可能存在困难气管插管。容易出现角膜损伤；应使用眼药膏，也可以将眼睑缝合。如有恶心呕吐表现，应怀疑是否存在 ICP 增高。因为畸形，开放静脉通路可能存在一定困难。

VI. 上气道异常

A. **急性会厌炎（声门上炎）**　急性会厌炎病程较短，最常发生于 2～6 岁的儿童。最常见的病原体是 B 型流感嗜血杆菌。急性会厌炎可能难以与喉气管支气管炎（假膜性喉炎）区分（表 27-10）。

　　1. 体征和症状　急性会厌炎的体征为急性吞咽困难、高热以及吸气性喘鸣，典型病例起病不超过 24 h。患者有一种特征性的体姿——直立坐位，身体前倾，颏朝上，口张开。典型表现为 4D 征：吞咽困难（dysphagia），发音困难（dysphonia），呼吸困难（dyspnea），流涎（drooling）。急性会厌炎可能伴有肺水肿、心包

表 27-10　急性会厌炎和喉气管支气管炎的临床特征

参数	急性会厌炎	喉气管支气管炎
受累年龄	2～7 岁	＜ 2 岁
发生率	占有喘鸣患儿的 5%	占有喘鸣患儿的 80%
病原学	细菌（流感嗜血杆菌）	病毒
起病	24 h 内急性起病	24～72 h 逐渐加重
症状和体征	吸气性喘鸣，咽炎，垂涎，发热（通常＞ 39℃），嗜睡至烦躁不安，强迫端坐且身体前倾位，呼吸急促，发绀	吸气性喘鸣，"犬吠声"咳嗽，鼻漏，发热（罕见＞ 39℃）
实验室检查	中性粒细胞增多	淋巴细胞增多
颈部 X 线侧位片	会厌肿大	声门下狭窄
治疗	吸氧，全麻下紧急气管插管或气管切开，补液，抗生素，皮质激素（？）	吸氧，消旋肾上腺素雾化吸入，湿化，补液，皮质激素，有严重气道梗阻时行气管插管

炎、脑膜炎以及脓毒性关节炎。

2. 诊断 急性会厌炎是一种内科急症（6～12 h 内可致命），诊断依据为临床体征。应急速了解病史，并检查患儿上气道梗阻的体征。不应尝试直视会厌，因为任何器械性操作，甚至用压舌板，都可能引发喉痉挛。

3. 治疗 熟悉气道管理的医生必须全程陪同这些患儿。急性会厌炎的明确治疗包括立即建立安全气道，一旦获得血和咽喉培养结果，立即给予有效对抗流感嗜血杆菌的抗生素治疗。

4. 预后 未建立人工气道（气管插管或气管造口）的会厌炎儿童中，死亡率高达 6%。因对抗生素的反应迅速，大多数病例可在 2～3 天内拔管。

5. 麻醉管理 诱导和气管插管时应有一名耳鼻喉科医生在场，患儿采取坐位，吸入氧气和挥发性麻醉药七氟烷。麻醉诱导前，治疗组应充分做好行紧急环甲膜切开或气管造口术的准备。达到足够的麻醉深度后建立静脉通路，行直接喉镜检查和气管插管（内置导丝的气管导管，比通常所选择的气管导管小半号）。术后须回 ICU。当患儿发热及其他感染的体征消退，并且气管导管周围出现漏气现象时，即可考虑拔管。镇静或全身麻醉下可使用直接喉镜或可弯曲光导纤维喉镜检查气道，以确认会厌和其他声门上组织的炎症已经完全缓解，然后可以拔管。

B. 喉气管支气管炎（假膜性喉炎） 喉气管支气管炎（假膜性喉炎）是一种上呼吸道病毒性感染，多发于 6 个月到 6 岁的儿童（见表 27-10）。

1. 体征和症状 假膜性喉炎常缓慢起病，起病时间超过 24～72 h，伴有上呼吸道感染的体征（流鼻涕、咽炎、低热、"犬吠样"咳嗽、声音嘶哑、吸气性喘鸣）。白细胞计数正常或轻度升高，伴淋巴细胞增多。患者表现为特征性的"犬吠样"咳嗽、声音嘶哑以及吸气性喘鸣。

2. 诊断 根据临床症状。颈部 X 线前后位可能显示特征性的声门下狭窄或"尖顶"征。

3. 治疗 轻度到中度喉气管支气管炎的治疗为辅助供氧和凉风雾化。对于伴有发绀和三凹征的严重呼吸窘迫病例,吸氧外再使用消旋肾上腺素喷雾(2.25% 的肾上腺素溶液 0.05 ml/kg 最多用 0.5 ml,加 3 ml 生理盐水)可有助于缓解气道梗阻。患者通常需要重复治疗,每次间隔 1 ~ 4 h,初次改善后可能出现梗阻反跳。给予糖皮质激素,如地塞米松(0.5 ~ 1.0 mg/kg IV)或吸入布地奈德治疗,可降低喉黏膜的水肿。$PaCO_2$ 逐渐升高是气管插管的指征。所选择的气管导管应小于正常导管以减少插管相关的水肿。

4. 预后 大多数假膜性喉炎的患者,尤其是年长儿,康复前仅存在喘鸣和轻度呼吸困难。感染常为自限性,持续约 72 h。

5. 麻醉管理 需要气管插管时,与会厌炎患儿一样,操作应在手术室进行。必须有一名外科医生在场,以备紧急气管造口术。

C. 插管后喉头水肿 是所有儿童气管插管的一种潜在并发症,但在 1 ~ 4 岁的儿童中发生率最高。

1. 症状和体征 为喘鸣、"犬吠样"或"金属样"咳嗽、声嘶、三凹征、鼻翼煽动、低氧血症以及精神状态改变,常发生在拔管后 1 h 内,4 h 内达峰,24 h 内喘鸣缓解。

2. 诊断 吸气性喘鸣提示声门或声门以上水平的气道梗阻,而呼气性喘鸣则提示声门以下水平的气道梗阻。

3. 治疗 插管后喉头水肿的治疗包括每小时给予消旋肾上腺素雾化[0.05 ml/kg(最大剂量 0.5 ml)加 3.0 ml 生理盐水]直至症状消退。严重插管后喉头水肿的病例,吸入氦气和氧气的混合气证明有效。糖皮质激素并不能可靠预防插管后喉头水肿,但可能预防气道水肿的进展。对于情况严重的患儿,可尝试用氦氧混合气进行治疗。

4. 预后 大多数病例,插管后喉头水肿为自限性。对于那些需要消旋肾上腺素的患者,一次或两次治疗通常即可获得显著改善。

5. 麻醉管理 由于顾虑有套囊的气管导管可能引起声门下水肿的风险,传统上年龄小于 8 岁的儿童推荐使用无套囊气管导管。当气管导管周围有漏气表现,提示喉头水肿得到充分改善时,可考虑拔管。

D. **声门下狭窄**   在环状软骨水平的声门下气道狭窄，可为先天性，或后天获得性的。足月儿管腔直径小于 4 mm 定义为声门下狭窄，早产儿小于 3 mm 为声门下狭窄。

1. 临床体征和症状   以气道狭窄的严重程度，症状可表现为喘鸣或完全的气道梗阻。若对婴幼儿采用多次插管手段均失败，应考虑诊断声门下气道狭窄。

2. 诊断   内镜检查可诊断。按严重程度可分为 I 度（< 50% 梗阻）， II 度（50% ~ 70% 梗阻）， III 度（71% ~ 91% 梗阻）， IV 度（管腔完全梗阻）。

3. 处理   I 度及 II 度狭窄通常不需要手术治疗，抗炎药物及缩血管药物（糖皮质激素及雾化吸入肾上腺素）可缓解。需要手术干预的狭窄可能只需要注射类固醇扩张气道，CO_2 激光烧蚀，局部可应用也可不用丝裂霉素 C。重度狭窄可能需要开放手术，如：环状软骨前侧松解，喉气管成形术与软骨移植，气管造口术。

4. 麻醉管理   在 25 cm H_2O 压力下，气管周围的漏气应该是显而易见的。在气道操作过程中，应始终牢记激光和电灼可能造成火灾的危险性。

E. **异物误吸**   异物误吸入气道可引起不同程度的反应，从轻微症状到窒息而死。其中 1 ~ 3 岁的儿童占绝大多数。

1. 体征和症状   为咳嗽、喘鸣以及进入受累侧肺的气体减少。误吸最常见的部位为右主支气管。所误吸异物的类型可影响临床病程。例如，坚果和某些蔬菜对支气管黏膜高度刺激。

2. 诊断   既往正常的儿童突然出现气梗或咳嗽发作并伴有喘鸣可高度提示气道异物。胸片提供直接证据（不透射线的物体）或间接证据［受累肺充气过度（空气滞留）和胸片显示呼气相纵隔移向对侧］。喉部异物可表现为完全梗阻，如不立即解除，将出现窒息；也可表现为部分梗阻，出现哮吼、声嘶、咳嗽、喘鸣以及呼吸困难。气管异物最常表现为气梗、哮鸣和喘鸣。

3. 治疗   需要采用直接喉镜和（或）硬支气管镜行内镜下异

物取出。

4. 预后　异物取出过程中异物断裂极其危险，如果碎片阻塞双侧主支气管并阻碍通气，可导致死亡。小到可以通过声带的物体很少会阻塞气管。

5. 麻醉管理　当存在喉部异物或气道梗阻时，可以用挥发性麻醉剂如七氟烷加氧气行麻醉诱导。如果气道不那么纤细，采用静脉药物行麻醉诱导，随后吸入挥发性麻醉剂也是可行的。利多卡因喉喷可有效预防喉痉挛。给予阿托品（$10 \sim 20\,\mu g/kg\,IV$）或格隆溴铵（$3 \sim 5\,\mu g/kg\,IV$）可降低内镜检查期间迷走神经刺激所致心动过缓。气道正压可能引起异物向远端移动，使取出更为困难。支气管镜确认异物的性质和位置之前最好保留自主呼吸。支气管镜检查完成后行气管插管，符合适宜标准后方可拔管。通常预防性给予地塞米松以降低声门下水肿。消旋肾上腺素雾化有助于预防插管后喘鸣。支气管镜检查后应拍摄胸片以检查是否存在肺不张或气胸。体位引流和胸部叩击可促进分泌物清除并降低继发感染的风险。

F. 喉乳头状瘤病　喉乳头状瘤病是儿童最常见的良性喉部肿瘤。最有可能的病因为人乳头状瘤病毒感染引起的组织反应。

1. 体征和症状　儿童声音特征改变是最常见的初始症状。儿童可表现为声嘶，婴儿可能表现为哭声改变和有时喘鸣。

2. 诊断　可通过显微喉镜检查和病灶活检确诊。

3. 治疗　包括手术切除、冷冻手术、局部 5- 氟尿嘧啶、外源性干扰素以及激光消融。气管造口术在紧急情况可救命，往往仅用于快速复发和气道梗阻病例。

4. 预后　下级气管支气管树远端受累代表一种具有侵袭性的类型，可能是致命的。幼儿乳头状瘤恶性变罕见，但可发生于年长儿。乳头状瘤通常在青春期自发消退。

5. 麻醉管理　在气道梗阻的程度和性质确定前，推荐保留自主通气。严重呼吸梗阻病例推荐采用清醒气管插管，但实战中并不总是可行。采用七氟烷和氧气进行麻醉诱导后插管通常是安全的做法。治疗期间需要骨骼肌麻痹或深度麻醉使声带制动。应留意有关激光使用的常规安全注意事项。只有当患儿完全清醒且喉部出血停止时才可拔管。拔管后，雾化吸入消旋肾上腺素和静脉给予地塞米松可以降低声门下水肿。

G. 喉裂　是一组罕见的先天性畸形，喉气管后壁和相邻的食管壁之间有分离，喉裂造成喉、气管和食管之间不同程度相通。发病率约为 1/（10 000 ～ 20 000），男婴略多。

1. 体征和症状　症状取决于喉裂程度。典型表现为喘鸣、窒息和反流。可反复发作义膜性喉炎或误吸。

2. 诊断　要求医生对此病有高度警觉，任何有喂养问题的儿童合并呼吸道主诉时均应考虑到此疾病。喉显微镜检查是诊断的金标准。

3. 治疗　需外科手术治疗；畸形较轻时，可行微创手术。严重喉裂可能需要正中胸骨切开术或咽侧切开术。

4. 麻醉管理　需在全麻保留自主呼吸的情况下进行手术，可使声带自主运动并维持周围的生理结构。无插管麻醉能够提供更好的术野。术后监测首选回 ICU 监测。

H. 巨舌症　指舌体的真性增大，可为局部或整体增大。可能会影响语言，呼吸，吞咽功能。可发生下颌前突畸形，咬合畸形，咬合不正，颞下颌关节痛，流涎，语音障碍，发育迟缓，喘鸣。手术复位目的是恢复正常的生理功能。麻醉管理的关键点是困难气道的管理。在建立明确的气道前，保持自主呼吸十分重要。

I. 腺样体肥大和睡眠呼吸障碍　腺样体肥大是儿童打鼾最常见的原因。睡眠呼吸障碍可表现为打鼾甚至完全的睡眠呼吸暂停。

1. 体征和症状　症状包括口呼吸、打鼾和睡眠呼吸阻塞症状，如行为异常，亢奋，学习障碍等。儿童可能有慢性流涕，过敏性鼻炎和食欲不振。

2. 诊断　扁桃体肥大分级为 0 级（正常）到 4 级（扁桃体阻隔至少口咽部的 75%）。多导睡眠图是诊断的金标准。阻塞性睡眠呼吸暂停是指至少两次呼吸努力或持续 10 s 的呼吸气流停止。低通气量是指至少两次呼吸运动减少 50% 的气流，或氧饱和度下降 3% 或更多。

3. 治疗　在一般情况下，腺样体切除术可解除梗阻，改善生活质量。

4. 麻醉管理　应避免应用围术期抗焦虑药物。吸入诱导进行气管插管，气管插管选择有套囊的插管，可避免吸入血液。非甾体抗炎药用于术后镇痛目前存在争议。比较推荐使用静脉注射对乙酰氨基酚，可归于其出血和呼吸抑制的风险较小。大剂量地塞米松（1 mg/kg，最大 25 mg）减少水肿，降低恶心和呕吐的发生率。

J. 上呼吸道感染　对上呼吸道感染的患儿，轻度感染时将择期手术推迟 1～2 周，严重感染时推迟 4～6 周的常规做法可能过于保守。应该考虑到手术类型及其紧迫性。相较于全麻插管，面罩通气或喉罩通气对此类患者更有益处。也可考虑应用区域麻醉。考虑到可能出现插管后喉头水肿，应选择比正常型号小一号的气管插管。地塞米松可减少插管后喘鸣。

VII. 泌尿生殖系统异常

A. 膀胱输尿管反流　膀胱输尿管反流（vesicoureteral reflux，VUR）是指尿液从膀胱至上泌尿道的异常反流。是儿童最常见的泌尿系统异常。

1. 体征和症状　对于反复发作泌尿系感染、男性患儿单次泌尿系感染、5 岁以下患儿合并发热的泌尿系感染以及存在显著肾结构异常的患儿，应怀疑 VUR。

2. 诊断　主要通过膀胱尿道造影术进行诊断。VUR 按严重程度分为 5 级（表 27-11）。

3. 治疗　使用预防性抗生素。合并轻度 VUR 的大部分（80%）患儿在 5 岁时可自愈。较小的年龄出现临床表现或单侧病变提示预后良好。而重度 VUR 不做手术很难自行缓解。

4. 麻醉管理　患有 VUR 的患者可能需要多次手术，并伴随严重焦虑。术前评估应考虑到肾功能不全、慢性肾病以及高血压的情

表 27-11　膀胱输尿管反流分级

分级	描述
1	尿液仅反流至输尿管
2	尿液反流至输尿管、肾盂、肾盏
3	尿液反流至输尿管及集合系统。输尿管、肾盂轻度扩张，肾盏轻度变钝
4	尿液反流至输尿管及集合系统。输尿管、肾盂中度扩张，肾盏中度变钝
5	尿液反流至输尿管及集合系统。肾盂严重扩张，输尿管扭曲，肾盏严重变钝。

Adapted from Holzman RS. Urogenital system. In：Holzman RS，Mancuso TJ，Polaner DM. *A Practical Approach to Pediatric Anesthesia*. Philadelphia：Lippincott Williams & Wilkins；2008：449

况。虽然手术过程很短，在手术过程中，应给予较深的麻醉降低发生喉痉挛的风险。再移植术后推荐使用硬膜外镇痛。

B. 后尿道瓣膜病

1.体征和症状　在产前超声中，该畸形可表现为巨大输尿管和肾积水。产后可能表现为肺功能不全，排尿困难，排尿异常，白天遗尿，尿路感染，腹部肿块（膀胱充盈），膀胱输尿管反流，肾衰竭，尿毒症症状。三分之一的患儿会进展为肾衰竭。

2.治疗　出现膀胱出口梗阻需行泌尿系统插管。在出生后数日内，可手术切除造成梗阻的瓣膜。可能需行直接膀胱造瘘或输尿管造瘘。

3.麻醉管理　管理原则同晚期肾功能不全。关键点在于水电解质平衡。

C.隐睾症　由于睾丸不完全下降，阴囊内先天性没有睾丸或只有一侧有睾丸，称之为隐睾症。未下降的睾丸存在恶变风险，并发疝可伴有嵌顿，不孕和睾丸扭转风险增加。

1.体征和症状　体征表现为未触及睾丸或触及异位睾丸。

2.诊断　触诊必须在温暖的房间内进行，以防止睾丸收缩。

20% 患者未触及睾丸，40% 睾丸在腹腔内，40% 的睾丸位于腹股沟韧带较高的位置。而剩下的睾丸萎缩或先天性缺如。大多数患儿睾丸在 9 个月后不会自行下降。

3. 治疗　行睾丸固定术。

4. 麻醉管理　由于术后恶心呕吐的发生率很高，应常规给予预防性止吐治疗。骶管镇痛效果良好，高度推荐。

D. 尿道下裂　尿道下裂是一种先天性尿道口异位，出现于阴茎的腹侧面。

1. 诊断　出生时通过体格检查诊断。异常开口可出现在从龟头到阴茎轴的任何地方，甚至出现在阴囊和会阴。常见阴茎腹侧的异常弯曲。

2. 治疗　通常在 4 ～ 18 个月时手术修复。

3. 麻醉管理　推荐全麻辅以骶管镇痛。

Ⅷ. 肌肉骨骼发育异常

A. 马蹄内翻足　马蹄内翻足是由跟骨韧带复合物对线不良造成的，导致足跖屈，内翻，内收。30% ～ 50% 的病例表现为双侧畸形。

1. 体征和症状　出生后即可发现。

2. 治疗　非手术治疗包括系列手法和石膏矫形治疗。马蹄内翻足有很高的复发率，往往需行跟腱松解术。Ponseti 方法包括每周拉伸及塑形，跟腱松解术，长腿管型石膏固定，3 ～ 5 年的紧固支撑治疗。僵硬的畸形则需要手术复位。

3. 麻醉管理　因该手术术后疼痛显著，强烈推荐连续硬膜外镇痛。

B. 股骨头骨骺滑脱　这种情况是由于股骨生长板骨折引起的。

1. 体征和症状　这是青春期的一种异常，但发病年龄越来越低，可能与儿童肥胖的增加有关。它通常在 10 ～ 16 岁时出现，多发于男孩。危险因素包括肥胖、唐氏综合征、内分泌疾病、肾性骨病。患儿常出现腹股沟、大腿和膝盖处疼痛，髋关节多处于外旋状态。该病会影响步态和负重，20% 的病例表现为双侧病变。

2. 诊断　诊断包括体格检查和影像检查。

3. 治疗　对生长板进行手术固定。

4. 麻醉管理　总体来说，麻醉管理需要注意合并症以及病情的紧迫性（饱胃患者）。

C. Blount 病　是胫骨近端生长板出现软骨生长异常导致的膝内翻畸形。

1. 体征和症状　存在两种形式：婴儿和青少年。婴儿型多发于 3 岁以前，80% 的病例表现为双侧。青少年型可为单侧。危险因素包括过早行走、非洲后裔、肥胖。体检可发现在胫骨近端内侧一无痛性突出。

2. 诊断　主要通过拍摄 X 线片。鉴别胫内翻与其他可致弓形腿的疾病（如，2 岁前生理性弓形腿，佝偻病）是很重要的，其治疗完全不同。

3. 治疗　婴儿型胫内翻适合矫形紧固支撑治疗。青少年型一般需要手术治疗。手术并发症包括骨不连、神经血管损伤和筋膜室综合征。

4. 麻醉管理　尽管术后疼痛显著，外科医师也往往反对行区域麻醉，以避免掩盖可能的神经损伤和筋膜室综合征。

D. 髋关节发育不良　髋关节发育不良（developmental dysplasia of the hip，DDH）是由髋关节松弛伴髋臼发育不良伴脱位导致的髋关节异常发育。

1. 体征和症状　腿长不一致和臀不对称提示髋关节发育不良。未经治疗的 DDH 会导致反复和慢性脱位。DDH 与 Ehlers Danlos 综合征相关。

2. 诊断　可用 Barlow 征（在外展中途时，大拇指用力可感到股骨头向后脱位）和 Ortolani 征（髋关节外展、大粗隆上抬，股骨头复位回髋臼过程中产生弹响和复位感）进行诊断和监测。5 月龄前，超声是主要的诊断方式，之后使用 X 线照片进行诊断。

3. 治疗　主要是支撑（Pavlik 束带）和矫形固定。2 岁以上才有临床表现的患儿需行手术治疗。

E. 胸廓发育不良综合征　胸廓发育不良综合征是胸廓支撑差，无法支持婴儿肺生长和呼吸功能。该表现可以是一系列胸廓脊柱畸形，包括肋骨融合，脊柱畸形如脊柱侧弯或缩短，窄胸如 Jarcho-Levin 综合征和 Jeune 综合征。

1. 体征和症状　可表现为限制性肺病和慢性呼吸衰竭。早期表现为间歇性夜间高碳酸血症和低氧血症。其他包括反复下呼吸道感染，高代谢所致的营养不良，心血管疾病，如肺动脉高压和肺心病。

2. 诊断　通过肺灌注扫描和脊柱畸形测量（Cobb 角）进行诊断。

3. 治疗　治疗手段包括非手术治疗（无创机械通气和胸部叩压）和手术矫形治疗。

4. 麻醉管理　管理主要需考虑限制性肺疾病。有必要进行术前心功能评估。若存在任何急性呼吸道疾病，应推迟手术。术后需回 ICU。

F. 幼年特发性关节炎（juvenile idiopathic arthritis，JIA）　包括所有种类的幼年型关节炎，包括之前广泛认知的幼年型类风湿关节炎。JIA 是儿童中最常见的自身免疫性疾病。

1. 体征和症状　16 岁前发病，关节痛、僵硬、肿胀持续时间大于 6 周可定义为 JIA。

a. 少关节型 JIA　约占 JIA 患者的 50%，发病高峰在 2 岁左右，且病程 6 个月后，累及的关节小于等于 4 个。最常累及膝关节，75% 患儿表现为抗核抗体（ANAs）阳性。关节破坏少见。

b. 多关节型 JIA　该型患者发病高峰在 3 岁左右，病程 6 个月后，累及的关节大于 4 个，约占 30% ~ 40%。多累及手部小关节。少于 50% 的患者 ANAs 阳性，仅 10% 风湿因子 RF 阳性。

c. Still 病　Still 病是最少见的一种亚型（10% ~ 15%）。表现为对称性多关节炎、间歇性发热、斑疹、造血异常（白细胞增多，血小板减少，淋巴结肿大，肝脾大）、全身症状（葡萄膜炎、胸膜炎、心包炎）。也可以发生在 16 岁以后，此时称为成人 Still 病。

2. 麻醉管理　鉴于颞下颌关节炎、颈椎病变、系统性病变如胸膜炎、心包炎以及应用免疫抑制剂，应考虑存在困难气道的可能。

IX. 儿童恶性肿瘤

A. Wilm 肿瘤（肾母细胞瘤） 肾母细胞瘤是最常见的肾恶性肿瘤，也是儿童最常见的恶性腹腔肿瘤。中位发病年龄为 3 岁，95% 的患者在 10 岁以前发病。肾母细胞瘤与 WAGR 综合征（Wilm 肿瘤、无虹膜、泌尿生殖系统畸形、精神发育迟滞），Beckwith Wiedemann 综合征（一侧肥大、内脏肥大，巨舌症和高胰岛素所致的低血糖症），Denys-Drash 综合征（假两性畸形，渐进性肾病和 Wilms 肿瘤），巨大儿，Soto 综合征（脑畸形）以及单纯性一侧肥大相关。

1. 体征和症状 肾母细胞瘤通常因无症状腰部肿块而偶然发现。疼痛、发热和血尿是晚期表现。这些孩子可能表现为不适、体重减轻、贫血、排尿困难、呕吐或便秘。可能出现高血压（轻度到重度，由肾素释放直接引起或肿瘤的间接作用引起），如果肿瘤同时涉及两个肾则更是如此。血压通常是轻度升高，但极少数情况下，血压会极度升高，可能发生脑病和充血性心力衰竭。可能继发醛固酮增多症和低钾血症。8% 患者合并存在获得性 von Willebrand 病。

2. 诊断 诊断是通过影像学检查，包括静脉肾盂造影（检查肾集合系统，评估对侧肾），下腔静脉图（检查肿瘤侵袭），动脉造影和胸部 X 线检查或肝扫描（寻找转移）。

3. 治疗 需行肾切除术，后续可有放疗和化疗。对将接受肾实质保留手术的双侧肿瘤患者、广泛血管（下腔静脉）内肿瘤侵袭的患者以及不能手术的患者实施术前化疗。先行放射治疗可缩小肿瘤，然后再行手术切除。双侧肿瘤的手术治疗可为双侧肾部分切除术或双侧全肾切除术，术后采用透析，最终可行肾移植。

4. 预后 肿瘤大小、分期、组织病理学是主要的预后相关因素。若病理学和分期较好，生存率可达 90%，总体生存率约 60%。

5. 麻醉管理 需考虑贫血以及化疗的副作用（如：多柔比星会导致心肌病）。术中失血可能较多。腹泻会继发水、电解质失衡。可能需行有创动脉压和中心静脉压监测，留置尿管以便观察尿量。应避免在下肢开放静脉，因肿瘤可能会压迫到下腔静脉。中心静脉压监测有助于评估血容量以及液体输入量。肿瘤侵及肝上的下腔静脉和右心房可能需要心肺转流。因存在全量肝素化可能，应尽量避免硬膜外麻醉，若不用肝素化，则推荐使用。肿瘤侵及下腔静脉远端时，可能出现心内瘤栓或肺栓塞。

B. **肝母细胞瘤**　是儿童最常见的肝恶性肿瘤。

　　1. 体征和症状　中位发病年龄为 1 岁。男性患儿、白种人、低体重早产儿多见。与 Beckwith-Wiedemann 综合征（见肾母细胞瘤）、偏侧肥大、家族性腺瘤等相关。体征可表现为腹部肿块、厌食、阴茎和睾丸肿大（由肿瘤分泌的 β - 人绒毛膜促性腺激素引起）；10% 的患者发现时已存在转移，肺部是最常见的转移部位。

　　2. 诊断　主要通过组织活检，定期监测甲胎蛋白对评估疾病的进展非常重要。

　　3. 预后　预后取决于组织学特征和肿瘤切除的完整性。

　　4. 治疗　治疗包括化疗（顺铂、多柔比星），手术切除肿瘤、及适宜情况下的肝移植。

　　5. 麻醉管理　麻醉管理取决于患者的一般情况。评估肝功能和代谢功能很重要。可能发生大出血，并应做好成分输血准备。推荐监测有创动脉血压，并建议使用大口径静脉输液。手术导致体腔大面积暴露，因此可能有低体温的风险。术前检查无凝血障碍情况下，可考虑硬膜外镇痛。

C. **神经母细胞瘤**　神经母细胞瘤是婴幼儿最常见的颅外实体瘤，系交感神经节细胞前体恶性增殖造成。神经母细胞瘤可由直接侵犯周围组织，或经淋巴管浸润或血行播散转移。

　　1. 体征和症状　患儿典型表现为腹部隆起。神经母细胞瘤通常较大、质硬、呈结节状，可有压痛，与周围组织分界不清。椎旁神经母细胞瘤可以侵袭至硬膜外腔，从而产生截瘫。神经母细胞瘤可分泌血管活性肠肽，引起持续性水样腹泻、并致水电解质失衡。常见骨及骨髓转移，可引起骨痛。眼眶受累可表现为眶周瘀斑和眼球突出。斜视性眼阵挛-肌阵挛-共济失调综合征是一个副肿瘤综合征，仅见于 2% 的病例（表现为随机眼动和肌阵挛）。预后较好的肿瘤亚型（4S 期）可见于 6 月龄以内的婴儿，原发肿瘤灶小，伴肝和皮肤转移。

2. 诊断　确诊的中位年龄为 2 岁，90% 的患儿在 5 岁前确诊。超声、CT 和 MRI 是主要的诊断方法。大多数神经母细胞瘤患儿的尿中，排泄的香草扁桃酸增加，反映这些肿瘤产生的儿茶酚胺代谢增强（高血压罕见）。

3. 治疗　治疗包括手术切除、放射治疗和化疗（环磷酰胺，阿霉素，顺铂，长春新碱）。

4. 预后　预后取决于分子标记物情况、肿瘤分化的程度、患者年龄与肿瘤分期。小于 1 岁时确诊的婴儿在所有肿瘤患者中预后最好。MYCN 阳性者（N-myc 原癌基因扩增）提示预后较差。

5. 麻醉管理　对于神经母细胞瘤切除术，麻醉管理同小儿肾母细胞瘤手术。接受阿霉素化疗的患儿应考虑心脏评估。保证通畅的静脉通路十分关键，因为神经母细胞瘤血运丰富，且经常包绕或黏附于大血管，存在严重失血的可能性。尽管有潜在的儿茶酚胺释放，罕见术中高血压。如肿瘤不累及脊柱，硬膜外镇痛是一种有益的辅助治疗。

D. 尤因肉瘤　该肿瘤是位于骨肉瘤之后的第二多见的青少年儿童骨质原发性恶性肿瘤。

1. 体征和症状　主要发生于青少年，30% 的尤因肉瘤在 10 岁以下发病，10% 的患者在 20 岁以上发病。病变常累及下肢长骨，其次是骨盆，然后是上肢长骨。患者多有局部疼痛（运动时及夜间加重），常可触及肿块，可有病理性骨折（15% 的病例）。全身症状罕见，一旦存在，往往提示转移。

2. 诊断　诊断依据是组织活检。平片、CT、MRI 和正电子发射断层扫描（PET）扫描可辅助诊断。

3. 治疗　新辅助化疗（长春新碱、环磷酰胺、阿霉素、异环磷酰胺、依托泊苷）后手术切除。无法手术切除的病例可考虑放疗。

4. 预后　病变局限时，5 年生存率为 70%；有转移时，5 年生存率为 30%。

5. 麻醉管理　关键在于术后镇痛。强烈推荐应用区域阻滞。应考虑到术前多柔比星治疗有心脏副作用的可能。

X. 中枢神经系统肿瘤

15 岁以下儿童发生的所有实体肿瘤大部分为中枢神经系统肿瘤，是继白血病之后儿童期第二常见的肿瘤。发病年龄在 1 ～ 10 岁的患儿中，绝大多数为幕下肿瘤。

A. 临床表现　临床表现取决于肿瘤生长的位置、对颅内压的影响以及患儿年龄。肿瘤阻碍脑脊液流动可导致行为改变、头痛、恶心呕吐、视觉障碍以及眼球震颤，囟门未闭的患儿可表现为头围增大。幕上脑肿瘤可引起感觉运动缺陷，语言障碍和癫痫发作。鞍上区和第三脑室肿瘤往往导致神经内分泌异常。脑干肿瘤可导致脑神经麻痹和反射亢进。脊髓内肿瘤引起背部疼痛，感觉运动障碍，肠道和膀胱功能障碍。MRI 成像是诊断的金标准。有时需实验室检查评估神经内分泌功能。

B. 肿瘤类型

1. 星形细胞瘤　占中枢神经系统肿瘤的 40%，星形细胞瘤为惰性肿瘤，如果手术切除完全，可有良好的生存率（80% 至 100%）。侵袭亚型细胞瘤（胶质母细胞瘤）在儿童中罕见。

2. 髓母细胞瘤　是原始神经外胚层肿瘤的一种类型（占中枢神经系统肿瘤的 25%）。发病高峰年龄在 5 ～ 7 岁。体征和症状与颅内压升高有关，常见小脑功能障碍。

3. 室管膜瘤　室管膜瘤占中枢神经系统肿瘤的 10%，多数发生在后颅窝。外科手术是主要的治疗方法，但单纯手术难以完全治愈，大部分需要后续进行化疗。整体生存率约为 40%。

4. 颅咽管瘤　是最常见的非神经元细胞肿瘤，多位于鞍上。通常为良性，但由于靠近下丘脑、垂体、视交叉、脑室系统和颈动脉，发病率很高。手术切除常使患儿产生神经内分泌和视觉并发症。还可采用放疗、短距离放射治疗和化疗。

5. 脉络丛肿瘤 脉络丛肿瘤很罕见，是婴儿最常见的中枢神经系统肿瘤。临床症状与颅内压增高有关。几乎 100% 的脉络膜乳头状瘤是可以通过手术切除治愈的，但脉络膜癌生存率仅为 40%。

C. **麻醉管理** 麻醉的关注点有两个方面：与颅内压升高相关（见"脑积水麻醉管理"），或与神经内分泌失调相关，因其影响围术期液体及电解质管理。

1. 尿崩症

a. 诊断 诊断依据是患者排出大量稀释尿液（比重 < 1.005）的情况下，血清钠浓度升高（> 145 mg/dl）。

b. 术中管理 如果已经启动加压素治疗，需保持。等渗液输入速度应维持在三分之二的生理需要量。应考虑失血和蒸发的损耗。加压素初始剂量应为 0.5 毫单位 /（kg·h），以 0.5 毫单位 /（kg·h）递增，直到尿渗透压为血清渗透压两倍或尿量少于 2 ml/（kg·h）。也可用去氨加压素（DDAVP）（0.4 ~ 4 µg 单次静脉注射，8 ~ 12 h 一次）。

XI. 前纵隔肿物（可能由多种肿瘤：淋巴瘤、淋巴管瘤、畸胎瘤、神经母细胞瘤造成）

A. **症状和体征** 心血管和呼吸系统症状取决于肿瘤的部位与大小。呼吸急促，端坐呼吸和夜间阵发呼吸困难提示气道受压。坐位、平卧位时，患儿的呼吸状态可为正常，但俯卧位时可能较差。因纵隔肿瘤增大，可致心血管结构受压或活动受限。上腔静脉（superior vena cava，SVC）综合征可导致颜面以及眶周水肿，气短，颈静脉充盈及中枢神经系统症状（头痛和视觉缺损），俯卧位时症状加重。

B. **诊断** 胸部平片、CT 断层扫描、MRI 检查可静态评估气道受压的情况，但是评估的准确度可能不高。坐位及俯卧位的流速容量环可动态评估气道，局麻镇静下行纤维支气管镜检查也可完成气道评估。超声心动图有助于评估心脏负荷。确诊需通过组织病理学。

C. **治疗** 需在全麻或镇静下行 CT 断层扫描、颈部淋巴结活检或中心静脉置管。在切除肿瘤前，可考虑进行术前化疗、放疗或激素疗法来缩小肿瘤。术前缩小肿瘤大小常可获益。

D. 麻醉管理

1. 术前　必须对患儿的呼吸和心血管储备情况进行评估，并考虑到进一步恶化的可能。血液恶性肿瘤患儿可能存在凝血异常。

2. 术中　避免应用术前药。诱导前建立静脉通路，若存在 SVC 所致阻塞，最好在下肢建立静脉通路。推荐保留自主呼吸的吸入或全静脉诱导［静脉给予氯胺酮和（或）地塞米松 1 ～ 3 μg/（kg·h），辅以或不辅以输注时间大于 10 min 的负荷量 1 μg/kg］，避免使用任何肌松药。避免使用氧化亚氮。若诱导时患儿的状况恶化，立即左侧卧位或平卧位，可能改善心肺功能。若气道塌陷，应紧急使用硬支气管镜。若出现完全的气道梗阻或血管阻塞，必要时应考虑心肺转流（股动静脉转流）或静脉静脉转流。可用氦气氧气混合气体来改善气道受压患儿的氧合情况（混合气体密度小于氧气，减小气道阻力）。当患儿完全清醒，气道保护性反射恢复后才可拔管，以预防喉痉挛的发生。

3. 术后　应告知术后恢复室工作人员患儿体位会影响心肺功能。合并显著气管软化的患儿可表现为气道梗阻、呼吸困难，必要时需重新插管。在切除纵隔肿物后，可能出现单侧复张性肺水肿。

XII. 唐氏综合征（21 三体）

是最为常见的人染色体异常综合征。因其表现为一系列特征性的发育异常，常在出生时或生后不久即可发现。21 三体是最常见的智力发育异常，大部分患儿均有轻度到中度的智力受损。

A. 体征和症状　共同特点为累及头部［短头、枕骨较平、耳发育不良、内眦赘皮伴典型的睑褶上斜（先天愚样上斜）和斜视以及虹膜 Brushfield 斑］。出生时舌正常，但随后由于舌乳头肥大使舌变大。面中部发育不全、高腭穹、小颌畸形使这一疾病变得更为复杂。骨骼畸形可能包括身材矮小、短粗颈伴枕寰枢关节不稳定（约20% 的患者）。双手通常短宽，为通贯掌，第五指中指骨常发育不全。肌张力减退，关节活动性增加。呼吸问题可能由软腭松弛、扁桃体肥大、喉气管或声门下狭窄、梗阻性睡眠呼吸暂停以及反复肺部感染所致。心脏缺陷常见［房间隔缺损、室间隔缺损（25%）、心内膜垫缺损（50%）、动脉导管未闭或法洛四联症］。应警惕肺动脉高压，甚至可能导致 Eisenmenger 综合征。内脏异常包括胃食管反流、十二指肠闭锁、肛门闭锁以及 Hirschsprung 病。

B. 诊断   可在出生前通过绒毛膜活检或羊膜腔穿刺来明确诊断。出生后，是在典型临床特征的基础上通过染色体组型确诊。

C. 预后   发生白血病（急性髓细胞性白血病或急性淋巴细胞性白血病）的风险增加 10 ~ 20 倍。其他常见疾病为甲状腺功能减退症、早发性痴呆症以及传导性耳聋。

D. 麻醉管理   术前评估包括评价当前的呼吸和心功能状态。气道管理可能存在困难（巨舌、小颌、咽下部狭窄、肌张力减退）。插管或摆手术体位时应牢记枕寰枢关节不稳定所致脊髓受压的风险（颈椎 X 线片并不能可靠预测这一风险）。步态异常的病史、偏好某种坐姿、反射亢进以及肌阵挛的体征均提示椎管狭窄 / 脊髓受压。由于术后有发生喉炎的倾向，应选择小一号的气管插管。存在心脏疾病时麻醉的风险增加。由于干皮病、特应性皮炎以及肥胖，建立血管通路可能较困难。气管狭窄（声门下狭窄）常见，可能需要比预期更小的气管导管。这些患者的免疫功能降低，所有有创操作均需严格无菌。气道畸形增加阻塞性呼吸睡眠暂停的风险，术后早期应进行紧密监测。

XIII. 恶性高热（malignant hyperthermia，MH）

具有发生此病遗传倾向的易感患儿（估测 3 000 ~ 15 000 儿童中有 1 例）在暴露于触发药物（所有的挥发性吸入麻醉剂和琥珀胆碱）或应激环境因素时，会发生 MH。MH 为一系列反应，从轻微反应到体温快速升高、肌肉强直、酸中毒、心律失常直至死亡。有些反应可能在术后才发生。

A. 体征和症状（表 27-12）

B. 诊断　无高碳酸血症和酸中毒时，MH 的诊断存疑。如果采用足够敏感的测量仪器，大多数患者在给予琥珀胆碱后可检测到下颌强直，且通常儿童表现更为显著。出现咀嚼肌强直（masseter muscle rigidity，MMR）的儿童 MH 易感的发生率为 50%。琥珀胆碱诱导咬肌痉挛后血浆肌酸激酶浓度超过 20 000 U/L 的所有患者进行 MH 易感性的骨骼肌活检均为阳性。支持 MH 诊断的检查包括肌红蛋白尿、血清肌酸激酶升高、发热、低氧血症、高碳酸血症、呼吸性和代谢性酸中毒、高钾血症以及显著中心静脉氧去饱和。未治疗 MH 的晚期并发症包括弥散性血管内凝血（disseminated intravascular coagulation，DIC）、肺水肿以及急性肾衰竭。中枢神经系统损害可表现为失明、癫痫发作、昏迷或瘫痪。

表 27-12　恶性高热临床特征

分期	临床体征	监护指标的变化	生化改变
早期	咀嚼肌痉挛 呼吸急促 钠石灰快速耗竭 钠石灰罐温度升高 心动过速 不规则心率	分钟通气量增加 呼气末二氧化碳浓度增高 心律失常，ECG 高尖 T 波	$PaCO_2$ 升高 酸中毒 高钾血症
中期	触诊患儿发热 发绀 手术部位血色暗黑 不规则心率	核心体温升高 氧饱和度下降 心律失常，ECG 示高尖 T 波	 高钾血症
晚期	广泛的骨骼肌强直 出血时间延长 尿色深 不规则心率	 心律失常，ECG 示高尖 T 波	肌酸激酶浓度升高 肌红蛋白尿 高钾血症

Adapted from Hopkins PM. Malignant hyperthermia: advances in clinical management and diagnosis. *Br J Anaesth.* 2000；85：118-128

C. 鉴别诊断（表 27-13）

D. 急性期治疗（表 27-14）

　　1. 丹曲林静脉给药　丹曲林（2～3 mg/kg 每 5～10 min 重复一次，至最大剂量 10 mg/kg）是唯一可靠的有效治疗 MH 的药物（表 27-12）。患者应在 45 min 内对治疗有反应。25% 的患者可能复发，通常发生在 4～8 h 内，但也可迟至 36 h 发生。即使初次发作已得到控制，仍应继续重复给予丹曲林 1～2 mg/kg IV，每 6 h 一次，持续 24 h。有人推荐连续口服丹曲林 1 mg/kg，每 4～8 h 重复一次，持续 48 h。

　　2. 支持与复苏治疗　对症治疗高代谢状态；见表 27-14。

E. 预后　MH 急性期恢复后，患者应在重症监护病房中接受密切监测 72 h。应经常检测尿量、动脉血气、pH 以及血清电解质浓度。

F. 识别易感患者　应获得详细的病史和家族麻醉史。MH 似乎与中央核疾病（大多数有 RYR1 基因突变）有关。骨骼肌活检进行体外

表 27-13　恶性高热鉴别诊断	
诊断	**鉴别特征**
甲状腺功能亢进	通常有症状和阳性体征，血气异常情况逐渐增多
败血症	血气通常正常
嗜铬细胞瘤	除显著的血压波动外其他与恶性高热相似
类癌转移	与嗜铬细胞瘤相同
可卡因中毒	发热，强直，有与抗精神病药物恶性综合征相似的横纹肌溶解
中暑	除患者在手术室外，其他与恶性高热相似
咀嚼肌痉挛	可能进展为恶性高热，可能全身痉挛较单纯的咀嚼肌痉挛更多见
抗精神病药物恶性综合征	与恶性高热相似，但常与服用多巴胺拮抗剂类抗精神病药相关
血清素综合征	与恶性高热和抗精神病药物恶性综合征相似，与使用血清素源性药物有关

Adapted from Bissonnette B, Ryan JF. Temperature regulation: Normal and abnormal (malignant hyperthermia). In: Cote CJ, Todres ID, Goudsouzian NG, Ryan JF, eds: *A Practice of Anesthesia for Infants and Children.* 3rd ed. Philadelphia: Saunders; 2001: 621

表 27-14　恶性高热的治疗

对因治疗

丹曲林首次剂量（2～3 mg/kg IV）之后每 5～10 min 重复直至症状控制（罕见需用到总剂量 10 mg/kg）

防止复发（每 6 h 静注丹曲林 1 mg/kg 持续至 72 h）

对症治疗高代谢状态

立即停止吸入麻醉剂的使用并尽快结束手术

使用 100% 纯氧过度通气

积极有效的降温（每 10 min 静注冰盐水 15 ml/kg；冰盐水行胃和膀胱灌洗；体表降温）

纠正代谢性酸中毒（以动脉血 pH 值为依据给予碳酸氢钠 1～2 mEq/kg IV）

维持尿量（甘露醇 0.25 g/kg IV，呋塞米 1 mg/kg IV）

治疗心律失常（普鲁卡因胺 15 mg/kg IV）

重症监护室监测（尿量，动脉血气，pH，电解质）

IV，静脉注射

挛缩试验可最终确认 MH 易感性，但由于试验所需的肌肉量，年龄小于 6 岁或体重低于 20 kg 的儿童并不适合。在测试其他家族成员前，首先应从 MMR 患者提取一块活检样本。MMR 患者的随访总结在表 27-15 中。

G. 麻醉诱导的横纹肌溶解　见于肌营养不良患者（如 Duchenne 型或 Becker 型肌营养不良），是一种临床综合征。早年认为此类患者易发 MH，但目前发现其发病机制系肌纤维膜不稳定，与 MH 并不相同。丹曲林在治疗中的作用未知，看起来并不有效。

H. 麻醉管理

1. 丹曲林预防性给药　如果使用非触发性技术，则不需要丹曲林预防性给药。如果既往发生过严重 MH 反应，可在麻醉诱导前给予丹曲林 2～4 mg/kg IV，10～30 min 内给完，6 h 后重复给予该剂量的一半。丹曲林静脉给药可能伴有利尿（由粉末中的甘露醇所致），患者应置入尿管。丹曲林可能引起恶心、腹泻、视物模糊以及骨骼肌无力。术前应给予抗焦虑药物。

2. 药物选择（表 27-16）　可触发 MH 的药物包括挥发性麻醉药

表 27-15　咀嚼肌强直患者的随访

患者应佩戴具医疗警示作用的腕带或其他起识别作用的显著标志。除非咖啡因氟烷收缩实验结果为阴性，患者和其一级亲属均应作为恶性高热易感人群（malignant hyperthermia susceptibility，MHS）对待。

将患者资料提交于 MHS 网站，美国恶性高热协会（Malignant Hyperthermia Association of the United States，MHAUS）（800-98 mHAUS；www.mhaus.org）。MHAUS 可将患者资料提交于恶性高热诊断中心。

回顾麻醉不良事件或可能的遗传性肌病的家族史。

考虑进行颞颌关节疾病的评估。

对于潜在的肌张力异常，应考虑神经科会诊，若有严重的横纹肌溶解，应考虑是否有肌营养不良（如 Duchenne 型或 Becker 型肌营养不良）或遗传性代谢性疾病（如肉毒碱棕榈酰基转移酶 II 缺乏或 McArdle 病）

表 27-16　非恶性高热的触发药物

巴比妥类	胆碱酯酶抑制剂
丙泊酚	抗胆碱药
依托咪酯	拟交感药
苯二氮䓬类	局部麻醉药（酯类和酰胺类）
阿片类镇痛药	α_2- 激动剂
氟哌利多	可乐定
氧化亚氮	右美托咪定
非去极化肌松药	

和琥珀胆碱。给予丹曲林同时给予钙通道阻滞药可引起高钾血症和心肌抑制。尚无证据表明非去极化肌松剂拮抗剂可触发 MH。

3. 麻醉机　使用传统麻醉机为 MH 易感患者麻醉时，应更换新的一次性麻醉呼吸回路和新鲜气体出口管道、新的二氧化碳吸收剂，不使用挥发罐（拆除或胶布封住），并且使用前要求持续氧流量 10 L/min 冲洗环路 10 ～ 100 min（可参考生产商推荐量）。

4. 区域麻醉　区域麻醉可用于 MH 易感患者。目前认为酯类和酰胺类局部麻醉药均可安全用于这类患者的区域或局部麻醉。

5. 术后出院　也可在门诊手术室为 MH 易感患者进行手术，但需要使用非触发性麻醉药并且术后至少监测 1 h（最好监测 4 h）。

第28章

老年疾病

马志高　译　赵红　审校

　　2010年美国老年人口（年龄＞65岁）占总人口17%（4700万），到2030年年龄65岁及以上的人口将达到8千万。年龄大于80岁的老年人将从2000年的930万提升到2030年的1950万。到2030年，社会保险和医疗保险将占增长到国民生产总值的11.2%（图28-1）。美国增长的老年人口会导致手术需要的显著增长，麻醉医师也需要采取策略在保证服务质量的同时应对持续增长的老年患者服务需求。

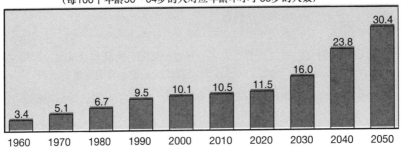

父母所占的比例：1960年至2050年
（每100个年龄50～64岁的人对应年龄不小于85岁的人数）

图 28-1　随着越来越多的人寿命延长到经历多种慢性疾病和（或）残疾，也会有越来越多的人在50和60多岁时面临照顾高龄亲戚的护理和花费。（数据来源于美国人口统计局）

I. 老年生理学（表 28-1）

表 28-1　器官系统功能和衰老	
神经系统	神经元损耗、脑血流量减少、神经递质减少 脑动脉粥样硬化、帕金森病、抑郁症、痴呆、阿尔茨海默病、谵妄都更为普遍 副交感功能减退，交感传出功能增强（低体温、中暑、体位性低血压、晕厥增多） 麻醉药需求量减少 术后认知功能障碍增加
心血管系统	运动耐量降低 血管弹性丧失（高血压） 压力感受器活性降低 冠心病和瓣膜性心脏病发病率增加
呼吸系统	保护性机制降低（咳嗽、吞咽） 肺泡表面积减小 对高碳酸血症和低氧血症的反应能力下降 呼吸做功增加（胸壁弹性下降，FEV_1、FVC 降低，RV 增加） 平均动脉氧分压由 20 岁时的 95 mmHg 下降至 80 岁时的 70 mmHg
肝，胃肠道，肾	肝合成功能下降 药物清除率改变 肾血流量减少 肾小球功能下降（80 岁时降低 50%）
药效学和药动学改变	脂溶性药物表观分布容积增加，血浆容量减少，血浆结合蛋白减少，肝结合反应减慢，肾清除速率下降
内分泌系统	糖尿病、甲状腺功能减退、性功能减退、骨质疏松更加常见 30 岁以后基础代谢率每年下降 1%
血液学，肿瘤学，免疫功能	骨髓造血功能减退 细胞免疫力下降 癌症发生率上升 自身免疫性疾病增加

FEV_1，第一秒用力肺活量；FVC，用力呼气量；RV，残气量

II. 老年综合征

A. 骨骼的改变

1. 骨质疏松 骨质疏松是以骨微观结构退化和骨密度降低为特征，伴有骨脆性增加及易于发生骨折的骨骼疾病。在美国每年有 37 000 人死于髋关节骨折并发症。预防是关键；负重锻炼及足够的钙和维生素 D 的摄入十分重要。

2. 骨性关节炎 骨性关节炎是最常见的关节疾病，以主要承重关节的关节软骨退化为特征。诊断以临床评估和受累关节 X 线检查阳性发现为依据。减肥、理疗、职业治疗、减少关节应激、对乙酰氨基酚和非甾体抗炎药以及选择应用肌松药解除肌肉痉挛是基本的治疗方法。关节腔内注射糖皮质激素、麻醉药物以及关节成形术用于严重疼痛的患者。

a. 颈椎活动度和稳定性 颈椎活动度和稳定性是麻醉医师在预计使用喉镜和气管插管时要特别关注的问题。

B. 帕金森病

帕金森病是锥体外系疾病。年龄是确定的风险因素，66 岁以上老年人帕金森病患病率大约为 3%。85 岁以上的老年人 50% 以上都有帕金森病的症状。

1. 特征 基底神经节黑质的多巴胺神经元的进行性耗竭是帕金森病的特征。临床表现为典型的三联征：强直、静止性震颤、运动徐缓。

2. 治疗 用左旋多巴或多巴受体激动剂治疗，目的是患者能够继续正常的日常活动。外科治疗包括丘脑下深部脑刺激和胎儿中脑组织移植。

3. 麻醉管理 麻醉管理包括预防误吸及围术期呼吸功能的密切监测。患者抗帕金森药物应尽可能按常规方案规律服用。避免应用吩噻嗪类、丁酰苯类及甲氧氯普胺。如果出现锥体外系症状应用苯海拉明可能有效。

C. 痴呆

智力减退是痴呆的早期标志之一。精神状态可作为痴呆患者健康状况的晴雨表，精神状态的突然改变需要寻找可能存在的其他叠加问题（表 28-2）。可逆性痴呆的原因包括药物中毒、维生素缺乏、硬膜下血肿、严重抑郁、正常颅压脑积水和甲状腺功能减退。

1. 治疗　治疗针对行为和睡眠问题。方法包括维生素 E、非甾体抗炎药、雌激素替代疗法以及中枢性胆碱酯酶抑制剂。

2. 知情同意　知情同意可能是一个问题。

III. 老年患者的麻醉处理（表 28-3）

A. 术前评估　无目的或常规的实验室检查不能改善临床质量。检查应关注手术类型、已知的并存疾病或已有发现的病史及体格检查。心电图（ECG）、血细胞比容（Hct）和血红蛋白（Hgb）是最实用的实验室检查。术前的功能状态是术后功能状态最好的预测因素。

1. 心脏　心血管主要风险因素包括不稳定的冠脉综合征，失代偿的心力衰竭，明显的或不稳定的心律失常及严重的瓣膜疾病，特别是主动脉狭窄。活动耐量小于 4 METs 和有 3 个及以上危险因素的

表 28-2　不同中枢神经系统疾病比较

诊断	鉴别特征	症状	病程
痴呆	记忆力减退	定向力减退，易激惹	起病缓慢，渐进性，慢性病
谵妄	注意力下降，意识水平波动不稳定	定向力减退，幻视，易激惹，胆怯，记忆力注意力损害	急性起病；多数病例在纠正基础疾病后症状能够缓解
精神障碍	现实测验表现差	回避社交，情感淡漠	缓慢起病，伴有前驱症状，慢性加重
抑郁症	对日常生活丧失兴趣，忧愁，情绪低落	睡眠障碍、食欲减退、注意力不集中；有自杀倾向，精力下降；绝望感	单次发作，或反复发作；可以是慢性病程

表 28-3 老年患者麻醉管理中需要考虑的特殊问题

问题	策略
70 岁以上的患者合并症增多： ● 60% 有高血压 ● 22% 有糖尿病 ● 20% 有缺血性心脏病 ● 17% 有肾功能损害 ● 14% 有脑血管疾病 ● 8% 有肺疾病 70 岁以上患者 2/3 ASA 评分为 3 或以上	详细询问病史并进行一次彻底的查体 无目的或常规检查无助于医疗改善 实验室检查应关注手术步骤或并存疾病或已有发现的病史及体格检查 ECG、基础 Hct 和 Hgb 一般有用 术前功能状态是术后功能的最好预测因素
感觉减退	准备好应对视觉和听觉的障碍
与年龄相关的药物清除率改变	熟悉药物的不良反应和复合用药增加的风险
皮肤问题	避免将胶带紧贴在薄的、娇嫩的皮肤上，注意骨突部位的保护
体液状况	注意监测因口渴感觉减退而致的脱水风险的增加
舒张功能障碍	注意低血压和充血性心力衰竭的风险
低体温风险增加	使用加温装置
随着年龄增长麻醉剂清除时间延长，MAC 下降	老年人清醒更慢；所需药物剂量更小。短效麻醉药更适宜
术后认知功能障碍	区域麻醉可能更具优势
术后呼吸系统并发症常见	术后辅助供氧，脉搏氧饱和度和二氧化碳监测是极为有用的
血栓事件	使用弹力袜，鼓励早期下地活动

ASA，美国麻醉医师协会；ECG，心电图；Hct，血细胞比容；Hgb，血红蛋白；MAC，最低肺泡有效浓度

冠状动脉疾病患者行中危或高危手术应做心脏相关的实验室检查。

　　2. 肺　如果患者有未诊断或失代偿的肺功能障碍症状和体征，应咨询内科医师或呼吸科专家。术后肺炎的危险因素包括不能耐受日常活动的活动量，前 6 个月体重下降大于 10%，卒中史，感觉器

官受损，每日饮酒两次或以上，长期应用激素，吸烟和存在基础肺疾病。

3. 肾　在行肾衰竭高风险的手术（如体外循环，主动脉夹层动脉瘤或预计需要大量输液及大量输血的手术）之前，应谨慎检查血清电解质水平及肌酐浓度。

4. 肝　在有明显肝相关的操作之前，肝基础功能实验是合理的。

5. 糖尿病　糖尿病是手术后长期并发症的独立危险因素。血糖控制不佳（血糖大于 200 mg/dl）与误吸、伤口愈合不佳、感染、心脑事件和自主神经功能障碍有关。无论何时，只要允许，手术前血糖应控制在 120 ～ 180 mg/dl。

6. 营养不良　营养不良是术后 30 天和术后 1 年死亡的独立危险因素。低胆固醇血症致血清白蛋白低于 3 g/dl 及体质指数低提示营养不良。

B. 药动学和药效学　没有证据表明任何吸入或静脉麻醉药适用于老年人。身体成分的改变会影响药物的分布、代谢和清除。

1. 总体液量　总体液量下降导致同等剂量下水溶性药物的血浆浓度升高。

2. 脂肪与肌肉比例　该比例上升，脂溶性药物的分配容积增大，药物的累积和延迟效应更加明显。当肝或肾功能受损时这些效应更加明显。

3. 血浆药物结合蛋白的水平　水平下降导致游离药物和药物效应增强。

4. 心输出量下降　该变化会延长循环时间并导致吸入性药物摄取更快。

5. 肌肉松弛药效应　肌肉血流量下降致起效延迟。肝肾清除率下降可能会延长某些肌松药的效应。

6. 药物相互作用　老年人通常应用多种药物，可能导致难以预料的药物作用或药物的相互作用。

7. 吸入麻醉药的最低肺泡有效浓度（MAC）　MAC 随年龄下降，40 岁后大约每 10 年下降 4%。

C. 麻醉计划 老年人的麻醉计划需要考虑许多细节（见表 28-3）。

1. 麻醉技术 回顾性和前瞻性研究均未能证明局部麻醉相对于全身麻醉具有任何优势。麻醉技术的选择应基于患者的选择，麻醉医生的技术经验，患者的 ASA 分级和计划的手术。

2. 监测 监测应基于可能的风险与获益，大量输血和输液的可能，ASA 分级和合并症以及计划的手术。

3. 优化镇痛 由于药效学和药动学改变和镇痛药物的副作用，镇痛治疗面临困难。痴呆、谵妄和听觉、视觉问题都使疼痛评估更加复杂。镇痛不全的生理效应（心动过速、高血压、焦虑）更难忍受。

D. 术后谵妄和认知功能障碍

1. 谵妄

a. 特征 表 28-4 列出了谵妄的特征。

b. 危险因素 风险因素包括高龄（＞ 70 岁）、合并痴呆、各种合并症、药物（麻醉剂和苯二氮䓬类）、过度饮酒、有谵妄病史、视觉受损、特定外伤（如髋关节骨折）及血中尿素氮（BUN）升高。

c. 促成因素 几乎所有急性疾病或任何慢性疾病的恶化都可能促成谵妄。

d. 结局 确定谵妄的住院患者发生其他并发症（包括死亡）、住院时间延长、住院费用增加风险升高 10 倍，出院后长期的护理需求增加。

e. 治疗 帮助患者进行时间和空间定向，刺激认知，促进营养

表 28-4 谵妄的组成部分

确定谵妄诊断，患者必须具有以下所有特征性的表现：

- 意识障碍（如对环境认知的清晰度下降）伴有集中、维持或转移注意力的能力下降
- 认知改变（如记忆缺失、定向力障碍、语言障碍）或知觉障碍，这些无法由原来存在的、已确诊的或痴呆的进展来解释
- 短期内发作（通常数小时或数天）；一天内病情可能起伏不定
- 病史、体格检查或实验室检查结果提示功能紊乱是由整体疾病状态的直接生理结果导致的

和液体摄入和体育锻炼。治疗基础疾病。对于谵妄的急性控制，首选口服 0.25 ～ 2 mg 氟哌啶醇，地西泮、氟哌利多、氯丙嗪通常也会收到很好的临床治疗效果。

2. 术后认知功能障碍（POCD）

a. 特征 手术后认知功能的持续恶化是其特征。大多数 POCD 较轻并在手术后 3 个月内缓解。严重的 POCD 可以影响整体的功能状态，并影响 1 年死亡率。

b. 危险因素 危险因素包括心脏手术、基础脑血管疾病、高龄、受教育程度低、日常生活能力差及术前存在痴呆。也有可能与麻醉的持续时间有关。

IV. 老年患者麻醉评估和姑息性治疗的伦理挑战

A. 自主性和知情同意

医学治疗最终应由患者决定。知情同意书的基本标准应包含足够的信息，患者能够理解以及自愿决策。可疑痴呆的患者需要进行智力及决策能力的评估。代理决策者可根据医嘱或由持有效权力的律师指定。如果没有这些证件指导这一过程，那么各个州都有一法定体系来任命一位代理决策者。

B. 手术室内"不复苏"医嘱

无论在任何场所，在生命终期治疗中接受或拒绝医学干预，都

表 28-5　促使谵妄发生的因素

药物使用（尤其在调整剂量后）
电解质紊乱和生理状态异常（低氧血症，低钠血症）
用量不足（撤退作用）
感染（特别是泌尿道或呼吸道感染）
感觉输入减少（失明、耳聋、黑暗不熟悉的环境）
颅内疾病（卒中、出血、脑膜炎、癫痫发作后）
尿潴留（留置尿管）和便秘
心脏问题（心肌梗死、心力衰竭、心律失常）

应遵循同样的道德原则。在手术室和麻醉后恢复室出现关于不复苏的状况都应参阅有关的机构操作流程和政策。

C. 姑息性治疗

指患者对根治性治疗无效的其他所有综合性治疗方法（表 28-6）。需要多学科联合以缓解症状、控制疼痛并满足患者及其家属心理、社会和精神方面的需求。经过培训的麻醉科医生应该非常擅长药理学和疼痛方面的治疗。

表 28-6　世界卫生组织对姑息性治疗的定义
确认生命和死亡是一个正常过程
既不能促进也不能推迟死亡
提供减轻疼痛和缓解其他痛苦症状的方法
将心理和精神因素结合起来治疗照顾患者
在患者生病和哀伤期为患者提供支持和帮助